解 剖 学
改訂第2版

公益社団法人 全国柔道整復学校協会
監修

岸　清・石塚　寛
編

執筆者
岸　　清　五味敏昭　木村明彦　後藤保正
石塚　寛　山下菊治　黒田　優　村上邦夫
佐藤二美　角田幸子　小田哲子　小島久幸
樋浦明夫　石川陽一

医歯薬出版株式会社

■監　　修
　公益社団法人　全国柔道整復学校協会

■編　　者
　岸　　清（きし　きよし）　　　　　　東邦大学名誉教授
　石塚　寛（いしづか　ひろし）　　　　徳島大学名誉教授

■執筆者（執筆順）
　岸　　清（きし　きよし）　　　　　　東邦大学名誉教授
　五味　敏昭（ごみ　としあき）　　　　東京有明医療大学特任教授，埼玉県立大学名誉教授
　木村　明彦（きむら　あきひこ）　　　元東京有明医療大学保健医療学部准教授
　後藤　保正（ごとう　やすまさ）　　　首都大学東京名誉教授
　石塚　寛（いしづか　ひろし）　　　　徳島大学名誉教授
　山下　菊治（やました　きくじ）　　　新潟薬科大学教授（機能形態学講座）
　黒田　優（くろだ　まさる）　　　　　東邦大学名誉教授
　村上　邦夫（むらかみ　くにお）　　　元東邦大学医学部（解剖学講座）
　佐藤　二美（さとう　ふみ）　　　　　東邦大学名誉教授
　角田　幸子（かくた　さちこ）　　　　元東邦大学医学部准教授（解剖学講座）
　小田　哲子（おだ　さとこ）　　　　　元東邦大学医学部講師（解剖学講座）
　小島　久幸（おじま　ひさゆき）　　　元東京医科歯科大学医歯学総合研究科講師
　樋浦　明夫（ひうら　あきお）　　　　元徳島大学歯学部准教授
　　　　　　　　　　　　　　　　　　　元徳島医療福祉専門学校非常勤講師（神経学）
　石川　陽一（いしかわ　よういち）　　元東邦大学医学部（解剖学講座）

第 2 版の序

　本書の初版は，全国の柔道整復学校における解剖学教科書として平成 7 年に出版された．それ以来 14 年が経過して，解剖学および関連分野の進歩に対応するべく改訂を行う時期を迎えた．
　今回の改訂に当たり，次の点に留意した．
　1）各章の区分は，人体解剖学概説，骨格系，筋系，心脈管系にはじまり，体表解剖と映像解剖で終わる従来と同様な方式を採用した．これは，初めて解剖学を学ぶ学生諸君にとって器官系統別の記述が理解しやすいと考えたからである．
　2）各器官系統が人体のどの部位にあるのかを明示した．
　3）複雑な人体を視覚的に理解しやすくするために，二色刷り図を採用した．また，図の訂正や増補を行った．
　4）現在の細胞学，免疫学，神経科学の進歩に対応するために，細胞学，血液，リンパ系，神経系の錐体外路系についての記述を大幅に改めた．
　5）解剖学用語は，日本解剖学会監修，解剖学用語委員会編集の『解剖学用語 改訂 13 版』に可能な限り従った．
　改訂に当たっては，全国柔道整復学校協会の諸先生から多数の貴重なご意見をいただき，参考とさせていただいたことに対して，深甚なる謝意を表する．
　今後ともよりよい「解剖学」の教科書を目指して努力いたす所存であり，関係各位のご支援，ご叱責をお願いする次第である．

　平成 20 年 1 月

執筆者一同

初版の序

　解剖学，とくに人体解剖学はヒトの身体の構築を学ぶ学問である．人体の成り立ちや，完成された形態や構造を肉眼的に，あるいは顕微鏡を用いて解明する学問である．とくに医療技術の修得を志すものにとっては，必要欠くべからざる基礎的学問となっている．

　本書は，社団法人全国柔道整復学校協会の柔道整復師教科ガイドラインに従って記述した．柔道整復師という特性を考慮して，骨・関節・筋の記載に重点をおいた．また，体表解剖の章では，体表から観察される骨・筋・血管・神経などについて記載した．

　解剖学を初めて学ぶ方々のために，1）人体を構成する細胞・組織・器官が身体のどの部位にあるのかを明示し，2）それらの関連を整理・配列し，諸器官の形態・構造および機能を一体として把握できるようにつとめた．また，3）人体を構成する細胞・組織・器官の形態の理解を助けるために，できるだけ多くの図表を取り入れ，4）重要な解剖学用語はゴシック体で記載した．しかしながら，人体解剖学はきわめて具体的な事実を記述した学問であり，それを教科書のみを通して理解することには，かなり無理があると考える．できるだけ解剖学の模型・標本・映像資料などを参照して，人体の構造を立体的に把握されることを望んでいる．

　編集を終えてみると，われわれの力不足のために所期の目的を十分に達成できたとは必ずしもいえない点もある．また，われわれの知識不足から思わぬ記述の誤りがあることと考える．関係各位からのご批判・ご助言をいただき，今後さらに努力を重ねて，よりよい書物にしていきたいと考えている．

　最後に，映像解剖の資料を快く貸与下さいました東邦大学医学部大橋病院第二放射線科の桑島章助教授と筑波技術短期大学の坂井友実助教授，本書の全体にわたってご指導をいただいた教科委員長の櫻井康司先生ならびに成瀬秀夫先生，本書の刊行までにいろいろとお世話いただいた医歯薬出版編集部の各位，すべての挿図を描いた青木勉氏に深甚なる謝意を表する．

　平成7年2月

編　　者

目　次

1　人体解剖学概説

- **A　意義と分類** ……… 1
- **1　解剖学の意義** ……… 1
- **2　解剖学の分類** ……… 1
  - a．肉眼解剖学 ……… 1
  - b．顕微解剖学（組織学） ……… 2
  - c．発生学 ……… 2
- **3　解剖学用語** ……… 2
  - a．方向と位置を示す用語 ……… 2
  - b．人体各部の名称 ……… 2
- **B　細胞および組織** ……… 3
- **1　細　胞** ……… 3
  - a．形態と内部構造 ……… 3
  - b．細胞周期と細胞分裂 ……… 8
- **2　組　織** ……… 8
  - a．組織の分類と特性 ……… 9
- **C　発　生** ……… 14
- **1　人体の発生** ……… 14
  - a．生殖細胞 ……… 14
  - b．性染色体と性の決定 ……… 14
  - c．受精卵（原胚子）の分割とその後の発生 ……… 14
- **2　各組織，器官の発生** ……… 15
- **D　器官系統** ……… 17
- **1　器官の定義** ……… 17
- **2　器官系** ……… 17
- **E　人体の区分** ……… 17
- **1　区　分** ……… 17
- **2　細区分** ……… 18
  - a．頭の部位 ……… 18
  - b．顔の部位 ……… 19
  - c．頚の部位 ……… 19
  - d．胸の部位 ……… 19
  - e．腹の部位 ……… 19
  - f．背の部位 ……… 19
  - g．会陰の部位 ……… 19
  - h．上肢の部位 ……… 20
  - i．下肢の部位 ……… 20
- **3　人体の区分線** ……… 20

2　運動系

- **A　骨格系** ……… 21
- **1　総　論** ……… 21
  - a．骨の役割 ……… 21
  - b．骨の形状による分類 ……… 21
  - c．骨の構造 ……… 21
  - d．骨の発生と成長 ……… 24
  - e．骨表面の形状（性状）についての用語 ……… 24
  - f．骨の連結 ……… 25
- **2　各　論** ……… 28
  - a．脊　柱 ……… 28
  - b．胸　郭 ……… 33
  - c．上肢骨 ……… 36
  - d．上肢の関節 ……… 42
  - e．下肢骨 ……… 46
  - f．下肢の関節 ……… 55
  - g．頭　蓋 ……… 59
- **B　筋　系** ……… 70
- **1　骨格筋** ……… 70
  - a．筋の形態と起始，停止 ……… 70
  - b．筋の作用 ……… 72
  - c．筋の補助装置 ……… 75
  - d．筋の神経 ……… 76
- **2　頭部の筋** ……… 76

a．顔面筋（表情筋） ………………… 76
　　　b．咀嚼筋 ……………………………… 78
③ **頚部の筋** ……………………………… 78
　　　a．広頚筋 ……………………………… 79
　　　b．胸鎖乳突筋 ………………………… 79
　　　c．前頚筋 ……………………………… 79
　　　d．後頚筋 ……………………………… 79
　　　e．頚部における三角 ………………… 81
④ **胸部の筋** ……………………………… 81
　　　a．大胸筋 ……………………………… 81
　　　b．小胸筋 ……………………………… 82
　　　c．鎖骨下筋 …………………………… 82
　　　d．前鋸筋 ……………………………… 82
　　　e．外肋間筋 …………………………… 83
　　　f．内肋間筋，最内肋間筋 …………… 83
　　　g．横隔膜 ……………………………… 83
⑤ **呼吸運動** ……………………………… 84
⑥ **腹部の筋** ……………………………… 85
　　　a．腹直筋 ……………………………… 86
　　　b．錐体筋 ……………………………… 86

　　　c．外腹斜筋 …………………………… 86
　　　d．内腹斜筋 …………………………… 88
　　　e．腹横筋 ……………………………… 88
　　　f．腰方形筋 …………………………… 88
　　　g．鼡径管 ……………………………… 88
⑦ **背部の筋** ……………………………… 88
　　　a．浅背筋 ……………………………… 88
　　　b．深背筋第1層 ……………………… 89
　　　c．深背筋第2層（固有背筋） ……… 90
⑧ **上肢の筋** ……………………………… 92
　　　a．上肢帯の筋 ………………………… 92
　　　b．上腕の筋 …………………………… 95
　　　c．前腕の筋 …………………………… 97
　　　d．手の筋 ……………………………… 102
⑨ **下肢の筋** ……………………………… 107
　　　a．下肢帯の筋 ………………………… 107
　　　b．大腿の筋 …………………………… 111
　　　c．下腿の筋 …………………………… 114
　　　d．足の筋 ……………………………… 118

3　脈管系

A　総　論 ………………………………123
① **体循環と肺循環** ………………………123
　　　a．肺（小）循環 ………………………124
　　　b．体（大）循環 ………………………124
② **血管の形態と構造** ……………………124
　　　a．形　態 ………………………………124
　　　b．構　造 ………………………………125
B　心　臓 ………………………………127
① **心臓の位置と形態** ……………………127
② **心臓の構造** ……………………………127
③ **心臓の弁** ………………………………128
　　　a．房室弁 ………………………………129
　　　b．動脈弁 ………………………………129
④ **心臓壁の構造** …………………………130
　　　a．心内膜 ………………………………130
　　　b．心筋層 ………………………………130
　　　c．心外膜（漿膜性心膜臓側板） ……130
⑤ **刺激伝導系** ……………………………130
　　　a．洞房系 ………………………………130
　　　b．房室系 ………………………………131
⑥ **心臓の脈管（冠状動脈と冠状静脈洞）** ……131
　　　a．右冠状動脈 …………………………131

　　　b．左冠状動脈 …………………………131
　　　c．冠状静脈洞 …………………………131
⑦ **心臓の神経** ……………………………132
⑧ **心　膜** …………………………………132
　　　a．線維性心膜 …………………………133
　　　b．漿膜性心膜 …………………………133
C　心脈管系 ……………………………133
C-1　肺循環（小循環） ………………133
C-2　体循環（大循環） ………………133
① **動脈系** …………………………………133
　　　a．大動脈 ………………………………133
　　　b．頭部，頚部の動脈 …………………135
　　　c．上肢の動脈 …………………………138
　　　d．胸大動脈 ……………………………139
　　　e．腹大動脈 ……………………………140
　　　f．骨盤部の動脈 ………………………142
　　　g．下肢の動脈 …………………………144
② **静脈系** …………………………………145
　　　a．上大静脈 ……………………………145
　　　b．下大静脈 ……………………………147
　　　c．門　脈 ………………………………148
　　　d．骨盤部の静脈 ………………………150

e．下肢の静脈 ………………………150	a．リンパ節の構造 ………………154
③ 胎児循環 ……………………………150	b．リンパ節の分布 ………………155
D　リンパ系 …………………………152	c．脾　臓 …………………………155
① リンパ本幹 …………………………153	d．胸　腺 …………………………156
② リンパ性器官 ………………………154	

4　内臓系

A　消化器 ………………………………157	C　泌尿器 ………………………………186
① 消化器の働き ………………………157	① 泌尿器の働き ………………………186
② 消化器の種類と構造 ………………158	② 泌尿器 ………………………………186
a．口 …………………………………159	a．腎　臓 …………………………186
b．口腔腺（唾液腺），歯，舌 …160	b．尿　管 …………………………190
c．咽　頭 …………………………163	c．膀　胱 …………………………191
d．食　道 …………………………164	d．尿　道 …………………………192
e．胃 ………………………………165	D　生殖器 ………………………………192
f．小　腸 …………………………167	① 生殖器の働き ………………………192
g．大　腸 …………………………169	② 男性生殖器 …………………………192
h．肝臓と胆道（胆囊を含む）…171	a．精巣と精巣上体 ………………192
i．膵　臓 …………………………174	b．精　管 …………………………195
j．腹　膜 …………………………175	c．精　囊 …………………………195
B　呼吸器 ………………………………177	d．付属生殖器 ……………………195
① 呼吸器の働き ………………………177	e．陰茎と陰囊 ……………………196
② 呼吸器 ………………………………177	③ 女性生殖器 …………………………197
a．外　鼻 …………………………177	a．卵　巣 …………………………197
b．鼻腔と副鼻腔 …………………177	b．卵　管 …………………………199
c．咽　頭 …………………………179	c．子　宮 …………………………200
d．喉　頭 …………………………180	d．腟 ………………………………201
e．気管および気管支 ……………181	e．外陰部 …………………………202
f．肺 ………………………………182	f．会　陰 …………………………203
g．胸　膜 …………………………185	g．卵巣と子宮粘膜の周期的変化 …205
h．縦　隔 …………………………186	h．胎　盤 …………………………205

5　内分泌系

A　内分泌系 ……………………………207	d．上皮小体 ………………………212
① 内分泌器の働き ……………………207	e．副　腎 …………………………212
② 内分泌器 ……………………………207	f．膵　臓 …………………………214
a．下垂体 …………………………207	g．精　巣 …………………………215
b．松果体 …………………………210	h．卵　巣 …………………………215
c．甲状腺 …………………………211	

6 神経系

- A 神経系の基礎 ……………………… 217
- 1 神経系の区分と特徴 ……………… 217
- 2 神経組織 …………………………… 218
  - a．神経細胞（ニューロン） ……… 218
  - b．神経細胞の種類 ……………… 219
  - c．支持細胞 ……………………… 220
- 3 灰白質，白質と神経節，根 ……… 220
- 4 中枢神経系の区分 ………………… 220
- 5 脳室系 ……………………………… 221
- 6 髄膜と脳脊髄液 …………………… 221
  - a．硬　膜 ………………………… 221
  - b．クモ膜 ………………………… 222
  - c．軟　膜 ………………………… 223
- B 脳 …………………………………… 223
- 1 各部の形態と機能 ………………… 224
  - a．終脳（大脳半球） ……………… 224
  - b．間　脳 ………………………… 226
  - c．中脳，橋，延髄 ……………… 227
  - d．小　脳 ………………………… 229
- C 脊　髄 ……………………………… 230
- 1 区　分 ……………………………… 230
  - a．前根と後根（ベル・マジャンディーの法則） ……………………… 231
  - b．脊髄の内部構造 ……………… 232
  - c．中枢神経系の血管 …………… 233
- 2 伝導路 ……………………………… 233
  - a．反射路（反射弓） ……………… 233
  - b．上行性伝導路（感覚性伝導路） … 233
  - c．下行性伝導路（運動性伝導路） … 236
- D 末梢神経 …………………………… 238
- 1 脳神経 ……………………………… 239
  - a．嗅神経（Ⅰ：感覚） …………… 239
  - b．視神経（Ⅱ：感覚） …………… 241
  - c．動眼神経（Ⅲ：運動，副交感） … 241
  - d．滑車神経（Ⅳ：運動） ………… 241
  - e．三叉神経（Ⅴ：感覚，運動） … 241
  - f．外転神経（Ⅵ：運動） ………… 242
  - g．顔面神経（Ⅶ：感覚，運動，副交感） ……………………… 242
  - h．内耳神経（Ⅷ：感覚） ………… 242
  - i．舌咽神経（Ⅸ：感覚，運動，副交感） ……………………… 243
  - j．迷走神経（Ⅹ：感覚，運動，副交感） ……………………… 244
  - k．副神経（Ⅺ：運動） …………… 244
  - l．舌下神経（Ⅻ：運動） ………… 245
- 2 脊髄神経 …………………………… 245
  - a．脊髄神経後枝 ………………… 246
  - b．頚神経叢 ……………………… 246
  - c．腕神経叢 ……………………… 247
  - d．胸神経 ………………………… 250
  - e．腰神経叢 ……………………… 251
  - f．仙骨神経叢 …………………… 252
  - g．陰部神経叢 …………………… 255
  - h．尾骨神経 ……………………… 255
  - i．デルマトーム ………………… 255
- 3 自律神経系 ………………………… 256
  - a．交感神経系 …………………… 256
  - b．副交感神経系 ………………… 258
  - c．関連痛 ………………………… 259

7 感覚器

- A 外　皮 ……………………………… 261
- 1 皮　膚 ……………………………… 261
  - a．表　皮 ………………………… 261
  - b．真　皮 ………………………… 262
  - c．皮下組織 ……………………… 262
  - d．皮膚に付属する角質器 ……… 263
  - e．皮膚腺 ………………………… 263
- 2 筋，腱，関節の感覚神経 ………… 264
  - a．筋 ……………………………… 264
  - b．腱 ……………………………… 265
  - c．関節 …………………………… 265
- B 視覚器 ……………………………… 265
- 1 眼　球 ……………………………… 265
  - a．眼球の構造 …………………… 265
  - b．光受容器と網膜 ……………… 267
  - c．視覚路 ………………………… 268
- 2 眼球付属器（副眼器） ……………… 269
  - a．眼　瞼 ………………………… 269

	b．涙　器 …………………269		c．半規管 …………………272
	c．眼　筋 …………………269	4	平衡覚路と聴覚路および平衡覚中枢と
C	聴覚器および平衡器 …………270		聴覚中枢 …………………………273
1	外　耳 ……………………………270	D	味覚器 …………………………273
2	中　耳 ……………………………270	1	味　蕾 ……………………………273
	a．鼓　膜 …………………270	2	味覚神経 …………………………273
	b．鼓　室 …………………270	E	嗅覚器 …………………………274
	c．耳　管 …………………271	1	嗅粘膜（嗅上皮） ………………274
3	内　耳 ……………………………271	2	嗅球，嗅索 ………………………274
	a．蝸　牛 …………………271	3	嗅覚中枢 …………………………274
	b．前　庭 …………………272		

8　体表解剖

A	体表区分 ………………………275	2	静脈注射および点滴部位 ………290
1	区　分 ……………………………275	E	神経系 …………………………290
2	細区分 ……………………………275	1	三叉神経 …………………………290
3	人体の区分線 ……………………275	2	大後頭神経 ………………………291
B	骨格系 …………………………275	3	尺骨神経 …………………………291
1	頭　部 ……………………………275	4	坐骨神経 …………………………291
2	頸　部 ……………………………276	5	総腓骨神経 ………………………291
3	胸　部 ……………………………277	6	手根管症候群 ……………………291
4	腹　部 ……………………………278	7	斜角筋症候群 ……………………292
5	背　部 ……………………………278	F	目，耳，鼻，口 ………………292
6	上　肢 ……………………………279	1	眉毛，目 …………………………292
7	下　肢 ……………………………279	2	耳 …………………………………292
C	筋　系 …………………………280	3	鼻 …………………………………292
1	顔面，側頸部 ……………………280	4	口 …………………………………293
2	頸部前面 …………………………280	G	外　皮 …………………………293
3	胸部前面 …………………………280	1	皮　膚 ……………………………293
4	腹部前面 …………………………281	2	毛 …………………………………294
5	背 …………………………………283	3	爪 …………………………………294
6	上　腕 ……………………………284	4	乳　房 ……………………………294
7	前　腕 ……………………………284	H	生体計測 ………………………295
8	手　背 ……………………………284	1	身　長 ……………………………295
9	大腿部 ……………………………284	2	体　重 ……………………………295
10	後下腿部 …………………………286	3	胸　囲 ……………………………295
11	筋肉注射部位 ……………………286	4	腹　囲 ……………………………295
D	脈管系 …………………………287	5	上肢の計測 ………………………295
1	拍動の触れる動脈 ………………287	6	下肢の計測 ………………………296
	a．頭　部 …………………287		
	b．頸　部 …………………287		
	c．上　肢 …………………287		
	d．下　肢 …………………289		
	e．心尖拍動 ………………290		

9　映像解剖

A　診断用X線 ………………………297
① 単純X線検査法 …………………298
② 断層撮影法 ………………………299
③ 造影撮影法 ………………………299
④ X線透視検査 ……………………300
B　CTスキャン ………………………300
C　磁気共鳴画像診断法（MRI） …………301
D　サーモグラフィ …………………303

索引 ……………………………………305

1　人体解剖学概説

A　意義と分類

1　解剖学の意義

　自然界のすべての生物は，体外の物質を取り入れ，代謝活動を行い，不必要な老廃物を体外に排泄している．さらに環境の変化に対応したり，新しい子孫を生むことをする．このような生命活動の仕組み，とくにヒトの生命活動の仕組みは，二つの学問的方法により解明されてきた．その一つは人体を含む生物の形態と構造を調べる解剖学であり，もう一つは生物の働き，すなわち機能を調べる生理学と生化学である．

　人体の解剖が始まったのは，西洋ではギリシア時代であるといわれる．その後，動物の解剖は行うが人体の解剖は行えないという状況が続いた．13世紀になると人体解剖が許されるようになり，稚拙ながら人体解剖図が登場する．レオナルド・ダヴィンチ（1452〜1519）は，はじめて遠近法に基づく正確な解剖図を描いた．近代解剖学の始まりは，アンドレアス・ヴェサリウスの『人体の構造についての七つの書』である．この大きな書物は，みごとな解剖図とラテン語の本文からなり，1543年に出版されている．それ以降，人体解剖学は医学の中で広く教育・研究されるようになった．

　わが国にとって，初の官許による人体解剖は，1754年に京都の刑場で行われた．これに参加した山脇東洋は，その結果を『蔵志』として出版した．ついで，1774年に杉田玄白らにより『**解体新書**』が公刊される．これは，オランダの解剖学書『ターヘル・アナトミア』の翻訳であった．『解体新書』に記されている術語のなかには，現在の解剖学用語に使われているもの（たとえば神経，軟骨など）が少なくない．明治になると解剖学は医学の正規課目となり，急速に発展した．

2　解剖学の分類

　人体解剖は，人体の正常な構造を学び，研究することを目的としている．人体解剖学は次のような分野に分けられている．

a．肉眼解剖学

　メスとピンセットを用いて，臓器などの構造を肉眼で研究する．この分野は，さらに系統解剖学，局所解剖学，体表解剖学などに分けられる．

①**系統解剖学**：人体を骨格系，筋系，脈管系などの系統に区切って，別々に研究・記載する学問である．

②**局所解剖学**：筋系や脈管系などの系が，人体の各部でどのような関係になっているのかを研究する．この分野は，外科学などの臨床医学の基礎となっており，外科解剖学ともよばれる．

③**体表解剖学**：生体観察ともよばれ，皮膚の上から生きている人間を解剖学的に観察し，筋肉や内臓の構造を把握することを目的としている．

b．顕微解剖学（組織学）

肉眼ではみえない組織や細胞の構造を，光学顕微鏡，電子顕微鏡，および分子生物学的手法を用いて研究・記載するものである．

c．発 生 学

受精卵が増殖，成長して成人になるまでの過程を研究・記載するものである．

なお，このほかに病因の解明を目的とする**病理解剖学**，および死因を法的に判定することを目的とする**司法（法医）解剖学**がある．

③ 解剖学用語

解剖学用語は，人体各部の名称およびその位置と方向を示すために用いられる．

a．方向と位置を示す用語（図1・1）

これには次のものがある．

①**垂直**：地平線と直角な方向．

②**水平**：直立した姿勢で，地平線に平行な方向．

③**矢状**：正面から身体を矢が射抜く方向，その方向を含む面である矢状面がよく使われる．矢状面は多数ある．

④**正中**：身体を左右に分けるまん中のこと．無数の矢状面のうち，まん中の一つを正中面とよぶ．

⑤**前頭（冠状）**：前頭（額）や冠状縫合に平行な方向，すなわち矢状面と直交する方向をさす．

⑥**内側と外側**：正中により近い位置を内側，遠い位置を外側とよぶ．

⑦**浅と深**：体表により近い位置を"浅"，遠い位置を"深"という．

⑧**前（腹側）と後（背側）**：人体の前面（腹のほう）と後面（背のほう）．動物と比較する場合は，腹側と背側を用いる．

⑨**上（頭方）と下（尾方）**：直立位における頭と足の方向・位置である．動物と比較する場合は，頭方と尾方を用いる．

⑩**近位と遠位**：体肢で身体の中心に近い位置を近位，遠い位置を遠位とよぶ．

b．人体各部の名称

人体は**頭**（頭，顔），**頚**，**体幹**（胸，腹），**体肢**（上肢，下肢）に分かれる．なお，胸と腹の後面を**背**とよぶ．これらの体表の境界線については，人体の区分の項（p.17～20）参照．

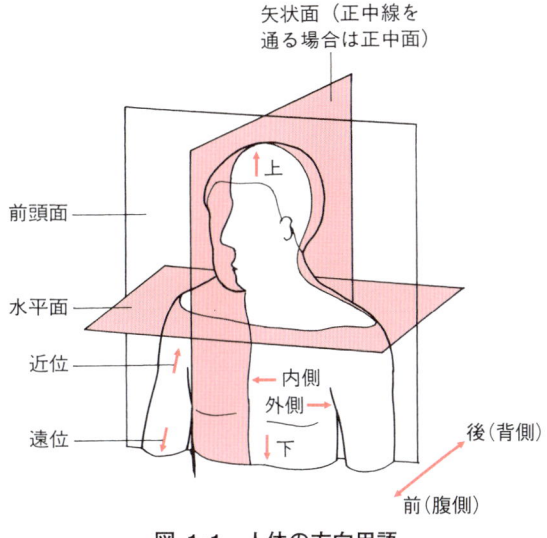

図 1・1 人体の方向用語

B 細胞および組織

1 細　　胞

　人体は，細胞という構成単位が多数集まってできた多細胞生物である．細胞は，細胞膜によって外界と仕切られている．細胞は外界から物質を取り入れ，さまざまな物質を合成し，分泌する．また細胞は増殖し，運動する．このように細胞は生物に特有な性質を備え，すべての生物の構成単位である．細胞の大きさは，多くは 10～30 μm（マイクロメートル，1 μm＝1/1,000 mm）であり，小は 3 μm（血小板）から，大は 200 μm（卵細胞）に至る．さらに神経細胞では，その突起が長さ 1 m に達するものもある．

a．形態と内部構造

　細胞の中心には遺伝子を含む核があり，その周囲を細胞質が取り囲み，表面を細胞膜がおおう（図 1・2）．ヒトの成熟した赤血球や血小板は核を欠く．

　1）細　胞　膜

　細胞膜は，主にリン脂質とタンパク質からなり，厚さ約 10 nm（ナノメートル，1 nm＝1/1,000,000 mm）である．細胞膜のリン脂質分子は二重層をつくり，その親水性頭部を膜の外側に向け，疎水性尾部を膜の内側に向けて規則正しく配列する．このリン脂質二重層に種々の形をしたタンパク質分子がモザイク状に分布する．タンパク質分子には，細胞内外の物質輸送に関与するタンパク質，受容体タンパク質，および酵素などがある（図 1・3）．

　2）核

　核は球形であり，内外 2 枚の核膜で包まれる．核膜には多数の核膜孔が開いており，核内と細胞質との物質交流を可能にしている．核は通常 1 個または数個の核小体をもつ．核小体はリボ

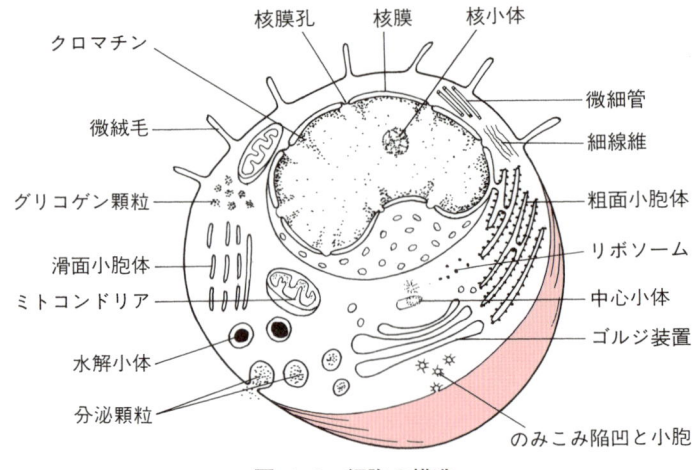

図 1・2 細胞の構造

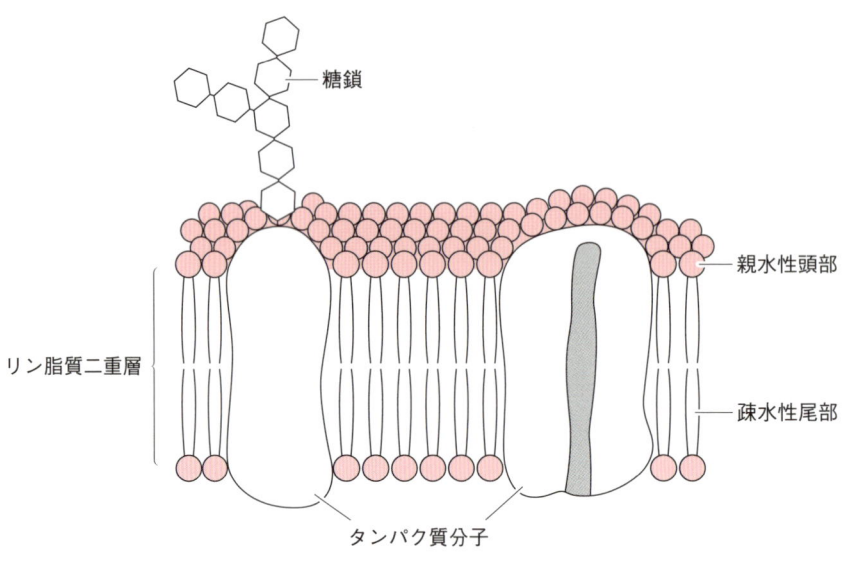

図 1・3 細胞膜の構造

ソーム合成の場であり，光学顕微鏡でよく見える．また，核には遺伝情報をもった **DNA（デオキシリボ核酸）** が存在する．

@DNA の二重らせん，染色質（クロマチン），染色体

DNA は，リン酸と糖（デオキシリボース）と塩基からなるヌクレオチドが鎖状につながった高分子であり，2 本のヌクレオチド鎖が向き合って DNA の二重らせんを形成している．DNA を構成する塩基には，アデニン（A），チミン（T），シトシン（C），グアニン（G）の 4 種類がある．DNA の遺伝子情報は，その三つの塩基が一組となって暗号化されている．すなわち，DNA の三つの塩基からなる 1 組は，RNA（リボ核酸）を介して，最終的には一つのアミノ酸に対応している．これにより，DNA の **遺伝暗号（コドン）** 通りのアミノ酸配列をもつタンパク質が合成される（図 1・4，5）．

DNA 二重らせんは太さ 2 nm であり，1 個の核内の二重らせんは全長 1.5 m に達する．この長

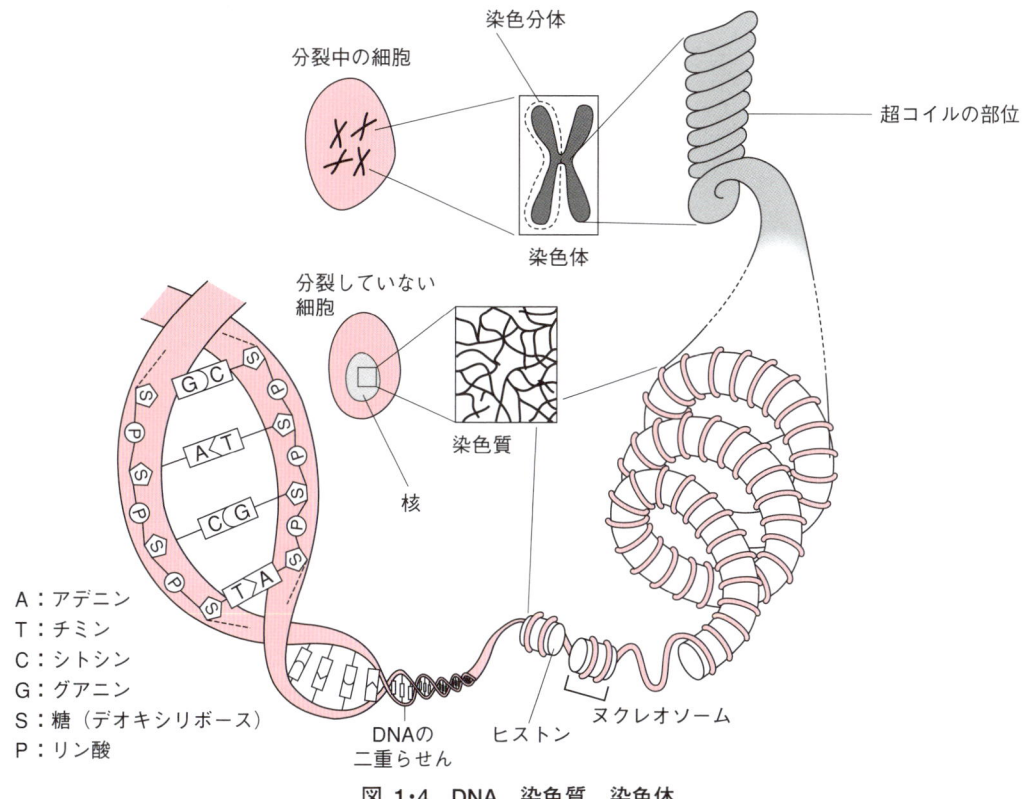

図 1・4 DNA, 染色質, 染色体

さのDNAを核という狭い空間に詰め込むために, ヒストンとよばれるタンパク質が重要な役割を果たす. 2本のDNA二重らせんがヒストン集合体に巻き付きヌクレオソームを形成する. ヌクレオソームの連なり (太さ 10 nm) およびその連なりがコイル状に巻いた部分を**染色質** (クロマチン) とよぶ. 染色質は, 細胞間期の核に塩基性色素で青く染まったところとして認められる. 細胞分裂中の細胞では, コイル状の巻き込みがさらに強くなり超コイル状に凝縮するために**染色体**として光学顕微鏡で明瞭に観察される (図 1・4).

ⓑ 核の働き：DNA の複製

細胞分裂が始まる前, すなわち細胞周期の **S 期**では, DNA 二重らせんを構成するヌクレオチド鎖の一部が解離し, DNA ポリメラーゼなどが働いて新しいヌクレオチド鎖が**複製**され, 2本のDNA 二重らせんができる (図 1・5). したがって細胞分裂時に認められる染色体は, 各 DNA 二重らせんが凝縮した 2 個の染色分体から成り立っている. 細胞分裂中期に認められる X 字状の染色体は, 2 本の染色分体が中央部で結合したものである. 細胞分裂後期と終期において, 2 つの染色分体が縦に分裂して細胞の両極に移動し, やがて 2 個の娘細胞に分かれる (図 1・5, 6, 12).

ⓒ 核の働き：DNA の遺伝暗号→RNA (リボ核酸) による転写, 翻訳→タンパク質合成

DNA から 3 種類の RNA がつくられる. すなわち, DNA の情報を伝達する働きをもつ**伝令 RNA** (メッセンジャー RNA, **mRNA**), タンパク質合成の場である**リボソーム RNA** (**rRNA**), およびアミノ酸を運搬する**転移 RNA** (トランスファー RNA, **tRNA**) である. これらの RNA は核内で

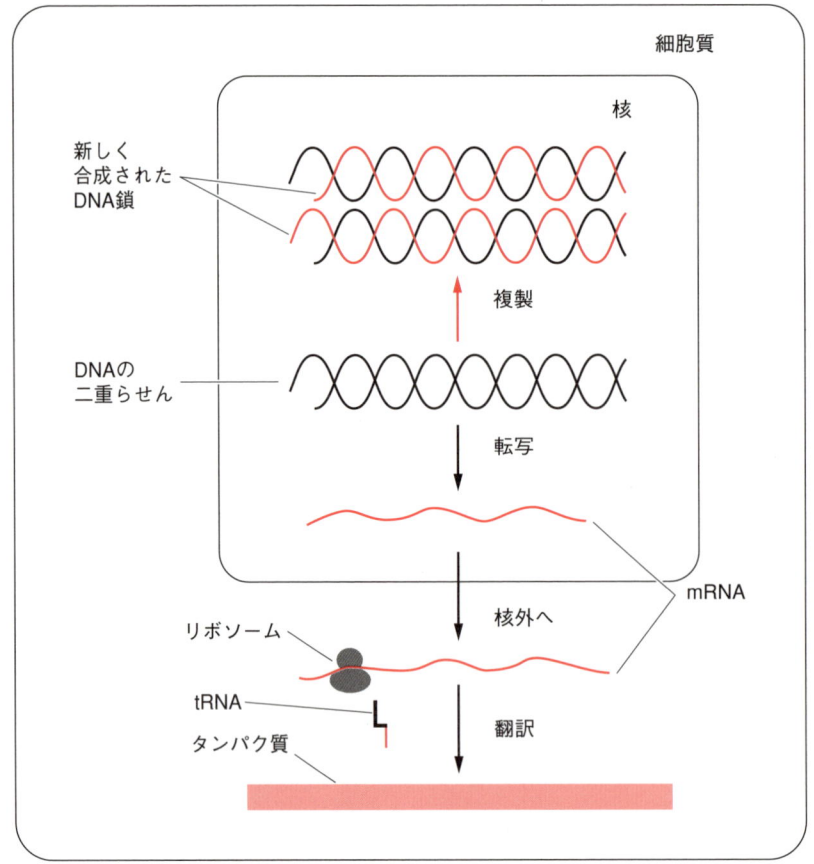

図 1·5 複製，および転写と翻訳を示す模式図

つくられ，核膜孔を通って細胞質に出る．

　タンパク質の合成は，DNA の塩基配列を mRNA が写しとることから始まる（この過程を**転写**とよぶ）．mRNA は細胞質のリボソームと結合し，リボソーム上で転写した遺伝情報通りのアミノ酸配列を指令する．タンパク質を構成するアミノ酸の配列順序は，mRNA の三つの塩基が 1 組となり一つのアミノ酸に対応することで決定されている．tRNA が細胞質から必要なアミノ酸をmRNA に運び，アミノ酸がお互いに結合して指令通りのタンパク質が形成される（この過程を**翻訳**とよぶ）（**図 1·5**）．

3）細 胞 質

　細胞質は半流動性の**細胞基質**および特定の形態と機能をもつ**細胞小器官**からなる．多くの細胞小器官は細胞膜と同じ種類の膜で囲まれており，次の種類がある（**図 1·2**）．

　ⓐリボソーム

　リボソーム RNA（rRNA）とタンパク質からなる小粒子であり，タンパク質合成の場である．リボソームは，小胞体に付着する付着リボソームと細胞質内に散在する遊離リボソームに分けられる．付着リボソームは細胞外に分泌されるタンパク質を合成し，遊離リボソームは細胞内で利用されるタンパク質を合成する．

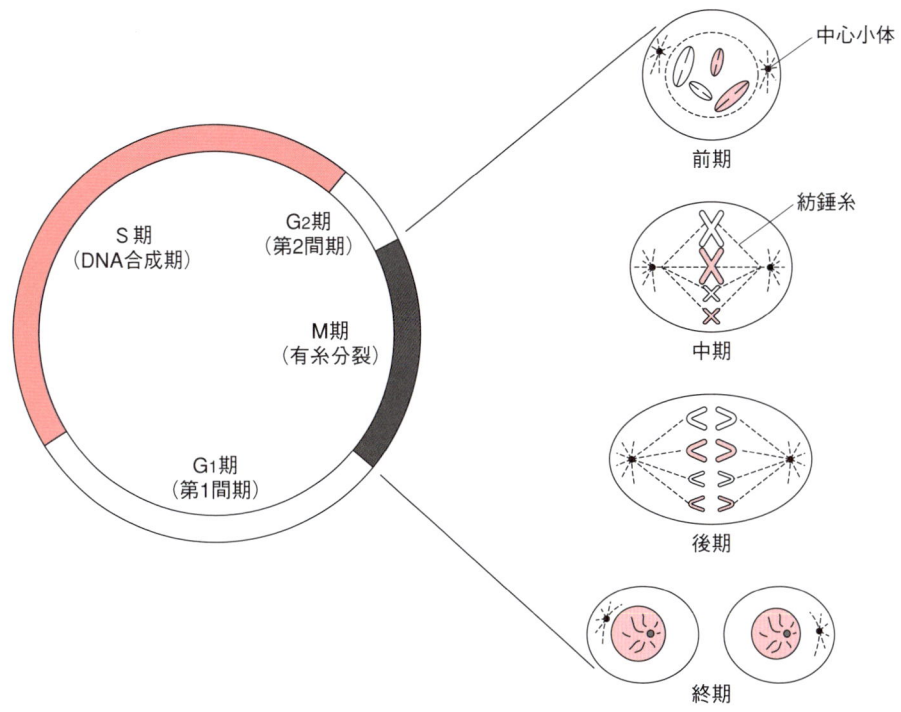

図 1・6 細胞周期と細胞分裂

ⓑ 小胞体

膜に囲まれた扁平な管状，囊状構造であり，粗面小胞体と滑面小胞体に分けられる．粗面小胞体は，小胞体表面に付着リボソームが付いているものであり，タンパク質を合成する．合成されたタンパク質は小胞体腔に蓄えられたあとに，ゴルジ装置へ運ばれる．滑面小胞体はリボソームをもたないものであり，脂質やステロイドホルモンの合成およびカルシウムイオンの貯蔵などに関与する．

ⓒ ゴルジ装置

扁平な囊が積み重なった構造とその周囲の小胞からなる．ゴルジ装置は，細胞内の他の所で合成された分子を集めて包み込み，化学的に修飾した後に，細胞の別の場所に配送する役目をする．粗面小胞体や滑面小胞体で合成されたタンパク質や脂質は，ゴルジ装置に集められて糖が付加されて糖タンパクや糖脂質になる．ゴルジ装置を経た後に，分泌顆粒として細胞外へ，あるいはリソソームとして細胞内に配送される．

ⓓ リソソーム（ライソソーム，水解小体）

膜に包まれた小体であり，ゴルジ装置でつくられる．内部に加水分解酵素を含む．細胞外から取り入れた異物や細胞内で不要になった構造を消化，分解する．

ⓔ ミトコンドリア

内膜と外膜の二重の膜に包まれた球形や糸状の小器官で，内膜はところどころで内方に向かうヒダ（クリステ）をつくる．細胞活動に必要なエネルギーの供給源である **ATP（アデノシン三リン酸）** を産生する．

ⓕ **中心小体**

微細管の集まりからなる1対の円筒状小体である．細胞分裂の際に，複製をつくって細胞の両極に移動し，染色体を引き寄せる中心となる．

　ⓖ **細胞骨格**

細胞内の線維状・管状構造であり，3種類に分類される．微細管は太さ25 nmの管状構造であり，細胞内の物質移動に関与し，また細胞分裂時に染色体を移動させる紡錘糸を構成する．さらに，細胞運動を起こす鞭毛（細胞から1本出る）や線毛（細胞から複数本出る）の中心には微細管の束がある．中間径フィラメントは，太さ10 nmの細糸で，細胞形態の保持に関与する．アクチンフィラメント（微細フィラメント）は，太さ6 nmの細糸で，アメーバ様運動や筋細胞の伸縮などの細胞運動に関与する．

b. 細胞周期と細胞分裂

細胞は，細胞分裂によって数を増加（増殖）する．身体を構成する体細胞は有糸分裂，精子と卵子をつくる生殖細胞は減数分裂〔発生の項（p.14～15）参照〕を行う．成体では，神経細胞や赤血球のようにもはや分裂しない細胞もある．これに対して，小腸上皮や表皮の細胞はヒトの生涯にわたり分裂を続け，次々と新しい細胞となる．

　1）**細胞周期**

細胞分裂を繰り返している細胞は，細胞分裂の時期（**M期**）と分裂をしていない間期を繰り返す．この繰り返しを細胞周期とよぶ．さらに，間期は，G_1期とよばれる最初の成長期，**S期**とよばれるDNAを複製して2倍にする時期，G_2期とよばれるミトコンドリアなどの細胞小器官を産生して細胞分裂に備える時期に分けられる（図1・6）．

　2）**有 糸 分 裂**

S期を経てできた染色体は2本のDNA二重らせんをもつ．したがって，各染色体は二つの染色分体から構成される．有糸分裂は，前期，中期，後期，終期に分けられる．

　ⓐ **前期**：中心小体は二分して細胞体の両極に移動する．染色質ははっきり見える染色体（2倍量のDNAを含む）となる．核小体は消失する．

　ⓑ **中期**：核膜は消失し，染色体が細胞の赤道面に配列する．この時期の染色体は，二つの染色分体が中央部で結合したX字状構造をとる．各染色体に紡錘糸が付着する．

　ⓒ **後期**：各染色体は縦に分裂し，それぞれ2個の染色分体（各1倍量のDNA）に分かれ，両極に移動する．

　ⓓ **終期**：両極に分かれた染色分体は，ふたたび染色質の状態になり，核膜に包まれる．核小体が現れ，細胞体がくびれて2個の娘細胞となる．各娘細胞は，1倍量のDNA，親と同じ染色体数を持つこととなる（図1・6）．

2 組　　　織

人体を構成する多数の細胞は，もともと1個の受精卵が分裂増殖してつくられる．この過程で細胞の分業が起こり，それぞれ特定の方向に分化した細胞が集団をつくるようになる．同じ方向に分化した細胞集団，したがって構造と機能が同じような細胞の集団を組織とよぶ．組織は上皮

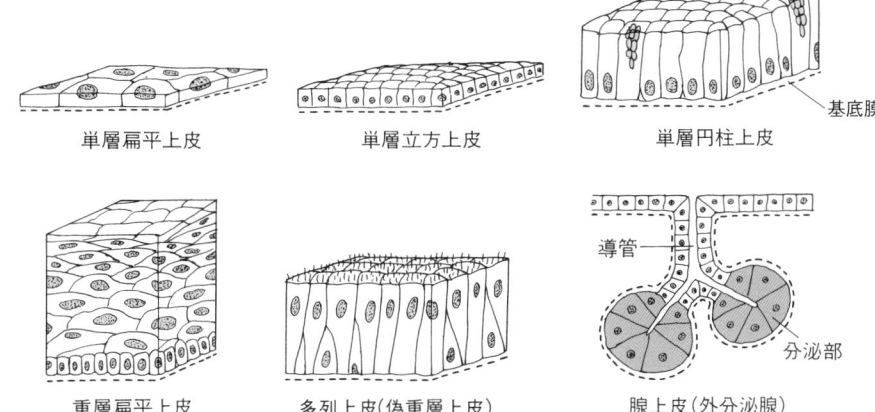

図 1・7　上皮の形態による分類と腺上皮

組織，支持組織，筋組織，神経組織に分けられる．

a．組織の分類と特性

1）上皮組織

上皮組織は体表，消化管や血管の内面，体腔，器官の表面や内面をおおう組織である．その特徴は，細胞がぎっしりと，すきまなく並んでいることである．隣接する細胞には，互いの連結を強める細胞間接着装置が存在する（**図 1・7**）．

① **上皮**：その構成細胞の形および配列によって次のように分類される．

　ⓐ **単層扁平上皮**：血管やリンパ管の内面をおおう上皮（**内皮**）など．

　ⓑ **単層立方上皮**：甲状腺の腺上皮など．

　ⓒ **単層円柱上皮**：代表的なものは胃腸の粘膜の上皮であり，吸収と分泌を行う．

　ⓓ **多列上皮（偽重層上皮）**：単層であるが，高さの異なる細胞が並んでいるために重層にみえる上皮である．代表的なものは気道上皮であり，その表面には線毛がある．

　ⓔ **移行上皮**：腎盤，尿管，膀胱の上皮である．尿の充満程度により形態，配列を変える．すなわち，表面の細胞は尿がないときは大型で立方形であるが，尿が充満すると引っ張られて扁平化し，横へずれて層の数も減る．

　ⓕ **重層扁平上皮**：皮膚の表皮，口腔，食道，肛門管の上皮で，機械的刺激の多い場所にある．細胞が積み重なっており，表層の細胞は扁平形だが，最深層の細胞は立方形を呈する．

② **腺上皮**：分泌腺をつくる上皮であり，次のように分類される．

　ⓐ **外分泌腺**：発生的には，上皮が落ち込んで管状構造をつくり，その末端部分に分泌機能をもつ上皮が発達する．末端の分泌部（終末部）で生産される分泌物は，管状の導管を通り自由表面に出される．

　　外分泌腺の分泌様式は，光学顕微鏡による観察で次のように分類される．**エクリン分泌**は，分泌細胞に明瞭な形態変化を示さずに分泌されるもので，小汗腺（エクリン汗腺）に見られる．**アポクリン分泌**は，分泌細胞質の一部がちぎれて分泌物になるもので，乳腺，腋窩の大汗腺（アポクリン汗腺），耳道腺，肛門周囲腺などに見られる．**ホロクリン分泌**

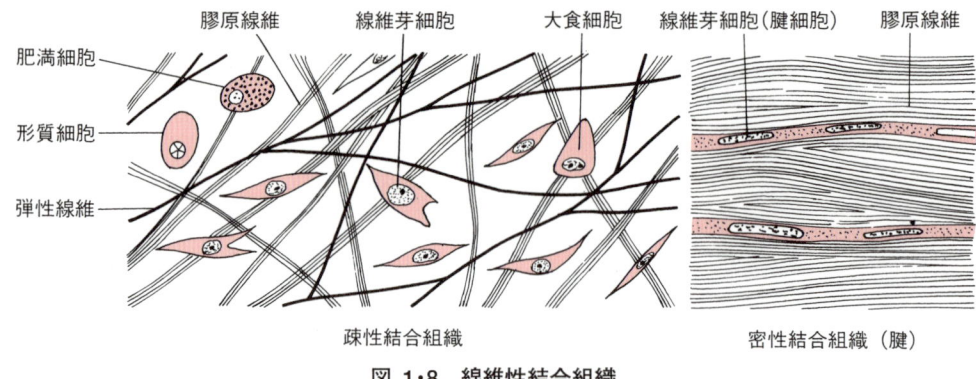

図 1・8 線維性結合組織

（全分泌）は，分泌細胞内に分泌物が充満し，細胞全体が分泌物になるもので，脂腺に見られる．

ⓑ **内分泌腺**：分泌細胞の集団からなる上皮組織であるが，導管はない．分泌物（ホルモン）は，分泌細胞の周囲にある毛細血管に入る．

2）支持組織

支持組織は，いろいろな組織や器官の間を埋める組織である．この組織の特徴は，細胞がばらばらに散在し，細胞の間には多量の基質が存在することである．結合組織，軟骨組織，骨組織，および血液に分けられ，中胚葉から発生する．

① **結合組織**：結合組織は，器官の内部など身体の至るところの間隙に入り込んでいる．結合組織の基質は，コラーゲンという線維状蛋白からなる膠原線維，弾力に富む弾性線維，および多糖類からなる．結合組織の細胞はコラーゲンを合成する線維芽細胞，脂肪細胞，ヒスタミンを含む顆粒をもつ肥満細胞，貪食作用がある大食細胞（マクロファージ）などである．

　ⓐ **線維性結合組織**：基質の主体が膠原線維で構成されるものである．次の二つに分けられる．

　　密性結合組織：膠原線維を多量に含むもので，皮膚の真皮，腱，靱帯がこれにあたる．

　　疎性結合組織：膠原線維や線維芽細胞などがまばらに存在するもので，多くの器官や組織の間にある（図 1・8）．

　ⓑ **脂肪組織**：多量の脂肪細胞を含むもので，皮下脂肪などにみられる．

② **軟骨組織**：軟骨細胞と，それから産生された軟骨基質からなる．軟骨基質には膠原線維，弾性線維，ムコ多糖類があり，それらの含有量により次のように分類される（図 1・9）．

　ⓐ **硝子軟骨**：基質は細い膠原線維と多糖類を含み，均質でガラス状にみえる．肋軟骨，関節軟骨，気管軟骨がこれに属する．

　ⓑ **弾性軟骨**：基質に弾性線維が多い．耳介軟骨，外耳道軟骨，喉頭蓋軟骨がこれに属する．

　ⓒ **線維軟骨**：基質に多量の膠原線維を含み，関節円板がこれに相当する．

③ **骨組織**：骨格系の項（p.21〜28）参照．

④ **血液**：血液は液状の基質の中に細胞成分が散在するために，支持組織に分類される．血液は体重の 1/13，したがって成人男性では約 5 l の量となる．血液の 40〜45％を細胞成分である血球が占め，残りの 55〜60％を液性成分である血漿が占める．血球は赤血球，白血球，血小

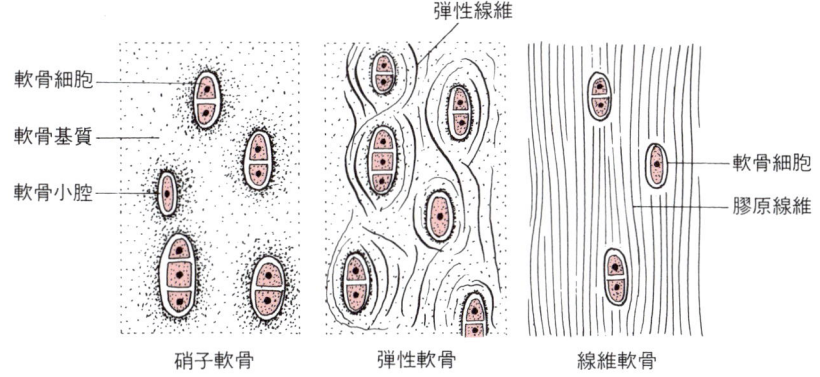

図 1・9　軟骨組織の種類

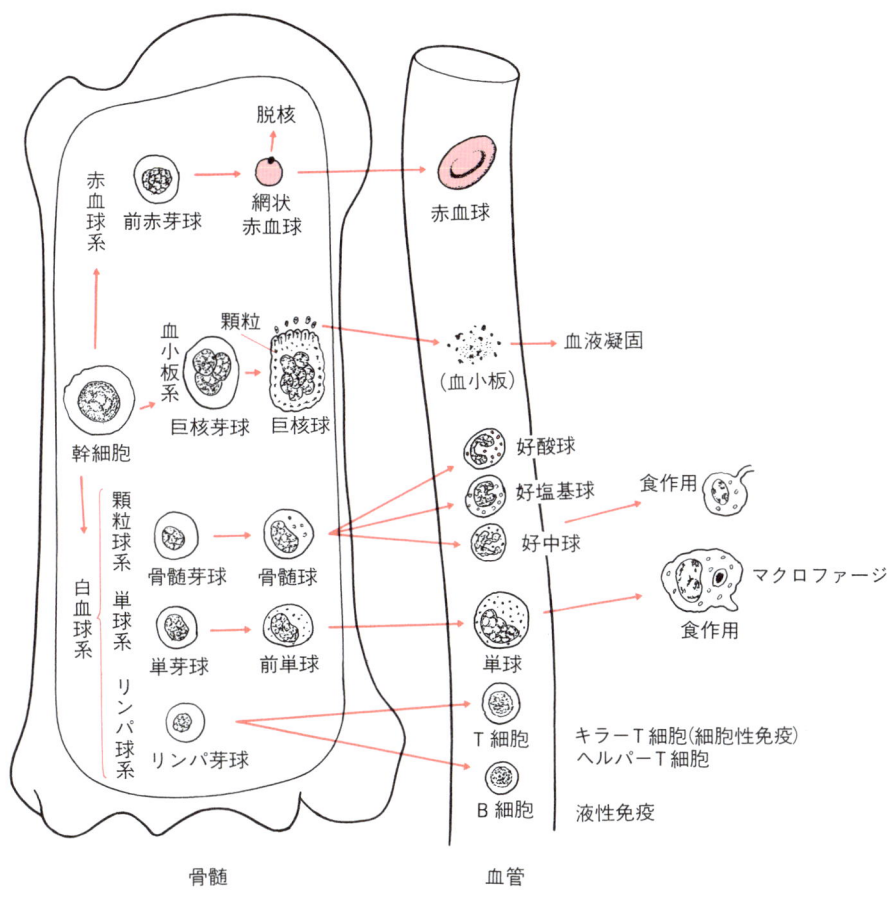

図 1・10　血球とその発生

板に大別される．すべての血球は，骨髄などに存在する血液幹細胞から発生して末梢血管に流入する（図 1・10）．

ⓐ **赤血球**：血液 1 mm³ の中に男性で 500 万個，女性で 450 万個の赤血球が存在する．中央がくぼんだ円盤状の細胞であり，核を持たず（無核），また細胞小器官もほとんどない．細胞内には，ヘモグロビン（血色素）という鉄を含んだタンパク質が多量にあるために赤い色

表 1・1　白血球の種類と構成比

顆粒白血球			リンパ球	単球
好中球	好酸球	好塩基球		
55%	3%	0.5%	36.5%	5%

をしている．ヘモグロビンは酸素と結合・解離する性質があるために，赤血球は酸素運搬の主役として働く．赤血球の寿命は約 120 日であり，古くなったものは脾臓で破壊される．

ⓑ **白血球**：血液 1 mm³ の中に 5,000～8,000 個存在する．白血球は核をもつ細胞であり，細胞質中に特殊顆粒をもつ顆粒白血球（細胞の大きさはいずれも約 10 μm），と特殊顆粒をもたない無顆粒白血球に分けられる．表 1・1 に白血球の種類と構成比を示す．

ⅰ) 顆粒白血球

　　好中球：最も数が多い白血球であり，酸性色素と塩基性色素で中間調に染まる特殊顆粒をもつ．核は桿状から 3～5 分葉を示す．食作用とアメーバ様運動を示し，炎症の病巣に真っ先に集まる白血球である．

　　好酸球：酸性色素で赤く染まる特殊顆粒をもつ．核は 2 分葉を示すことが多い．寄生虫疾患，アレルギー性疾患の際に増加する．

　　好塩基球：塩基性色素で青く染まる特殊顆粒をもつ．この特殊顆粒はヒスタミンとヘパリンを含む．ヒスタミンは血管透過性を亢進させる．核は S 字状で分葉しない．

ⅱ) 無顆粒白血球

　　単球：細胞の大きさが 20 μm 近くに達し，核は馬蹄形を呈する．旺盛な食作用とアメーバ様運動を示し，食作用で取り込んだ細菌などの異物についての抗原情報をヘルパー T 細胞に提示する．組織中に定着した単球を大食細胞（マクロファージ）とよぶ．

　　リンパ球：リンパ球は T リンパ球，B リンパ球などに分けられる．**T リンパ球**は骨髄で発生し，胸腺で成熟したリンパ球であり，さらにヘルパー T 細胞，キラー T 細胞（細胞傷害性 T 細胞）に分かれる．**ヘルパー T 細胞**は，貪食した細菌などの抗原情報をマクロファージなどから受け取り，キラー T 細胞や B リンパ球を活性化する．**キラー T 細胞**は，**細胞性免疫**を担う細胞であり，生体にとって異物であると認識したウイルス感染細胞，腫瘍細胞，移植組織を傷害する．

　　一方，**B リンパ球**は骨髄で発生・成熟し，**液性免疫**に関与する細胞である．すなわち，抗原情報を受けたヘルパー T 細胞により活性化された B リンパ球は，**形質細胞**に分化し（図 1・8），抗体（免疫グロブリン）を産生して抗原を破壊する．また，いったん抗体が産生されると，その情報は**メモリー B 細胞**に記憶され，次に同じ抗原が侵入すると，すみやかに抗体産生が開始される．

ⓒ **血小板**：血液 1 mm³ の中に 13 万～35 万個存在する．血小板は，骨髄中の巨核球の一部がちぎれてできた細胞の断片であり，無核で，大きさは 2～4 μm である．血管が傷害されると，そこに血小板が凝集して血小板血栓ができる．さらに，血中のフィブリンが析出して

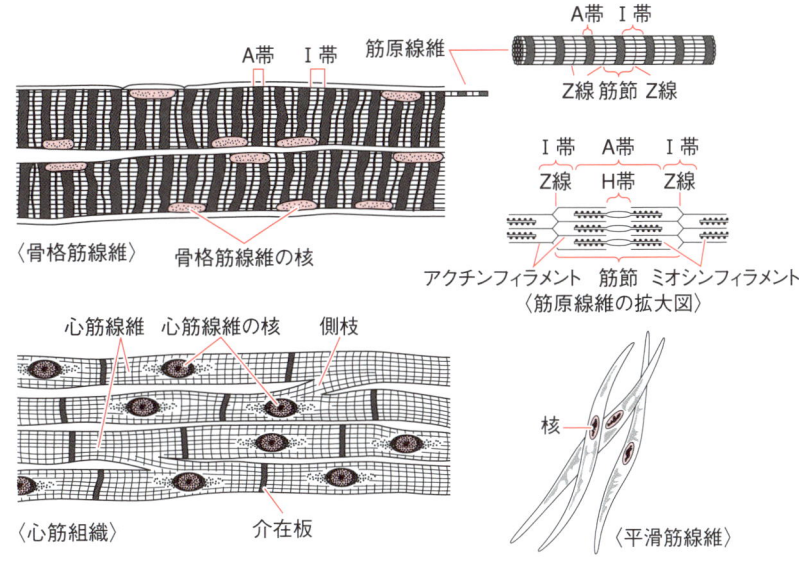

図 1・11　筋組織

血液凝固が起こり，出血を防ぐ．
　　ⓓ**血漿**：血液の液性成分であり，水（血漿の 90％ 以上を占める），タンパク質（アルブミン，グロブリン，フィブリノゲンなど），脂質，糖質，無機イオンを含む．血漿中の血液凝固因子（フィブリノゲンなど）を取り除いたものを**血清**という．
　⑤ **リンパ**：リンパは，リンパ管中にある液体である．その細胞成分はリンパ球であり，液性成分をリンパ漿とよぶ．腸間膜のリンパ管では，食後には多量の脂肪滴を含むリンパが流れる．これは乳状を呈するので**乳ビ**とよばれる．
　3）筋　組　織
　筋肉は**筋細胞**（細長いので**筋線維**とよばれる）の集団からなり，細胞間は疎性結合組織で埋められる．筋線維は長軸方向に走る多数の**筋原線維**を入れる．筋原線維は**アクチン**と**ミオシン**というフィラメント（細線維）の集まりよりなる．骨格筋や心筋は，フィラメントが規則正しく並び明暗の**横紋**を示すために横紋筋という．一方，平滑筋では，フィラメントの配列は不規則なために横紋が認められない（**図 1・11**）．
　横紋を呈する筋原線維を光学顕微鏡で見ると，明るい単屈折性の部分（Ⅰ帯）と暗い複屈折性の部分（A帯）が交互に並ぶ．筋原線維を電子顕微鏡で見ると，太いミオシンフィラメントと細いアクチンフィラメントが規則正しく配列している．**A帯**はアクチンとミオシンフィラメントの両者が，Ⅰ帯にはアクチンフィラメントのみが存在する．Ⅰ帯の中央部に明瞭に認められる線をZ線とよぶ．Z線からZ線までを筋収縮単位と考えて**筋節**（**サルコメア**）とよぶ．筋が収縮すると筋節が短くなる．また，筋収縮時には，アクチンフィラメントがミオシンフィラメントの間に滑り込むために，A帯の長さは変わらずⅠ帯が短くなる（滑走説）．
　①**骨格筋**：骨格筋細胞（線維）は直径 10～100 μm，長さ数 cm の円柱状の細胞である．細胞の中心部には筋原線維が規則正しくならび，横紋を呈する．細胞の周辺部は多数の核が並んで

いる多核細胞である．骨格筋線維（細胞）は必ず運動神経線維と接合しており，随意的に動かせるので**随意筋**とよばれる．神経と筋の接合部は一種のシナプスであり，**神経筋接合（運動終板）**とよばれる．神経興奮が伝わるとアセチルコリンが分泌され，それが筋細胞の受容体に受け取られ，筋収縮が起こる．

②**心筋**：心臓壁をつくる筋肉．心筋細胞（線維）は1個の核をもち，横紋を示す．隣同士の心筋細胞間の接合部を**介在板**とよぶ．介在板には無機イオンを通す孔があるために，隣同士の心筋細胞は同時に収縮することができる．また，心臓の特定の部位には，心臓の興奮伝達を行う刺激伝導系に属する特殊心筋がある．心筋は自律神経の支配を受ける**不随意筋**である．

③**平滑筋**：血管，消化管，尿管，膀胱，子宮の壁を構成する筋肉であり，内臓筋ともよばれる．筋細胞（線維）は直径約 $5\,\mu m$，長さ $20 \sim 200\,\mu m$ の細長い，紡錘形の細胞である．1個の核をもち，横紋を示さない．自律神経の支配を受ける**不随意筋**である．

4）神経組織

神経系の項（p.218〜220）参照．

C 発　生

1 人体の発生

a．生殖細胞

生殖細胞は卵巣と精巣にあり，**減数分裂**とよぶ特殊な細胞分裂を行うことにより，卵子と精子になる．この過程では，1回の DNA 合成に対して細胞自体の分裂が2回起こるので，染色体は半減する．減数分裂を終了した細胞は，最終的に形や大きさを変えて**精子**と**卵子**になる．また，卵子と精子が合体することを**受精**とよぶ．

b．性染色体と性の決定

ヒトのすべての細胞は，46個（23対）の染色体をもつ．このうち23個は父方由来であり，ほかの23個は母方由来である．このうち，44個（22対）は**常染色体**，2個（1対）は**性染色体**と呼ばれる．男性は性染色体としてXとY染色体を各1個もち，女性は2個のX染色体をもっている（図1・12）．

減数分裂を経てできる**精子**は23個の染色体，すなわち22個の常染色体と1個の性染色体（XまたはY染色体）をもつ．**卵子**は23個の染色体，すなわち22個の常染色体と1個の性染色体（X染色体）をもつ．受精後には，ふたたび46個（23対）の染色体をもつ受精卵（接合子，原胚子）となる．この際，男性または女性となる確率は均等であり，男性はX，Yの性染色体，女性はX，Xの性染色体をもつことになる（図1・13）．

c．受精卵（原胚子）の分割とその後の発生

卵子は卵巣から排卵されて卵管に入り，**卵管膨大部**で受精する．受精卵はただちに卵割を行いながら，卵管から子宮に向かって移動する．卵は2，4，8，16，32細胞と分割される．このころ

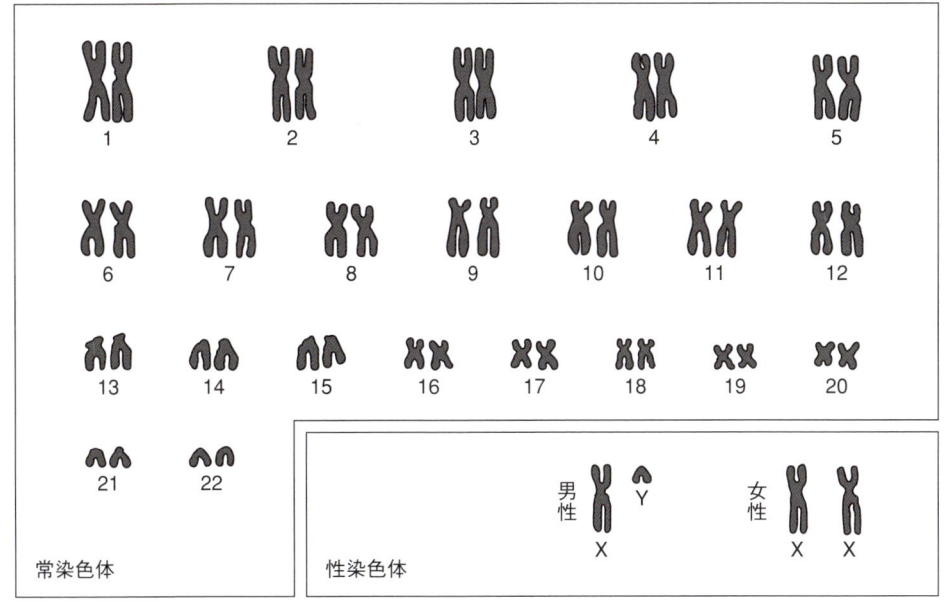

図 1・12 ヒトの染色体

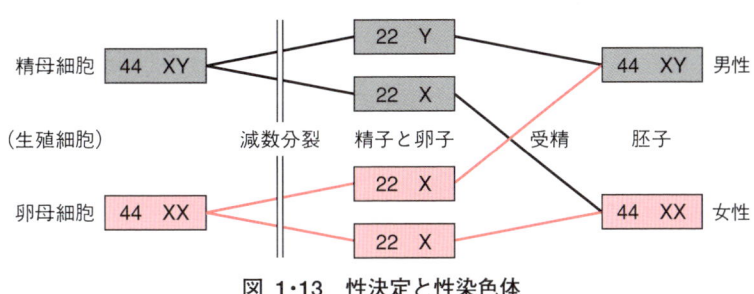

図 1・13 性決定と性染色体

から液が内部にたまり，外表を囲む細胞層と内部の細胞塊が区別されるようになる．これを**胚盤胞**（胞胚）とよぶ．**胚盤胞**は子宮内膜に付着し，やがて内膜のなかに侵入・定着する．これを着床とよび，受精後6日目に起こる．胚盤胞の外表の細胞層（栄養膜）は，さらに増殖して子宮内膜に向かう多数の突起，すなわち絨毛を出す．絨毛は，周囲から栄養を吸収する役割を果たす．栄養膜（絨毛膜）の一部はさらに発達し，妊娠4カ月のはじめまでに子宮内膜とともに胎盤を形成する．胎盤と胎児を結ぶ臍帯の中の血管は，新鮮な栄養に富む血液を胎児に運び，老廃物を含む血液を胎盤に運ぶ．

　胚盤胞の内部の細胞塊は，やがて胎児本体となる．まず内部の細胞塊は，2層の細胞層に分かれる．これが内胚葉と外胚葉である．さらにこの2層の間に細胞が侵入して，中胚葉を形成する．この3胚葉がそろう時期は，受精後第3週である（図1・14）．

2　各組織，器官の発生

　内胚葉は卵黄嚢をつくり，その一部は胎児のなかに取り込まれ腸管となる．内胚葉は腸管とそ

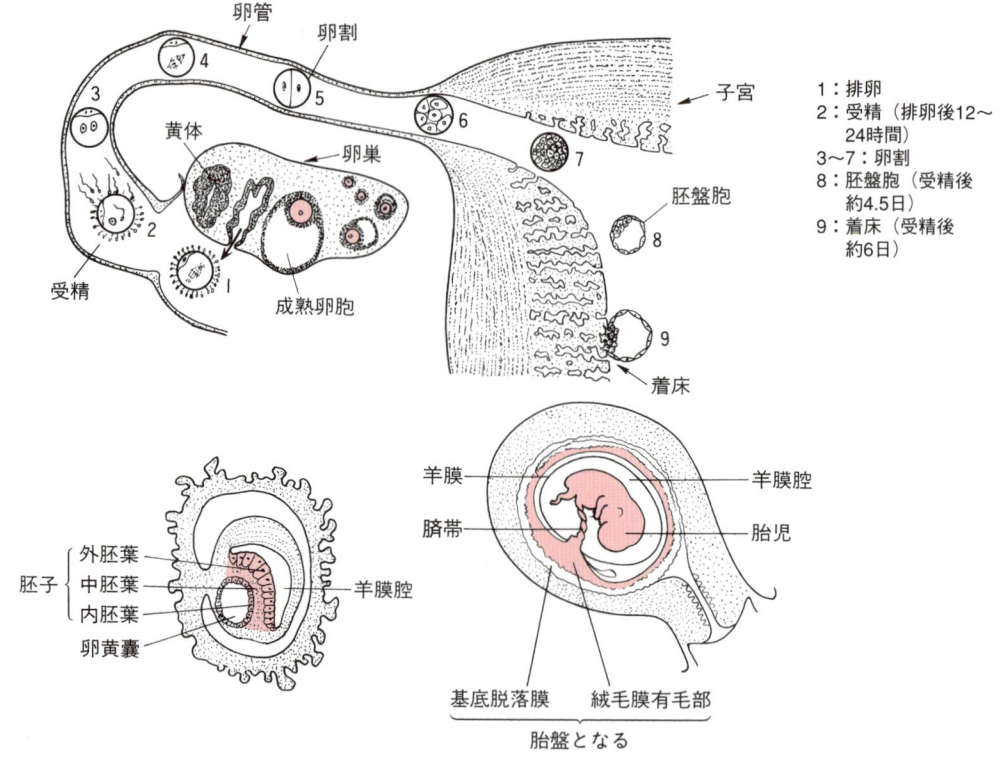

図 1·14 胚の発育過程

表 1·2 各胚葉から分化する主要な組織と器官

胚 葉	分化する主要な組織・器官系
外胚葉	皮膚（表皮，毛，爪，皮膚腺） 神経系（脳，脊髄，末梢神経） 感覚器（視・聴・平衡・味・嗅覚器）
内胚葉	消化器（胃，腸，肝臓，膵臓） 呼吸器（喉頭，気管，気管支，肺） 尿路（膀胱，尿道）
中胚葉	骨格系（骨，軟骨，結合組織） 筋系（横紋筋，平滑筋） 脈管系（心臓，血管，リンパ管，血液） 泌尿・生殖器系（腎臓，精巣，子宮，卵巣）

れから派生する構造を生じる．**外胚葉**は羊膜嚢をつくり，その一部は胎児の体表を包み，かつそれが体内に落ち込んで神経系・感覚器をつくる．**中胚葉**は内胚葉と外胚葉の間を埋める．各胚葉から発生する主要な組織と器官を**表 1·2**に示した．

妊娠 8 週の終わりまでには，ヒトの胎児としての特徴はほとんど備えるようになる．妊娠 3 カ月のはじめからは，胎児の器官の成熟と身体の急激な成長が起こり，10 カ月（40 週）の終わりに出産が起こる．

D 器官系統

1 器官の定義

器官とはいくつかの組織が集まり，一定のまとまりがある構造をつくり，特定の機能を果たすものである．典型的な器官は心臓，肝臓，胃などである．また個々の筋や骨も器官である．

2 器官系

多数の器官が集まり，ひとつの総合作用を営むものを器官系とよぶ．人体の器官系は，次のように分けられる．

① **骨格系**：骨と軟骨からなり，関節により連結する．
② **筋系**：身体の運動を行う．骨格系と筋系をまとめて運動系とよぶ．
③ **脈管系（循環器系）**：心脈管系（血管系）とリンパ系に分かれる．
④ **消化器系**：消化管と消化腺（肝臓，膵臓など）からなる．
⑤ **呼吸器系**：気道（鼻腔から気管支）と肺からなる．
⑥ **泌尿器系**：腎臓と尿路からなる．
⑦ **生殖器系**：生殖腺（精巣・卵巣），輸送管，交接器，胎児を育てる子宮などからなる．
⑧ **内分泌系**：ホルモンを分泌して，体内環境を調節する．
⑨ **神経系**：中枢神経系（脳，脊髄）と末梢神経系からなる．
⑩ **感覚器**：嗅覚，視覚，平衡・聴覚，味覚の各器官，皮膚や筋・腱などの感覚受容器からなる．

E 人体の区分

1 区分

人体は頭（頭，顔），頸，体幹（胸，腹），体肢（上肢，下肢）に分かれる．なお，胸と腹の後面を背とよぶ．これらの体表の境界線は，次のようである．

① **頭と顔**：鼻根-眉-外耳孔を結ぶ線
② **頭（頭，顔）と頸**：下顎骨下縁-乳様突起-外後頭隆起を結ぶ線
③ **頸と胸**：胸骨上縁-鎖骨上縁-肩峰-第7頸椎の棘突起を結ぶ線
④ **胸と腹**：胸骨下端-肋骨弓-第12胸椎の棘突起を結ぶ線
⑤ **上肢と体幹**：三角筋胸筋溝-三角筋の起始縁-腋窩を結ぶ線
⑥ **下肢と体幹**：鼠径溝-上前腸骨棘-腸骨稜-尾骨-殿裂-陰部大腿溝を結ぶ線

2 細区分

人体の体表は，表在する骨や筋などを基礎として命名されている．疾患の部位などを指摘するのに用いられ，臨床的に必要である．次の細区分と図 1・15a は，同一の番号を使用している．

a．頭の部位

1. **前頭部**：前頭骨の部位，2. **頭頂部**：頭頂骨の部位，3. **側頭部**：側頭骨鱗部の部位．なお，耳介部・乳突部を含む，4. **後頭部**：後頭骨の部位．

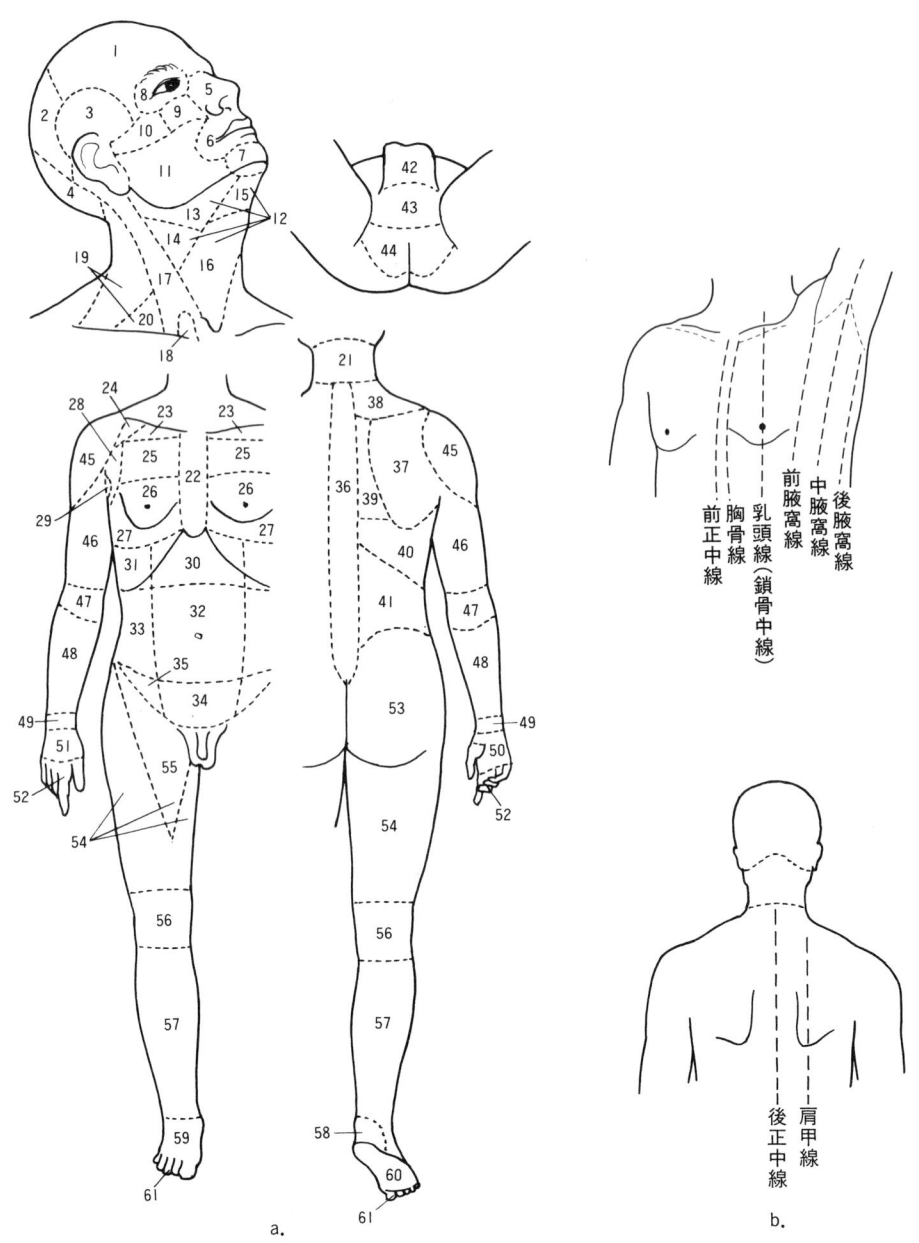

図 1・15　人体の細区分（a），体幹の基準線（b）
番号の名称は本文を参照

b．顔の部位

5．**鼻部**：鼻根から鼻尖，6．**口部**，7．**オトガイ部**：口部の下方，8．**眼窩部**，9．**眼窩下部**，10．**頬骨部**：頬骨の部位，11．**頬部**：口腔の外側壁をつくる部位．

c．頸の部位

12．**前頸部（前頸三角）**：胸鎖乳突筋と正中線の間（13～16に細分される），13．**顎下三角**：下顎体（上方）および顎二腹筋の前腹（前下方）と後腹（後下方）で区切られる部位，顎下腺を触れる．14．**頸動脈三角**：顎二腹筋の後腹（上方），肩甲舌骨筋（下方），胸鎖乳突筋（後方）の間である．この中央部は，総頸動脈が内・外頸動脈に分岐する位置にあたり，頸動脈拍動を触れる．15．**オトガイ下三角**：両側の顎二腹筋前腹と舌骨の間にできる三角，16．**筋三角**：胸鎖乳突筋前縁，肩甲舌骨筋と正中線の間の三角，17．**胸鎖乳突筋部**，18．**小鎖骨上窩**：胸鎖乳突筋の鎖骨頭と胸骨頭の間のくぼみ，19．**外側頸三角（後頸三角）**：胸鎖乳突筋後縁，僧帽筋前縁，鎖骨の間の三角，20．**大鎖骨上窩（肩甲鎖骨三角）**：外側頸三角の底辺部であり，鎖骨，肩甲舌骨筋，胸鎖乳突筋の間，21．**後頸部（項部）**：頸の後ろの部位．

d．胸の部位

22．**胸骨前部**，23．**鎖骨下部**：鎖骨の直下のくぼみ，24．**三角筋胸筋溝（三角筋胸筋三角，胸鎖三角）**：三角筋，大胸筋，鎖骨の間，25．**胸筋部**：大胸筋に相当する部位，26．**乳房部**，27．**乳房下部**，28．**腋窩部**：腋窩の壁の前面，29．**腋窩**：大胸筋（前），広背筋（後），前鋸筋（内側），上腕（外側）で囲まれたくぼみ．

e．腹の部位

腹は，剣状突起の上端を通る横線，左右の肋骨弓の最低線を結ぶ横線（肋骨下線），および左右の上前腸骨棘を結ぶ横線により，上・中・下腹部の三つの領域に分かれる．さらに，上・中・下腹部は，鼠径靱帯の中点を通る垂線により三部に分かれる．

1）上腹部

次の部位に分かれる．30．**上胃部**（旧名：心窩部）：この下に胃，十二指腸がある．31．**下肋部**（旧名：季肋部）：右下肋部の下には肝臓，胆嚢，右結腸曲などがあり，左下肋部の下には胃，脾臓，左結腸曲などがある．

2）中腹部

32．**臍部**，33．**側腹部**に分かれる．

3）下腹部

34．**恥骨部**：下方の境は恥骨結合，35．**鼠径部**：下方の境は鼠径靱帯．

f．背の部位

36．**脊柱部**：脊柱の部位，37．**肩甲部**：肩甲骨の部位，38．**肩甲上部**，39．**肩甲間部**，40．**肩甲下部**：肩甲骨と腰部の間，41．**腰部**：最下位肋骨と腸骨稜の間の部位．

g．会陰の部位

会陰とは，広義には骨盤出口（底）全体を指し，恥骨結合（前方），坐骨結節（外側方），尾骨下端（後方）が境を形成する．次の部位に分かれる．42．**外陰部**，43．**会陰部（尿生殖部）**：左右の坐骨結節を結ぶ線より前方の部位，44．**肛門部**：左右の坐骨結節を結ぶ線より後方の部位．

h. 上肢の部位

45. 三角筋部：三角筋にあたる部位，**46. 上腕部**：上腕の前面を前上腕部，後面を後上腕部とよぶ．**47. 肘部**：前肘部と後肘部，前肘部のくぼみを**肘窩**とよぶ．**48. 前腕部**：前・後前腕部，**49. 手根部**：前・後手根部，**50. 手掌**：てのひら，**51. 手背**：てのこう，**52. 手の指**：第1指（母指）から第5指（小指）までである．

i. 下肢の部位

53. 殿部：殿筋の部位，**54. 大腿部**：大腿の前面を前大腿部，後面を後大腿部，**55. 大腿三角**：前大腿部にあり，鼡径靱帯，縫工筋，長内転筋に囲まれる三角，**56. 膝部**：前・後膝部に分かれる．後膝部のくぼみを膝窩という．**膝窩**は半膜様筋・半腱様筋（上内側），大腿二頭筋（上外側），腓腹筋内側頭（下内側），腓腹筋外側頭（下外側），に囲まれたくぼみである．**57. 下腿部**：前・後下腿部に分かれる．後下腿部のふくらはぎを**腓腹**とよび，下腿部下端の両側にあるくるぶしの部位は，**内果**と**外果**とよぶ．**58. 踵部**：踵（かかと）の部位，**59. 足背**：あしのこう，**60. 足底**：あしのうら，**61. 足の指**[1]：第1指（母指）から第5指（小指）までである．

3　人体の区分線

体幹の横断的レベルを示すのに肋骨，肋間隙，椎骨とその棘突起などが用いられる．次の体表からの目標がある．①**隆椎**：第7頚椎のことであり，その棘突起が著しく後方に突出するために，椎骨を数える目標となる．②**胸骨角**：胸骨柄と胸骨体との結合部，すなわち胸骨角の両側には第2肋軟骨がつく．肋骨を数える目標となる．③**肋骨下線**：第10肋軟骨下縁，すなわち肋骨弓の最低線を通る線である．第2～3腰椎椎間円板の高さにあたる．④**臍線**：臍の高さを通る．後方では第4腰椎体またはその上下の椎間円板の高さにあたる．⑤**腸骨稜上線（ヤコビー線）**：左右の腸骨稜の最高点を結ぶ高さで，第4腰椎の棘突起の高さにあたる．

人体を縦に区切る線には，次のものがある．①**正中線**：体幹の前面（前正中線）と後面（後正中線）を通る正中線．②**胸骨線**：胸骨の側縁を通る線．③**乳頭線（鎖骨中線）**：乳頭を通る垂直線．女性では乳頭の位置が変化するので，鎖骨中央部を通る鎖骨中線を用いる．④**腋窩線**：腋窩中央部を通る線で，中腋窩線ともよぶ．なお，前・後の腋窩ヒダを通る線を前・後腋窩線とよぶ．⑤**肩甲線**：背部で肩甲骨下角を通る線である．

---

[1] 足の指は，手の指と区別して「趾」と表記することもある．なお本書では「趾」は使わず，「足の指」という表記で統一している．

2 運動系

A 骨格系

1 総論

人体の骨格は約200個の骨が互いに連結し，身体の支柱となり，また運動器としての重要な役割をもつ．骨格系には骨，軟骨，靱帯，関節などが含まれる（**図2・1**）．

a．骨の役割

骨には，おもに次のような各機能がある．

① **支持**：骨は骨格として**身体の支柱**となり，形状を保持する．
② **運動**：骨格筋の作用により**関節運動**を営む．
③ **保護**：内臓諸器官を**保護**する．頭蓋骨（脳），脊柱（脊髄），胸郭（肺，心臓などの胸部内臓），骨盤（直腸，子宮，卵巣などの骨盤内臓）．
④ **造血機能**：骨髄腔および海綿質の小腔には骨髄が認められ，血球をつくる造血作用がある．
⑤ **電解質の貯蔵**：骨質として緻密質，海綿質などがあり，**カルシウム，リンなどを貯蔵**し，種々のホルモン・ビタミンの作用のもとで，血中濃度の恒常性維持に役立つ．

b．骨の形状による分類

骨はその形状により下記のように区分される．

① **長骨**：細長い棒状の骨をいい，中央部の骨幹と両端部の骨端がある．一般に内部には骨髄を入れる管状の空洞である髄腔がある（上腕骨，橈骨，尺骨，中手骨，大腿骨，脛骨，腓骨，中足骨）．
② **短骨**：短く塊状を呈し，一般には数個が集まる（手根骨，足根骨，椎骨）．
③ **扁平骨**：板状の扁平形の部位をもち，一般にやや弯曲する（頭頂骨，前頭骨，後頭骨，肩甲骨）．
④ **含気骨**：骨の内部に外界と交通する空洞（含気洞）を有する骨である〔上顎骨，前頭骨，篩骨，蝶形骨および側頭骨（乳突蜂巣）〕．

c．骨の構造（図2・2）

一般に骨は，その主部をなす**骨質**，その表面をおおう**骨膜**，内部にあり造血機能を営む**骨髄**，関節面や成長期の骨幹と骨端との境にみられる**軟骨質**からなる．

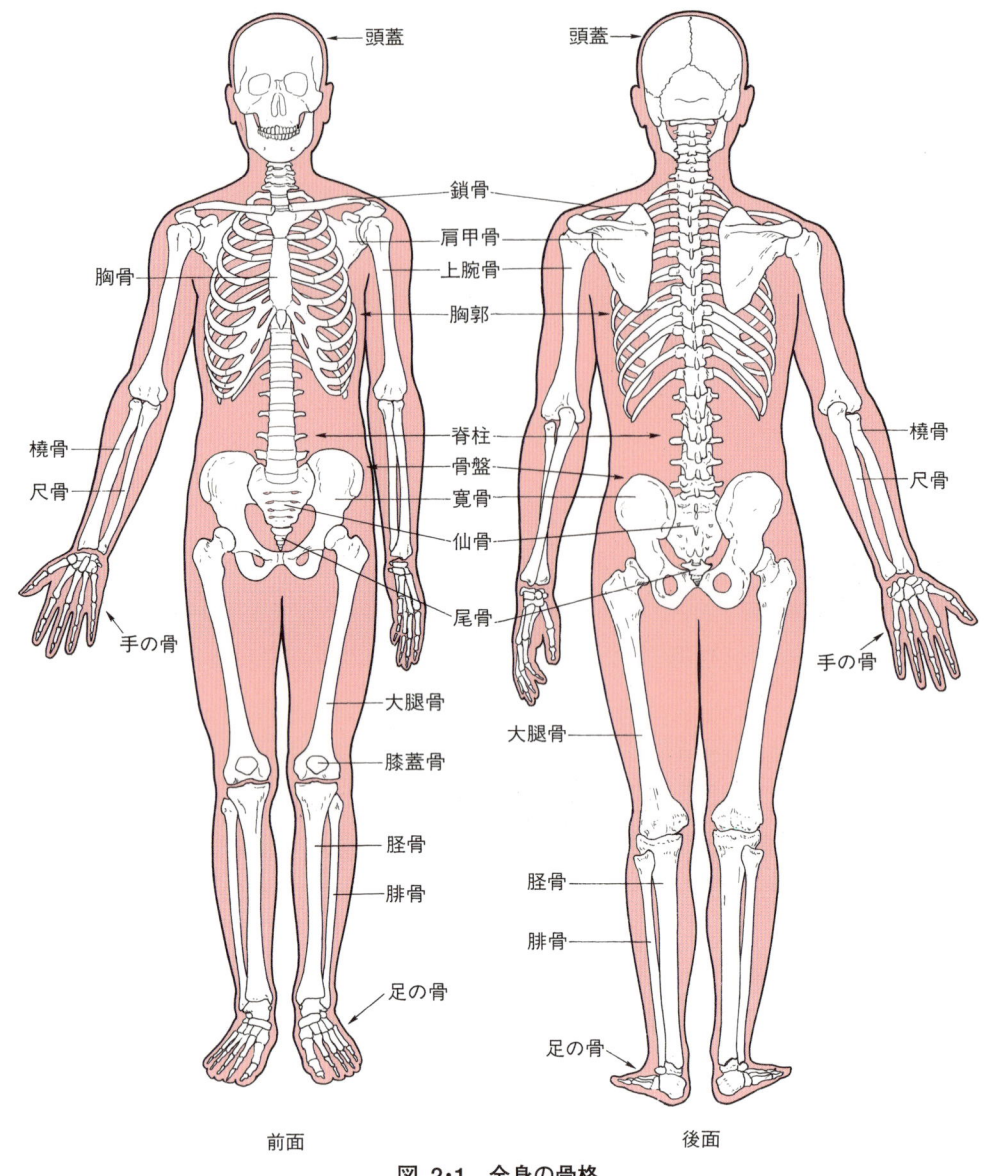

図 2・1 全身の骨格

1) 骨　　質

　組織学的には**骨組織**からなる骨の実質で，骨の主部をなす．骨質は表層の**緻密質**と内部の**海綿質**からなる．

- **①骨組織**：骨細胞と骨基質からなる．骨基質は膠原線維と多量のリン酸カルシウムを含み非常に硬い．骨細胞から形成される骨基質は層板をなし，その間に骨細胞を閉じ込める．骨細胞は狭い空間内で，多数の細長い突起を出す．
- **②緻密質**：緻密質は骨の表層部を占め，緻密な層板構造でできる．すなわち，緻密質は**ハバース管**を中心に同心円状に層板が重なり合った**ハバース層板**が主部をなし，これにハバース層板の相互間を満たす**介在層板**，緻密質の最外層と最内層にみられる**外・内基礎（環状）層板**

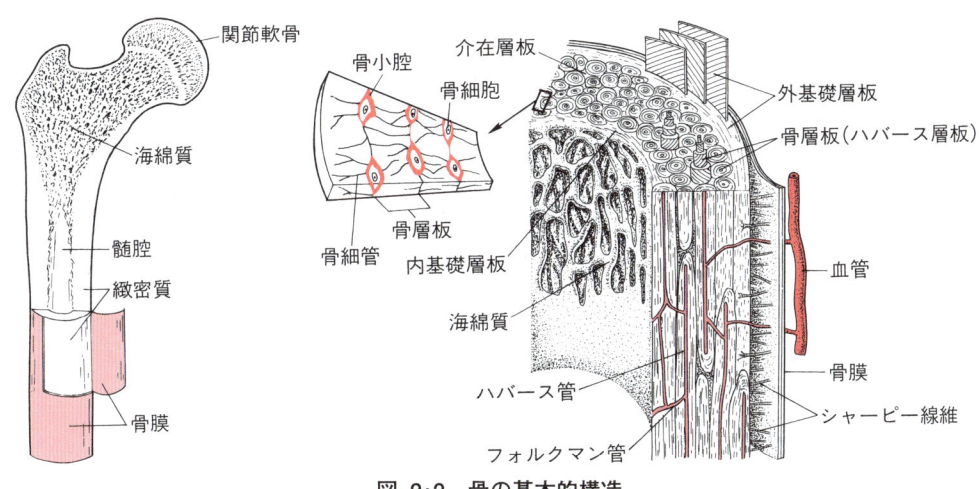

図 2・2 骨の基本的構造

が加わる．骨層板の中心を縦に走るハバース管は，骨層板を横切る**フォルクマン管**とともに骨内の血管の通路となる．

③**海綿質**：海綿質は骨の内部にみられ，薄い骨梁構造をなし，その**小腔**は骨髄で満たされる．長骨において骨幹は厚い緻密質からなるが，骨端では表層に薄い緻密質があるだけで，おもに海綿質からなる．

2）骨　　膜

骨の表面を包む結合組織の膜で，関節面ではこれを欠く．骨膜は血管，神経に富み，骨の成長，再生，感覚に関与する．なお，骨膜の結合組織線維が密に骨質に侵入し，骨膜と骨質はいたって丈夫に結合される．骨膜から骨へ侵入する線維を**シャーピー線維**とよぶ．

3）骨　　髄

長骨の髄腔と海綿質の小腔は，**細網組織**のひとつである骨髄で満たされる．成人では骨髄は**赤色骨髄**と**黄色骨髄**とに分けられる．赤色骨髄は**造血作用**があり，血球に富むため赤くみえる．これに対し黄色骨髄は造血作用を失い**脂肪組織**となり，脂肪に富むため黄色を呈する．胎児や乳幼児ではすべて赤色骨髄であるが，加齢に伴い徐々に黄色骨髄に変わる．

4）軟　骨　質

組織学的には軟骨組織（硝子軟骨）からなり，関節軟骨と骨端軟骨がある．

①**関節軟骨**：関節面をおおい，関節部の緩衝帯となる．

②**骨端軟骨**：成長期の骨幹と骨端との境に存在し，骨の長さの成長に関与する．成人に達し骨化すれば，骨端軟骨は骨端線として残る．

5）栄養孔と栄養管

栄養孔は細い血管が骨に出入りするための開口部で，骨端部に多く認められるが，骨幹にも認められる．関節面には認められない．この開口部から骨内にあるトンネル状の部位を**栄養管**とよび，骨質をつらぬき髄腔に達する．ここを通過する血管は骨の代謝に関与するのみでなく，骨髄で造血された血球を運搬する．

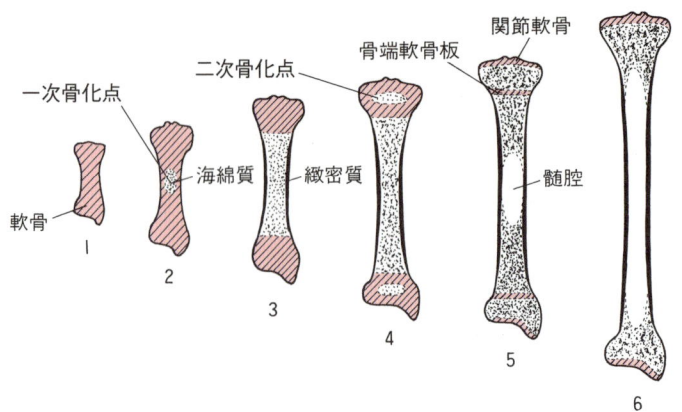

図 2・3 骨の発生

d. 骨の発生と成長

1) 骨の発生（図2・3）

骨の発生の仕方には二つの様式がある．すなわち，胎生期の間葉細胞から直接骨がつくられる**結合組織性骨化**（膜内骨化）と，間葉組織から一度軟骨ができ，のちに骨に置き換えられていく**軟骨性骨化**（軟骨内骨化）である．

①**結合組織性骨化**：間葉細胞が骨芽細胞となり，この細胞が骨基質と膠原線維をつくり出し，さらに骨芽細胞は基質中に埋没し骨細胞となる．この様式でつくられる骨（**付加骨**）には，頭蓋底を除く頭蓋骨や鎖骨がある．

②**軟骨性骨化**：間葉細胞が軟骨細胞となり，軟骨で小さな原基がつくられ，その後，軟骨の内部および外面から骨化が起こり骨がつくられる．この様式でつくられる骨（**置換骨**）には体肢骨，脊柱，胸郭，頭蓋底の骨がある．

2) 骨の成長

骨の成長には，**骨端軟骨**が増殖しこれが骨化することにより起こる**長さの成長**と，骨膜の内面に新しい骨質がつくられ，これが骨の周囲に付加されることにより起こる**太さの成長**がある．いずれの成長においても**破骨細胞**により不要部分は破壊・吸収され，形がととのえられる．

e. 骨表面の形状（性状）についての用語

骨表面の形状（性状）を表す解剖学的用語として，次のようなものがある．

1) 突出部に関する用語

①**結節**：周囲から比較的はっきり区別される肥厚部をいう（大結節）．

②**隆起**：やや円味をもった小さい突出部をいう（顆間隆起，外後頭隆起）．

③**粗面**：多少隆起したザラザラした面で，筋の付着部となる（脛骨粗面，殿筋粗面，橈骨粗面，三角筋粗面）．

④**突起**：表面から長さをもって突き出す部をいう（棘突起，乳様突起）．

⑤**棘**：尖端の比較的とがった突起をいう（坐骨棘）．

⑥**顆**：骨端部の肥厚する突起をいう（大腿骨・脛骨の内側顆・外側顆）．

⑦稜：長くつらなった隆起部をいう（大結節稜，転子間稜）．

2）陥凹部に関する用語

①窩：表面から陥凹する部をいう（肘頭窩，腸骨窩）．

②切痕：骨の辺縁における切れ込み状の部をいう（大坐骨切痕）．

③裂：裂け目状の狭い間隙をいう（上眼窩裂）．

④孔：いわゆる"あな"の部をいう（大後頭孔，椎孔）．

⑤溝：細長い陥凹部をいう（結節間溝）．

⑥管：孔の長くなったものをいう（脊柱管）．

f．骨の連結

骨の連結（広義の関節）には，両骨が線維性結合組織によって結合される**線維性の連結**，両骨が軟骨組織によって結合される**軟骨性の連結**，さらに両骨間に間隙（関節腔）があり，また関節包を有し運動が行われる**滑膜性の連結（狭義の関節）**の3種がある．

1）線維性の連結

両骨が線維性結合組織によって結合される線維性の連結には，**縫合，釘植，靱帯結合**の3種がある．

①縫合：縫合は頭蓋骨間にみられるもので（頭蓋骨は顎関節および舌骨を除き，大部分が縫合により連結される），両骨が縫い合わされたように，わずかな結合組織により結合されるものをいう．縫合は次の3種に大別される．

 ⓐ**鋸状縫合**：両骨縁が鋸の歯を互いに咬み合わせたように連結する縫合をいい，前頭骨と頭頂骨間の冠状縫合，左右の頭頂骨間の矢状縫合，頭頂骨と後頭骨間のラムダ〔状〕縫合などにみられる．

 ⓑ**鱗状縫合**：両骨縁が片刃のように薄く，さらに両骨縁が魚の鱗のように互いに重なり合う縫合をいい，側頭骨と頭頂骨間の縫合にみられる．

 ⓒ**直線縫合**：両骨縁に凹凸がなく，直線状に連結する縫合をいい，両側の鼻骨間の縫合にみられる．

②釘植：歯根と歯槽との結合をいい，両者は結合組織性の歯根膜により結合される．

③靱帯結合：両骨が骨間靱帯により結合されるものをいい，脛腓靱帯結合や黄色靱帯による椎弓間の連結などにみられる．

2）軟骨性の連結

①軟骨結合：両骨が硝子軟骨によって結合されるものをいう（骨端軟骨結合，幼児の頭蓋底の蝶後頭軟骨結合）．

②線維軟骨結合：両骨が線維軟骨によって結合されるものをいう〔恥骨結合，椎間円板（椎体間の結合）〕．

3）滑膜性の連結（狭義の関節）

滑膜性の連結は，一般に"関節"とよばれる．

(1) 関節の一般構造（図2・4）

一般に関節は凸面をなす**関節頭**と凹面をなす**関節窩**からなり，両関節面は**関節軟骨**（硝子軟骨）

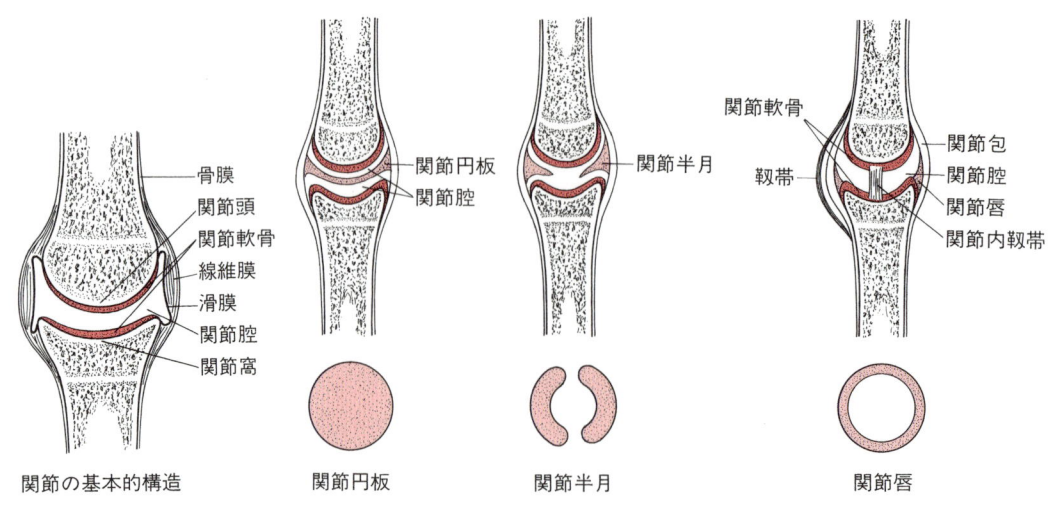

図 2・4　関節の基本的構造と補助装置

でおおわれる．連結部は**関節包**に包まれ，そのため両骨間の間隙には**関節腔**がつくられる．関節包は内層の**滑膜**と外層の**線維膜**からなる．滑膜からは**滑液**が関節腔内に分泌され，関節腔をうるおし，関節運動を滑らかにするとともに関節軟骨を栄養する．線維膜は強い結合組織からなり，関節包を強化する．さらに関節には**靱帯**がみられる．靱帯は関節包を強化し，2骨間の結合を強め，あるいは一定方向の運動を指示し，それ以外の方向への運動を抑制するなどの働きがある．靱帯には，関節腔外に存在する関節〔包〕外靱帯（外側側副靱帯）と，関節腔内に存在する関節〔包〕内靱帯（前・後十字靱帯）がある．靱帯が関節包（線維膜）と癒着し，関節包から分離できないものも多い．

　関節のなかには関節運動を滑らかにするために，あるいは両関節面の適合を完全にするために，関節の補助装置として両骨間に線維軟骨性の**軟骨小板**を有する関節がある．軟骨小板には完全な板状をなし関節腔を二分する**関節円板**（胸鎖関節，顎関節）と，中心部に欠損があり半月状あるいは環状をなす**関節半月**（膝関節）がある．また関節窩の深さを補うため，関節窩縁に線維軟骨性の**関節唇**を有する関節もある（股関節，肩関節）．

（2）関節の種類

　関節は関節を構成する骨数，関節運動の軸数，関節面の形状から，次のように分類される．

①関節をつくる骨数による分類
　　ⓐ**単関節**：2個の骨によりつくられる関節（肩関節，股関節，指節間関節）．
　　ⓑ**複関節**：3個以上の骨によりつくられる関節（肘関節，膝関節，橈骨手根関節）．
②運動軸の数（関節の運動形式）による分類：関節は運動軸によって次の三つに分類される．
　　ⓐ**一軸性関節**：一つの軸を中心とする運動のみを行う関節（腕尺関節，指節間関節，距腿関節，上・下橈尺関節）．ⓑ**二軸性関節**：互いに直交する二つの軸を中心とする運動を行う関節（橈骨手根関節，母指の手根中手関節）．ⓒ**多軸性関節**：三つ以上の軸を中心とする運動を行う関節（肩関節，股関節）．
③関節面の形状による分類（図 2・5）：関節は関節頭と関節窩の形から次のように分類される．

A 骨格系 27

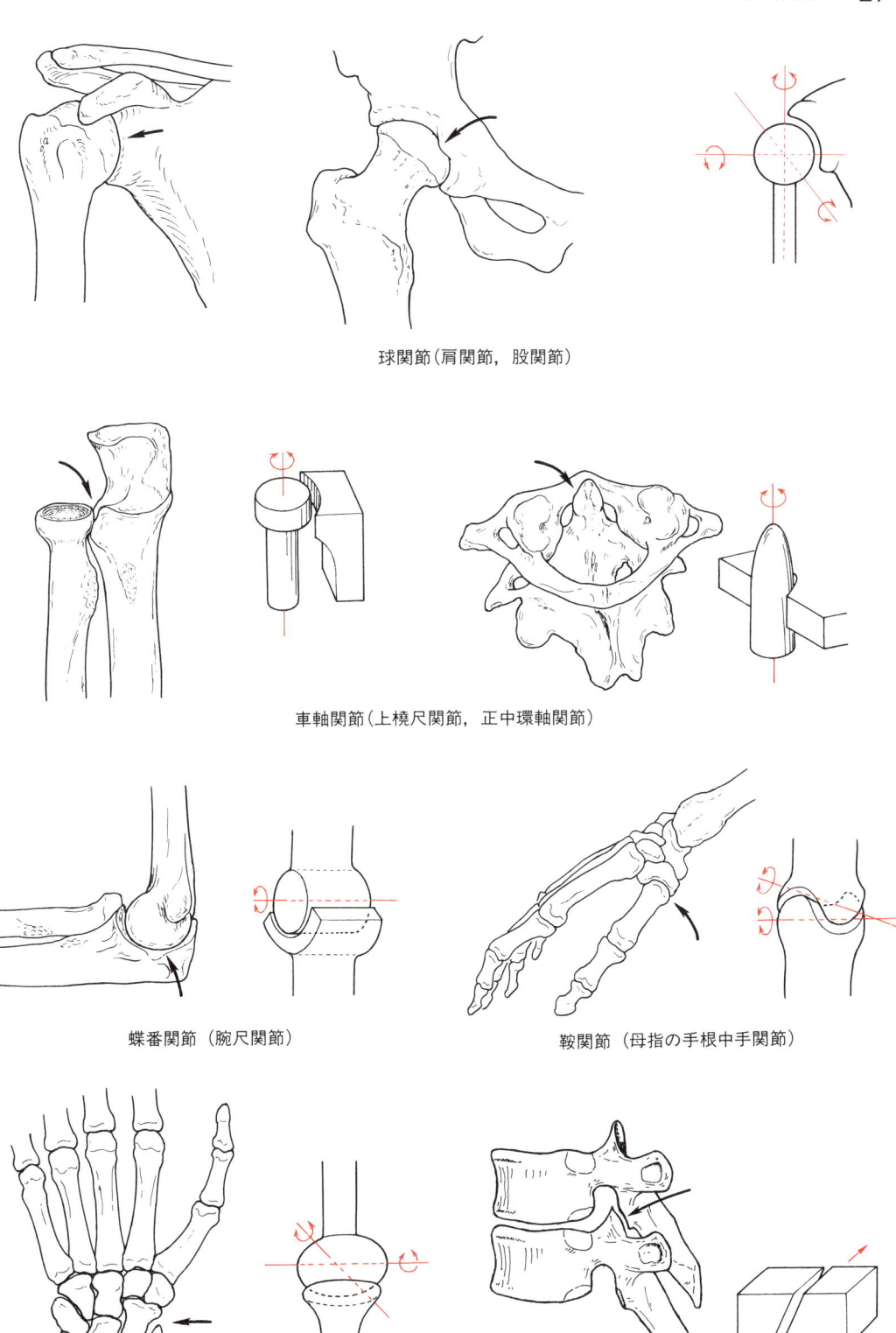

球関節（肩関節，股関節）

車軸関節（上橈尺関節，正中環軸関節）

蝶番関節（腕尺関節）

鞍関節（母指の手根中手関節）

楕円関節（橈骨手根関節）

平面関節（椎間関節）

図 2・5　関節の種類

ⓐ **球関節**：関節頭，関節窩がともに半球状をなし，きわめて自由に動く多軸性関節（肩関節）．球関節のうち，関節窩がやや深い関節をとくに**臼状関節**とよぶ（股関節）．ⓑ **車軸関節**：関節頭が環状をなし，関節窩内を車輪のように回転運動を行う一軸性関節（上・下橈尺関節，正中環軸関節）．ⓒ **蝶番関節**：蝶番運動を行う一軸性関節（指節間関節，腕尺関節，距腿関節）．蝶番関節のうち，運動時にラセン運動がみられるものを**ラセン関節**とよぶことがある（距腿関節，腕尺関節）．ⓓ **鞍関節**：関節頭と関節窩が互いに馬の鞍の背を直角に交わらしたように対向し，互いに直交する二軸を中心とする運動を行う関節（母指の手根中手関節）．ⓔ **楕円関節**：関節頭，関節窩がともに楕円形をなし，長軸・短軸の二軸による運動を行う関節（橈骨手根関節）．楕円関節に類似し，関節面の形状が球関節に近く，靱帯などにより一方向あるいは二方向に運動が制限される関節をとくに**顆状関節**とよぶことがある（膝関節，中手指節関節）．ⓕ **平面関節**：両関節面が平面で，わずかなすべり運動を行う関節（椎間関節）．平面関節のうち両関節面にわずかな凹凸があり，ほとんど可動性のない関節を**半関節**とよぶことがある（手根間関節，仙腸関節）．

2 各 論

a．脊 柱

1）脊柱の役割

脊柱は体幹の背側を縦走する骨格で，多数の椎骨からなり，①頭部，体幹の支持と運動，②脊髄の保護などの役割がある．脊柱はあらゆる身体運動の軸であり，その運動を支えるために多数の靱帯および筋が付着し，前屈，後屈，側屈，回旋などの脊柱自身の運動を行う．

2）脊柱の構成（図2・6）

成人の脊柱は7個の**頚椎**，12個の**胸椎**，5個の**腰椎**，1個の**仙骨**（5個の仙椎が癒合），1個の**尾骨**（3〜5個の尾椎が癒合）から構成される．

3）椎骨の基本的構造（図2・7）

椎骨は腹側の**椎体**と背側の**椎弓**からなり，**椎孔**を囲む．椎孔は上下に重なり合い，**脊柱管**を構成し，そのなかに脊髄を入れる．椎弓からは4種の突起，すなわち**棘突起**（1個），**横突起**（2個），**上関節突起**（2個），**下関節突起**（2個）が出る．棘突起，横突起は固有背筋の付着部となる．上位椎骨の下関節突起は下位椎骨の上関節突起との間で椎間関節をつくる．上下の椎骨が連結したものを側面からみると，上位および下位の椎骨のそれぞれの**下椎切痕**と**上椎切痕**との間で孔が構成される．これを椎間孔とよび，ここから脊髄神経が出る．

4）頚椎（図2・8）

頚椎の一番の特徴は横突起に横突孔とよぶ孔があることであり，ここを椎骨動・静脈が通る．横突起の先端は**前結節**と**後結節**とに分かれる．前結節は肋骨のなごりであり，後結節が本来の横突起である．頚椎の棘突起は短いが，第7頚椎の棘突起はとくに長く突隆するので**隆椎**ともいい，体表から容易に触れることができる．

第3〜6頚椎は典型的な頚椎であるが，第1頚椎と第2頚椎は他の頚椎と比べて特殊な形状を呈する．第1頚椎は椎体を欠き，左右の外側塊が，これを前後で弓状に結ぶ短い**前弓**と長い**後弓**

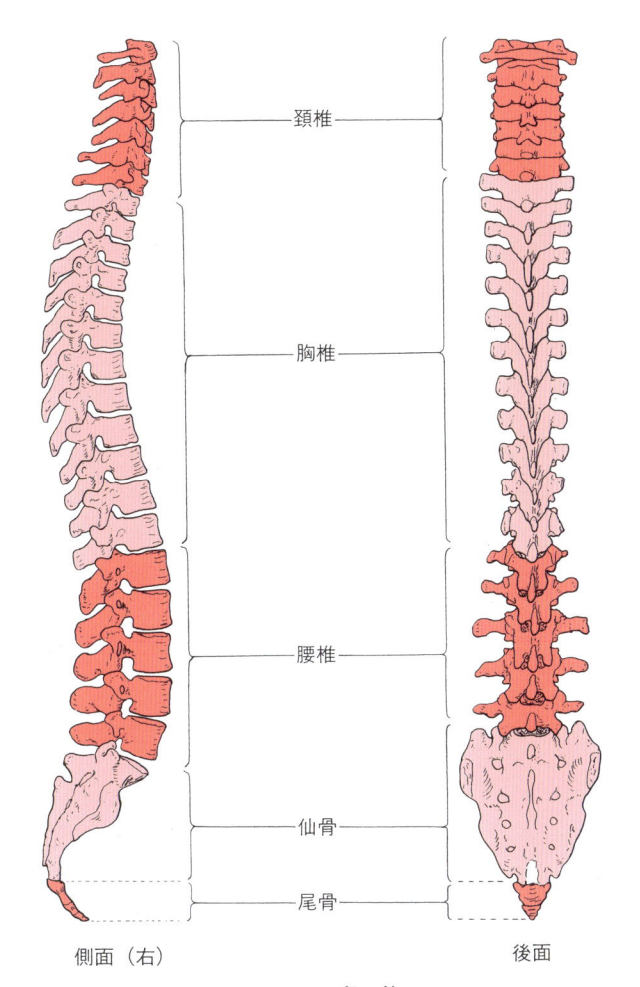

図 2・6　脊　柱

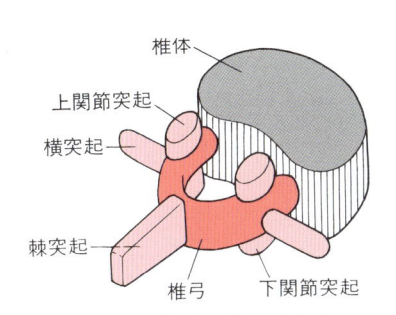

図 2・7　椎骨の基本的構造

で結ばれ，全体として環状を呈するので**環椎**ともよばれる．前弓の前面中央には前結節が，後面中央には第 2 頸椎（軸椎）の歯突起と接する関節面（**歯突起窩**）がある（正中環軸関節）．後弓の後面には棘突起は存在せず，後結節が小さく突出する．後結節は棘突起の痕跡である（他の頸椎の前結節，後結節とはまったく異なるので注意）．外側塊からは横突起が外側に向かって伸びており，横突起の基部には他の頸椎と同様に横突孔がある．また外側塊の上面には，頭蓋骨の後頭骨と関節（環椎後頭関節）する**上関節面**とよぶ長楕円形のくぼみがあり，外側塊の下面には，第

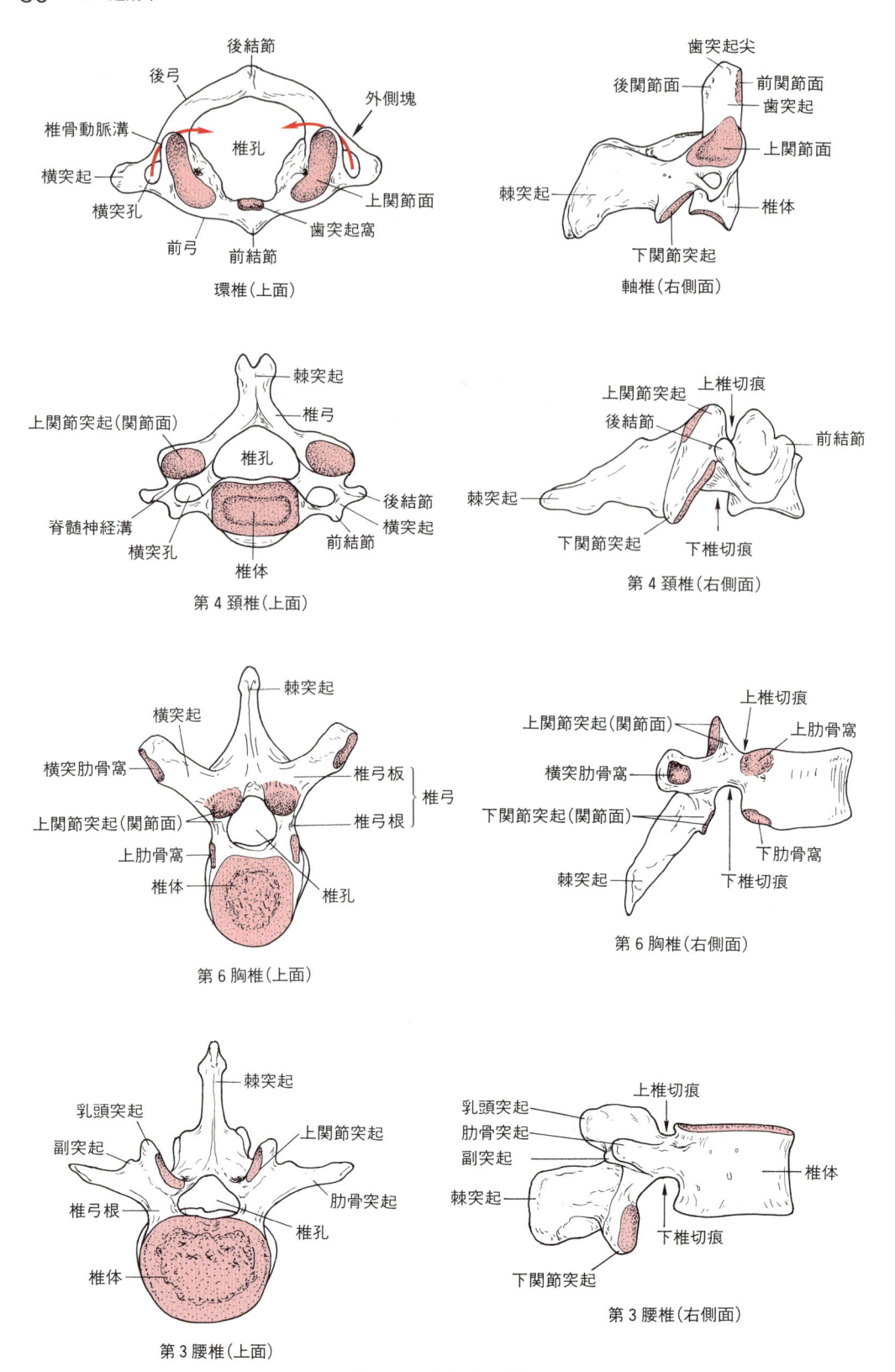

図 2・8　各椎骨の特徴

2 頸椎（上関節面）と関節（外側環軸関節）する円形で平坦な**下関節面**がある．

　第2頸椎では椎体の上面から上方に特異な**歯突起**が突出する．歯突起は第1頸椎の椎体が分離し，第2頸椎に癒合した突起であり，この歯突起が環椎の回旋運動の軸となるので，第2頸椎は**軸椎**とよばれる．

　5）**胸椎**（図2·8）

　胸椎は椎骨のなかで典型的な基本的形態をもつ．胸椎のもっとも著しい特徴は，肋骨と連結するための関節面をもつことである．すなわち，椎体の側面には半円形または円形の浅くくぼんだ関節面（**肋骨窩**）があり，横突起にはほぼ円形の関節面（**横突肋骨窩**）がある．肋骨窩は肋骨頭と肋骨頭関節をつくる．第1～9胸椎の椎体の側面では上下両端に半円形の肋骨窩があり，隣接する上位の胸椎の**下肋骨窩**と，下位の胸椎の**上肋骨窩**が合して1個の肋骨の先端と関節する（ただし，第1胸椎の上肋骨窩だけは円形で独立しており，1本の肋骨とのみ関節する）．また第10胸椎では椎体側面の後上端に半円形の肋骨窩が一つだけあり，第11，12胸椎では椎体側面の後中央に円形の肋骨窩が一つだけ存在する（図2·15参照）．横突肋骨窩は肋骨の肋骨結節との間で肋横突関節をつくる．第11，12胸椎では横突肋骨窩を欠く．

　6）**腰椎**（図2·8）

　腰椎において，横突起のように側方に向かって大きく突き出す突起は**肋骨突起**とよばれ，肋骨が退化し腰椎に癒合したものである．肋骨突起の基部の後下方にある小さな突起は**副突起**とよばれ，また上関節突起の関節面のすぐ外側に接して後方に向かう小隆起は**乳頭突起**とよばれ，これらが本来の横突起に相当する．

　7）**仙骨**（図2·9）

　仙骨は5個の仙椎が癒合してできた骨である．仙骨は全体として逆二等辺三角形を呈し，上方

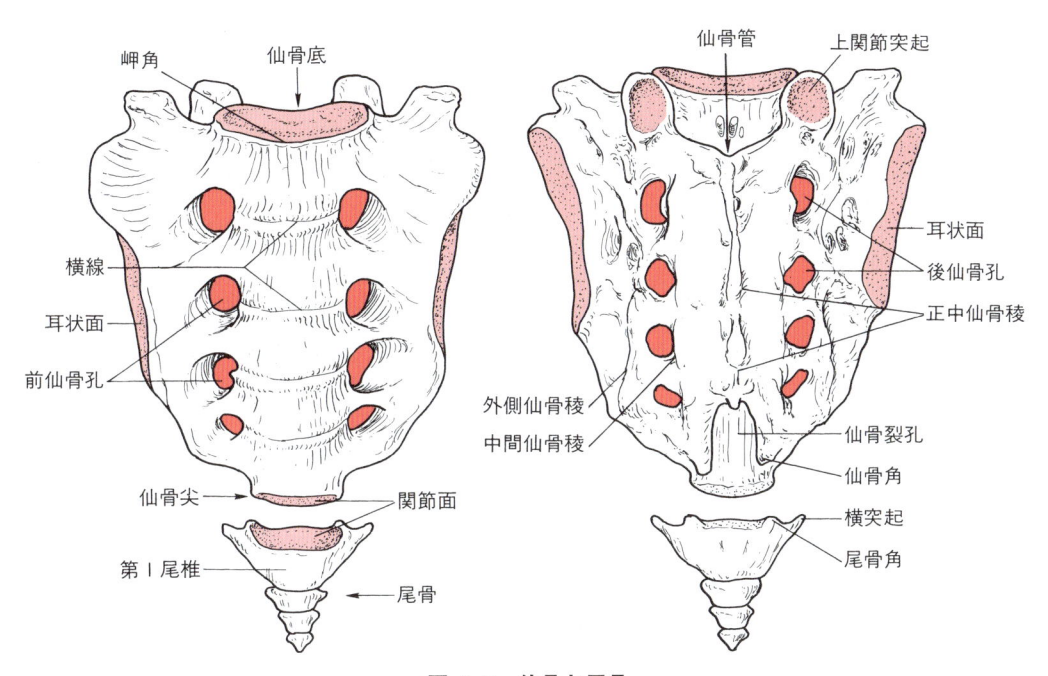

図 2·9 仙骨と尾骨

は**仙骨底**とよび，下方は**仙骨尖**とよぶ．仙骨底は第1仙椎の上面であり，その前縁は強く前方に張り出すので**岬角**とよぶ．また仙骨底の後方には椎孔に相当する三角形の孔がある．これは仙骨のなかを縦に走る**仙骨管**（5個の仙椎が癒合したために連続した椎孔は仙骨管をつくり，そのなかに脊髄神経の馬尾とよばれる部分を入れる）の入口である．

仙骨は全体的に後方に軽く弯曲し，前面の正中部には4条の**横線**とよぶ線条がある．これは5個の仙椎の癒合部である．横線のすぐ外側には4対の丸い**前仙骨孔**があり，仙骨神経の前枝が通る．後面は表面が凸凹しており，正中部にある縦に走る隆起は**正中仙骨稜**（各仙椎の棘突起が癒合したもの）とよび，その両側には不完全な線条である**中間仙骨稜**（各仙椎の関節突起が癒合したもの）がある．中間仙骨稜のすぐ外側には4対の**後仙骨孔**があり，仙骨神経の後枝が通る．後仙骨孔の外側にも稜線があり，これを**外側仙骨稜**（各仙椎の横突起が癒合したもの）とよぶ．側面には耳のような形をした**耳状面**とよぶ大きな関節面があり，寛骨と仙腸関節をつくる．

8）尾骨（図 2・9）

3～5個の尾椎が癒合したものである．第1尾椎にだけは短い横突起があり，後面では横突起の付け根のところから，上関節突起に相当する**尾骨角**が後上方に飛び出る．

9）脊柱の弯曲

成人の正常な脊柱を側方からみると，頚部と腰部では前方に軽く弯曲（前弯）し，胸部と仙尾部では軽く後方に弯曲（後弯）するため，全体として軽いS字状の曲線を描く．このうち後弯部は胎生期にすでに存在し，これを**一次弯曲**とよぶ．胎児では後方に凸の一つの弯曲があるのみである．頚・腰部の前弯は生後に直立位が可能になってから形成されるので，この弯曲を**二次弯曲**とよぶ．頚部前弯は頭を支えるスプリングの役割をもち，胸部後弯は心臓などの胸部内臓を保護するのによい形である．腰部前弯は体幹と頭を支えるスプリングの役割をもち，仙尾部後弯は骨盤内臓を保護するのによい形である．

10）脊柱の連結（図 2・10）

（1）椎骨相互間の連結

椎間円板，靱帯，椎間関節による連結がある．

①**椎間円板**：椎間円板は上下に隣り合う椎骨の椎体の間にあって，第2頚椎から仙骨までの間（第2・3頚椎間から第5腰椎・仙骨間まで）に存在し，椎体を互いに連結する．脊柱に加わる衝撃に対してクッションの役割を果たす．椎間円板は中心部の**髄核**と外周の**線維輪**からなる．髄核は70～80％の水分を含むゼリー状の軟らかい組織で，線維輪は線維軟骨で髄核の外周に輪状の層板を形成する．老人になると，含水量が減少し線維化が進み円板は薄くなり弾性を減じ，運動の制限を受ける．椎間円板の厚さの合計は脊柱の約1/4の長さを占める．

②**靱帯**：脊柱（椎体と椎間円板）の全長にわたって，椎体の前面と後面にはそれぞれ縦走する**前縦靱帯**，**後縦靱帯**がある．上下の椎骨の椎弓間を連結する靱帯は多量の弾性線維を含み，黄色を呈するので**黄色靱帯**とよぶ．棘突起間を結ぶ靱帯は**棘間靱帯**，棘突起後端を結び上下に走る靱帯は**棘上靱帯**とよぶ．ただし頚部（後頭骨の外後頭隆起と第7頚椎棘突起の間）では，棘突起後端を結ぶ靱帯は**項靱帯**とよぶ．四足獣ではとくに著しく発達し，後頭部の筋とともに頭を下垂しないように支持する．

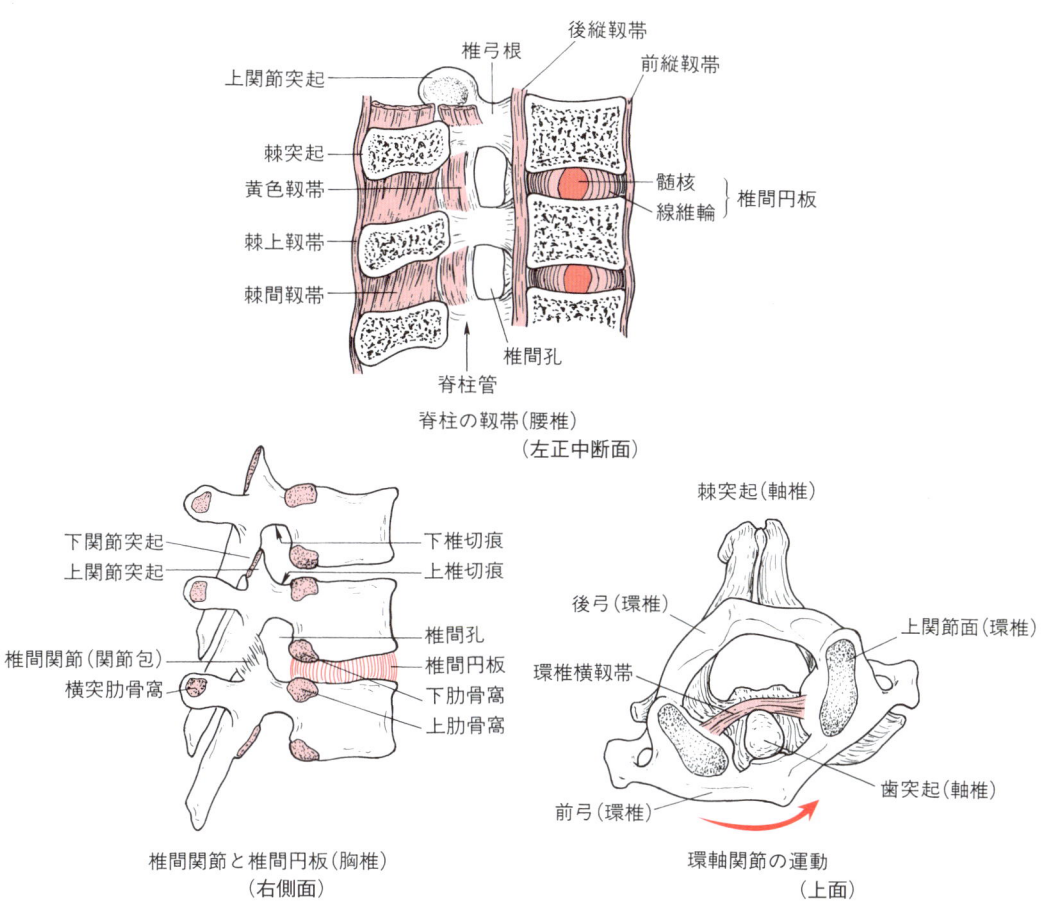

図 2・10 脊柱の連結

　③**椎間関節**：上位の椎骨にある下関節突起と，下位の椎骨にある上関節突起との間にできる**平面関節**である．

（2）脊柱（頸椎上端）と頭蓋骨との連結

　後頭骨と第1頸椎（環椎）・第2頸椎（軸椎）との間の関節を**頭関節**とよび，**環椎後頭関節**と**環軸関節**がある．歯突起を軸とする環椎の運動は，頭蓋を乗せたままの環椎が軸椎の上で回旋する．

　①**環椎後頭関節**：環椎の上関節面と後頭骨の後頭顆との間にできる関節をいう．
　②**環軸関節**：環椎と軸椎との間にできる関節であり，**正中環軸関節**（環椎の歯突起窩と軸椎の歯突起の前関節面）と**外側環軸関節**（環椎の下関節面と軸椎の上関節面）がある．
　③**靱帯**：環椎が回旋するときに歯突起がはずれないように，環椎の外側塊の間に張る**環椎横靱帯**などがある．

b．胸　　郭

　1）胸郭を構成する骨（図2・11，12）

　胸郭は胸壁の骨格であり，**胸骨**（1個），**肋骨**（12対），**胸椎**（12個）で構成される．胸郭が取り囲む腔を**胸腔**とよぶ．**胸郭上口**は第1胸椎，第1肋骨，胸骨柄上縁から，**胸郭下口**は第12胸椎，第12肋骨，第7〜10肋軟骨，剣状突起から構成される．

図 2・11 胸郭（前面）

図 2・12 胸郭の横断面

図 2・13 胸骨

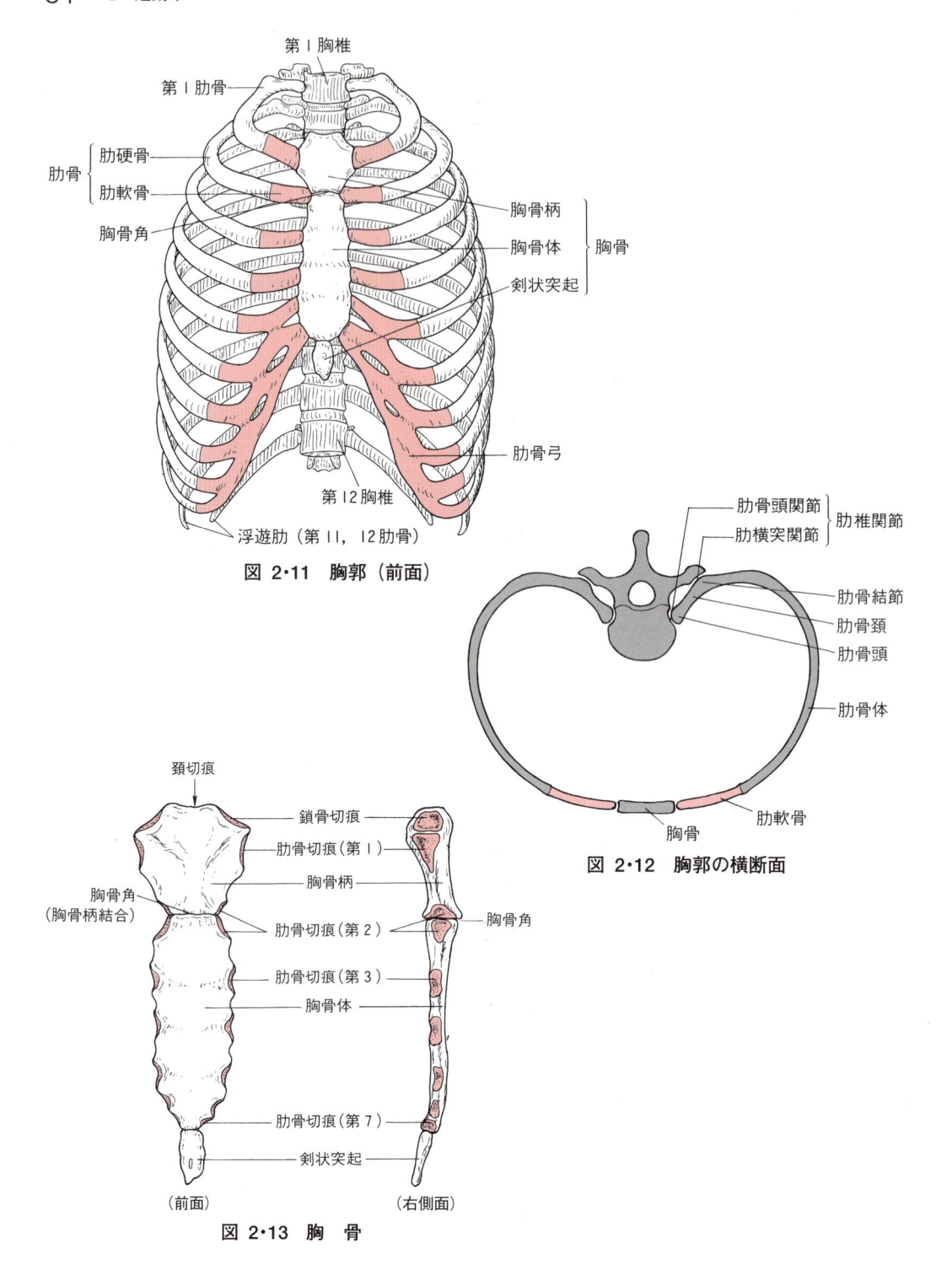

2）胸骨（図2・13）

胸骨は胸郭前面正中部にある扁平骨で，**胸骨柄，胸骨体，剣状突起**の三部からなる．

①**胸骨柄**：胸骨柄は胸骨の上部の約1/4を占める．上縁には**頸切痕**があり，その外側には**鎖骨切痕**とよばれる切れ込みがあり，鎖骨の内側端（胸骨端）との関節面になる．また鎖骨切痕

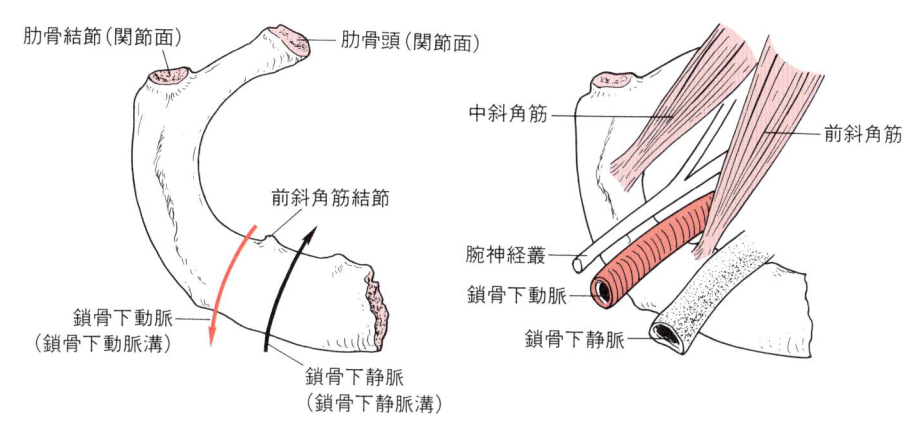

図の各ラベル:

第1肋骨（上面）
- 肋骨結節（関節面）
- 肋骨頭（関節面）
- 中斜角筋
- 前斜角筋
- 前斜角筋結節
- 腕神経叢
- 鎖骨下動脈
- 鎖骨下動脈（鎖骨下動脈溝）
- 鎖骨下静脈
- 鎖骨下静脈（鎖骨下静脈溝）

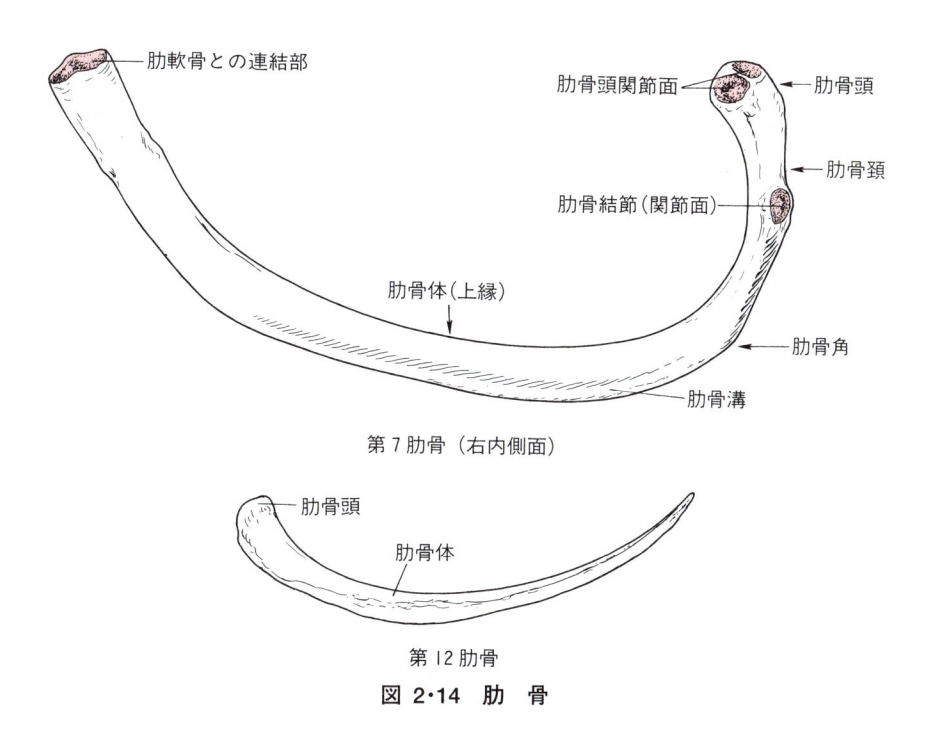

第7肋骨（右内側面）
- 肋軟骨との連結部
- 肋骨頭関節面
- 肋骨頭
- 肋骨頚
- 肋骨結節（関節面）
- 肋骨体（上縁）
- 肋骨角
- 肋骨溝

第12肋骨
- 肋骨頭
- 肋骨体

図 2・14　肋　骨

のすぐ下の胸骨柄の外側に，第1肋軟骨が連結するための切れ込みがある（**肋骨切痕**）．

②**胸骨体**：胸骨体は上下に長い長方形で，側縁には第2〜7肋軟骨と連結する6対の**肋骨切痕**がある．柄と体との結合部（胸骨柄結合）は前方にやや突出し，**胸骨角**とよばれ，皮膚の上から容易に触れることができる．胸骨角の両側には第2肋軟骨が連結するので，肋骨を数える際の基準となる．

③**剣状突起**：剣状突起は胸骨の下端にあり，体表からはいわゆる"ミズオチ"とよばれるところに相当する．

3）**肋骨**（図 2・14）

肋骨は胸郭の側壁をつくる12対の細長く弯曲した扁平な骨で，後方の骨質の**肋硬骨**と，前方の軟骨質の**肋軟骨**からなる．肋骨（肋硬骨）は**肋骨頭**，**肋骨頚**，**肋骨体**の三部からなる．

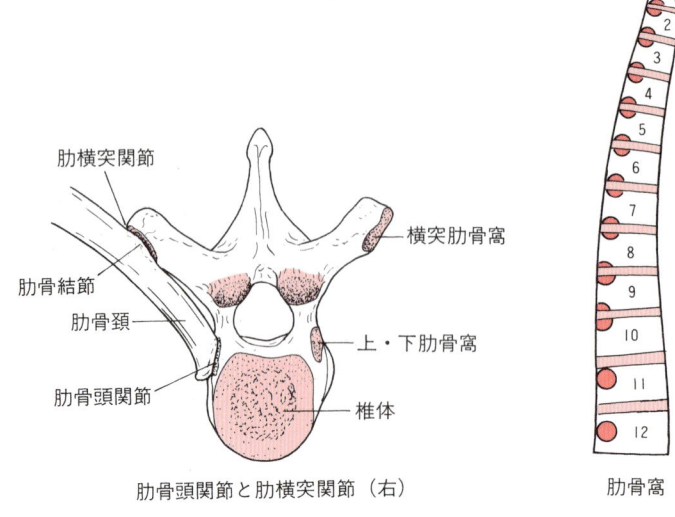

図 2・15　肋骨と胸椎との連結

　肋骨の後端を肋骨頭とよび，胸椎椎体の肋骨窩と関節する**肋骨頭関節面**がある．肋骨頭の外後方には**肋骨結節**とよぶ高まりが突出しており，胸椎の横突起の横突肋骨窩と関節する**肋骨結節関節面**がある．肋骨頭と肋骨結節との間を肋骨頸とよぶ．肋骨結節より前外側方のすべての骨部を肋骨体とよぶ．肋骨体は扁平で，上縁は鈍で，下縁は鋭い．肋骨体の内面には**肋骨溝**があり，肋間神経や肋間動・静脈が通る．肋骨結節の外側方で急に弯曲が強くなり突出した部分を**肋骨角**とよび，各肋骨の肋骨角は脊柱にほぼ平行に並ぶ．第 1 肋骨および第 11, 12 肋骨は特異な形状を呈する．第 1 肋骨はもっとも幅広く短い肋骨で上下に扁平であり，上面の内側縁の中央に小さな**前斜角筋結節**があり，結節の前方には**鎖骨下静脈溝**，後方には**鎖骨下動脈溝**がある．第 11, 12 肋骨は著しく細く短く，肋骨結節は不明瞭である．

4）胸郭の連結（図 2・15）

①**肋骨と胸骨の連結（胸肋関節）**：第 1～7 肋骨の肋軟骨と胸骨の肋骨切痕との間の連結を**胸肋関節**とよぶ．第 8～10 肋軟骨は胸骨とは直接には連結せず，上位の肋軟骨と**軟骨間関節**をつくる．第 11, 12 肋骨は自由端として終わり，胸骨とは連結しない（**浮遊肋**）．胸骨と直接に連結する第 1～7 肋骨は**真肋**，胸骨に直接達しない第 8～12 肋骨は**仮肋**とよばれる．

②**肋骨と胸椎の連結（肋椎関節）**

　ⓐ**肋骨頭関節**：肋骨頭にある肋骨頭関節面と胸椎椎体の肋骨窩（上位胸椎椎体の下肋骨窩と下位胸椎椎体の上肋骨窩からなる）との関節をいう．第 1, 11, 12 肋骨の肋骨頭は胸椎の単一の肋骨窩と連結する．

　ⓑ**肋横突関節**：肋骨結節の肋骨結節関節面と胸椎の横突起の横突肋骨窩との関節をいう．しかし第 11, 12 肋骨には関節腔がなく，線維性の連結をなす．

c．上 肢 骨

　四足歩行から二足歩行に進化した人類において，上肢は歩行，体重の支持などから解放され自由に可動するようになり，さらに手をたくみに動かすことができるようになった．そのため上肢

骨および上肢の関節は，下肢とは異なる構造を示す．

1) 上肢骨の構成

上肢骨は，自由な可動性を有する**自由上肢骨**と，自由上肢骨を体幹と連結する**上肢帯**とに大別され，さらに，それぞれ次の骨より構成される．

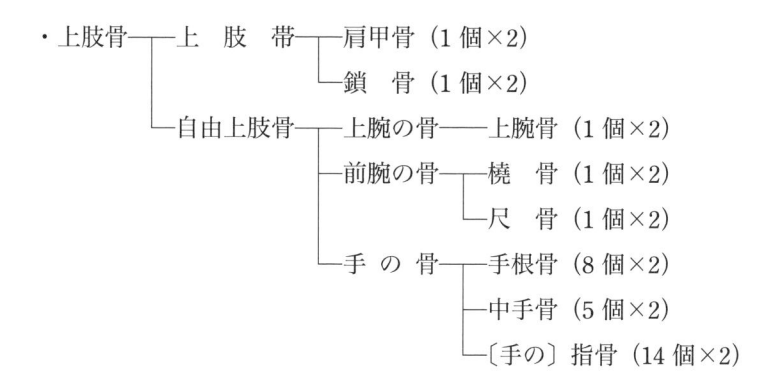

```
・上肢骨 ─┬─ 上 肢 帯 ─┬─ 肩甲骨（1個×2）
         │            └─ 鎖 骨（1個×2）
         └─ 自由上肢骨 ─┬─ 上腕の骨 ── 上腕骨（1個×2）
                       ├─ 前腕の骨 ─┬─ 橈 骨（1個×2）
                       │           └─ 尺 骨（1個×2）
                       └─ 手 の 骨 ─┬─ 手根骨（8個×2）
                                   ├─ 中手骨（5個×2）
                                   └─〔手の〕指骨（14個×2）
```

2) 肩甲骨（図 2·16）

肩甲骨は胸郭の背側に位置するほぼ逆三角形の扁平な骨であり，2面（肋骨面，背側面），3縁（内側縁，外側縁，上縁），3角（下角，外側角，上角）を区別する．肩甲骨の前面は肋骨に面し，**肋骨面**とよび，全体として凹面をなしており，その浅く大きいくぼみは**肩甲下窩**とよび，肩甲下筋の起始部となる．肩甲骨の後面（**背側面**）は全体として凸面をなす．背側面の上約1/3の所には，外上方に斜めに走る棚状の骨隆起があり，これを**肩甲棘**とよび，その外側端は肥厚し大きい扁平な突起（**肩峰**）となる．肩峰の先端の前内側面には**肩峰関節面**があり，鎖骨の外側端と肩鎖関節をつくる．肩甲骨の背側面は，肩甲棘により上部の**棘上窩**と下部の**棘下窩**とに二分される．棘上窩からは棘上筋，棘下窩からは棘下筋が起始する．**外側角**はその角がそぎ取られたような形状をなし，ここに卵円形の浅い**関節窩**があり，上腕骨頭とともに肩関節をなす．関節窩の直上には**関節上結節**，下方には**関節下結節**とよぶ粗面があり，それぞれ上腕二頭筋長頭，上腕三頭筋長頭の起始部をなす．関節窩の基部はやや細くなっており**肩甲頸**とよぶ．肩甲頸から鉤状の突起である**烏口突起**が突出する．烏口突起は上方に出て，その先端は直角に前外方に曲がり終わる．烏口突起からは烏口腕筋と上腕二頭筋短頭が起始し，小胸筋が停止する．肩甲骨の上縁と烏口突起の基部との境には**肩甲切痕**とよぶ切れ込みがあるが，その上部を上肩甲横靱帯が橋渡しすることにより孔となり，その孔を肩甲上神経が通る．

3) 鎖骨（図 2·17）

鎖骨は胸郭上端の前方で，胸骨と肩峰との間をほぼ水平に走る長骨であり，肩甲骨を支持するとともに自由上肢骨を体幹から離した位置に固定する働きがある．鎖骨の内側半は前方に凸，外側半は後方に凸の軽いS字状弯曲を示す．鎖骨の内側端は**胸骨端**，外側端は**肩峰端**とよばれる．胸骨端は肥厚して太い鈍三角柱状をなし，その内側面には胸骨の鎖骨切痕と連結する**胸骨関節面**がある．また胸骨端の下面には，肋鎖靱帯が付く**肋鎖靱帯圧痕**がある．肩峰端は上下から圧平された扁平形をなし，その外側端には肩甲骨と連結する**肩峰関節面**がある．肩峰端の下面には，**円錐靱帯結節**（円錐靱帯が付く）や**菱形靱帯線**（菱形靱帯が付く）がみられる．

図 2·16　肩甲骨（右）

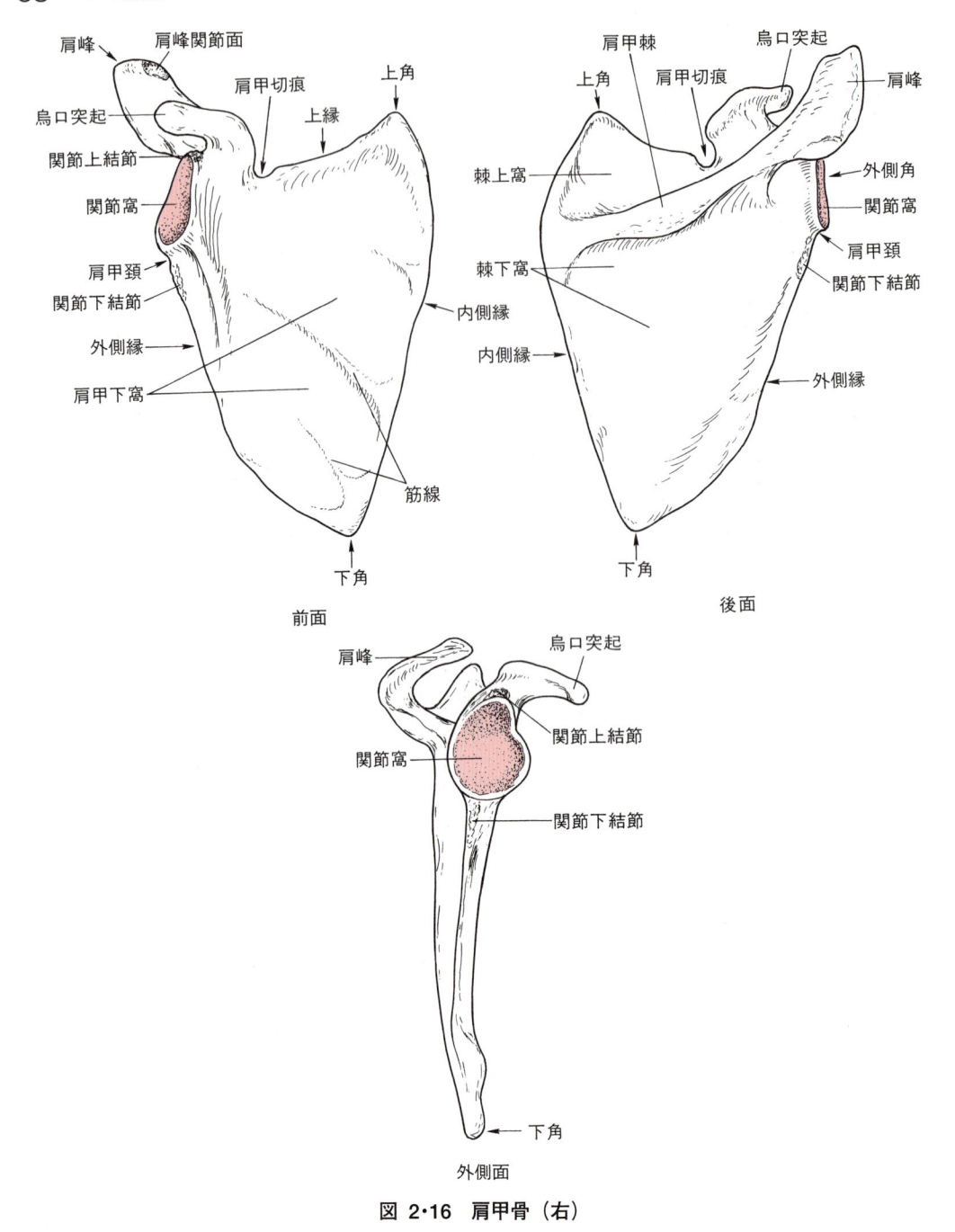

4）上腕骨（図2·18）

　上腕骨は典型的な長骨で，上・下端および体を区別する．上端には半球状の**上腕骨頭**があり，肩甲骨関節窩とともに肩関節をつくる．上腕骨頭の基部には浅い溝があり，**解剖頚**とよぶ．上腕骨頭の外側から前外側にかけて二つの隆起があり，そのうち後外側にあるものを**大結節**（棘上筋，棘下筋，小円筋が停止），前内側にあるものを**小結節**（肩甲下筋が停止）とよぶ．両結節はともに下方に稜線を送り，大結節は**大結節稜**（大胸筋が停止），小結節は**小結節稜**（大円筋，広背筋が停

A 骨格系　39

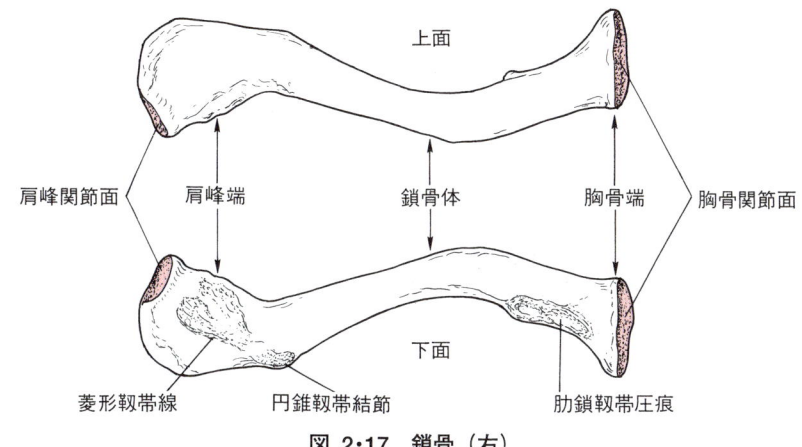

図 2・17　鎖骨（右）

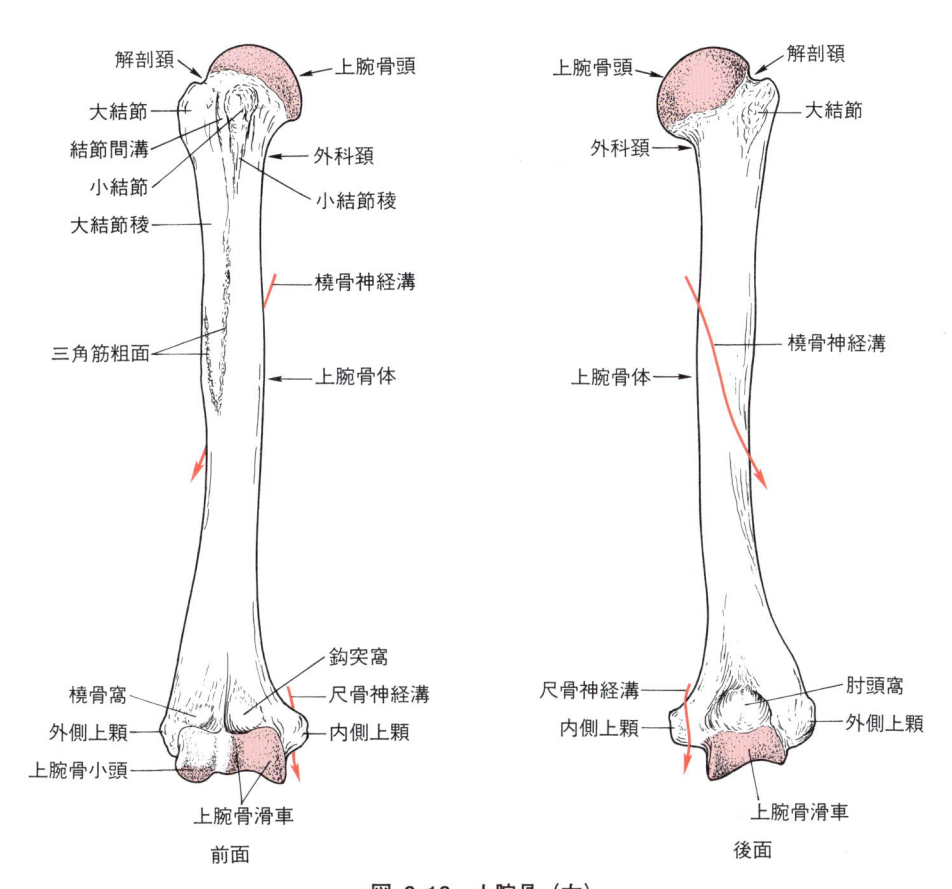

図 2・18　上腕骨（右）

止）に続く．大結節と小結節の間（および大結節稜と小結節稜の間）には**結節間溝**があり，上腕二頭筋の長頭腱が通る．両結節の下方で，上端が上腕骨体に移る部位は**外科頸**とよばれ骨折の好発部位となる．**上腕骨体**の上半はほぼ円柱状，下半はほぼ三角柱状をなす．大結節稜の下端から上腕骨体のほぼ中央にかけて V 字状の**三角筋粗面**があり，三角筋が停止する．上腕骨体の後面に

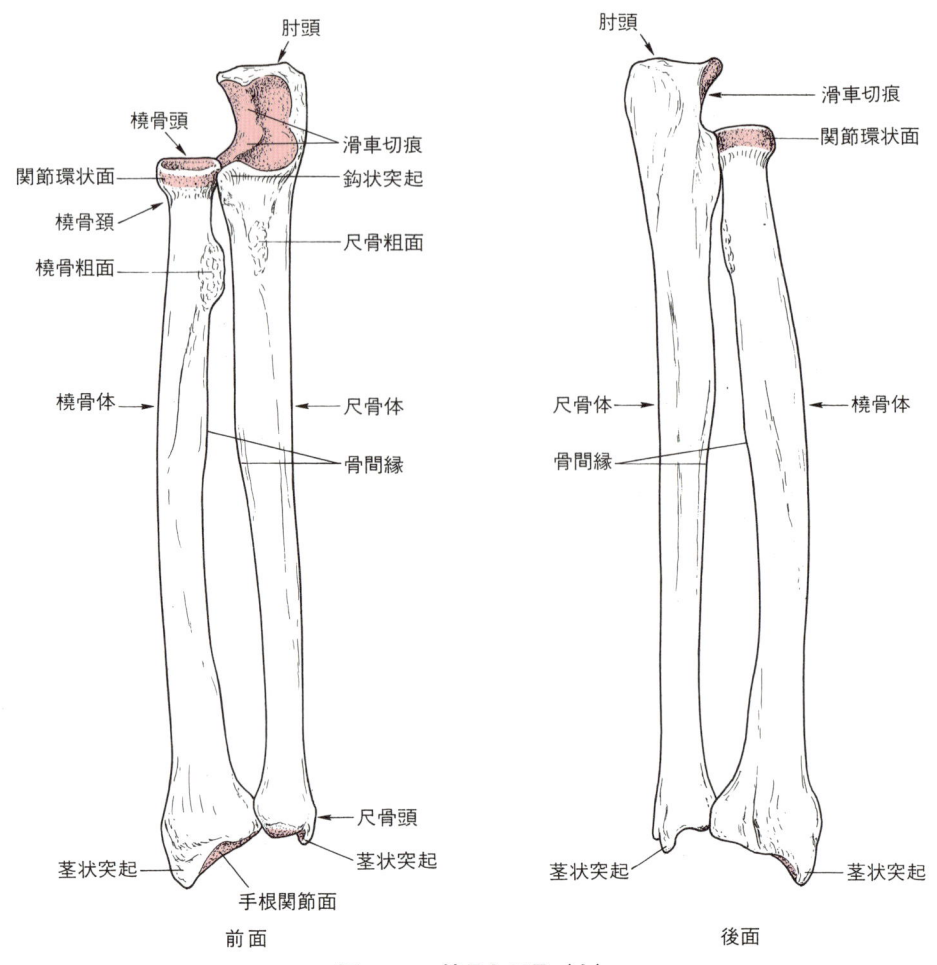

図 2・19 橈骨と尺骨（右）

は，上内側方から下外側方に向かいラセン状に走る浅い**橈骨神経溝**があり，橈骨神経がこれに沿って通る．上腕骨の下端では内側および外側で著しく突出し，それぞれ**内側上顆**および**外側上顆**とよばれる．内側上顆と外側上顆を除く上腕骨下端部のふくらみは**上腕骨顆**とよび，内側にある滑車状の**上腕骨滑車**と外側にある半球状の**上腕骨小頭**からなる．上腕骨滑車は尺骨の滑車切痕と腕尺関節（肘関節の一部）をつくる．また上腕骨小頭は，橈骨頭の上面と腕橈関節（肘関節の一部）をつくる．上腕骨滑車の上方には前面に**鈎突窩**，後面に**肘頭窩**とよぶくぼみがある．鈎突窩には肘関節屈曲時に尺骨の鈎状突起が入り，肘頭窩には肘関節伸展時に肘頭が入る．また，上腕骨小頭の上方で前面には**橈骨窩**があり，肘関節屈曲時に橈骨頭が入る．内側上顆の後面には尺骨神経溝があり尺骨神経が通る．

5）橈骨（図 2・19）

橈骨は前腕の外側に位置する長骨で，上・下端および体を区別する．上端は小さく，下端が大きく肥厚する．上端は円盤状をなし**橈骨頭**とよび，その上面は浅くくぼみ，上腕骨小頭と腕橈関節をつくる．橈骨頭の側面は**関節環状面**とよび，尺骨の橈骨切痕と上橈尺関節をつくる．橈骨頭の下方は細くなり，**橈骨頸**とよばれる．橈骨体は外側に凸の軽い弯曲を示す．また，橈骨体は三

角柱状（前面・後面・外側面，前縁・後縁・骨間縁）をなし，内側にある**骨間縁**には前腕骨間膜が張る．橈骨体の外側面中央部には円回内筋が付く回内筋粗面がある．橈骨頚の下方で橈骨体の前内側には**橈骨粗面**とよぶ卵円形の粗面隆起があり，上腕二頭筋が停止する．下端の内側には**尺骨切痕**とよぶくぼみがあり，尺骨下端の関節環状面と関節する（下橈尺関節）．下端の外側には**茎状突起**が下方に向かい突出する．また下端の下面は**手根関節面**とよび，近位列手根骨との関節面をなす．

6）尺骨（図 2・19）

尺骨は前腕の内側に位置する長骨で，橈骨と同様に上・下端および体を区別する．橈骨とは反対に上端が大きく下端が小さい．上端には**肘頭**と**鈎状突起**とよぶ二つの突起がみられる．後上方にある肘頭は肘関節伸展時に肘頭窩に入り，前下方にある鈎状突起は肘関節屈曲時に鈎突窩に入る．鈎状突起の外側には**橈骨切痕**とよぶ楕円形の関節面があり，橈骨の関節環状面と上橈尺関節をつくる．肘頭と鈎状突起との間には，上腕骨滑車と関節する**滑車切痕**とよぶくぼみがある．鈎状突起の直下の前面には**尺骨粗面**があり，上腕筋が停止する．また，橈骨切痕の後縁から下方には回外筋稜があり，そこから回外筋が起こる．尺骨体は三角柱状（前面・後面・内側面，前縁・後縁・骨間縁）をなし，**骨間縁**には橈骨の骨間縁との間に**前腕骨間膜**が張られ，両骨体は結合される．尺骨の下端は鈍円状に軽くふくらみ，**尺骨頭**とよばれる．尺骨頭の外側半の周囲は関節環

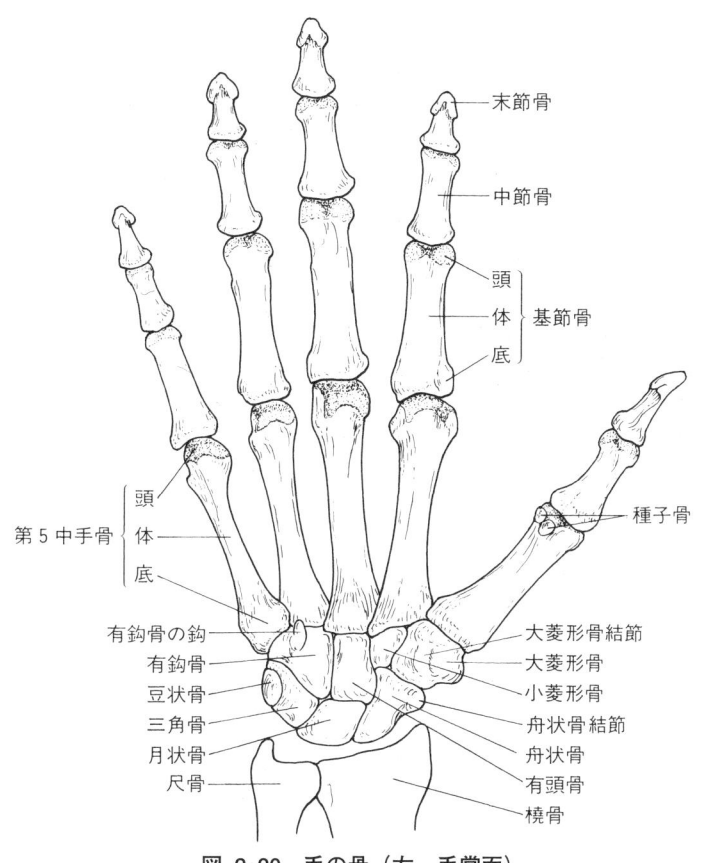

図 2・20　手の骨（右，手掌面）

状面とよび，橈骨の尺骨切痕と関節する（下橈尺関節）．下端の内側には**茎状突起**が下方に向かい突出する．

7）手根骨（図2・20）

手根骨は手根部に位置する8個の不正形の短骨をいう．手根骨は近位列と遠位列に大別することができる．近位列は橈側より〔手の〕**舟状骨**，**月状骨**，**三角骨**，**豆状骨**からなり，遠位列は橈側より**大菱形骨**，**小菱形骨**，**有頭骨**，**有鈎骨**からなる．手根骨はその掌側において内側部と外側部が高くなり，中央が溝状にくぼむ．内側（尺側）の隆起は豆状骨と有鈎骨鈎から，外側（橈側）の隆起は舟状骨結節と大菱形骨結節からなり，中央の溝を**手根溝**とよぶ．両側の隆起間には**屈筋支帯**が張り，手根溝をおおい**手根管**となる．手根管には正中神経，滑液鞘に包まれた長母指屈筋腱，浅指屈筋腱，深指屈筋腱が通る（図8・25）．

8）中手骨（図2・20）

中手部に位置する長骨で，外側より第1～5中手骨とよばれる．いずれも近位端の中手骨**底**，中央の中手骨**体**，遠位端の中手骨**頭**の三部からなる．中手骨底は手根骨遠位列と連結し，中手骨頭は基節骨底と連結する．

9）〔手の〕指骨（図2・20）

手の指骨は第2～5指ではそれぞれ3個の指骨からなり，近位側から**基節骨**，**中節骨**，**末節骨**とよばれる．第1指（母指）では中節骨がなく，基節骨と末節骨からなる．各指骨は近位端の**底**，中央の**体**，遠位端の**頭**の三部からなる．

10）種子骨（図2・20）

手にみられる種子骨は掌側の腱中に存在し，骨との摩擦を防いでいる．第1中手骨の遠位端には2個の種子骨がつねにみられる．第2中手骨遠位端や第5中手骨遠位端などにも，1個の種子骨がみられることがある．

d．上肢の関節

1）肩鎖関節（図2・21）

肩鎖関節は肩甲骨の肩峰関節面と鎖骨の肩峰端（肩峰関節面）との間にできる**平面関節**で，内部には不完全な**関節円板**がみられることもある．肩鎖関節の上面の関節包は**肩鎖靱帯**により補強される．さらに烏口突起と鎖骨の下面とを結ぶ**烏口鎖骨靱帯**により肩鎖関節は強化される．烏口鎖骨靱帯は前外側部の**菱形靱帯**（烏口突起の上内側縁→菱形靱帯線）と，後内側部の**円錐靱帯**（烏口突起の基部→円錐靱帯結節）からなる．

2）胸鎖関節（図2・22）

胸鎖関節は胸骨柄の鎖骨切痕と鎖骨の胸骨端（胸骨関節面）との間にできる関節で，関節面は浅い鞍状をなし（一種の鞍関節），**関節円板**の介在により球関節様に機能する．関節包はゆるく強いが，さらに**前胸鎖靱帯**（胸骨柄の前面→鎖骨の胸骨端の前面），**後胸鎖靱帯**（胸骨柄の後面→鎖骨の胸骨端の後面），**肋鎖靱帯**（第1肋軟骨の上縁→肋鎖靱帯圧痕），**鎖骨間靱帯**（両側の鎖骨の胸骨端の上縁を頚切痕を通って結ぶ）により補強される．

3）肩関節（図2・23）

肩関節は肩甲骨関節窩と上腕骨頭からなる**球関節**であり，骨頭の大きさに比し関節窩はきわめ

A 骨格系　43

図 2・21　肩鎖関節

図 2・22　胸鎖関節

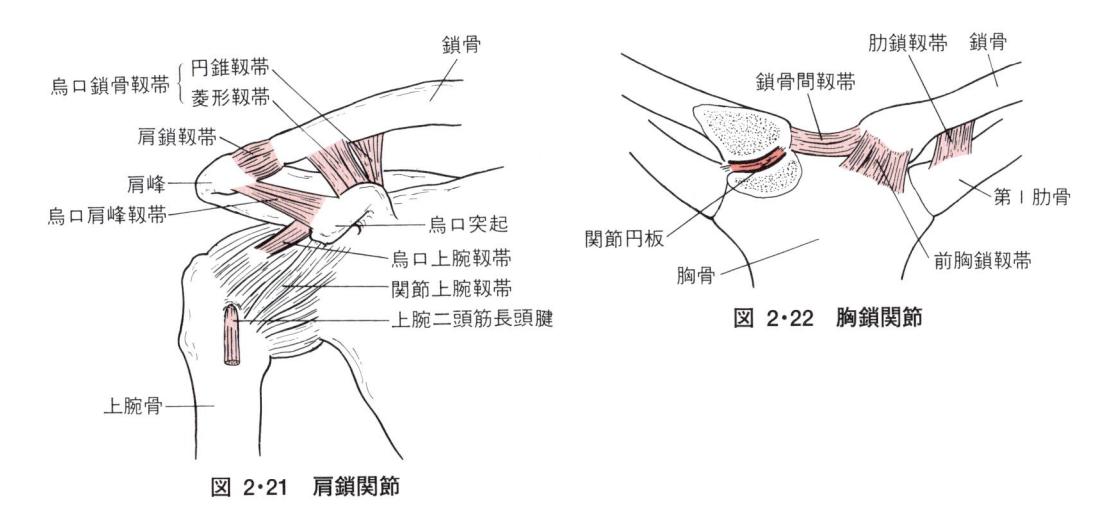

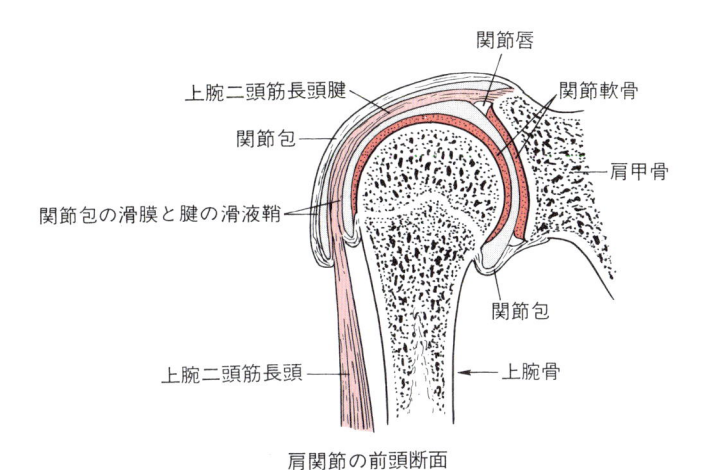

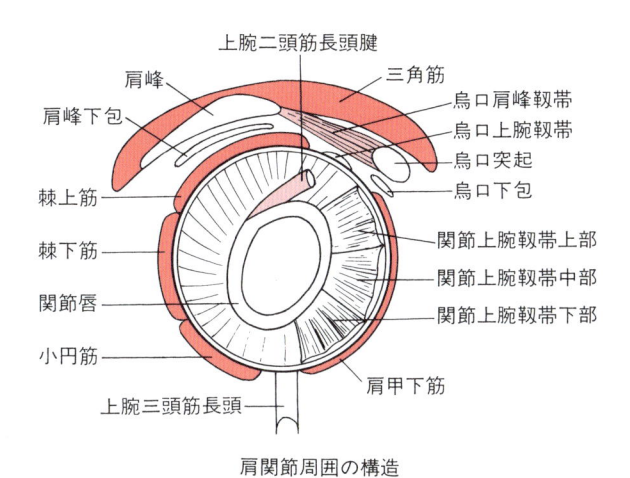

肩関節の前頭断面

肩関節周囲の構造

図 2・23　肩関節（右）

て小さく（約3：1），また関節包もゆるく，非常に可動性の大きい関節である．関節窩の周縁には線維軟骨性の**関節唇**が付き，関節窩の深さを補う．肩関節を補強する靱帯としては，次の靱帯がある．

①**烏口上腕靱帯**：烏口突起と上腕骨の大・小結節を結ぶ靱帯で，関節包の上面を補強する．
②**関節上腕靱帯**：関節唇と解剖頚を結ぶ靱帯をいう．
③**烏口肩峰靱帯**：烏口突起と肩峰を結ぶ靱帯で，上腕骨頭の上方への転位を防ぐ．

肩関節は上記の靱帯により補強されるほか，棘上筋（上面），棘下筋・小円筋（後面），肩甲下筋（前面）の停止腱からなる**回旋筋腱板**（rotator cuff）により補強される．

4）肘関節（図2・24）

肘関節は上腕骨，橈骨，尺骨からなる**複関節**である．肘関節は次の三つの関節が一つの共通の関節包に包まれる．

①**腕尺関節**：上腕骨滑車と尺骨の滑車切痕からなる**蝶番関節（ラセン関節）**で，肘関節の屈伸運動を行う．
②**腕橈関節**：上腕骨小頭と橈骨頭の上面からなる**球関節**で，肘関節の屈伸運動，前腕の回旋運動に随伴する．
③**上橈尺関節**：橈骨の関節環状面と尺骨の橈骨切痕からなる**車軸関節**であり，下橈尺関節とともに前腕の回旋運動（回内・回外）を行う．

肘関節は次の靱帯により補強される．

①**内側側副靱帯**：上腕骨内側上顆と鈎状突起・肘頭の内側面を結ぶ靱帯をいう．

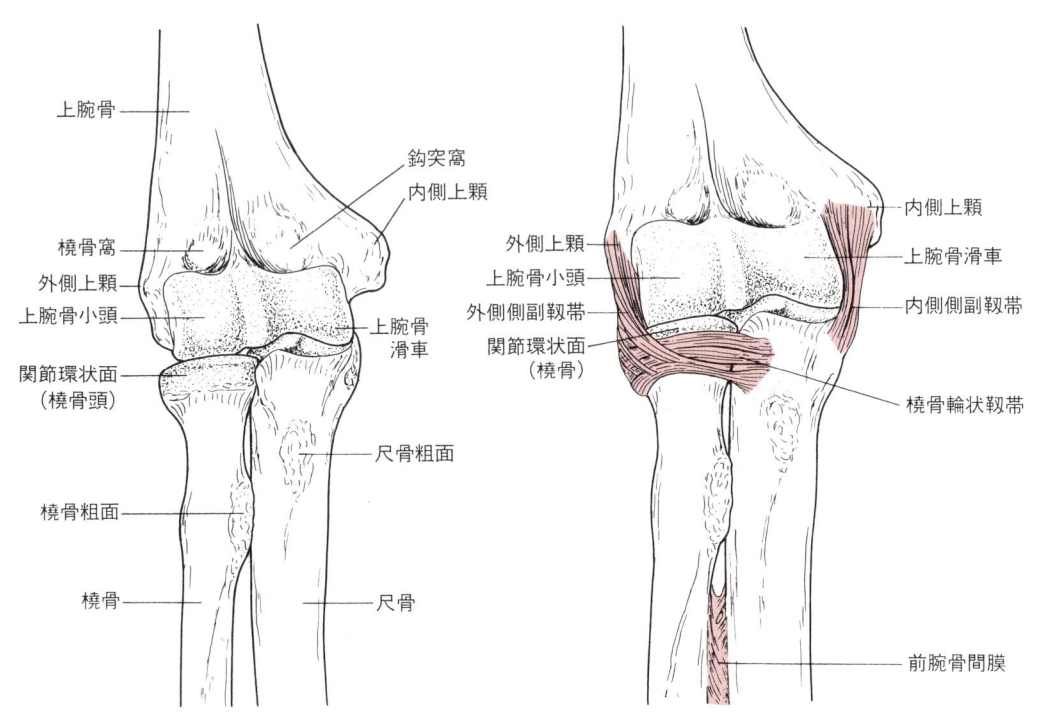

図2・24　肘関節（右前面）

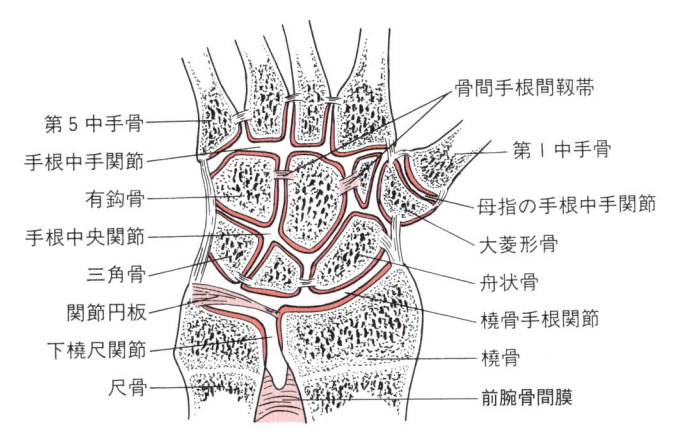

図 2·25　手の関節（右，手掌断面）

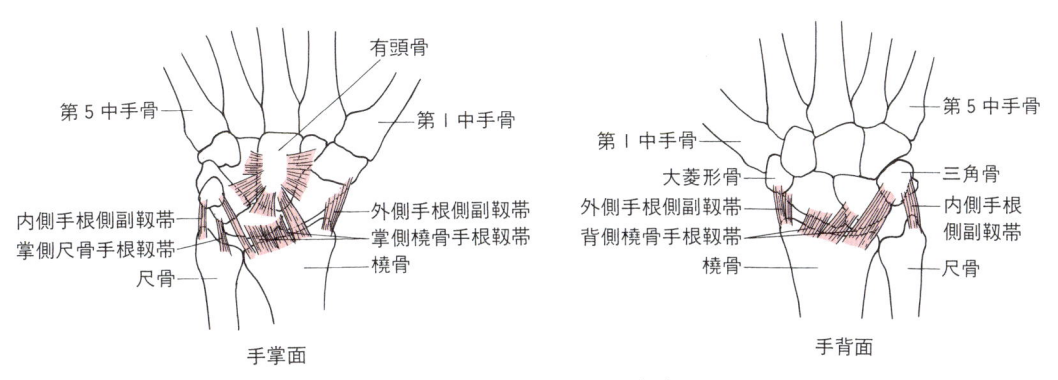

図 2·26　手根部の靱帯（右）

②**外側側副靱帯**：上腕骨外側上顆と橈骨輪状靱帯・橈骨切痕後縁を結ぶ靱帯をいう．

③**橈骨輪状靱帯**：尺骨の橈骨切痕の前縁から起こり，橈骨頭を輪状に取り巻き，尺骨の橈骨切痕の後縁に付く．橈骨頭は橈骨輪状靱帯内で回旋運動を行う．

5）下橈尺関節（図 2·25）

橈骨の尺骨切痕と尺骨の関節環状面からなる**車軸関節**で，上橈尺関節とともに前腕の回旋運動を行う．

6）橈骨手根関節（図 2·25，26）

橈骨の手根関節面と関節円板が関節窩をなし，近位列手根骨である舟状骨，月状骨，三角骨が関節頭をなす**楕円関節**で，手関節の背屈・掌屈と橈屈・尺屈を行う．**関節円板**は橈骨の遠位端内側縁と尺骨茎状突起の間に張り，その遠位側は関節軟骨でおおわれる．

7）手根間関節（図 2·25）

近位列手根骨間（舟状骨，月状骨，三角骨の相互間）での連結，および遠位列手根骨間（大菱形骨，小菱形骨，有頭骨，有鈎骨の相互間）での連結をいい，**平面関節**であるが，関節腔内に各骨間を結ぶ骨間手根間靱帯があるため運動は著しく制限される．

8）手根中央関節（図 2·25）

近位列手根骨（豆状骨は関与しない）と遠位列手根骨の間の**複関節**をいう．関節腔は軽くＳ字

状にカーブし，外側部では近位列の舟状骨が関節頭をなし，内側部では反対に遠位列の有頭骨・有鈎骨が関節頭をなす．手根中央関節には骨間靱帯はなく可動性があり，とくに手関節屈曲時には橈骨手根関節での屈曲のほかに，手根中央関節での屈曲が加わる．

9）手根の関節の補強靱帯（図 2・26）

手根の関節に付属する靱帯は，骨間の靱帯，背側の靱帯，掌側の靱帯，外側の靱帯，内側の靱帯に分けられ，骨間手根間靱帯，背側橈骨手根靱帯，掌側橈骨手根靱帯，外側手根側副靱帯，内側手根側副靱帯などがある．

10）手根中手関節（図 2・25）

遠位列手根骨と第 2〜5 中手骨底との間の**複関節**をいい，共通の関節包に包まれる．運動範囲はきわめて小さい．

11）母指の手根中手関節（図 2・25）

大菱形骨と第 1 中手骨底とでつくられる関節をいい，他の手根中手関節と異なり典型的な**鞍関節（二軸性関節）**である．運動範囲は大きく，屈曲・伸展と内転・外転運動を行う．

12）中手指節関節（MP 関節）

中手指節関節は中手骨頭と基節骨底でつくられる顆状関節であり，内・外側で**内側側副靱帯**，**外側側副靱帯**，掌側で**掌側靱帯**により補強される．

13）手の指節間関節

第 2〜5 指において，基節骨頭と中節骨底との関節を近位指節間関節（PIP 関節），中節骨頭と末節骨底との関節を遠位指節間関節（DIP 関節）とよぶ．第 1 指（母指）では基節骨頭と末節骨底で指節間関節（IP 関節）をつくる．いずれも典型的な**蝶番関節**であり，**内側側副靱帯**，**外側側副靱帯**，**掌側靱帯**により補強される．

e．下 肢 骨

上肢では運動の自由性に重点がおかれるのに対し，下肢では体重の支持などの安定性に重点がおかれるため，上肢と異なる構造がみられる．

1）下肢骨の構成

下肢骨は上肢骨と同様に**下肢帯**と**自由下肢骨**に大別され，さらに，それぞれ次の骨から構成される．

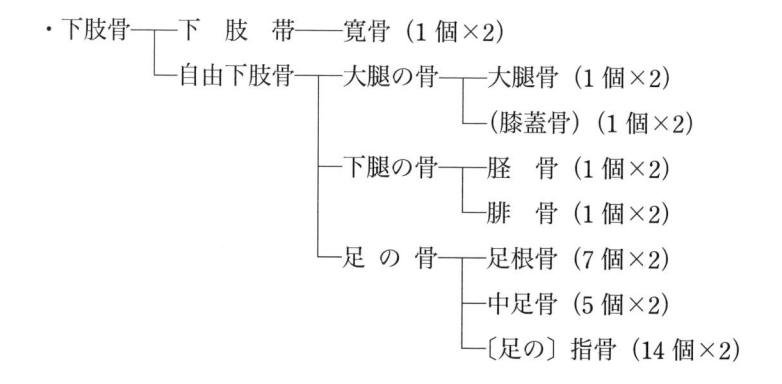

```
・下肢骨 ── 下 肢 帯 ── 寛骨（1個×2）
        └─ 自由下肢骨 ── 大腿の骨 ── 大腿骨（1個×2）
                              └─（膝蓋骨）（1個×2）
                   ├─ 下腿の骨 ── 脛 骨（1個×2）
                   │          └─ 腓 骨（1個×2）
                   └─ 足 の 骨 ── 足根骨（7個×2）
                              ├─ 中足骨（5個×2）
                              └─〔足の〕指骨（14個×2）
```

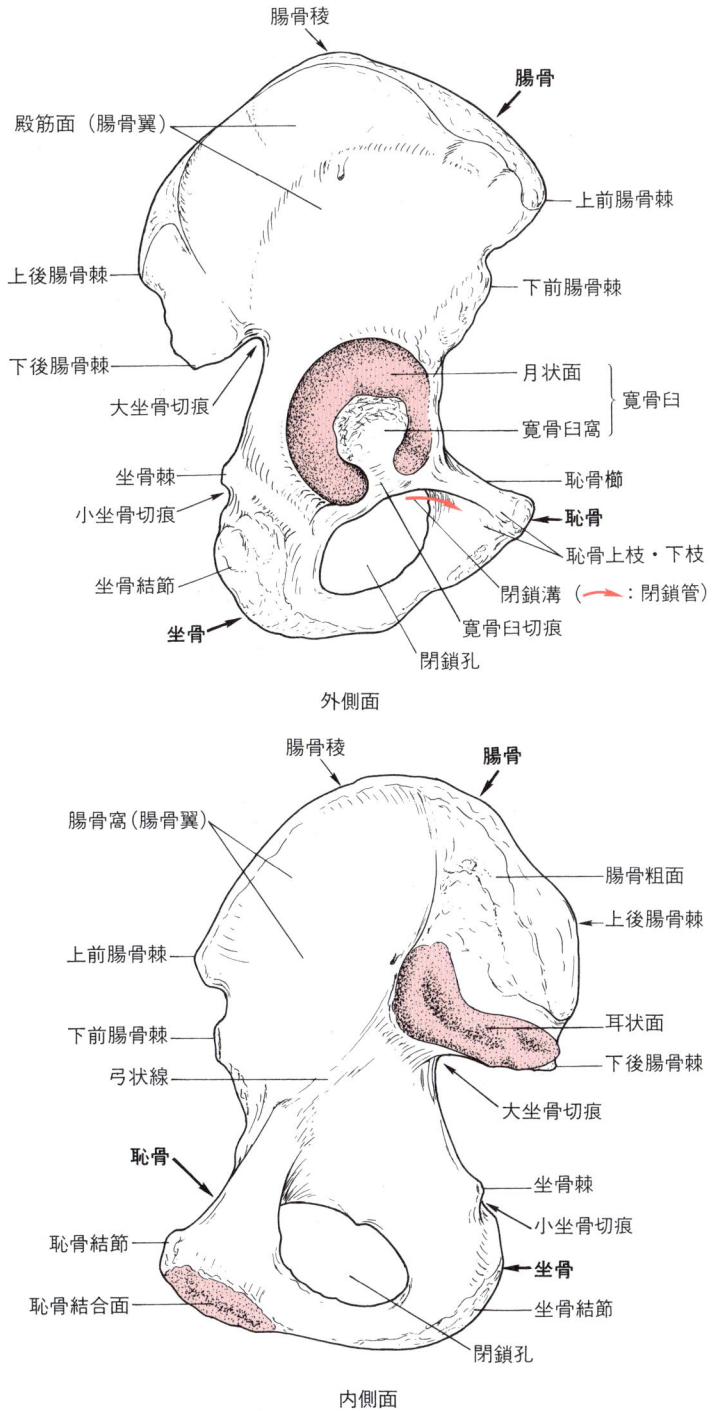

図 2·27 寛骨（右）

2）寛骨（図 2·27）

寛骨は上部の**腸骨**，後下部の**坐骨**，前下部の**恥骨**からなる．腸骨，坐骨，恥骨の3骨は16〜17歳ぐらいまでは軟骨（**Y軟骨**）で結合するが，成人になると骨結合し1個の**寛骨**となる．3骨

の会合部の外側面には深い半球状の陥凹部があり，これを**寛骨臼**とよび大腿骨頭と股関節をつくる．寛骨臼のうち，大腿骨頭と直接に関節する三日月状の関節面は**月状面**とよぶ．寛骨臼の中央の月状面で囲まれた著しい陥凹部は**寛骨臼窩**とよぶ．寛骨臼窩の下方で骨壁の一部が欠損する部は**寛骨臼切痕**とよび，血管，神経などの通り道となる．また寛骨臼の下方にある坐骨（後方）と恥骨（前方）に囲まれた大きな孔は**閉鎖孔**とよぶ．閉鎖孔は生体では結合組織性の**閉鎖膜**に閉ざされるが，孔の前上隅には閉鎖膜に一部欠損部があり，ここを**閉鎖管**とよび，閉鎖動・静脈や閉鎖神経が通る．

①**腸骨**：腸骨は寛骨臼の上半分をつくる厚い**腸骨体**と，ここから上方に広がる**腸骨翼**に分けられる．腸骨翼の内側面の前約2/3部にある浅いくぼみは**腸骨窩**とよび，腸骨筋の起始部をなす．腸骨翼の内側面の後約1/3部には仙骨と仙腸関節をつくる**耳状面**と，その後上方にあり骨間仙腸靱帯が付く**腸骨粗面**がある．腸骨窩の下縁には後上方から前下方に向かって走る隆起があり，これを**弓状線**とよぶ．腸骨翼の外側面は殿筋面とよび，大殿筋，中殿筋，小殿筋が起始する．腸骨翼の上縁の膨大部は**腸骨稜**とよばれる．腸骨翼の前縁には二つの突起があり，上方のものを**上前腸骨棘**，下方のものを**下前腸骨棘**とよぶ．腸骨翼の後縁にも二つの突起があり，上方のものを**上後腸骨棘**，下方のものを**下後腸骨棘**とよぶ．

②**坐骨**：坐骨は寛骨臼の後下部と閉鎖孔の後壁をつくる**坐骨体**と，坐骨結節から前方に伸びる**坐骨枝**に分けられる．坐骨の後縁の下端には大きな楕円形の粗面隆起があり，これを**坐骨結節**とよび，大腿二頭筋長頭，半腱様筋，半膜様筋などの起始部となる．坐骨の後縁には後方に向かう三角形の棘状の突起である**坐骨棘**があり，これをはさんで上下には二つの切痕がみられる．すなわち坐骨棘の上方には**大坐骨切痕**，下方には坐骨結節との間に**小坐骨切痕**がある．坐骨結節からは仙結節靱帯が起こり，仙骨および尾骨の側縁に付く．また坐骨棘からは仙棘靱帯が起こり，仙骨の下部および尾骨の側縁に付く．これらの靱帯により，大坐骨切痕部および小坐骨切痕部には，それぞれ大坐骨孔および小坐骨孔がつくられる．

③**恥骨**：恥骨は恥骨結節付近の**恥骨体**，および**恥骨上枝**，**恥骨下枝**の三部に分けられる．恥骨

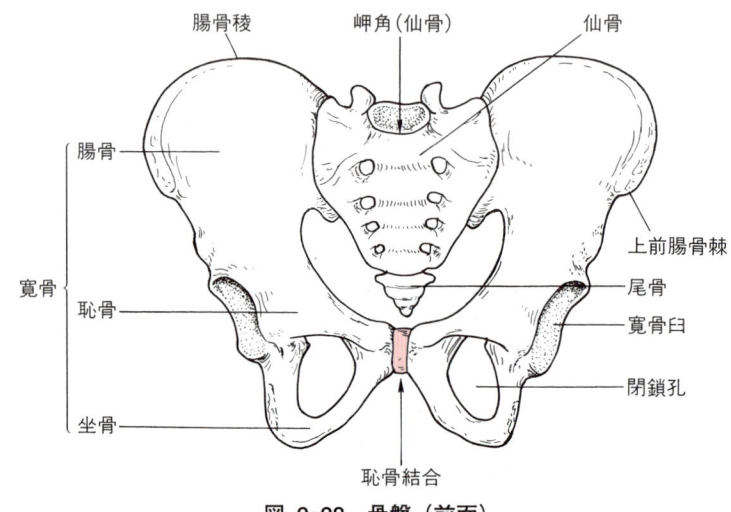

図 2・28 骨盤（前面）

の前内側端には、長楕円形の**恥骨結合面**があり、反対側の恥骨結合面と連結して**恥骨結合**をつくる。恥骨上枝の上縁にみられる鋭い骨稜は**恥骨櫛**とよび、骨盤の分類で用いられる分界線の標点のひとつとなる。恥骨櫛の前端の小さな隆起は**恥骨結節**とよび、鼠径靱帯の付着部となる。

3）骨盤（図 2・28〜30）

骨盤は左右の寛骨とその後方中央にある仙骨および尾骨からなる。左右の寛骨は前方では恥骨結合により結合し、後方では仙骨と連結（**仙腸関節**）する。骨盤は**分界線**（岬角→弓状線→恥骨櫛→恥骨結合の上縁を結ぶ稜線）により、上方の**大骨盤**と下方の**小骨盤**（狭義の骨盤）とに分けられる。大骨盤には腹腔内臓を入れ、小骨盤には骨盤内臓を入れる。小骨盤の内腔は**骨盤腔**とよび、その入口を**骨盤上口**（分界線が骨盤上口の縁をなす）、出口を**骨盤下口**とよぶ。女性では妊娠・出産に適合するために、骨盤には**表 2・1**のような**性差**がみられる。

骨盤腔は出産の際の産道となるため、その大きさは産科学上、非常に重要である。骨盤腔の大きさの計測（**骨盤計測**）に用いられる諸径のうちもっとも重要なのは、岬角の中央と恥骨結合後

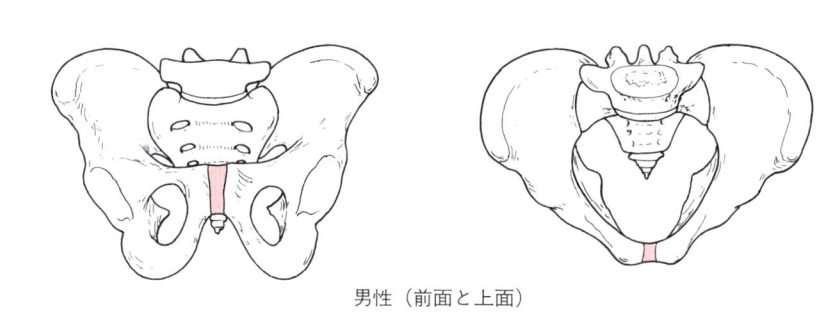

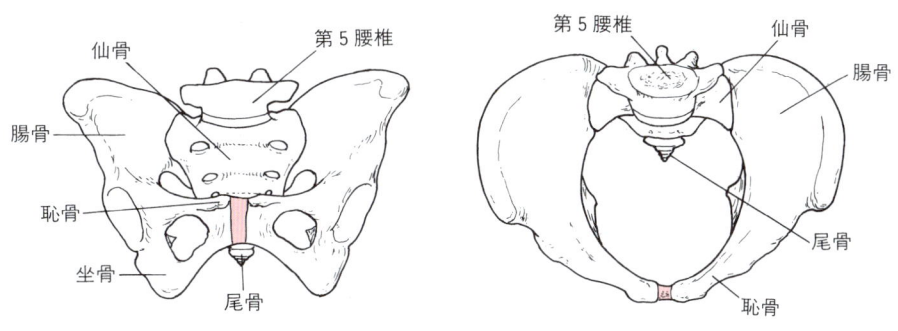

図 2・29　骨盤の性差

表 2・1

	男　性	女　性
岬角	著しく突出	わずかに突出
骨盤上口の形	ハート形	楕円形
骨盤腔の形	漏斗形に近い	円筒形に近い
仙骨	幅狭く、長い	幅広く、短い
恥骨下角	小さい（50〜60°）	大きい（70〜90°）
閉鎖孔	卵円形	三角形に近い

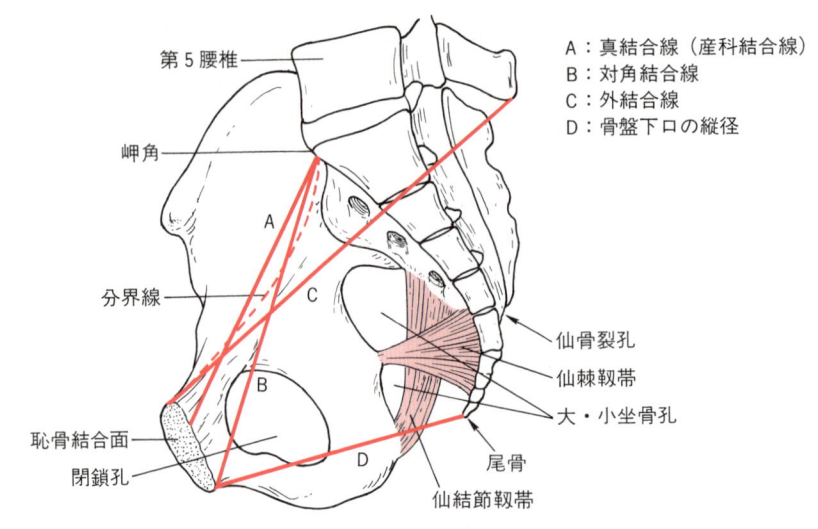

```
                          A：真結合線（産科結合線）
         第5腰椎          B：対角結合線
                          C：外結合線
                          D：骨盤下口の縦径
         岬角

                          仙骨裂孔
         分界線            仙棘靱帯
                          大・小坐骨孔
         恥骨結合面
         閉鎖孔             尾骨
                          仙結節靱帯
```

図 2・30　骨盤の計測（右正中断面）

面中央の間の最短距離である**真結合線（産科結合線）**である．日本人女性の真結合線の平均値は約 11～12 cm であり，この値が 9.5 cm 未満の場合を**狭骨盤**とよび，正常成熟児の分娩に機械的障害を起こす．しかし真結合線の直接測定は生体では不可能であるので実際上は次の①～③の部位を計測し，間接的に真結合線を求める（図 2・30）．

①**対角結合線**：仙骨岬角と恥骨結合下縁中央を結ぶ線．
②**棘間径**：左右の上前腸骨棘間を結ぶ線．
③**外結合線**：第 5 腰椎棘突起と恥骨結合上縁を結ぶ線．
　　真結合線＝対角結合線－1 cm＝棘間径－11 cm＝外結合線－8 cm

4）大腿骨（図 2・31）

人体で最長の長骨で，上・下端および体を区別する．上端には，約 2/3 球状の**大腿骨頭**があり，寛骨臼と股関節をつくる．大腿骨頭のほぼ中央には**大腿骨頭窩**とよぶ小さなくぼみがあり，ここに大腿骨頭靱帯が付く．大腿骨頭に続くやや細くくびれた部は**大腿骨頸**とよばれる．大腿骨頸の軸は，大腿骨体の軸に対して成人で 120～130°の角度をなす．これを**頸体角**とよぶ．大腿骨頸と大腿骨体の移行部付近には二つの隆起がみられる．外上方にある大きな隆起は**大転子**とよばれ，中・小殿筋や梨状筋が停止する．内下方にある小さな隆起は**小転子**とよばれ，腸腰筋が停止する．大転子の基部の内側面には**転子窩**とよばれる凹窩がある．大転子と小転子を前面で結ぶ線状隆起は**転子間線**とよび，腸骨大腿靱帯の付着部位となる．大転子と小転子を後面で結ぶ隆起は**転子間稜**とよび，大腿方形筋の停止部となる．**大腿骨体**は円柱状をなし，前方に向かい軽く凸彎する．大腿骨体の後面には中央部を縦に走るザラザラした隆線があり，これを**粗線**とよび，外側の**外側唇**と内側の**内側唇**からなる．外側唇は上方では大転子の下方まで達し，**殿筋粗面**（大殿筋が停止）をつくる．大腿骨の下端は内・外側で肥厚し，**内側顆**，**外側顆**をつくる．下端の前面で内側顆と外側顆の間には**膝蓋面**とよぶ陥凹部があり，膝蓋骨後面の関節面と関節する．下端の後面で，内側顆と外側顆の間には**顆間窩**とよぶ深い陥凹部がある．内側顆と外側顆の側面から突出する部は

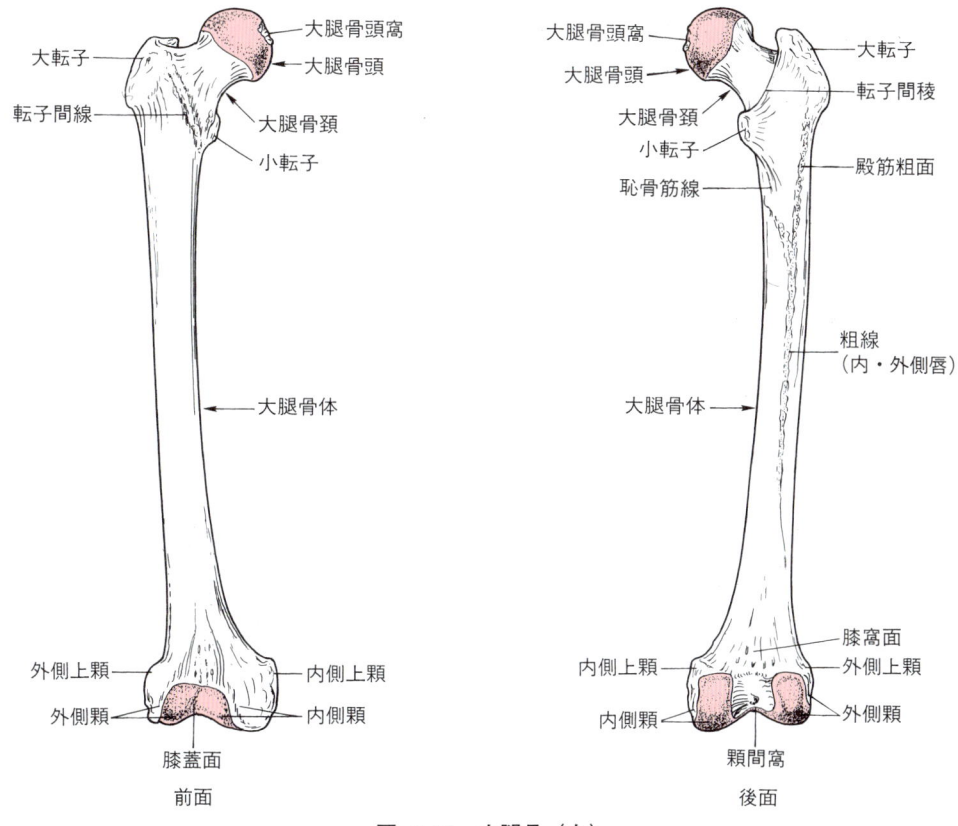

図 2·31　大腿骨（右）

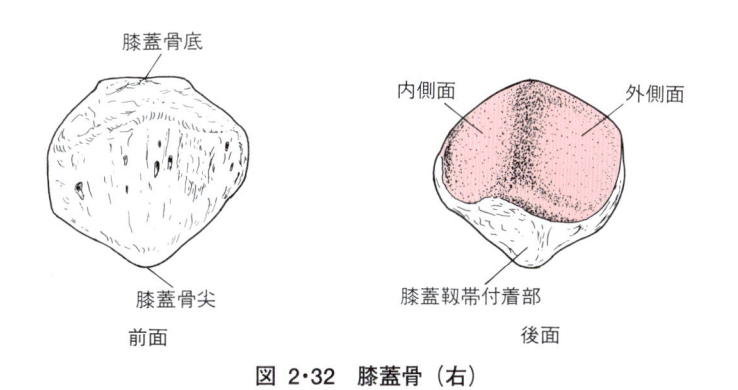

図 2·32　膝蓋骨（右）

それぞれ**内側上顆**，**外側上顆**とよぶ．内側上顆の上端には**内転筋結節**とよぶ小さな突起があり，大内転筋が停止する．

5）膝蓋骨（図 2·32）

膝蓋骨は大腿四頭筋の腱中に発生した**種子骨**で栗の実形を呈する．上端は**膝蓋骨底**，下端は**膝蓋骨尖**とよぶ．膝蓋骨の後面には，大腿骨下端の前面にある膝蓋面と関節する**関節面**がある．関節面はほぼ中央部を縦走する隆起により**内側面**と**外側面**に分けられるが，外側面のほうが内側面よりも幅が広い．関節面の下方には膝蓋靱帯の付く粗面がみられる．

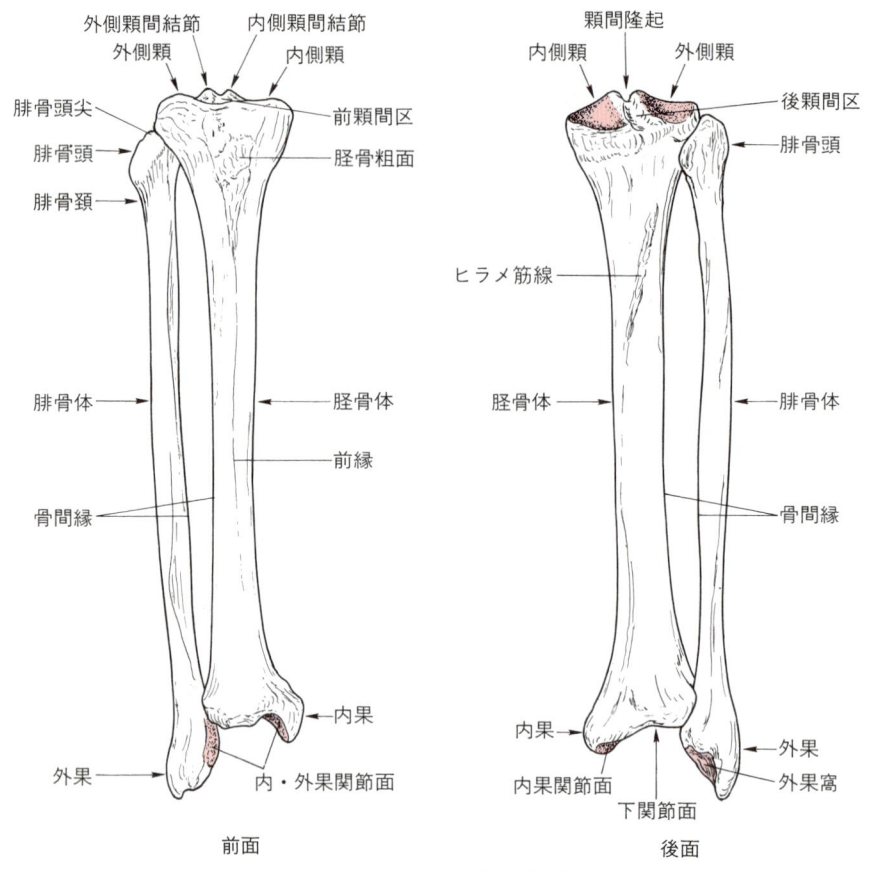

図 2・33 脛骨と腓骨（右）

6）脛骨（図2・33）

下腿の内側に位置する長骨で，上・下端および体を区別する．上端は内・外側に肥厚し張り出しており，内側の膨大部を**内側顆**，外側の膨大部を**外側顆**とよぶ．内側顆，外側顆の上面はそれぞれ軟骨でおおわれた卵円形の関節面をなし，**上関節面**とよばれる．二つの関節面の間で上端上面のほぼ中央には上方に向かう一つの隆起があり，これを**顆間隆起**とよび，その先端は二つの小さな結節となり，内側の結節を**内側顆間結節**，外側の結節を**外側顆間結節**とよぶ．上端の上面で顆間隆起の前・後はやや陥凹しており，**前顆間区**および**後顆間区**とよび，それぞれ前十字靱帯および後十字靱帯の付着部となる．外側顆の後方には**腓骨関節面**とよぶ浅く小さな卵円形の関節面があり，腓骨上端の腓骨頭関節面と脛腓関節をつくる．**脛骨体**は三角柱状（内側面・後面・外側面，内側縁・前縁・骨間縁）をなし，**骨間縁**には**下腿骨間膜**が付く．脛骨体の前縁の上端には**脛骨粗面**とよぶ粗面隆起があり，膝蓋靱帯の付着部をなす．脛骨下端の内側部は内方と下方に突出し**内果**をつくる．内果の外側面には**内果関節面**があり，また脛骨の下面には**下関節面**がある．内果関節面と下関節面は，腓骨下端の外果関節面とともに距腿関節の関節窩をつくり，距腿関節の関節頭である距骨滑車と関節する．脛骨下端の外側面には**腓骨切痕**とよぶ陥凹部があり，腓骨下端の内側面の三角形の粗面と結合する（脛腓靱帯結合）．

7）腓骨（図 2・33）

下腿の外側に位置する長骨で，脛骨と同様に上・下端および体を区別する．上端の膨大部は**腓骨頭**とよばれ，大腿二頭筋の停止部となる．腓骨頭の外側から上方に**腓骨頭尖**が突出する．腓骨頭の内側面には**腓骨頭関節面**があり，脛骨の腓骨関節面と脛腓関節を構成する．**腓骨体**は三角柱状（内側面・外側面・後面，骨間縁・前縁・後縁）をなし，**骨間縁**には脛骨の骨間縁との間に下腿骨間膜が張り，両骨体は結合される．腓骨の下端の外側部は下方に突出し**外果**をつくる．外果の内側面には**外果関節面**があり，脛骨の内果関節面，下関節面とともに距腿関節の関節窩をつくり，距骨滑車と関節する．外果関節面の下後方には**外果窩**とよぶ小さな粗面陥凹があり，後距腓靱帯が付く．

8）足根骨（図 2・34, 35）

足根骨は足の後半部を占める骨で 7 個の骨からなる．足根骨は近位列の**距骨**，**踵骨**，遠位列の

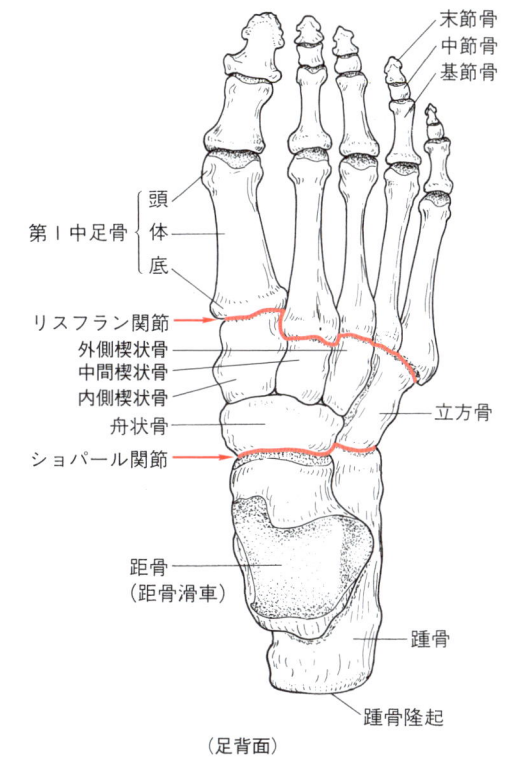

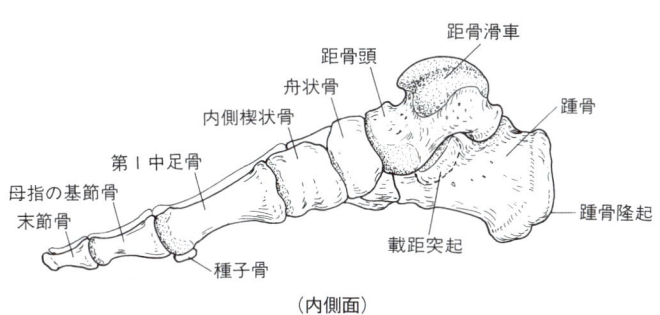

図 2・34　足の骨（右）

図 2・35 踵骨と距骨

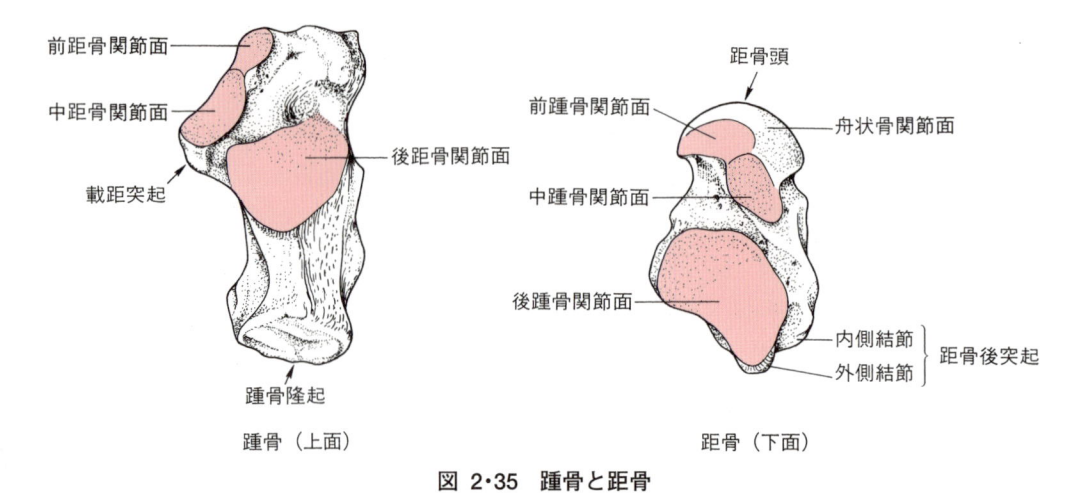

〔足の〕**舟状骨**，**内側楔状骨**，**中間楔状骨**，**外側楔状骨**，**立方骨**からなる．

① **距骨**：距骨は脛骨，腓骨と関節する唯一の足根骨で，後部の**距骨体**，前部の球状の**距骨頭**，距骨体と距骨頭との間のくびれである**距骨頸**の三部からなる．距骨体の上部には距腿関節の関節頭となる**距骨滑車**があり，脛骨の内果関節面，下関節面および腓骨の外果関節面と関節する．距骨の下面には踵骨との関節面である**前・中・後踵骨関節面**があり，前端には舟状骨との関節面である**舟状骨関節面**がある．また，後端には靱帯の付着部となる**距骨後突起**（**内側結節**，**外側結節**）がある．

② **踵骨**：踵骨は距骨の下方に位置する最大の足根骨で"かかと"を形づくる骨である．踵骨の後方の隆起は**踵骨隆起**とよび，アキレス腱（下腿三頭筋の腱）の停止部となる．踵骨の上面には，上記の距骨下面にある三つの関節面に対応する**前・中・後距骨関節面**がある．また前部には，内方に向かう**載距突起**が棚状に突出する．

③ **舟状骨**：舟状骨は距骨の前方に位置する足根骨で，後面は距骨頭，前面は内側・中間・外側楔状骨と関節する．内側部の突出は舟状骨粗面といい，後脛骨筋の腱の停止部となり，また体表から触れることができる．

9）**中足骨**（図 2・34）

中足骨は 5 本の長骨からなり，内側より第 1〜5 中足骨とよばれる．いずれも近位端の**中足骨底**，中央の**中足骨体**，遠位端の**中足骨頭**の三部からなる．中足骨底は遠位列足根骨と連結（足根中足関節）し，中足骨頭は基節骨底と連結（中足指節関節）する．

10）〔足の〕**指骨**（図 2・34）

足の指骨は手の指骨と同様に第 2〜5 指ではそれぞれ 3 個の指骨からなり，近位側から**基節骨**，**中節骨**，**末節骨**とよばれる．第 1 指（母指）では中節骨がなく，基節骨と末節骨からなる．ただし第 5 指では中節骨と末節骨が癒合することが多い．各指骨は近位端の**底**，中央の**体**，遠位端の**頭**の三部からなる．

11）**縦足弓と横足弓**

足の骨は靱帯によって補強され，全体として弓なりになる．縦方向の弓を**縦足弓**とよぶ．これ

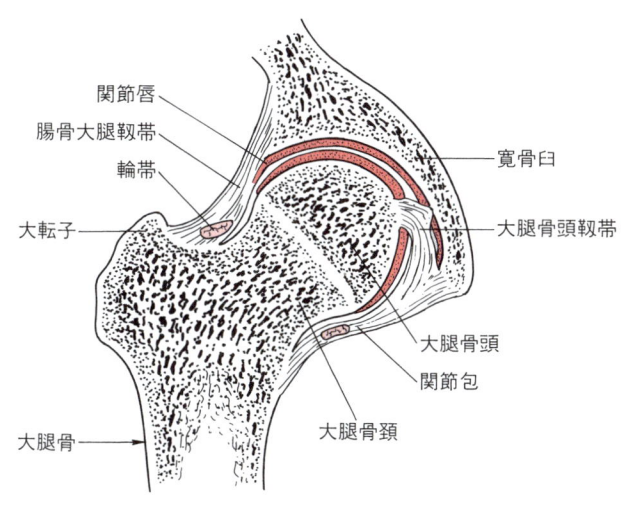

図 2・36 股関節（右，前頭断面）

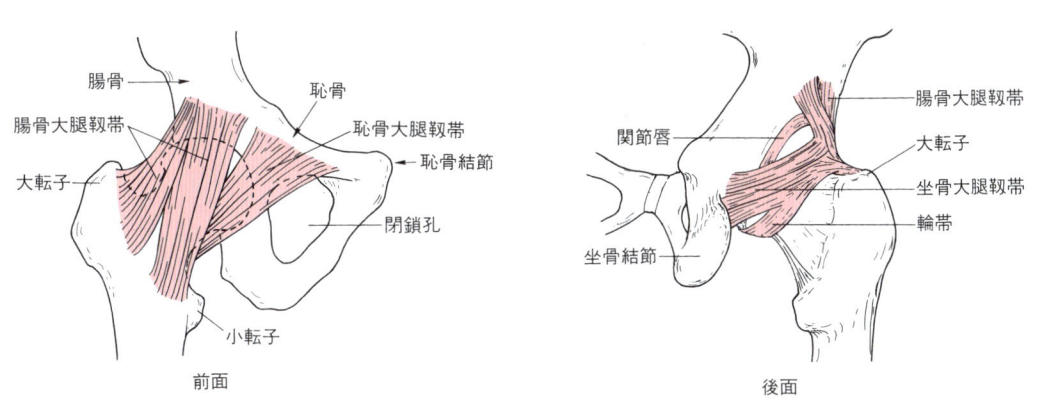

図 2・37 股関節の靱帯（右）

には**内側縦足弓**と**外側縦足弓**があり，内側縦足弓は踵骨―距骨―舟状骨―楔状骨―第 1〜3 中足骨を重ねる列でスプリングの役目を負い，外側縦足弓は踵骨―立方骨―第 4・5 中足骨を連ねる列で体重を支える．また遠位列の足根骨が横に凸の弓をなして並ぶ．これを**横足弓**とよぶ．これら二つの足弓によって足底にはドーム状の空間ができる．これがいわゆる"**土踏まず**"である．

f．下肢の関節

1）股関節（図 2・36, 37）

股関節は寛骨臼と大腿骨頭からなる**臼状関節**である．寛骨臼の周縁には寛骨臼切痕部を除き線維軟骨性の**関節唇**が付き，寛骨臼の深さを補う．寛骨臼切痕部では**寛骨臼横靱帯**が架橋する．**関節包**は寛骨側では寛骨臼周縁および関節唇に付くが，大腿骨側では前面と後面で高さを異にし，前面では転子間線付近に，後面では前面よりも内上方の大腿骨頸に付く．股関節の関節包は肩関節の関節包に比し厚く，強固であるが，さらに次の靱帯により補強される．

①**腸骨大腿靱帯**：下前腸骨棘および寛骨臼上縁から起こり転子間線に付く靱帯で，その形状からＹ靱帯ともよばれる．この靱帯は人体最強の靱帯であり，関節包の前面を補強する．

図 2・38 膝関節（右）

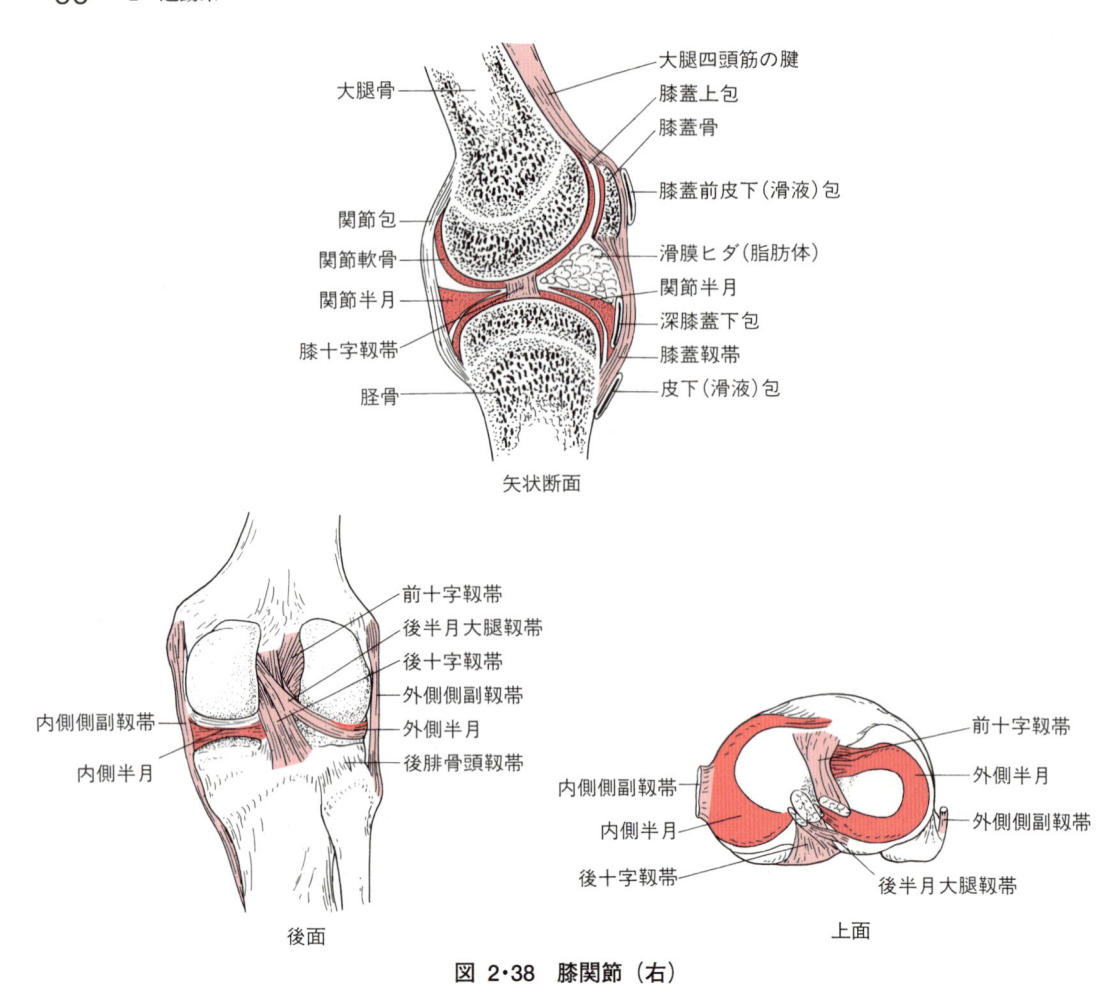

②**恥骨大腿靱帯**：腸恥隆起，恥骨体，恥骨上枝から起こり小転子に付く靱帯で，腸骨大腿靱帯とともに関節包の前面と上面を補強する．
③**坐骨大腿靱帯**：寛骨臼縁の坐骨部から起こり転子窩に付く靱帯で，股関節の後面を補強する．
④**大腿骨頭靱帯**：大腿骨頭窩から起こり，寛骨臼切痕をはさむ月状面の先端および寛骨臼横靱帯に付く靱帯で，おもな役割は血管（閉鎖動脈の寛骨臼枝）の導入にあると考えられている．

2）膝関節（図2・38）

膝関節は大腿骨，脛骨，膝蓋骨からなる**複関節**であり，腓骨はその構成に関与しない．膝関節は大腿骨下端の内側顆，外側顆と脛骨上端の内側顆，外側顆からなる**蝶番関節**がその主体をなすが，大腿骨下端の前面にある膝蓋面と膝蓋骨後面の関節面との関節もこれに加わり，これらの関節が共通の関節包で包まれる．大腿骨下端の下面が凸面をなすのに対し，脛骨上端の上面はほぼ平坦であり，両者の適合性を高めるため両骨間には**関節半月**が介在する．関節半月には形態的不適合の補正のほかに，衝撃に対する緩衝作用がある．関節半月は内側にあるC字形の内側半月と外側にあるO字形の**外側半月**からなる．外側半月は内側半月に比しやや小さい．膝関節を補強する主な靱帯としては次の靱帯がある．

①**前十字靱帯**：脛骨の前顆間区の内側部から起こり後上外側方にあがり，大腿骨外側顆の内面後部に付き脛骨の前方への転位を防ぐ．

②**後十字靱帯**：脛骨の後顆間区の外側部から起こり前上内側方にあがり，大腿骨内側顆の内面前部に付き脛骨の後方への転位を防ぐ．

③**内側側副靱帯**：大腿骨の内側上顆から起こり，内側半月の内側面，脛骨の内側顆に付き，膝関節の内側部を補強する．

④**外側側副靱帯**：大腿骨の外側上顆から起こり腓骨頭に付き，膝関節の外側部を補強する．

⑤**膝横靱帯**：内側半月と外側半月をその前面で結ぶ靱帯をいう．

⑥**膝蓋靱帯**：膝蓋骨より下方の大腿四頭筋腱をいい，脛骨粗面に付く．

また膝関節にみられる滑膜ヒダとして，**膝蓋下滑膜ヒダ**（大腿骨顆間窩→膝蓋下脂肪体），**膝蓋下脂肪体**（膝蓋骨の下方で膝蓋靱帯の後面），**翼状ヒダ**（膝蓋下脂肪体，膝蓋下滑膜ヒダの両側）があり，いずれも滑膜のなかに多くの脂肪組織を含んでいる．さらに膝関節には多くの滑液包がみられる．関節腔との交通性のある滑液包として**膝蓋上包**（大腿骨下端前面と大腿四頭筋腱との間）などがあり，非交通性の滑液包として**膝蓋前皮下包**（膝蓋骨のすぐ前の皮下）などがある．

3）脛腓関節

脛骨上端の腓骨関節面と腓骨上端の腓骨頭関節面でつくられる**平面関節**で，関節包の前・後面は**前・後腓骨頭靱帯**により補強され，運動範囲はきわめて小さい．

4）脛腓靱帯結合

脛骨下端の腓骨切痕と腓骨下端との連結をいう．両者は骨間靱帯により強く結合されており，さらに前・後面には**前・後脛腓靱帯**があり，その結合は強化される．

5）距腿関節（図2・39，40）

距腿関節は，関節頭である距骨滑車と，関節窩である脛骨の下関節面・脛骨の内果関節面・腓骨の外果関節面からなる**蝶番関節**である．距腿関節は，次の靱帯により内・外側が補強される．

①**内側（三角）靱帯**：距腿関節の内側を補強する靱帯であり，脛舟部，脛踵部，前脛距部，後脛距部の四部からなる．

②**前距腓靱帯**：外果の前縁から起こり距骨頚の外側部に付く．後距腓靱帯，踵腓靱帯とともに距腿関節の外側を補強する．

③**後距腓靱帯**：外果窩から起こり距骨後突起の外側結節に付く．

④**踵腓靱帯**：外果の下縁から起こり踵骨の外側に付く．

6）足根間関節（図2・40）

足根骨間の関節（足根間関節）には次の関節がある．

①**距骨下関節**：距骨（後踵骨関節面）と踵骨（後距骨関節面）との関節．

②**距踵舟関節**：距骨（中・前踵骨関節面，舟状骨関節面）と踵骨（中・前距骨関節面）と舟状骨との関節．

③**踵立方関節**：踵骨と立方骨との関節．

④**楔舟関節**：内側・中間・外側楔状骨と舟状骨との関節．

⑤**横足根関節**：近位の距骨・踵骨と遠位の舟状骨・立方骨との間の関節をいい，**ショパール関**

外側面　　　　　　　　　　　　内側面

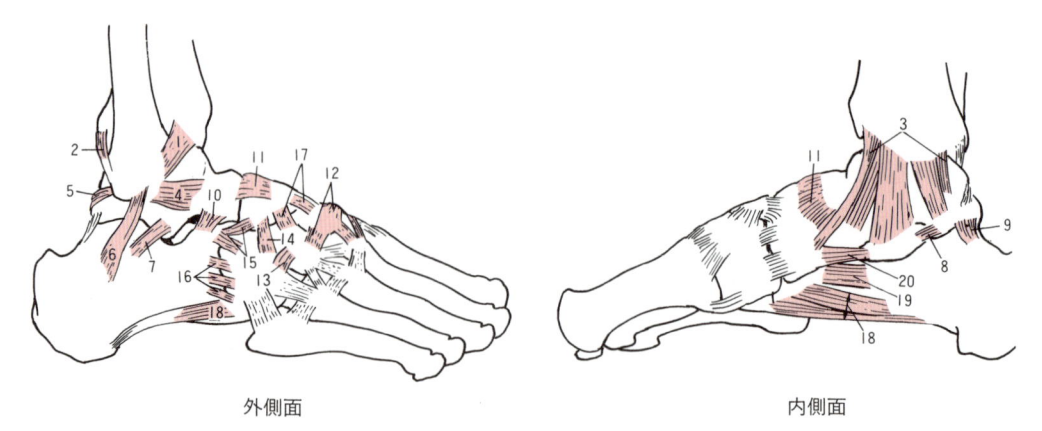

1．前脛腓靱帯　2．後脛腓靱帯　3．内側（三角）靱帯　4．前距腓靱帯　5．後距腓靱帯　6．踵腓靱帯　7．外側距踵靱帯　8．内側距踵靱帯　9．後距踵靱帯　10．骨間距踵靱帯　11．距舟靱帯　12．背側楔間靱帯　13．背側楔立方靱帯　14．背側立方舟靱帯　15．二分靱帯　16．背側踵立方靱帯　17．背側楔舟靱帯　18．長足底靱帯　19．底側踵立方靱帯　20．底側踵舟靱帯

図 2・39　足根部（右）の靱帯

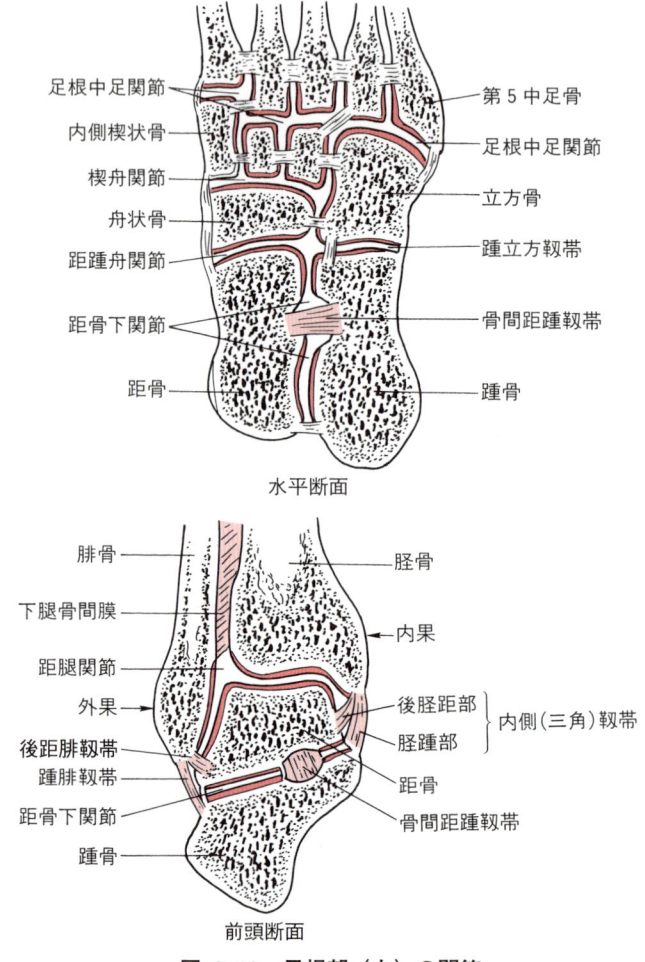

水平断面

前頭断面

図 2・40　足根部（右）の関節

節（図 2・34 参照）ともよばれる．この関節はほぼ横一直線上にあり，外科において足を切断する際などに重要視される関節であり，固有の関節包はない．

足根間関節に付属する靱帯として次の靱帯がある．

①**内・外側の靱帯**：ⓐ外側距踵靱帯，ⓑ内側距踵靱帯

②**骨間の靱帯**：ⓐ骨間距踵靱帯，ⓑ骨間楔立方靱帯，ⓒ骨間楔間靱帯

③**背側の靱帯**：ⓐ距舟靱帯，ⓑ背側楔間靱帯，ⓒ背側楔立方靱帯，ⓓ背側立方舟靱帯，ⓔ二分靱帯（踵舟靱帯と踵立方靱帯），ⓕ背側楔舟靱帯

④**足底側の靱帯**：ⓐ長足底靱帯，ⓑ底側踵立方靱帯，ⓒ底側踵舟靱帯，ⓓ底側楔舟靱帯，ⓔ底側立方舟靱帯，ⓕ底側楔間靱帯，ⓖ底側楔立方靱帯

7）足根中足関節（図 2・40）

足根骨遠位列（内側・中間・外側楔状骨，立方骨）と中足骨底（第1～5中足骨底）でつくられる関節をいい，**リスフラン関節**（図 2・34 参照）ともよばれる．

8）中足指節関節

中足指節関節は，中足骨頭と基節骨底とでつくられる関節をいう．

9）足の指節間関節

手の指節間関節と同様に，近位の指骨の頭と遠位の指骨の底でつくられる**蝶番関節**をいう．

g．頭　蓋

頭蓋（図 2・41，42）は 15 種 23 個の骨から構成されており，頭蓋腔をなす**脳頭蓋**（6 種 8 個）

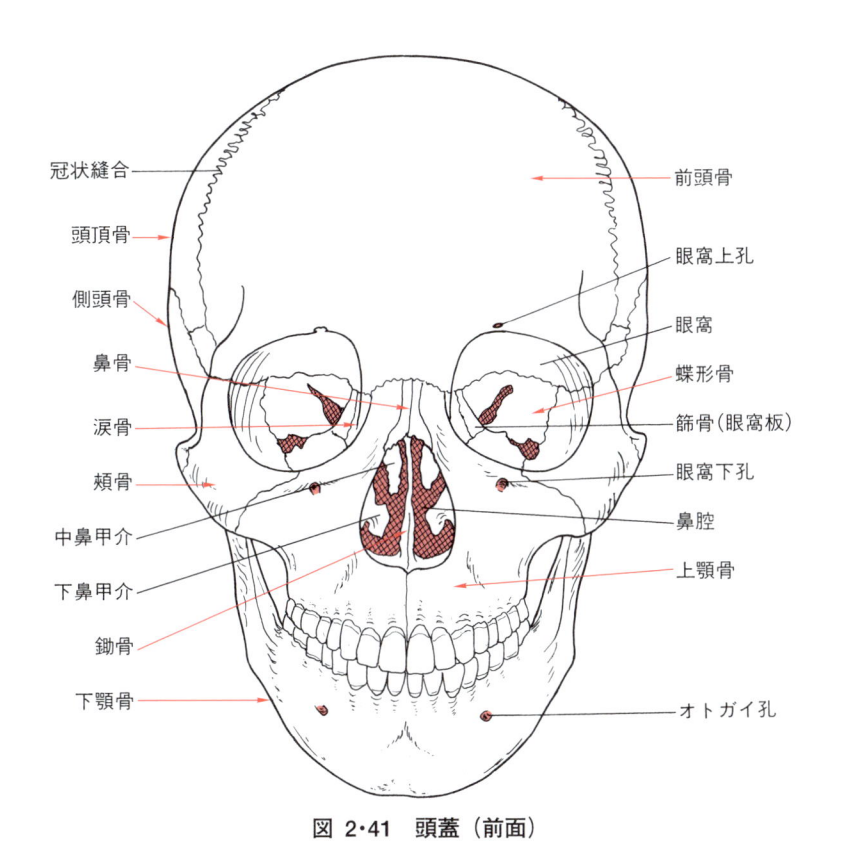

図 2・41　頭蓋（前面）

図 2・42 頭蓋（右外側面）

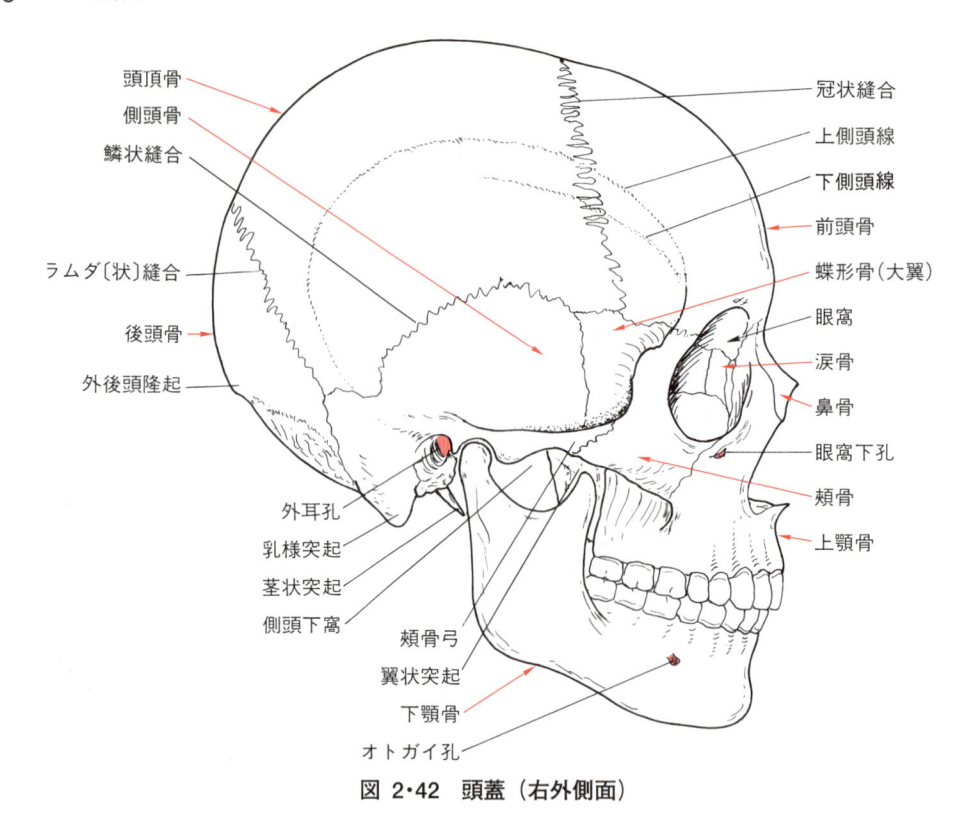

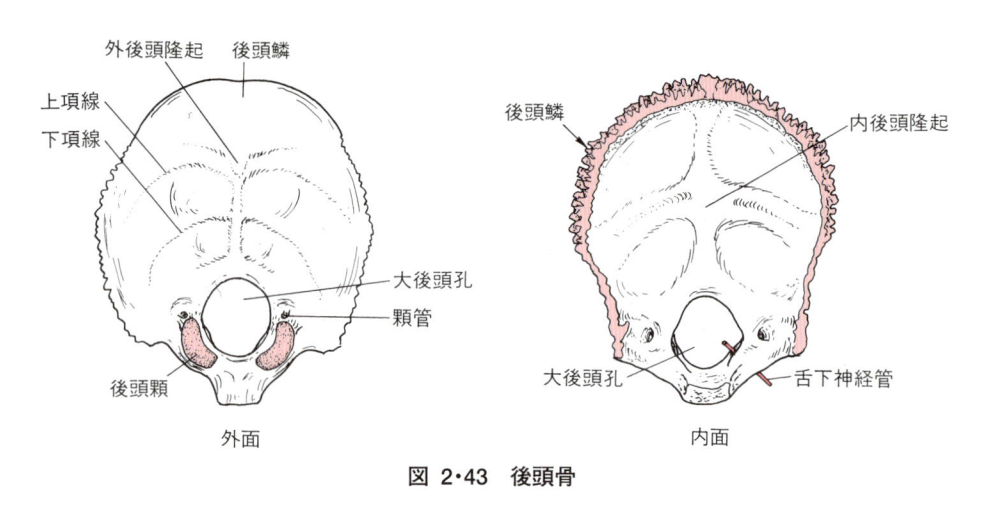

図 2・43 後頭骨

と，顔面をつくり眼窩，鼻腔，口腔などの基礎をなす**顔面頭蓋**（9種15個）に分けられる．

　頭蓋骨間の連結の大部分が不動性結合の**縫合**により結合し，一部が軟骨結合（蝶後頭軟骨結合）により結合する．主要な縫合には**冠状縫合**（前頭骨と左右の頭頂骨との間），**矢状縫合**（左右の頭頂骨の間），**ラムダ〔状〕縫合**（後頭骨と左右の頭頂骨との間），**鱗状縫合**（頭頂骨と側頭骨との間）がある．**可動性結合**は頭蓋骨間では**顎関節**（側頭骨と下顎骨）だけである．舌骨は頭蓋から離れ靱帯や筋で結合される．

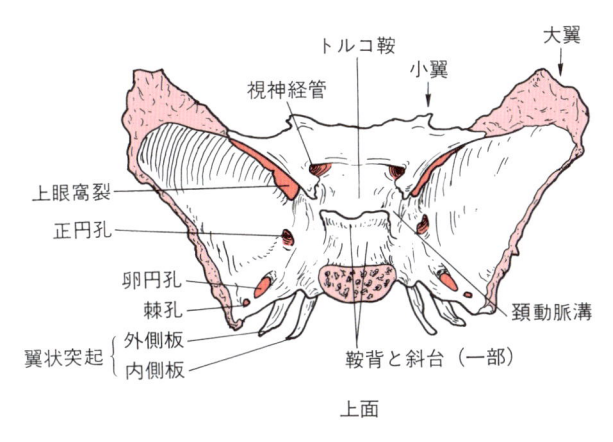

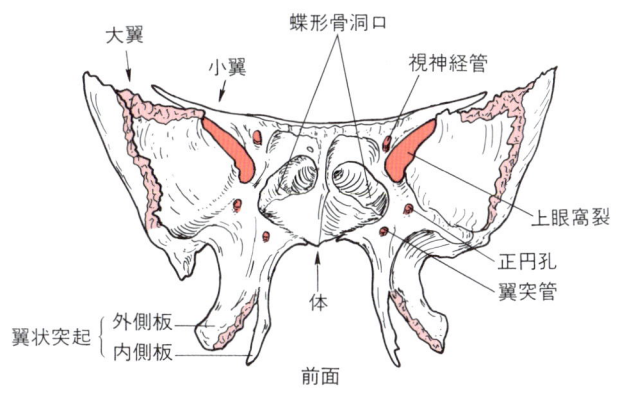

図 2・44　蝶形骨

1）脳頭蓋の構成

脳頭蓋は**後頭骨**（1個），**蝶形骨**（1個），**側頭骨**（2個），**頭頂骨**（2個），**前頭骨**（1個），**篩骨**（1個）から構成され，なかに脳を入れる．

①**後頭骨**（図 2・43）：脳頭蓋の後下部をなす木の葉形の骨である．下面には**大後頭孔（大孔）**がある．大後頭孔の外側前部には**後頭顆**があり，環椎（第1頚椎）と関節し環椎後頭関節をつくる．**後頭鱗**は大後頭孔の後の広大な鱗状部で，外側面中央に**外後頭隆起**がある．

②**蝶形骨**（図 2・44）：後頭骨の直前で頭蓋底の中央にあり，羽をひろげた蝶の形をした含気骨である．中央部の**体**から左右に**小翼**，**大翼**が，下方に**翼状突起**が伸びる．体の内部は**蝶形骨洞**（副鼻腔）で占められる．体の上面は前後が高く中央部が深くくぼみ，鞍（くら）状を呈し**トルコ鞍**とよぶ．小翼は体前端の両側から伸び，根部に**視神経管**がつらぬく．小翼と大翼の間に**上眼窩裂**がある．大翼は体後部の外側から翼状に広がる部で，その根部に前方から順に**正円孔**，**卵円孔**，**棘孔**が開く．翼状突起は体と大翼との間の下面から下方に向かい，**内側板**，**外側板**（外面から外側翼突筋が起始する）からなる．内側板，外側板の後方の**翼突窩**から内側翼突筋が起始する．

③**側頭骨**（図 2・45）：脳頭蓋側壁の中央部と頭蓋底中央の両側をつくる骨であり，骨内に平衡聴覚器を収容する．**岩様部（錐体乳突部）**，**鼓室部**，**鱗部**の三部からなる．岩様部は外耳孔の後下方から突出する**乳様突起**（乳突部）と，内側に伸びた四角錐状の**錐体**からなる．乳様突

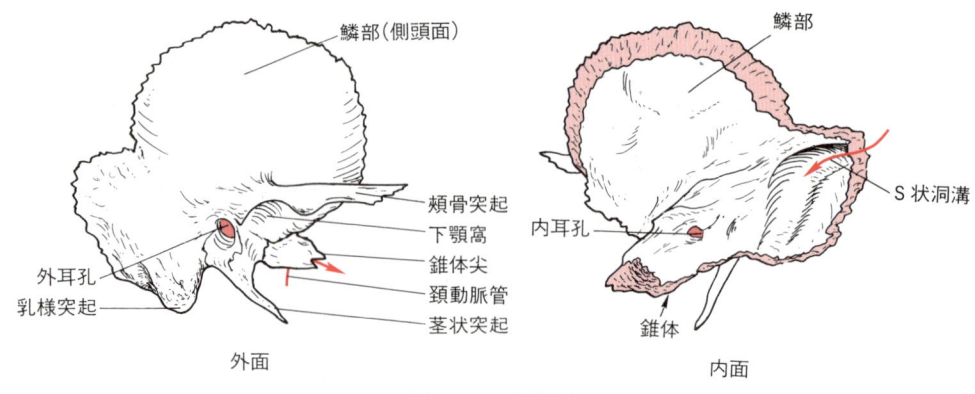

図 2・45 側頭骨

起は胸鎖乳突筋の付着部で，その内部は**乳突蜂巣**で占められる．乳様突起の前内側には茎状突起が突出する．錐体の尖端は破裂孔に向かい，ここに**頚動脈管**が開く．錐体の後面にはほぼ中央に**内耳孔**があり，**内耳道**に続く．錐体下面は鼓室部におおわれ**鼓室**をなす．鼓室の前方は耳管が開口し，後方は乳突蜂巣に続く．鼓室の壁の奥は内耳であり，**前庭**，**骨半規管**，**蝸牛**からなる骨迷路が存在する．鱗部は頭蓋側頭部を鱗状におおう部であり，頭頂骨と連結する（**鱗状縫合**）．外面である側頭面から突出する頬骨突起は頬骨側頭突起とともに頬骨弓をなす．頬骨突起の下端には**下顎窩**があり，下顎骨とともに**顎関節**をつくる．

④頭頂骨：脳頭蓋の上壁をなす四角形の皿のような形の扁平骨である．頭頂骨は前頭骨（**冠状縫合**），後頭骨（ラムダ〔状〕縫合），側頭骨（**鱗状縫合**）と縫合し，また左右の頭頂骨は正中線上で縫合する（**矢状縫合**）．外面は凸状で頭頂結節はとくに高くなる．その下に弓状の上側頭線と下側頭線がある．

⑤前頭骨：脳頭蓋の前部にある貝殻状の形をした含気骨（前頭洞）である．1個の骨であるが，発生的には左右別々に形成される（二分したままであるとその間に**前頭縫合**をつくる）．**前頭鱗**は額をつくる前壁であり，頭頂縁で頭頂骨と連結する（冠状縫合）．眼窩上縁には眼窩上孔（切痕），前頭切痕（孔）がある．**眼窩部**は眼窩の上壁をなす．**鼻部**は眉間の下方で鼻根の基部となる．

⑥篩骨：前頭骨の左右の眼窩部の間にある含気骨である．**篩板**は嗅神経を通す多数の孔があり，篩（ふるい）状になることからこの名が付けられた．正中線上には**鶏冠**が頭蓋腔に向かい突出する．**垂直板**は鼻中隔後上部をなす．**篩骨迷路**は篩骨の左右部をつくり，内部には多数の含気腔があり**篩骨洞**（**篩骨蜂巣**）とよび，前・中・後部に区分される．内側面には鼻道を分ける**上鼻甲介**，**中鼻甲介**が隆起する．中鼻甲介の下端は遊離し，そこに**半月裂孔**がある．

2）顔面頭蓋の構成

顔面頭蓋は**下鼻甲介**（2個），**涙骨**（2個），**鼻骨**（2個），**鋤骨**（1個），**上顎骨**（2個），**口蓋骨**（2個），**頬骨**（2個），**下顎骨**（1個），**舌骨**（1個）から構成される．

①**下鼻甲介**：中鼻甲介とほぼ同形の骨であり，篩骨，上顎骨，口蓋骨からは独立する骨である．
②**涙骨**：眼窩の前下内側壁にある長方形の骨で，篩骨迷路の前部を外側からおおう．

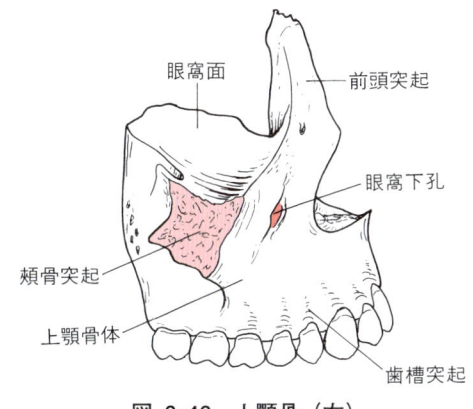

図 2・46 上顎骨（右）

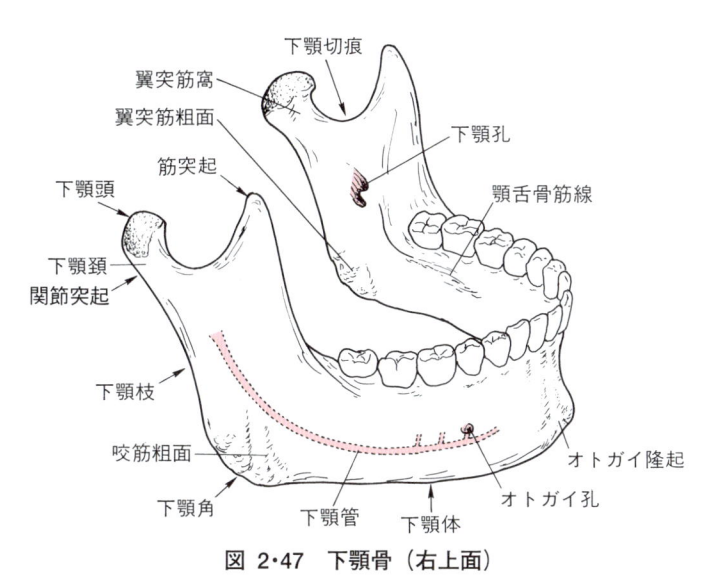

図 2・47 下顎骨（右上面）

③**鼻骨**：鼻根部にある長四角形の骨で，左右の鼻骨は正中部で互いに縫合する．
④**鋤骨**：鼻中隔の後下部をなす鋤（すき）形の薄い骨板である．
⑤**上顎骨**（図 2・46）：顔面の中央を占める含気骨（上顎洞）で，歯を釘植し，骨口蓋の主要部，骨鼻腔の側壁，眼窩下壁をなす．上顎骨の主要部は**上顎体**であり，その内部の大部分は**上顎洞**である．左右の上顎骨は正中口蓋縫合などで結合する．上顎体から，鼻腔と眼窩を境する**前頭突起**，頬骨と結合する**頬骨突起**，骨口蓋の約 2/3 を占める**口蓋突起**，歯を釘植する歯槽が並ぶ**歯槽突起**が出る．
⑥**口蓋骨**：骨口蓋の後部と鼻腔外側壁の後部をつくる骨であり，**水平板**，**垂直板**からなる．
⑦**頬骨**：顔面の頬の突出（側頭骨とともに頬骨弓をつくる）をつくる星形の骨で，眼窩の下外側にある．
⑧**下顎骨**（図 2・47）：顔面下部を占める馬蹄形の大きな骨で，**下顎枝**と**下顎体**からなる．下顎枝は**関節突起**と**筋突起**からなる．関節突起は**下顎頭**と**下顎頸**からなり，下顎頭は側頭骨の下

図 2・48　舌骨（右上面）

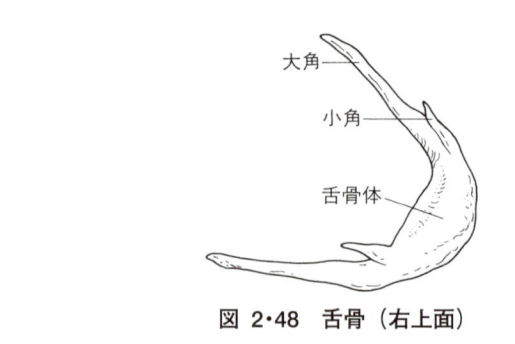

図 2・49　頭蓋冠

顎窩と**顎関節**をつくる．下顎頚の内側面のくぼみは**翼突筋窩**とよび，外側翼突筋が停止する．筋突起は**下顎切痕**をはさむ関節突起の前方の突起で，側頭筋の停止部となる．下顎枝の下端は下顎角で下顎体に移行する．下顎角の外側面は**咬筋粗面**とよび咬筋が停止し，内側面は**翼突筋粗面**で内側翼突筋が停止する．下顎枝の内面に下歯槽神経，下歯槽動・静脈が通る**下顎管**の入口である**下顎孔**が開口する．下顎体は弓状に弯曲し，前下方部は突出して**オトガイ**をつくる．オトガイの後面には二つの**オトガイ棘**があり，オトガイ舌筋とオトガイ舌骨筋が起始する．その下方に**二腹筋窩**があり顎二腹筋前腹が付く．下顎体の上縁は**歯槽部**で，歯と釘植する歯槽が弓状をなし，上顎骨の歯槽突起に対応する．下顎体の外側面中央部よりやや前方に下顎管の前端である**オトガイ孔**が開口し，オトガイ神経，オトガイ動・静脈が出る．下顎体の底部は下顎底とよぶ．

⑨**舌骨**（図 2・48）：喉頭の上方，舌根の下部にある馬蹄形をした骨で，頭蓋から分離独立する．**舌骨体**には舌骨上筋群と舌骨下筋群の大部分が起始，停止する．各 1 対の**大角**，**小角**にはおのおの茎突舌骨筋，茎突舌骨靭帯が付く．

3）**頭蓋冠**（図 2・49）

脳を入れる脳頭蓋の上部で，前頭骨（前頭鱗），頭頂骨，後頭骨（後頭鱗），側頭骨（鱗部）からなる．おのおのの骨は縫合（矢状縫合，冠状縫合，ラムダ〔状〕縫合，鱗状縫合）により連結

する．これらの骨は扁平骨に分類され，緻密質の**外板**，**内板**，その間にある海綿質の**板間層**（骨髄を入れる）の3層からなる．

①**外面（上面）**：前頭骨，頭頂骨には骨発生の骨化点であった部位に**前頭結節**，**頭頂結節**の高まりが存在する．

②**内面**：内面は脳硬膜と直接接する部位であり，硬膜に由来する構造が認められる．**動脈溝**は硬膜に分布する動脈（中硬膜動脈によるものがもっともはっきりする），**クモ膜顆粒小窩**は上矢状静脈洞の両側にあるクモ膜顆粒によるくぼみである．また内面の縫合は加齢に伴いしばしば骨化し，その縫合構造が認められないこともある．

4）頭蓋底

①**内頭蓋底**（図2・50）：頭蓋腔の底をなし，**前頭蓋窩**，**中頭蓋窩**，**後頭蓋窩**の三部からなる．内頭蓋底には大小種々の孔や溝があり，脳神経，動・静脈の通路となり，外頭蓋底，眼窩などへ連絡する．

ⓐ**前頭蓋窩**：前頭骨の眼窩部，篩骨の篩板および鶏冠，蝶形骨の小翼からなり，前頭葉を入れる．

ⓑ**中頭蓋窩**：蝶形骨体と大翼，側頭骨からなり，正中部に間脳，両側に側頭葉，後頭葉を入れる．中頭蓋窩の中央の高まりを**トルコ鞍**，その中心部にあるくぼみを**下垂体窩**とよび下垂体を入れる．トルコ鞍の前の隆起を鞍結節，後の隆起を**鞍背**とよぶ．トルコ鞍前端に視神経交叉溝があり，その外側端に**視神経管**があり，視神経（Ⅱ）と眼動脈が通る．小翼と大翼の間に**上眼窩裂**があり，動眼神経（Ⅲ），滑車神経（Ⅳ），外転神経（Ⅵ），眼神経

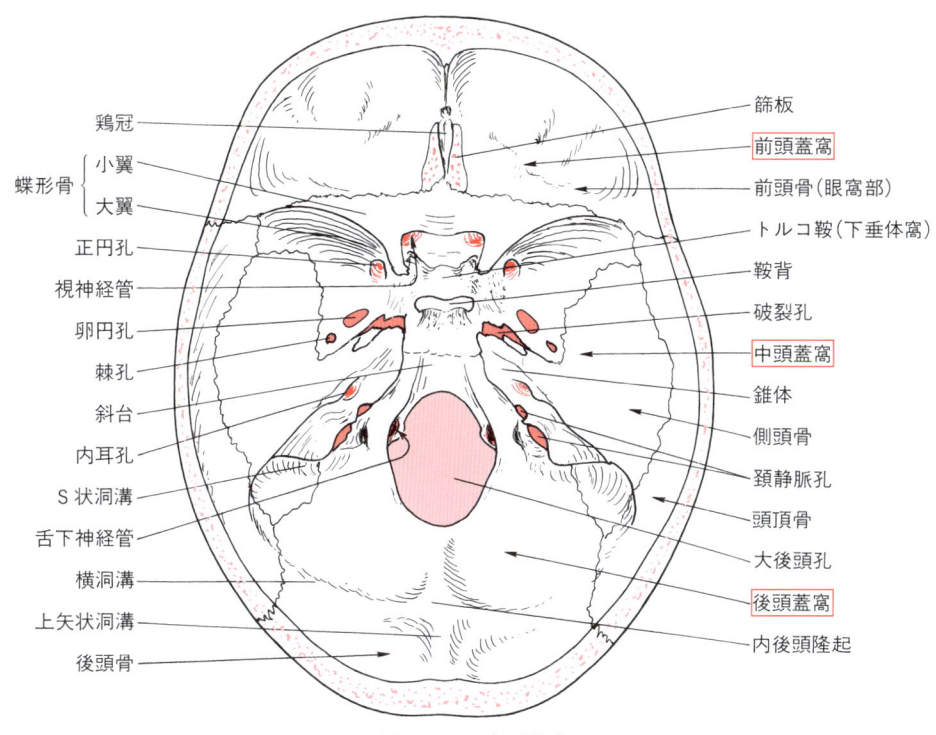

図 2・50　内頭蓋底

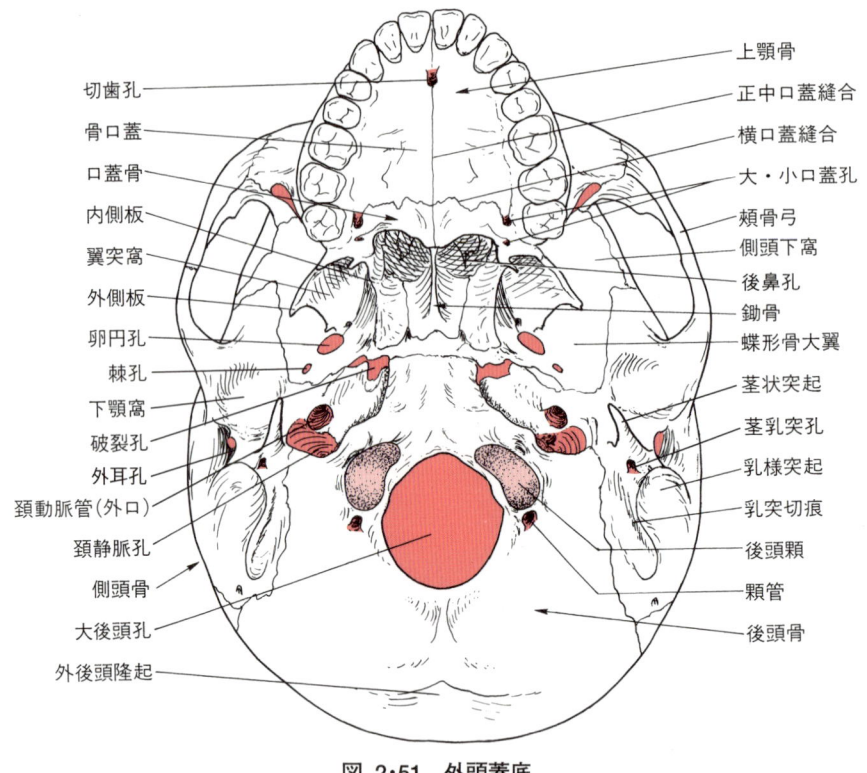

図 2・51 外頭蓋底

(V_1)，上眼静脈の通路となる．大翼根部には前から順に**正円孔**，**卵円孔**，**棘孔**があり，それぞれ上顎神経（V_2），下顎神経（V_3），中硬膜動脈が通る．**錐体**は錐体状の大きな隆起で，前内側を錐体尖とよび，その内側に**破裂孔**（蝶形骨，側頭骨，後頭骨の境界にできた隙間で，生体では軟骨で埋められる）がある．錐体尖は**頚動脈管（内口）**の縁の一部を形成する．**頚動脈溝**は頚動脈管に続き，内頚動脈を通す．

ⓒ**後頭蓋窩**：主として後頭骨からなり，外側は側頭骨，前方は蝶形骨からなる．鞍背から大後頭孔にかけてのスロープ状の部位は**斜台**とよび，その途中に**蝶後頭軟骨結合**がある．この正中部に中脳，橋，延髄を，両側に小脳を入れる．錐体の後斜面には**内耳孔**があり，顔面神経（Ⅶ），内耳神経（Ⅷ），迷路動脈が通る．錐体小脳面の下縁と後頭骨前外側部の間に**頚静脈孔**があり，内頚静脈のほかに舌咽神経（Ⅸ），迷走神経（Ⅹ），副神経（Ⅺ）が通る．後頭骨底部には延髄，椎骨動脈などを通す**大後頭孔**がある．この両側には舌下神経（Ⅻ）の通る**舌下神経管**がある．

②**外頭蓋底**（図 2・51）：下顎骨，舌骨を除いた頭蓋の底面をよぶ．前部は**骨口蓋**があり主として上顎骨からなり，後端は口蓋骨からなる．両骨は**横口蓋縫合**で結合する．骨口蓋の正中部は**正中口蓋縫合**により結合し，縫合の前方部に**切歯孔**があり，ここに左右の**切歯管**が開口し，鼻口蓋神経が通る．骨口蓋後外側隅に**大口蓋孔**（大口蓋神経，大口蓋動脈を導く），その後に**小口蓋孔**（小口蓋神経，小口蓋動脈を導く）が開口する．頬骨突起の下端には**下顎窩**があり，下顎骨とともに**顎関節**をつくる．下顎窩の前方の境は関節結節であるが，生体では関節面と

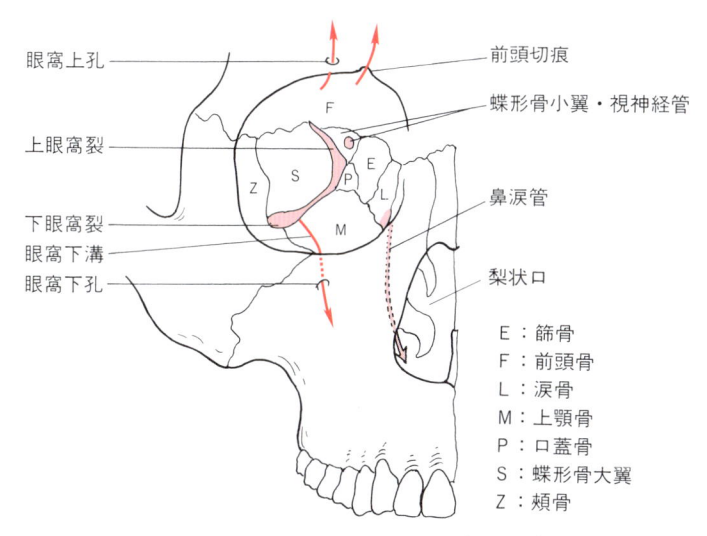

図 2·52 眼窩を構成する骨（右前面）

E：篩骨
F：前頭骨
L：涙骨
M：上顎骨
P：口蓋骨
S：蝶形骨大翼
Z：頬骨

ともに一続きの軟骨におおわれる．後部の中央には**大後頭孔**がある．大後頭孔の外側前部には**後頭顆**があり，環椎（第1頸椎）と関節し**環椎後頭関節**をつくる．後頭顆の基底部を後内方から前外方に向けて**舌下神経管**がつらぬく．後頭顆の後方に**顆管**があり導出静脈が通る．後頭顆の外側には**乳様突起**が突出し胸鎖乳突筋が付く．乳様突起の内側部は**乳突切痕**とよばれ，顎二腹筋後腹が起始する．乳様突起の前内側には**茎状突起**が突出し，茎突下顎靱帯，茎突舌骨靱帯，茎突舌骨筋，茎突咽頭筋などの起始部となる．茎状突起と乳様突起の間には顔面神経の出口である**茎乳突孔**が開口する．最後端部中央に**外後頭隆起**があり，頭部と頚部の境界線上の点となる．外後頭隆起から側頭骨乳様突起に向かい弧状の隆起線があり，これを**上項線**とよぶ．下方には**下項線**がある．

5）頭蓋前面

前頭骨，頬骨，鼻骨，上顎骨，下顎骨，蝶形骨からなる．顔面には眼窩，鼻腔，口腔がある．

①**眼窩**（図 2·52）：左右1対あり，眼球を入れる．眼窩口は角の丸まった四辺形を呈し，上縁を**眼窩上縁**，下縁を**眼窩下縁**とよぶ．上縁には**眼窩上孔**（眼窩上神経外側枝の通路．切痕となることもある），**前頭切痕**（眼窩上神経内側枝の通路．孔となることもある），下縁には**眼窩下孔**（眼窩下神経の通路）がある．

眼窩は上壁（前頭骨眼窩面と蝶形骨小翼），下壁（上顎骨眼窩面，頬骨眼窩突起，口蓋骨眼窩突起），内側壁（篩骨眼窩板，涙骨，上顎骨前頭突起，蝶形骨体），外側壁（頬骨眼窩面と蝶形骨大翼の眼窩面）の4壁からなり，7個の骨から構成される．眼窩壁には**視神経管，上眼窩裂，下眼窩裂**（眼窩下神経，頬骨神経，下眼静脈を通す），**眼窩下溝**（眼窩下管となり，眼窩下孔に通ずる．眼窩下神経，眼窩下動・静脈を通す）がみられる．

②**鼻腔**（図 2·53, 54）：梨状口で外界に開き，鼻腔は**後鼻孔**によって咽頭に連続する．**鼻中隔**（篩骨垂直板と鋤骨，および一部は軟骨からなる）により左右に分かれる．固有鼻腔には**上鼻甲介，中鼻甲介**と**下鼻甲介**が突出し，鼻道すなわち**上鼻道，中鼻道，下鼻道**および総鼻道を

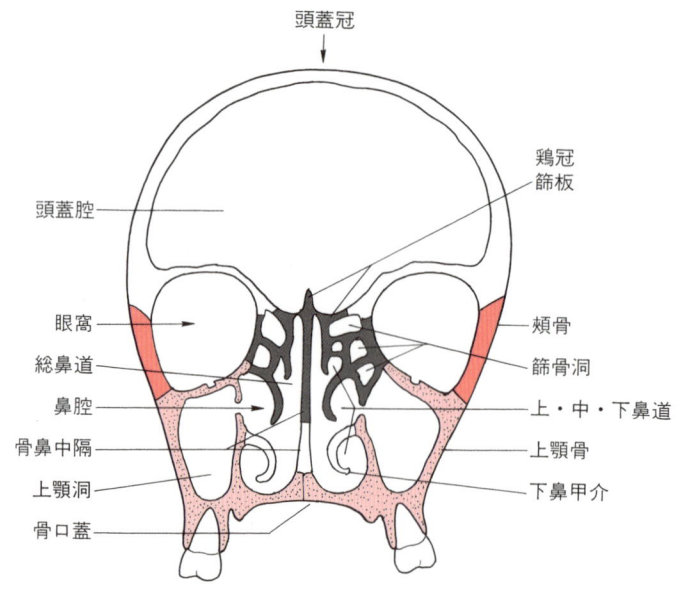

図 2・53 頭蓋の前頭断面

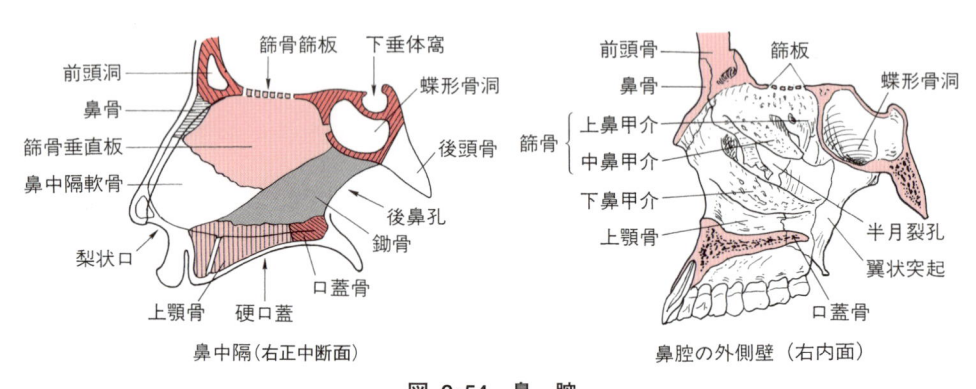

図 2・54 鼻腔

鼻中隔（右正中断面）　　　鼻腔の外側壁（右内面）

つくる．
③ **副鼻腔**：鼻腔を構成する骨のうち **前頭骨**，**蝶形骨**，**篩骨**，**上顎骨** には含気腔があり，それぞれ1対の **前頭洞**，**蝶形骨洞**，**篩骨洞（篩骨蜂巣）**，**上顎洞** をなし鼻道に開口する．

6）頭蓋側面
頭蓋側面で上部と後部は脳頭蓋，前下部は顔面頭蓋である．
① **側頭部**（図 2・42）：側頭骨，蝶形骨，頬骨からなる．頭頂骨から前頭骨にかけて鱗状縫合にほぼ平行に2本の **上・下側頭線** があり，おのおの側頭筋膜，側頭筋が起始する．眼窩下縁の水平面上に **頬骨弓** がある．頬骨弓の前半は頬骨の側頭突起，後半は側頭骨の頬骨突起で，側頭頬骨縫合がその結合部にあたる．前2/3の下縁から咬筋が起始する．頬骨弓上縁は平坦で **ドイツ水平線**（眼耳水平線，フランクフルト平面：外耳孔と眼窩下縁を結ぶ線で，頭蓋の計測，X線学的な位置決定に利用される）に一致する．頬骨弓の後端の下面に **下顎窩**，後方に **外耳孔** があり，外耳孔の後方に乳様突起がある．

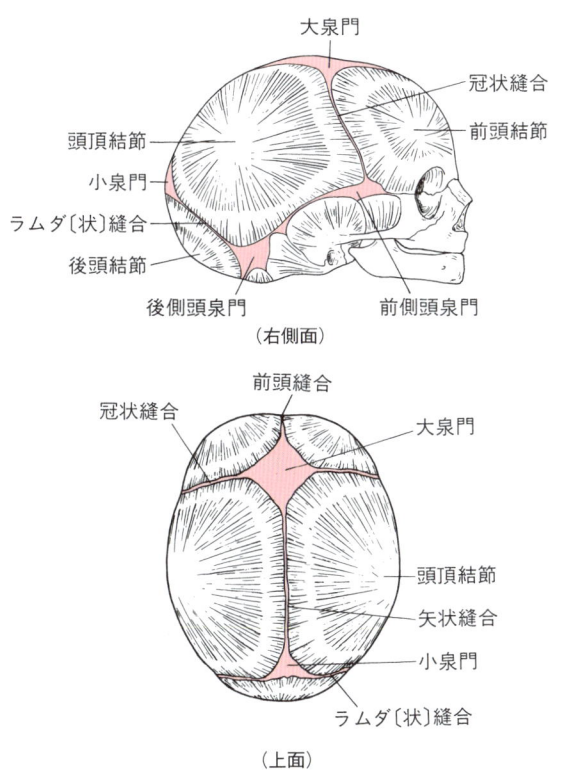

図 2・55 新生児の頭蓋（泉門を示す）

②**翼口蓋窩**：翼口蓋窩は側頭下窩の内側で，上顎体と翼状突起が接合する間の翼上顎裂から奥深く入ったところにある縦の裂け目で，翼口蓋神経節を入れる．翼突管には翼突管神経，すなわち大錐体神経（副交感神経），深錐体神経（交感神経）が入る．翼口蓋窩の後壁を構成する翼状突起は蝶形骨の下方の突起で，内側板・外側板からなる．

7）頭蓋泉門（図 2・55）

脳頭蓋骨の大部分は結合組織性の骨化（骨化点は前頭結節，頭頂結節として残る）によってしだいに間隔をせばめていくが，胎児期には各骨の間には距離があり，新生児でも骨間が離れて結合組織性の膜でふさがっている．この部を**頭蓋泉門**とよび，**大泉門**（1個），**小泉門**（1個），**前側頭泉門**（1対），**後側頭泉門**（1対）がある．

①**大泉門**：新生児には成人にみられる縫合以外に前頭骨中央に**前頭縫合**があり，これと**冠状縫合**，**矢状縫合**の交点の部分（左右の前頭骨，左右の頭頂骨）にみられる菱形の大きな泉門をいう．

②**小泉門**：矢状縫合，ラムダ〔状〕縫合の交点の部分（左右の頭頂骨と後頭骨）にみられる三角形の小さな泉門をいう．

③**前側頭泉門**：鱗状縫合の前方部の頭頂骨と蝶形骨との間にみられる泉門をいう．

④**後側頭泉門**：鱗状縫合の後方部の頭頂骨と側頭骨乳突部との間にみられる泉門をいう．

小泉門は生後約 3 カ月，前側頭泉門は生後約 6 カ月，後側頭泉門は生後約 18 カ月，最後に大泉門は生後約 36 カ月で閉じる（泉門の閉鎖時期に関して，大泉門は 18〜36 カ月，小泉門は 3〜

図 2・56 顎関節（右）

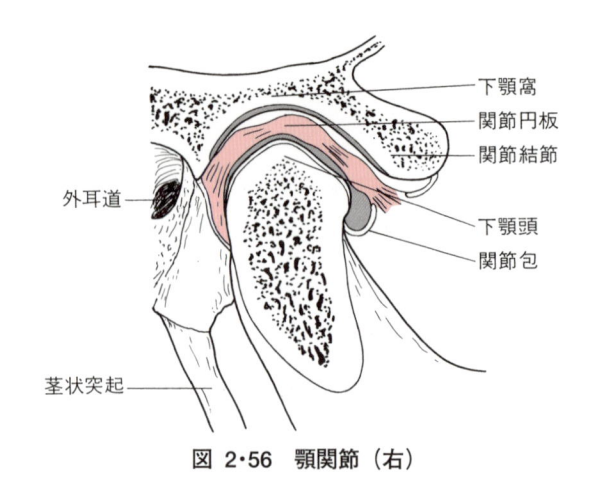

12 カ月，前側頭泉門は 6〜12 カ月，後側頭泉門は 12〜18 カ月などと，かなりの幅をもって報告されている）．

8）顎関節（図 2・56）

下顎骨の**下顎頭**と側頭骨の**下顎窩**との間につくられる関節を顎関節とよび，各頭蓋骨間の連結としては唯一の関節（**楕円関節**）である．関節腔内には関節円板がみられ，これにより関節腔は二分される．顎関節は**外側靱帯**，**蝶下顎靱帯**，**茎突下顎靱帯**の三つの靱帯により補強される．

顎関節での運動はおもに咀嚼運動であるが，左右の関節が共同して①**下顎体の上下運動**（口の開閉），②**下顎骨の前進と後退**，③**臼磨運動**（側方への一種の回旋運動）の 3 種類の運動が行われる．

B 筋 系

運動系で取り扱う筋は**骨格筋**であり，組織学的にはすべて**横紋筋**である．筋はかならず一つ以上の関節を越えて存在する．例外として筋の一端が皮膚に付着し，皮膚を動かす作用のある**皮筋**というものがある．人体には 600 以上の筋があり，体重の約 40〜50％を占めている（図 2・57，58）．

1 骨 格 筋

a．筋の形態と起始，停止

筋によってその形態はさまざまである．紡錘状筋，羽状筋，半羽状筋，多頭筋，多腹筋，鋸筋，輪筋などである（図 2・59）．

紡錘状筋は体肢に多く存在する．中央部のふくらんでいるところを**筋腹**といい，体幹に近いほうを**筋頭**，遠位端を**筋尾**という（図 2・60）．

多頭筋とは筋頭が二つ以上あるもので，二頭筋，三頭筋，四頭筋などとよばれる（例：上腕二頭筋，上腕三頭筋，大腿四頭筋）．

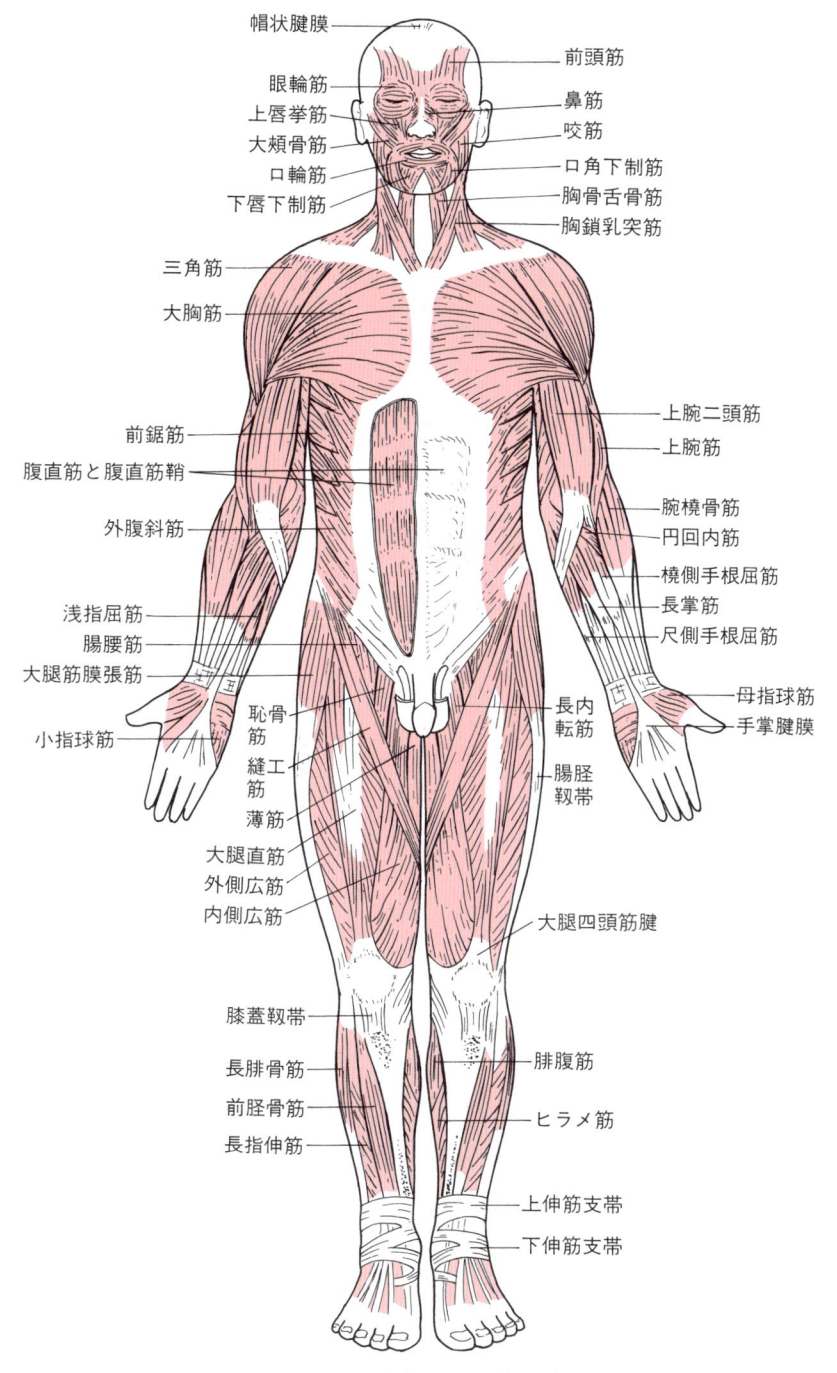

図 2・57　全身の筋肉（前面）

　筋の**起始**とは，筋の両端のうち動きの少ないほうをさし，動きの多いほうは**停止**（または付着）という．体肢の筋では起始と停止はきわめて明瞭で，起始は体幹に近い近位端，停止は体幹から遠い遠位端である．体幹の筋では起始と停止がはっきりしない筋もあり，便宜上，脊柱に近いほうを起始，上下方向に走る筋では骨盤に近いほうを起始とする．

　各筋の起始，停止を覚えることは非常な努力と時間を要するが，後述する筋の作用を理解する

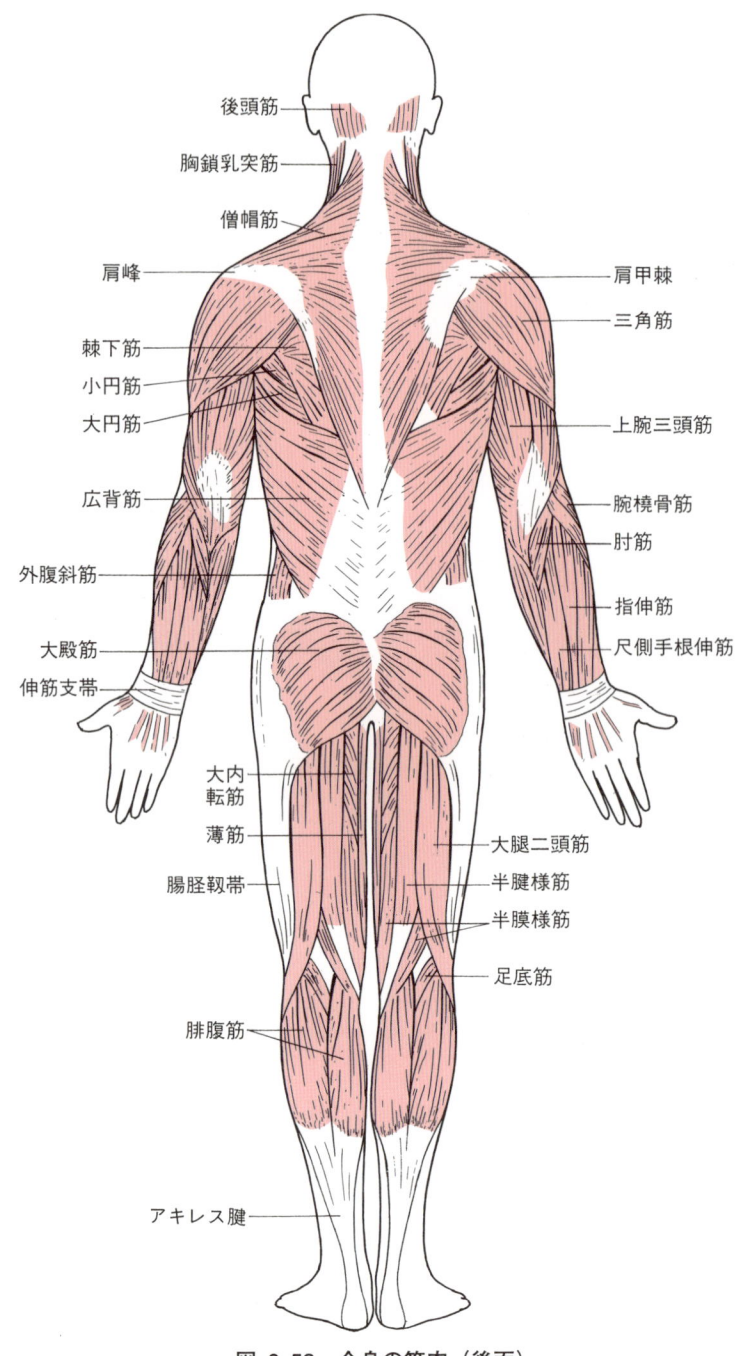

図 2・58　全身の筋肉（後面）

ときには，はなはだ重要である．つまり筋が収縮するとき，停止部は起始部に最短で接近するように働くからである．起始と停止を知ることは筋の作用を理解する前提となる．

b．筋の作用

筋の収縮によって各部を動かす様式はさまざまであるが，個々の筋線維が収縮する力は一定である．筋が強く収縮したりあるいは弱く収縮することができるのは，そのとき関与している筋線

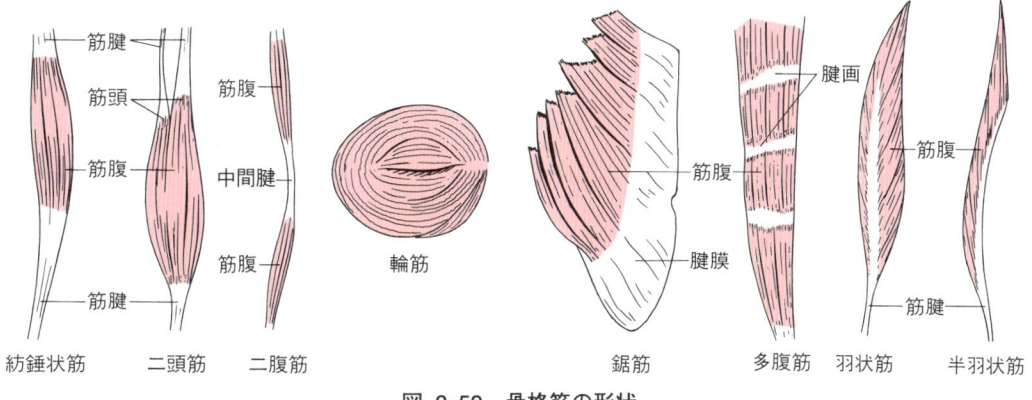

図 2・59 骨格筋の形状

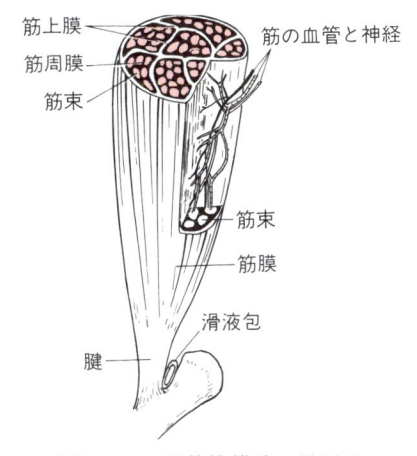

紡錘状筋　二頭筋　二腹筋　　　　　輪筋　　　　　　鋸筋　　　多腹筋　羽状筋　半羽状筋

図 2・60 骨格筋構造の模型図

維の数による．次に，筋の作用に関する用語を述べる．

1) 屈曲と伸展（図2・61）

屈曲は関節の作る角度を小さくするような運動であり，伸展はその逆に角度を大きくする運動である．たとえば，肘関節の屈曲とは肘を曲げることであり，膝関節の伸展とは膝を伸ばすことである．さらに，頭では前屈，後屈，手では掌屈，背屈，橈屈，尺屈，足では背屈，底屈などと表現されることがある．

2) 外転と内転（図2・62）

外転は体肢を体幹から遠ざける運動であり，逆に近づける運動を内転という．例えば，上・下肢を外側（横）にあげる運動（側方挙上）が外転であり，おろす運動が内転である．また，指では手の指の場合は中指（第3指），足の指の場合は第2指が中心となり，他の指がこれに近づくとき内転，遠ざかるときは外転という．

3) 回外と回内（図2・63）

前腕の運動にみられる．すなわち，上肢を下垂して手掌が前方に向いた状態を回外といい（肘

図 2・61 屈曲と伸展

図 2・62 外転と内転

図 2・63 回外と回内

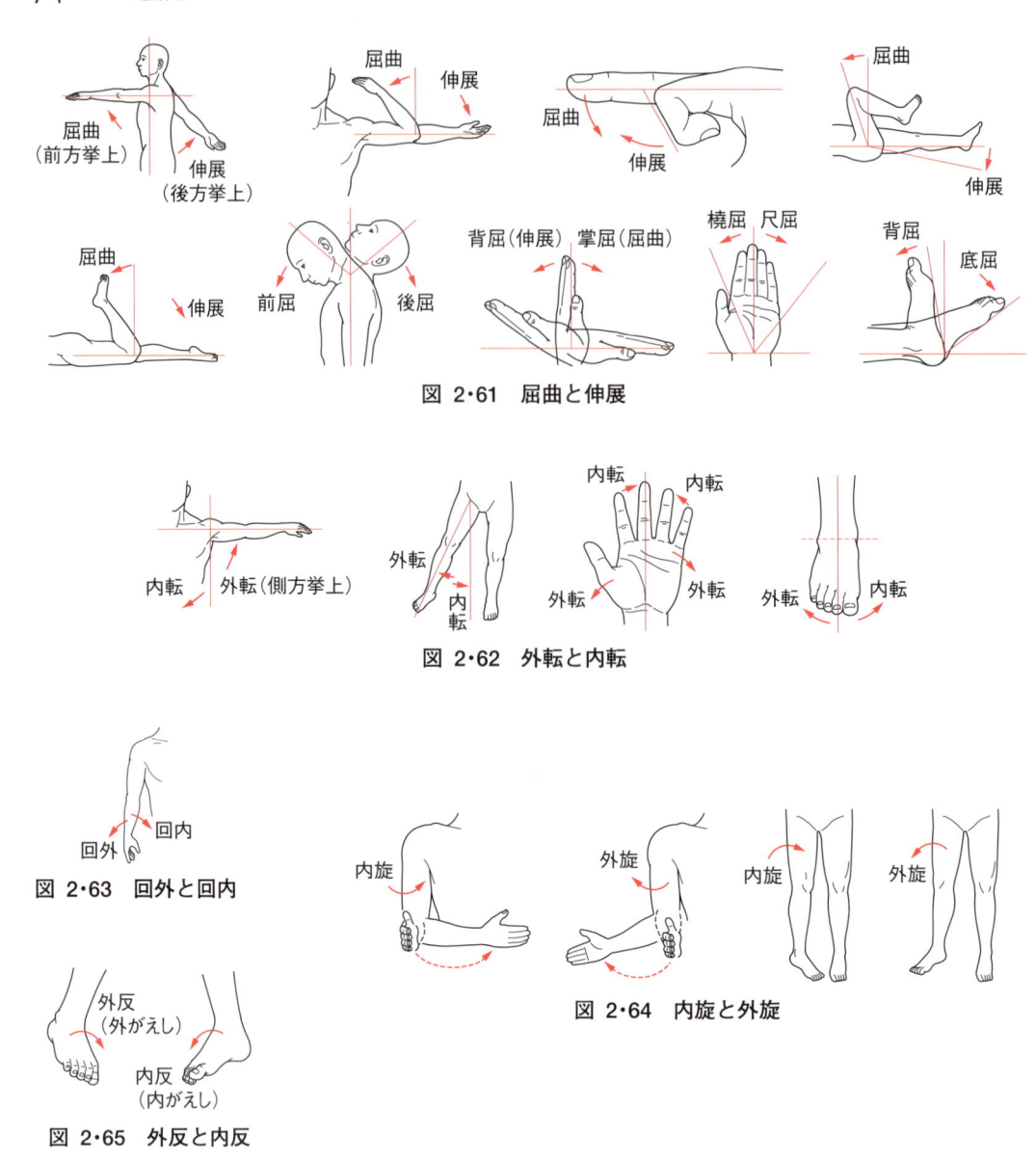

図 2・64 内旋と外旋

図 2・65 外反と内反

関節屈曲位では手掌は上を向く），回内は上肢を下垂したとき手背が前方を向く（肘関節屈曲位では手背が上を向く）運動である．

4）外旋と内旋（図 2・64）

上腕，大腿にみられる運動である．すなわち，上腕，大腿の前面が外側に回転する運動が外旋であり，内旋は上腕，大腿の前面が内側に回転する運動である．例えば，手を後ろで組む動作には上腕は内旋しているし，前腕は回内している．

5）外反（外がえし）と内反（内がえし）（図 2・65）

足首の関節に見られる運動である．例えば，一方の足の足底を他方の足に向けた場合，内反という．その逆が外反である．

6）挙上と下制

挙上は引きあげる運動，下制は引きさげる運動を指す．

7）括約と散大

括約は開口部を閉じる運動であり，散大は開口部を開く運動を指す．たとえば，括約筋，散大筋などに用いられる．

これらの運動は一つの筋のみで行われることは少なく，いくつかの筋の協調によってなされる．同一の方向に運動する筋を**協力筋**といい，反対の運動を行う筋を**拮抗筋**という．とくに一つの運動の主力となる筋を**主力筋**（主動作筋）という．

c．筋の補助装置

筋が収縮する（運動をする）とき，これを円滑に行うために次のような補助装置がある．

1）筋　　膜

筋膜は筋の表面を包む結合組織の膜である．筋を保護し，その位置に支持し，収縮を制限する．また，筋の収縮の際に隣接する筋との摩擦を軽減する．

2）筋 支 帯

体肢の遠位部（手首や足首）には多くの筋の腱が走行しているが，これらが浮きあがるのを防いでいる．屈筋支帯，伸筋支帯とよばれる．

3）滑 液 包

筋や腱が骨，靱帯，皮膚などに接する部位には，その両者の間にあって摩擦を軽減するため，なかに滑液を入れた小嚢がある．この小嚢を滑液包という．滑液包は筋の起始・停止の付近，関節の近くに多い．滑液包には筋膜下滑液包，皮下滑液包などがある．

体肢などの長い腱は，周囲の組織との摩擦を防ぐために滑液包によって包まれることがある．これを**滑液鞘**といい，腱鞘ともよばれる（図 2・66）．

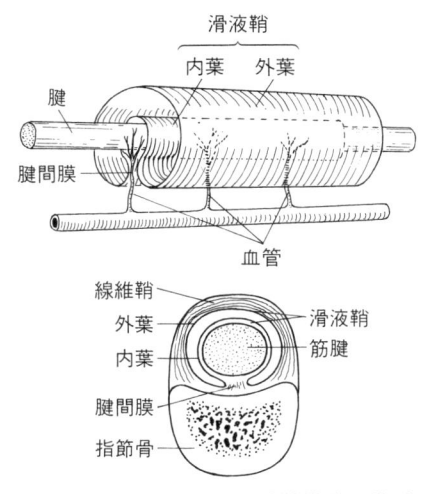

図 2・66　滑液鞘の構造と腱鞘構造の模型図

4）種子骨

腱が関節を越えて走行するとき，その部位の摩擦に抵抗するために小骨が介在することがある．これを種子骨という．膝蓋骨は，大腿四頭筋の腱のなかにある人体中最大の種子骨である．

5）筋滑車

腱の走行を転換するための装置で，靱帯の環または骨などからできている．上斜筋，顎二腹筋などには典型的な滑車がみられる．

d．筋の神経

筋の神経には**運動神経**，**感覚神経**および**自律神経**がある．

運動神経は，脳・脊髄から**遠心性**に筋の収縮や緊張の命令を伝えるもので，感覚神経は筋の痛覚や緊張度を脳・脊髄に伝える**求心性**の神経である．これらの神経を**支配神経**とよぶ．

自律神経はおもに交感神経で，筋の血管に分布し，筋の血流に関係する．

運動単位とは，1個の運動神経細胞が支配する筋線維をいい，筋によって神経が支配する筋線維の数は異なる．すなわち，精巧な運動を行う筋は1個の運動神経細胞が支配する筋線維の数は少なく，運動単位は小である．

2 頭部の筋

頭部の筋には**顔面筋（表情筋）**と**咀嚼筋**がある．

顔面筋とは，顔面の骨から起こって皮膚に停止する**皮筋**である．皮筋は皮膚にしわやくぼみをつくり，顔面の表情をつくる．顔面筋はすべて**顔面神経**（第Ⅶ脳神経）の支配を受ける．

咀嚼筋は顔面筋の深部にあり，下顎骨を動かし（顎関節の運動），咀嚼にあずかる．咀嚼筋はすべて**三叉神経**（第Ⅴ脳神経）の第3枝（**下顎神経**）によって支配される．

a．顔面筋（表情筋）

顔面筋（表情筋）は本来，眼，耳，鼻，口などを開閉する働きであったが，ヒトでは耳介などの筋は退化的である．しかし，喜怒哀楽を表したり，言語を発したりするため分化した筋もある（図2・67，68）．

1）頭蓋表筋

後頭前頭筋である．頭蓋冠は**帽状腱膜**という広く扁平な腱膜におおわれ，帽状腱膜が中間腱膜となって，その前後に**前頭筋**と**後頭筋**がある．前頭筋は眉を引きあげ，額に横しわをつくる．

2）眼の周囲の筋

眼輪筋は内側眼瞼靱帯とその付近の骨から起こり，眼裂を輪状に取り囲む．眼瞼部は軽く眼を閉じ，眼窩部は眼瞼部の周囲にあって強く眼を閉じるときに働く．このほか，眉間に縦しわをつくる**皺眉筋**，横しわをつくる**鼻根筋**や，眉を内下方に引く**眉毛下制筋**などがある．

3）鼻の周囲の筋

鼻の周囲の筋は，本来鼻孔の開閉と位置を変える働きであるが，ヒトでは退化的である．深呼吸，鼻翼呼吸に際しては鼻孔を広げるように働く．**鼻筋**などがある．

4）口の周囲の筋

口の周囲には多くの筋がある．口裂を開くものと閉じるもののほかに，唇の形を変えるもの，

図 2・67 顔面の筋（表情筋）

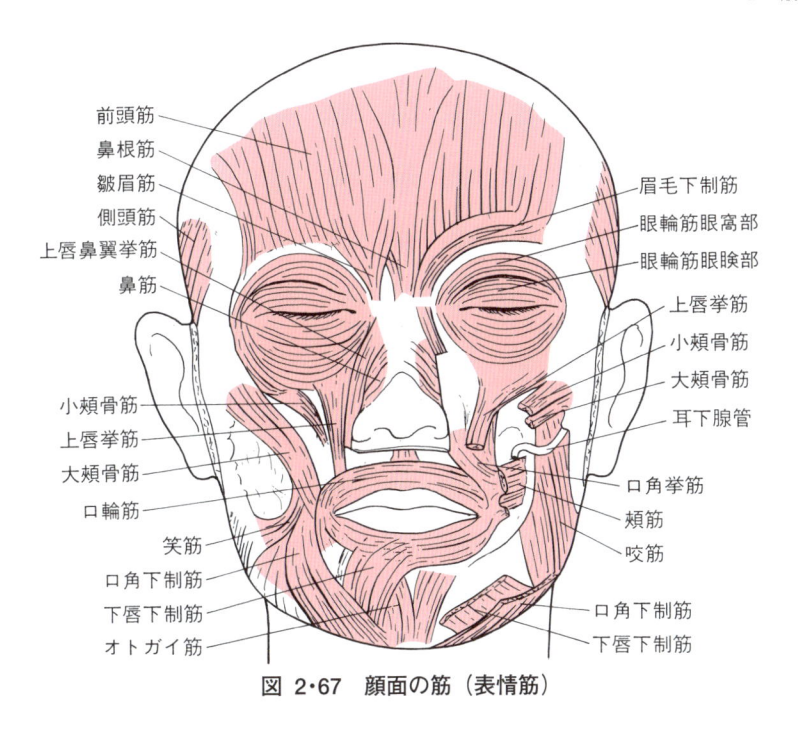

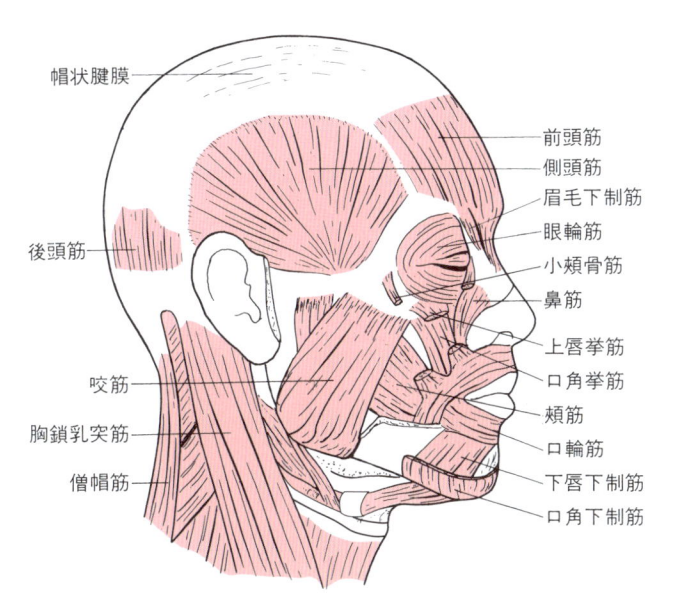

図 2・68 顔面の筋と側頭筋，咬筋（咀嚼筋）

言葉の発声に関与するものなど重要な役割がある．口を閉じる筋は**口輪筋**のみで，口裂を輪状に取り囲み，中心部の筋束は口を軽く閉じ，周縁部の筋は口を強く閉じ，さらに口唇を前方に突き出す（口笛など）働きがある．他の筋は口裂を中心に放射状に走り，口を開く働きがある．**上唇挙筋，大・小頬骨筋，口角挙筋**などは，上唇，口角を外上方に引きあげる働きがある．**笑筋**は口角を外方に引き頬にくぼみを生じ，えくぼをつくることがある．このほか，口を"へ"の字にする**口角下制筋**，下唇を下方に引く**下唇下制筋**，もっとも深層にあり頬を緊張させ，吸ったり吹い

表 2・1 咀嚼筋

筋名	起始	停止	神経	作用
咬筋	頬骨弓（頬骨）	咬筋粗面	下顎神経（三叉神経の第3枝）	下顎骨の挙上
側頭筋	側頭鱗	筋突起		下顎骨の挙上 下顎骨の後方移動
外側翼突筋	蝶形骨翼状突起	下顎頚		下顎骨の前方移動
内側翼突筋	蝶形骨翼状突起	下顎角の内面		下顎骨の挙上

たりするときに働く**頬筋**などがある．

5）耳の周囲の筋

上耳介筋，前耳介筋，後耳介筋などがあるが，ヒトでは退化的で，耳介を動かすことができる人は少ない．

顔面神経麻痺の症状には，①眼輪筋の麻痺（眼を完全に閉じることができない），②口の周辺の筋の麻痺（口角が下垂しよだれをみせる，鼻唇溝が不明瞭となる，口笛が吹けない，歯をみせることができないなど），③前頭筋の麻痺（額に横しわができない）などがある．

b．咀嚼筋

咬筋，側頭筋，外側翼突筋，内側翼突筋の4筋からなる（**表2・1**）．

咬筋は咀嚼筋のうちでは浅層にある筋のため，収縮させる（歯を食いしばる）と，ほぼ全体を下顎角より上で触れることができる．

側頭筋は側頭窩から広く起こり，こめかみの部位でその収縮を触れることができる．

下顎の挙上には咬筋，側頭筋，内側翼突筋が作用する．

下顎を前方に移動するときには，両側の外側翼突筋が作用し，これを戻すときには側頭筋の後部線維が働く．内側翼突筋は下顎を引きあげる．外側（および内側）翼突筋が，一側のみ働くと下顎を反対側に動かし，左右交互に収縮すれば下顎の臼磨運動となる．

3 頸部の筋

頸部には次のように分類される筋がある．（　）は支配神経を表す．

- 浅頸筋：広頸筋（顔面神経）
- 外側頸筋：胸鎖乳突筋（副神経と頸神経叢の枝）
- 前頸筋
  舌骨上筋群：顎二腹筋（顔面神経と下顎神経），茎突舌骨筋（顔面神経），顎舌骨筋（下顎神経），オトガイ舌骨筋（舌下神経を通る第1頸神経）
  舌骨下筋群：胸骨舌骨筋，肩甲舌骨筋，胸骨甲状筋，甲状舌骨筋（頸神経ワナ）
- 後頸筋（頸神経の前枝）
  椎前筋群：頸長筋，頭長筋，前頭直筋，外側頭直筋
  斜角筋群：前斜角筋，中斜角筋，後斜角筋

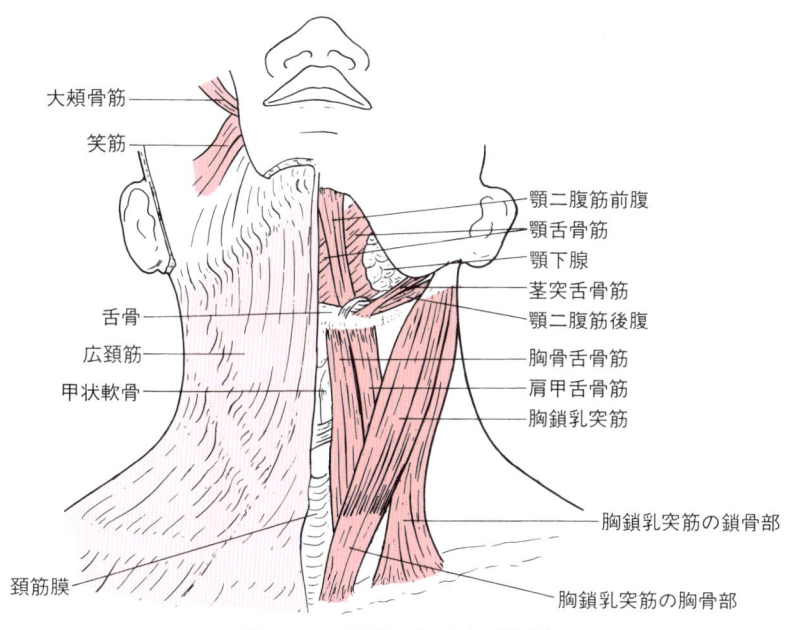

図 2・69 頚部の筋（1）（浅層）

a. 広 頚 筋

下顎骨下縁から起こり，上方は口角周囲の筋と混ざり，下方は鎖骨を越えるあたりまで走る広い皮筋である．下唇や口角を下外側に引き，前頚部の皮膚を緊張させる（図 2・69）．

b. 胸鎖乳突筋

胸骨，鎖骨から起こり，側頭骨の乳様突起に停止することから命名された．胸骨部は胸骨上端，鎖骨頭は鎖骨の内側 1/3 に起始し，上後方に走る強大な筋である．一側が働くとその反対側にオトガイを回す．両側が働くと頭を後屈する（首をすくめる）．また，前部の線維が両側働くと，頭を前屈する（背臥位で枕から頭をもちあげる）．

神経は**副神経**（第 XI 脳神経）と頚神経（C_2, C_3）の二重神経支配を受けるが，後者は感覚線維といわれる．斜頚は胸鎖乳突筋の線維化，短縮によって起こる（図 2・69, 70）．

c. 前頚筋（図 2・69, 70）

1）舌骨上筋群

前記の 4 筋からなり，頭蓋底，下顎骨と舌骨とを結ぶ筋で，口腔底を形成する．舌骨が固定されているときは，下顎を下に引く（**開口運動**）．また，下顎骨が固定されているときは，舌骨を上に引きあげる．この運動は嚥下の際に重要である．

2）舌骨下筋群

舌骨上筋群と同様に 4 筋からなる．舌骨下筋群は舌骨を下に引く．舌骨上筋群と同時に働くと，舌骨を固定し，開口運動に働く．

d. 後 頚 筋

項部にある筋という意味ではない．頚椎の前面にある椎前筋群と，外側面にある斜角筋群とに分類できる（図 2・70, 71）．

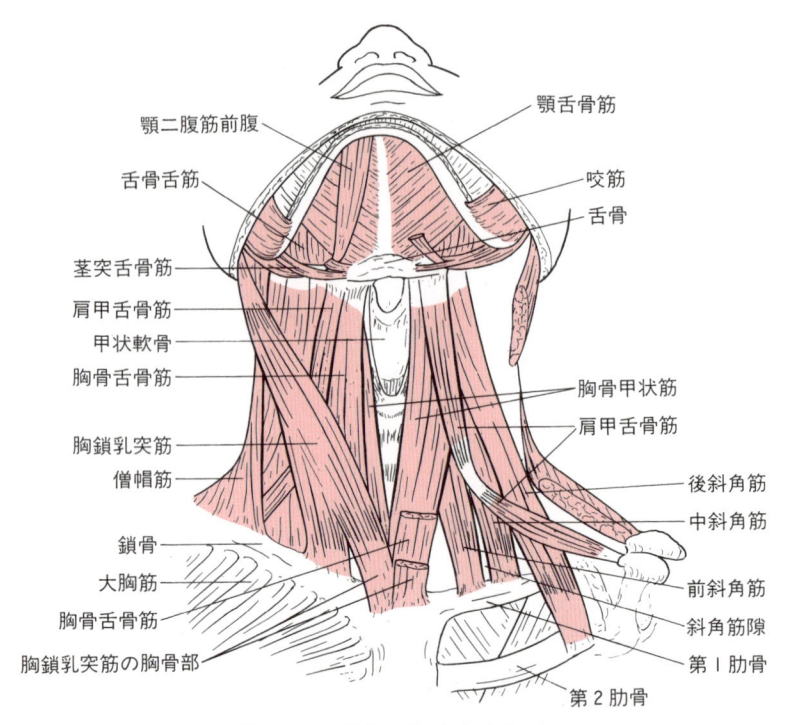

図 2・70 頸部の筋（2）（浅層）

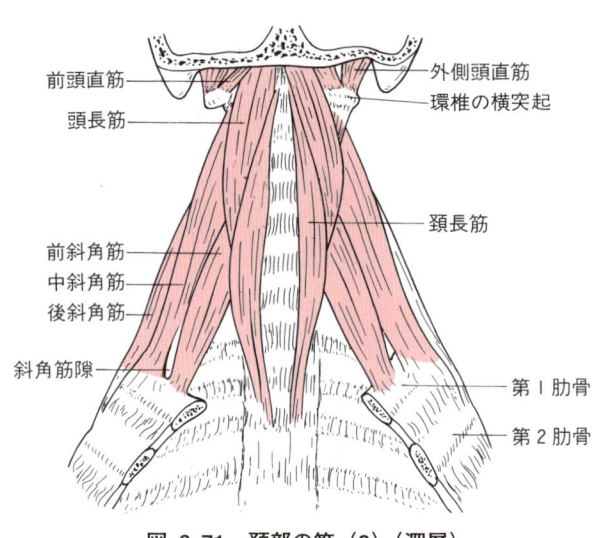

図 2・71 頸部の筋（3）（深層）

1) 椎前筋群

両側の頸長筋，頭長筋，前頭直筋が働けば，頸部および頭を前屈させる．一側が働けば，外側頭直筋とともに頭を同側に曲げる．

2) 斜角筋群

頸椎の横突起から起こり，前・中斜角筋は第1肋骨，後斜角筋は第2肋骨に停止する．肋骨が固定されていれば，頸椎を側方に曲げる．頸椎が固定しているとき斜角筋が収縮すれば，第1，

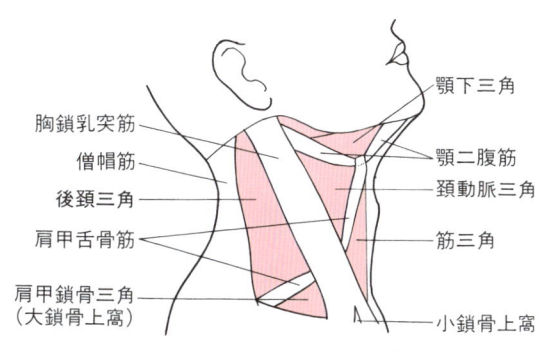

図 2・72　頚部の三角（模型図）

2 肋骨は引きあげられる．すなわち，呼吸筋の補助をなす（吸息）．

　前・中斜角筋が第1肋骨に停止する部位には**斜角筋隙**とよばれる間隙があり，ここを**鎖骨下動脈**（上肢に血液を供給する）と**腕神経叢**（上肢の支配神経の束）が通過する（図2・14）．そのため，それらが圧迫されると頚，肩，腕の痛み，感覚障害，麻痺，筋の萎縮がみられることがある．これを**斜角筋症候群**という．

e．頚部における三角

　頚部には，いろいろな筋によって三角形状に囲まれる部位ができる（図2・72）．それぞれの部位には頚部の臓器，神経，血管が存在し，臨床的に重要である．

　胸鎖乳突筋の前縁と下顎骨の下縁，および正中線によって囲まれる**前頚三角**は，次の三角に分けられ，そこに存在するものを列記すると，**顎下三角**（顎下腺，顎下リンパ節，顔面動静脈，舌下神経，舌神経），**頚動脈三角**（総頚動脈，内頚静脈，迷走神経），**筋三角**（舌骨下筋群，浅頚リンパ節）などがある．

4　胸部の筋 （表2・2）

- 浅胸筋：大胸筋，小胸筋，前鋸筋，鎖骨下筋（腕神経叢の枝）
- 深胸筋：外肋間筋，内肋間筋，最内肋間筋（肋間神経）
- 横隔膜：（横隔神経）

　浅胸筋は上肢を体幹に結合する筋で，**上肢の運動**に関与する．深胸筋は**肋骨の運動**に関与し，横隔膜とともに呼吸運動を行う．

a．大　胸　筋

　小胸筋とともに腋窩の前壁をつくる．鎖骨部，胸肋部，腹部から起こり，扇形をなして上腕骨の大結節稜に停止する（図2・73）．大結節稜は上腕骨の上部前面にあるため，上腕を内転すると同時に内旋する作用がある．また鎖骨部は，上腕の屈曲と水平屈曲に関与する．さらに両腕を広げて深呼吸するときは，肋骨を引きあげるので呼吸の補助筋となる．

　支配神経は腕神経叢の内側神経束から出る内側胸筋神経と，外側神経束から出る外側胸筋神経である．

表 2·2 浅胸筋

筋 名	起 始	停 止	神 経	作 用
大胸筋	鎖骨（内側1/2）胸骨と肋軟骨腹直筋鞘	上腕骨大結節稜	内側胸筋神経外側胸筋神経	肩関節の屈曲，内転・内旋，呼吸補助筋
小胸筋	第2〜5肋骨	烏口突起	内側胸筋神経外側胸筋神経	肩甲骨を前方，下方に引く 呼吸補助筋
鎖骨下筋	第1肋骨	鎖骨	鎖骨下筋神経	鎖骨を下内方に引き，胸鎖関節を保護する
前鋸筋	第1〜9肋骨	肩甲骨内側縁	長胸神経	肩甲骨を前に引く．下角を前に引いて肩甲骨を回す

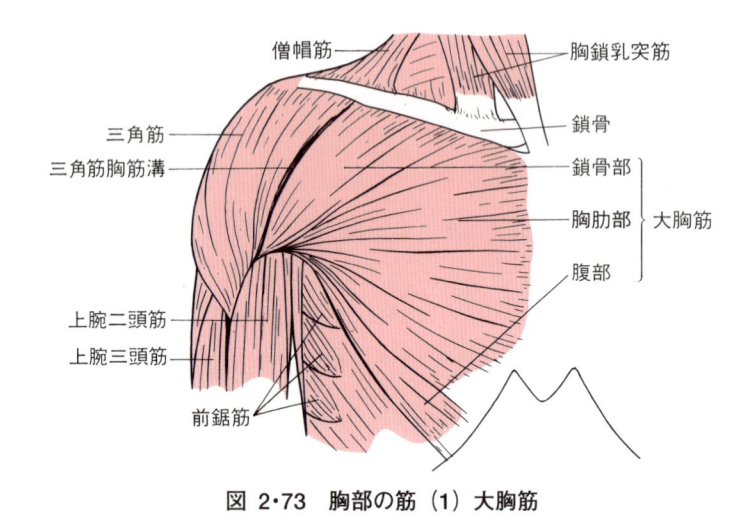

図 2·73 胸部の筋（1）大胸筋

b. 小 胸 筋

大胸筋の下層にある扁平な三角形の筋である．この筋の収縮により，肩甲骨の関節窩が下前方に引かれる．たとえば，物を落としたときに腕を伸ばして拾うような場合である．また，肩甲骨が固定されているときには起始部をもちあげるため，呼吸の補助筋となる（図 2·73）．

c. 鎖骨下筋

第1肋骨と鎖骨の下面をつなぐ筋で，上肢の運動時に鎖骨を固定する役目がある（図 2·74）．

d. 前 鋸 筋

上位の肋骨の側面から起こり，肋骨と肩甲骨の間を通り肩甲骨の内側縁に広く停止する．起始部が鋸状の筋尖を呈するために名づけられた．この筋は肩甲骨を前方に引く作用がある．たとえば上腕を前方に強く突き出すときである．また，肩甲骨の下角付近に停止した部位が強く収縮したときには，肩甲骨の回旋が起こる．たとえば上腕が水平位にあるとき，上腕骨をさらに外転さ

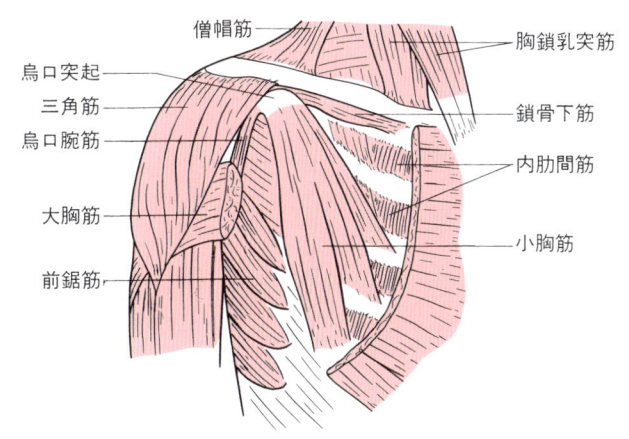

図 2・74 浅胸筋（2）小胸筋

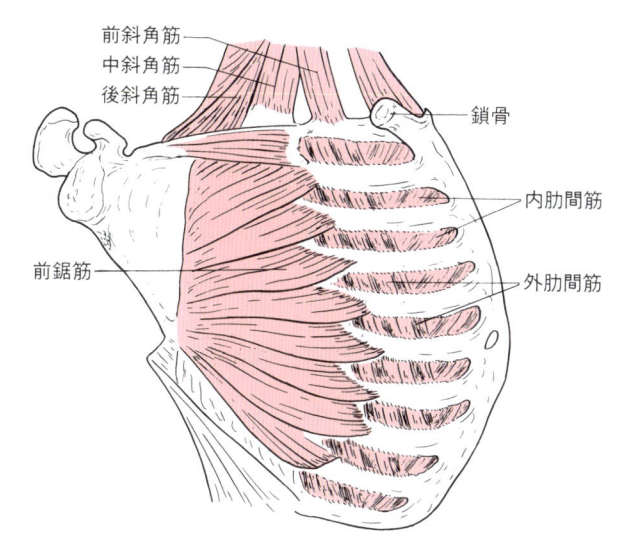

図 2・75 浅胸筋（3）前鋸筋，および深胸筋（外・内肋間筋）

せて垂直に近い状態にする場合などである（図 2・75）．

e. 外肋間筋

各肋間隙にあり，上位の肋骨から下内方に走り，すぐ下の肋骨に停止する．このため下位の肋骨を引きあげる作用となり，胸郭を広げ吸気に関与する（胸式呼吸）．

f. 内肋間筋，最内肋間筋

外肋間筋の下層にあり，下位の肋骨から上内方に走り，上位の肋骨に停止する．肋骨を引きさげる作用となり，呼気に関与する（図 2・75，76）．最内肋間筋は内肋間筋の深側にあり，筋の走行は内肋間筋と同様である．

上記の肋間筋のほかに，肋骨挙筋（吸気），肋下筋，胸横筋（呼気）などが胸郭にある．

g. 横隔膜（表 2・3）

胸腔と腹腔を境する筋板で，胸郭下口のまわりから起こる．起始部は腰椎部，肋骨部，胸骨部

表 2·3 横隔膜

筋　名	起　始	停　止	神　経	作　用
横隔膜	腰椎部：第1～4腰椎の椎体前面，第12肋骨尖端 肋骨部：第7～12肋軟骨の内面 胸骨部：剣状突起よりの小さい筋束	腱中心	横隔神経（頚神経叢）	呼吸筋（収縮すると胸腔は広がり，弛緩すると胸腔はせばまる）

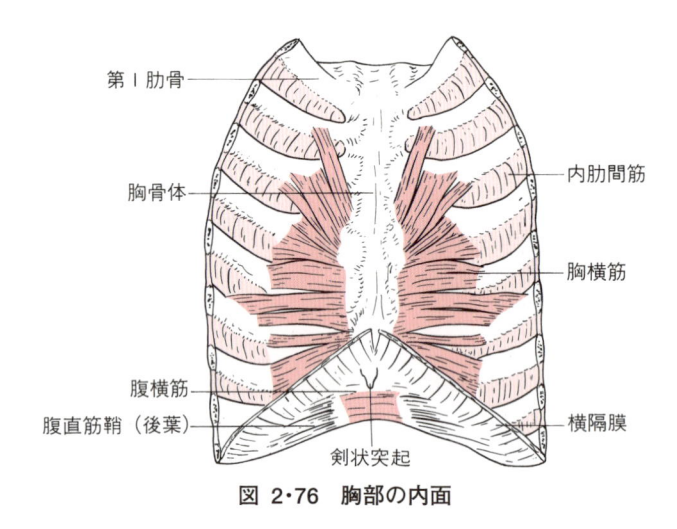

図 2·76　胸部の内面

の三部からなり，ドーム状（円蓋状）に胸腔に盛りあがって集まり，中央部の腱膜に停止する．ここを**腱中心**という．横隔膜の収縮によって円蓋をさげ，胸腔を広げる．すなわち**吸気**に関与する（腹式呼吸）．頚神経からの**横隔神経**によって支配される．横隔膜を血管・食道などがつらぬくため，次の3孔がある（図2·77, 78）．

①**大動脈裂孔**：下行大動脈とこれを取り巻く交感神経の枝，胸管が通る．
②**食道裂孔**：食道，迷走神経が通る．
③**大静脈孔**：下大静脈が通る．

なお，交感神経幹は，大腰筋とともに内側弓状靱帯の下を通る．

5　呼吸運動

正常吸気（安静時吸気）には，腹式呼吸では横隔膜，胸式呼吸では外肋間筋が働く．

強制吸気の際には横隔膜，外肋間筋のほかに，上方から肋骨や上肢帯に停止している筋が働く（肩で息をする）．これには胸鎖乳突筋，斜角筋群，大・小胸筋，肋骨挙筋などがあげられる．呼気の場合，通常では正常吸気筋の弛緩によって起こる．強制呼気の際には内肋間筋が働き，これに腹部の筋による腹圧を高めることによって行われる．

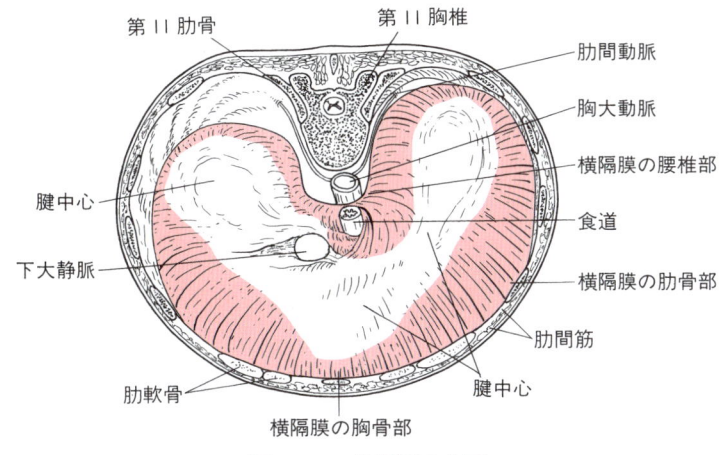

図 2・77　横隔膜の上面

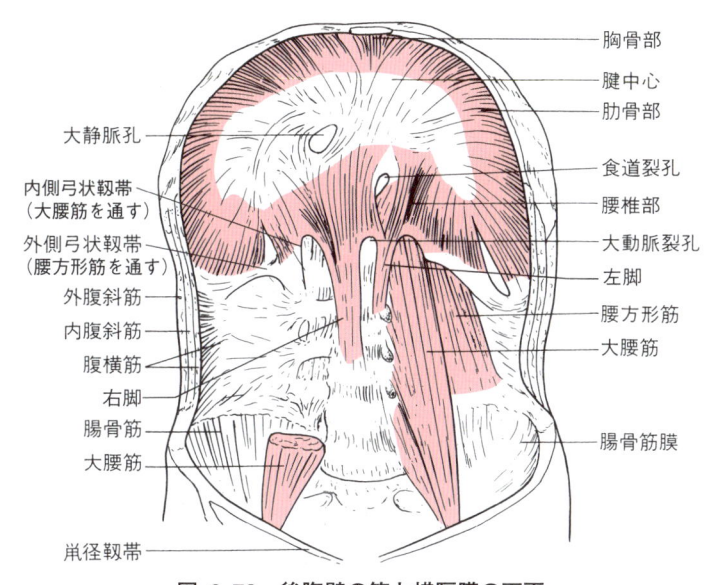

図 2・78　後腹壁の筋と横隔膜の下面

6　腹部の筋 (表 2・4)

腹部の筋は前腹筋，側腹筋，後腹筋に分類され，**肋間神経**などに支配される．
- 前腹筋：腹直筋，錐体筋
- 側腹筋：外腹斜筋，内腹斜筋，腹横筋
- 後腹筋：腰方形筋

筋群としての作用は，①腹部内臓の保護，②側腹筋による側屈・捻転などの運動，③骨盤と胸郭が固定されているときには腹圧を高める〔ⓐ気道が開いているときには強制呼気や咳，くしゃみ，高笑いの際など，ⓑ気道が閉じているときにはいきみの状態（排便，排尿，分娩，嘔吐）〕などがあげられる．

表 2・4　腹部の筋

筋　名	起　始	停　止	神　経	作　用
腹直筋	恥骨結合 恥骨	第5〜7肋軟骨前面 剣状突起前面	肋間神経（第7〜12胸神経）	体幹を前屈
錐体筋	恥骨	白線	肋間神経（第12胸神経）	白線を緊張させ，腹直筋の働きを助ける
外腹斜筋	第5〜12肋骨の外面	腹直筋鞘 鼡径靱帯 腸骨稜	肋間神経（第5〜12胸神経） 腸骨下腹神経	肋骨を引きさげ，脊柱を前屈 体幹を回し，側屈する 腹圧を高める
内腹斜筋	胸腰筋膜 腸骨稜 鼡径靱帯	第10〜12肋骨下縁 腹直筋鞘	肋間神経（第10〜12胸神経）：一部は腸骨下腹神経と腸骨鼡径神経	
腹横筋	第7〜12肋軟骨内面 胸腰筋膜 腸骨稜 鼡径靱帯	腹直筋鞘	肋間神経（第5〜12胸神経）：一部は腸骨下腹神経と腸骨鼡径神経	
腰方形筋	腸骨稜	第12肋骨	腰神経叢	腰椎の側屈．両側が同時に働けば腰椎の後屈

a．腹直筋

　正中線の両側にあり，骨盤と胸郭をつなぐ長四辺形の板状の筋である．

　腹直筋は多腹筋に分類され，3〜4条の横走する中間腱が介在する．この中間腱を**腱画**という．腹直筋がよく発達した人では，筋腹は膨隆し，腱画部はくぼみとして認められる．脊柱を屈曲（前屈）する働きがある．

　腹直筋は**腹直筋鞘**という外腹斜筋，内腹斜筋，腹横筋の停止腱膜によってつくられた鞘に包まれる（**図2・79〜82**）．左右の腹直筋鞘が正中で合したところを白線といい，臨床的には腹部の切開の際にこの部位が選ばれることがある．

b．錐体筋

　腹直筋鞘前葉の下端部の裏側に包み込まれた三角形の筋で，白線に停止し，白線を緊張させる（図2・81，82）．

c．外腹斜筋

　側腹部の最浅層の筋で，側胸部から斜め下前方に走り，幅の広い腱膜となって腹直筋鞘の前葉から白線に至る．また，この腱膜の最下端は肥厚して鼡径靱帯となる（**図2・79〜82**）．鼡径靱帯

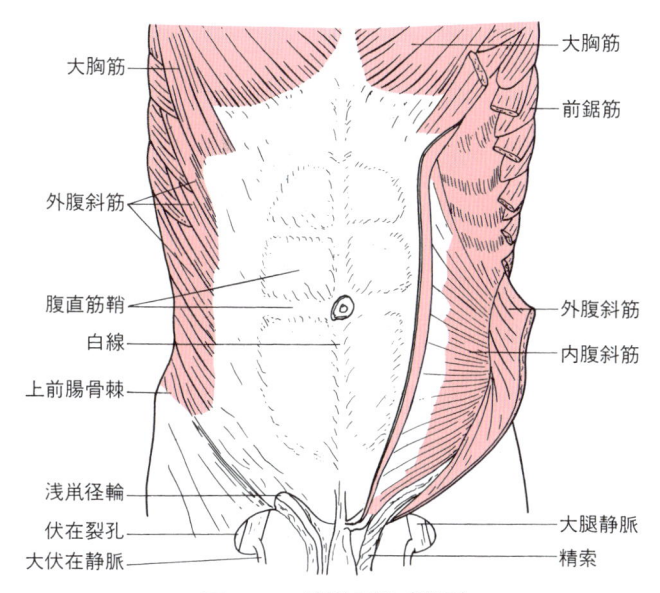

図 2・79　腹部の筋（浅層）

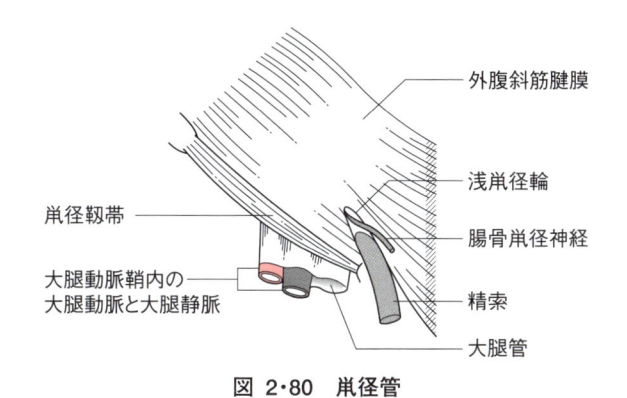

図 2・80　鼡径管

図 2・81　腹部の筋（深層）

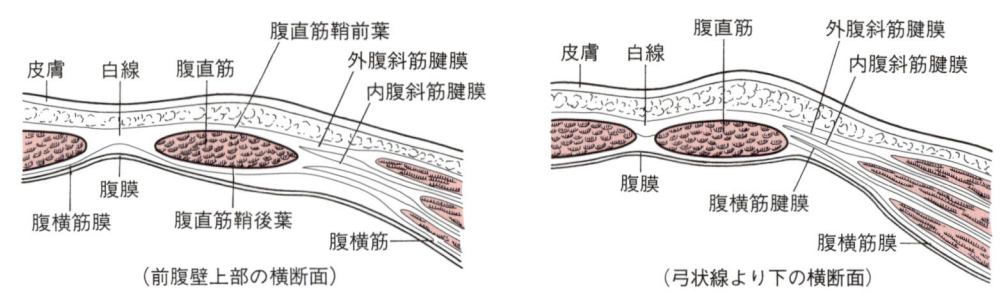

図 2・82　腹直筋鞘の構造（模型図）

（前腹壁上部の横断面）　　（弓状線より下の横断面）

は上前腸骨棘と恥骨結節間に張ったもので，体表からは鼠径溝としてくぼんでみえる．外腹斜筋腱膜下端の線維は恥骨結節の部位で三角形の欠損部があり，ここを浅鼠径輪とよび，鼠径管を通す．

d. 内腹斜筋

外腹斜筋の下層で，腸骨稜，鼠径靱帯などから起こり，上内方に走り，腹直筋鞘の前・後葉に移行する（図 2・81，82）．大部分の線維は外腹斜筋の線維とほぼ直交している．内腹斜筋の最下端の線維は下方に分かれて鼠径管内に入り，**精巣挙筋**となり精巣に向かう．

e. 腹横筋

側腹筋の最内層にある筋で，下位肋骨や腸骨稜から起こり，ほぼ横走して腹直筋鞘後葉に移行する（図 2・81，82）．

f. 腰方形筋

腹腔の後壁となる筋で，腸骨稜と第 12 肋骨の間にある長方形の扁平な筋である．第 12 肋骨を骨盤に向かって引き，片側の筋が働くと脊柱を側屈する．

g. 鼠径管

鼠径靱帯のすぐ上方で，鼠径靱帯に沿って下内方に向かう長さ数 cm の側腹筋のトンネルである．男性では精索（精管，精巣動静脈，精巣挙筋，神経）を通し，女性では子宮円索（子宮底から大陰唇に張る）を通している（図 2・80，110）．臨床上は鼠径ヘルニアの好発部位となる．

7　背部の筋 （表 2・5）

- 浅背筋：僧帽筋（副神経，頚神経），広背筋，肩甲挙筋，菱形筋（腕神経叢の枝）
- 深背筋（第 1 層）：上後鋸筋，下後鋸筋（肋間神経）
- 深背筋（第 2 層）：固有背筋（脊髄神経後枝）

浅背筋は脊柱と上肢をつなぐ筋で，**上肢の運動**に関与する．深背筋（第 1 層）は**肋骨の運動**に関与し，深背筋（第 2 層）は**脊柱の運動**に関与する．

a. 浅背筋

1）僧帽筋

背部のもっとも浅層にある扁平な三角形の筋（左右で菱形を呈する）で，後頭骨から第 12 胸椎の棘突起まで長い起始をもち，肩甲骨と鎖骨に停止する．したがって**上部線維**は下外方に向か

表 2・5 浅背筋

筋 名	起 始	停 止	神 経	作 用
僧帽筋	外後頭隆起 項靱帯 全胸椎棘突起	肩甲棘 肩峰 鎖骨外側 1/3	副神経 頸神経叢	上部は肩甲骨と鎖骨の挙上 中部は肩甲骨を内方に引く 下部は肩甲骨を回転し，上腕の挙上を助ける
広背筋	棘突起（第7胸椎以下の胸椎，腰椎，仙骨） 腸骨稜 下位（第9〜12）肋骨	上腕骨小結節稜	胸背神経	肩関節の内転，さらに背部へ回るように働く
肩甲挙筋	第1〜4頸椎の横突起	肩甲骨上角	肩甲背神経	肩甲骨を上内方に引く
小菱形筋	第6・7頸椎の棘突起	肩甲骨内側縁（肩甲棘より上方）		
大菱形筋	第1〜4胸椎の棘突起	肩甲骨内側縁 肩甲棘より下方		

い，**中部線維**は水平に，**下部線維**は上外方に向かう．このため作用は部位によって異なる（図 2・83）．上部線維は肩甲骨を引きあげ，肩をすくめるように働く．中部線維は肩甲骨を脊柱に近づける作用をもち，下部線維は肩甲骨を下内方に引きさげると同時に下角を外側に回す．上肢が固定されているとき，両側が収縮すると頭を後屈し，一側の収縮では同側に頭を屈する．**副神経**と頸神経叢の枝に支配され，前者が運動性に，後者が感覚性に働く．

2）広 背 筋

腰部から背部にかけて広く起こり，上腕骨に達する大きな三角形の筋である（図 2・83）．停止は上腕骨の前面の小結節稜であるため，上腕の背部への**内転**かつ**内旋**の作用がある．腋窩の後壁をつくり，水泳の選手などでよくみられる逆三角形の体型は本筋が発達しているためである．懸垂運動では大胸筋と協力して働く．広背筋の周囲には，上方では広背筋，僧帽筋，大菱形筋とに囲まれた間隙である**聴診三角**，下方では広背筋，腸骨稜，外腹斜筋の間の**腰三角**がある．

3）肩 甲 挙 筋

胸鎖乳突筋と僧帽筋におおわれ，肩甲骨を上内方に引きあげる働きがある（図 2・84）．

4）菱形筋（大・小菱形筋，図 2・83）

僧帽筋におおわれ，肩甲骨を上内方に引きあげる．頸椎から起始する筋束を**小菱形筋**，胸椎から起始する筋束を**大菱形筋**という．

b．深背筋第 1 層

浅背筋群の下層に上後鋸筋，下後鋸筋がある．いずれも薄い筋で，前者は吸気，後者は呼気の補助をするが，その力は弱い．

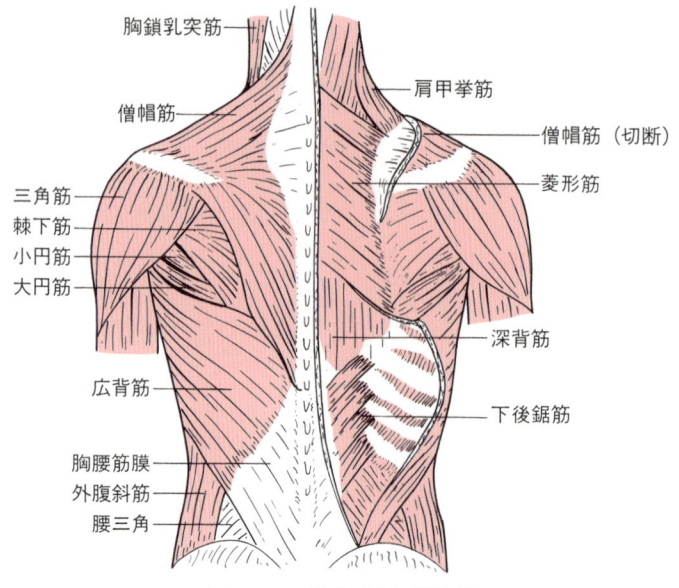

図 2·83 背部の筋（浅層）

表 2·6 固有背筋

筋 名	起 始	停 止	神 経	作 用
板状筋	下位（第4〜7）頚椎および上位（第1〜5）胸椎の棘突起	乳様突起（側頭骨）第1〜2頚椎横突起	脊髄神経後枝	頭および脊柱の背屈と側屈
脊柱起立筋	共通の起始（仙骨の背面・下部腰椎棘突起・腸骨稜）	もっとも外側に位置し，肋骨に終わる（腸肋筋）．中間部に位置し，棘突起または肋骨に終わる（最長筋）．内側に位置し，上位の棘突起に終わる（棘筋）		
横突棘筋	横突起から起こり，棘突起に終わる筋群			

c．深背筋第2層（固有背筋）

背部のもっとも深層にあり，脊柱の運動に関与し，固有背筋と総称される．これらの筋は脊柱の両側にあり，両側が働くと脊柱を直立させ，一側が働くと脊柱を同側に曲げる．

固有背筋には板状筋，脊柱起立筋，横突棘筋，棘間筋，横突間筋，後頭下筋がある．すべて**脊髄神経後枝**によって支配される（表 2·6）．

1）板状筋

板状筋には頭板状筋，頚板状筋がある．板状筋は一側が働くと，頚と頭をその側に側屈かつ回旋させる．両側が働くと頭と頚を後屈させる．また，前屈位のときには元の位置に戻すように働く．

図 2・84 背部の筋（深層）

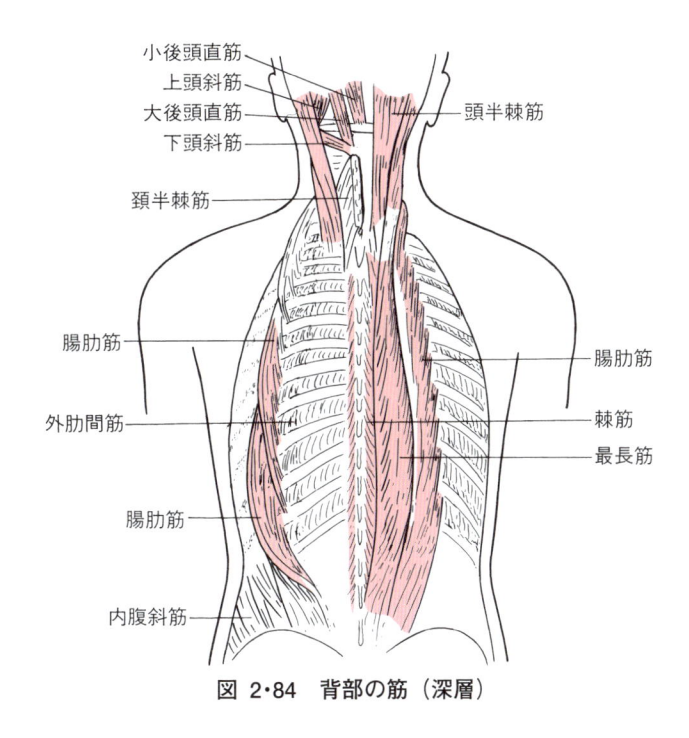

2）脊柱起立筋

固有背筋のなかでは最大で，外側から**腸肋筋，最長筋，棘筋**の3筋がある．腸肋筋，最長筋は腸骨稜，腰椎，仙骨から共同に起こり，停止部は多くの腱に分かれ，肋骨から後頭部にまで及んでいる．棘筋は胸椎，腰椎の棘突起間を縦走する筋で，下位の棘突起と上位の棘突起をつなぐ．全体として協同して働き，脊柱を支持し伸展させる作用をもつ．一側のみが収縮すると，同側に側屈する．腹筋とともに働くと回旋運動となる（図 2・84）．

3）横突棘筋

脊柱起立筋の下層にあって下位椎骨の横突起から起こり，上内方に向かい上位椎骨の棘突起に停止するため，横突棘筋とよばれる．表層にある横突棘筋群ほど多くの椎骨を越えて停止する．すなわち，**半棘筋**は数個上の椎骨，**多裂筋**は2～4個，**回旋筋**は1～2個の椎骨を飛び越え停止する．半棘筋は頭頸部で発達がよく，頭半棘筋，頸半棘筋とよばれる．直立位で頭を保持し，一側のみ働くと頭を側屈・回旋する．多裂筋は脊柱の伸展とわずかな回旋，回旋筋は脊柱の回旋を行う．

4）棘間筋

隣接する椎骨の棘突起間にある小筋で，脊柱の背屈を助ける．

5）横突間筋

隣接する椎骨の横突起間にある小筋で，脊柱の側屈を助ける．

6）後頭下筋群

項部の最深層にある筋で，環椎・軸椎・後頭骨間にあり，次の4筋からなる．①**大後頭直筋**（軸椎の棘突起と後頭骨間），②**小後頭直筋**（環椎後結節と後頭骨間），③**上頭斜筋**（環椎横突起と後頭骨間），④**下頭斜筋**（軸椎棘突起と環椎横突起間）である．全体の働きとして頭を後屈（伸

表 2・7　上肢帯の筋

筋　名	起　始	停　止	支配神経	作　用
三角筋	肩甲骨の肩峰，肩甲棘，鎖骨の外側 1/3	三角筋粗面	腋窩神経	肩関節の外転（側方挙上）屈曲（前方挙上）伸展（後方挙上）
棘上筋	棘上窩	大結節	肩甲上神経	肩関節の外転
棘下筋	棘下窩	大結節	肩甲上神経	肩関節の外旋
小円筋	肩甲骨外側縁	大結節	腋窩神経	肩関節の外旋
大円筋	肩甲骨下角	小結節稜	肩甲下神経	肩関節の内旋・内転
肩甲下筋	肩甲下窩	小結節	肩甲下神経	肩関節の内旋

展）し，直立位に保つ．一側のみが働くと側屈・回旋をする．眼球の運動に伴う頭の敏速かつ微妙な運動は，主としてこれらの筋によって行われるという（図 2・84）．

8　上肢の筋

上肢の筋は筋腹の位置により，上肢帯の筋，上腕の筋，前腕の筋および手の筋に分類される．

a．上肢帯の筋（表 2・7）

上肢帯の骨（鎖骨，肩甲骨）から起こって上腕骨に停止する次の筋群で，すべて腕神経叢の枝によって支配される．

- 三角筋（腋窩神経）
- 棘上筋（肩甲上神経）
- 棘下筋（肩甲上神経）
- 小円筋（腋窩神経）
- 大円筋（肩甲下神経）
- 肩甲下筋（肩甲下神経）

1）三　角　筋

肩関節の前部，上部，後部をおおう三角形の厚い筋である．鎖骨の外側 1/3 から肩峰にかけて起こる**前部線維**，肩峰から起こる**中部線維**，肩甲棘から起こる**後部線維**からなり，上腕骨の三角筋粗面に停止する（図 2・74，83，85～88）．

筋全体が働くと肩関節を**外転**する．前部線維が働くと上腕を前方にあげ（前方挙上または上腕の屈曲），後部線維が働くと上腕を後方に引く（後方挙上または上腕の伸展）運動となる．三角筋と大胸筋によってつくられる溝を**三角筋胸筋溝**といい，**橈側皮静脈**が通る．

2）棘　上　筋

僧帽筋の肩部の下層で棘上窩を満たし，肩関節の上方を越える腱となって上腕骨大結節に停止する（図 2・87，90）．肩関節の外転を開始する際に働き，三角筋の協力筋である．また，上腕骨頭を関節窩に強く固定する．

棘上筋の腱と三角筋との間には**三角筋下包**，肩峰との間には**肩峰下包**とよばれる滑液包が存在

図 2・85　上肢の筋（前面）

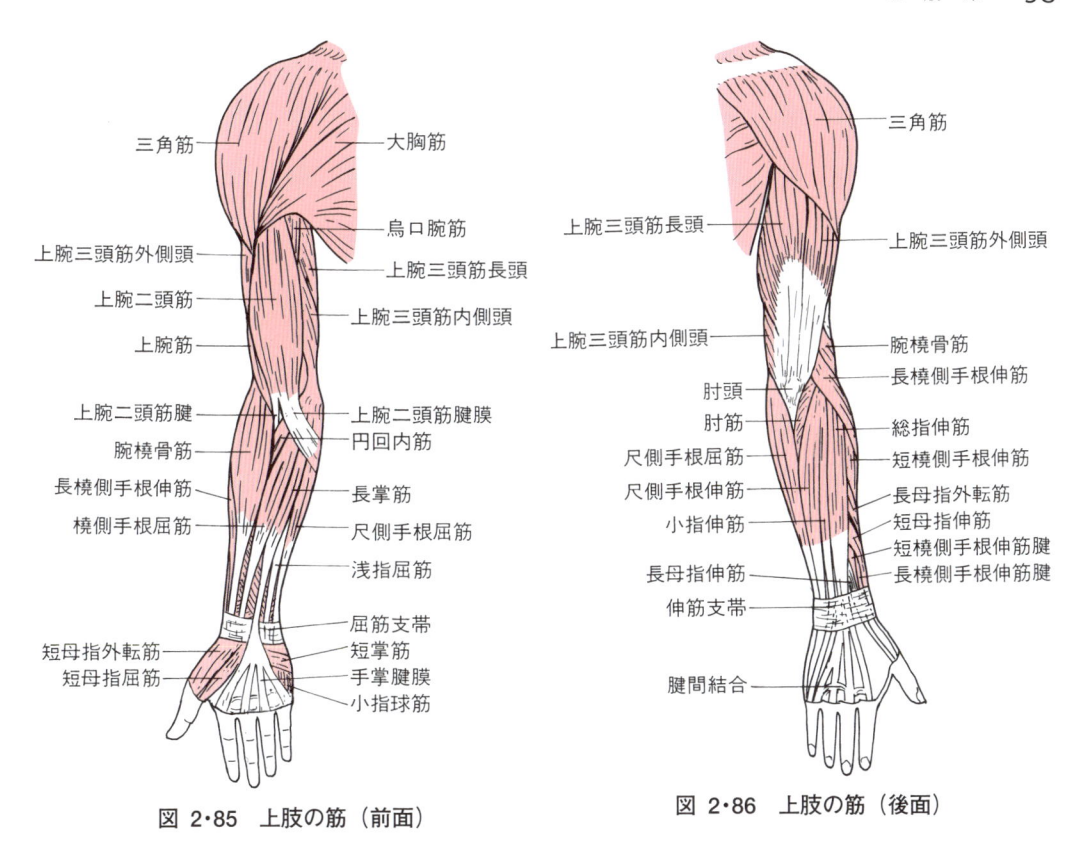

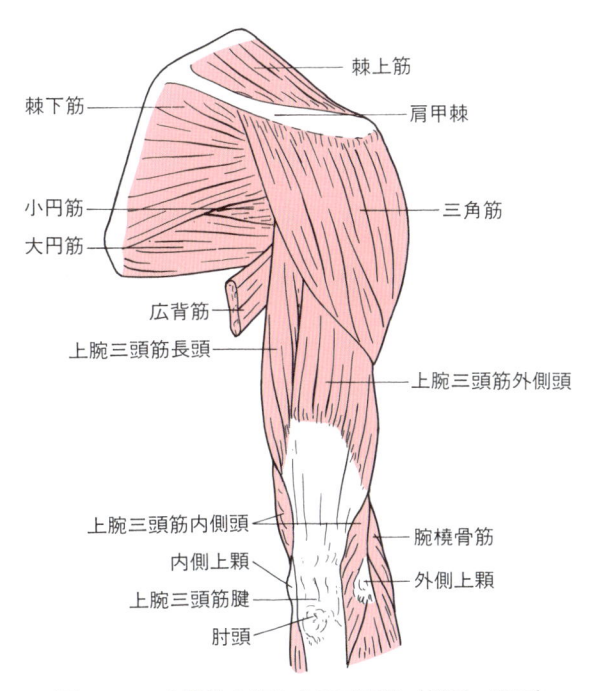

図 2・86　上肢の筋（後面）

図 2・87　上肢帯の筋と上腕三頭筋（後面，浅層）

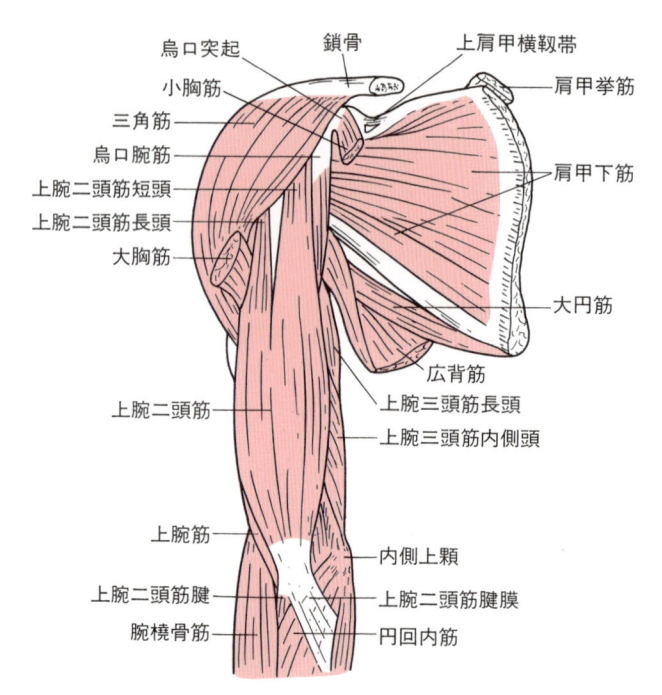

図 2・88 上肢帯の筋と上腕の屈筋（前面，浅層）

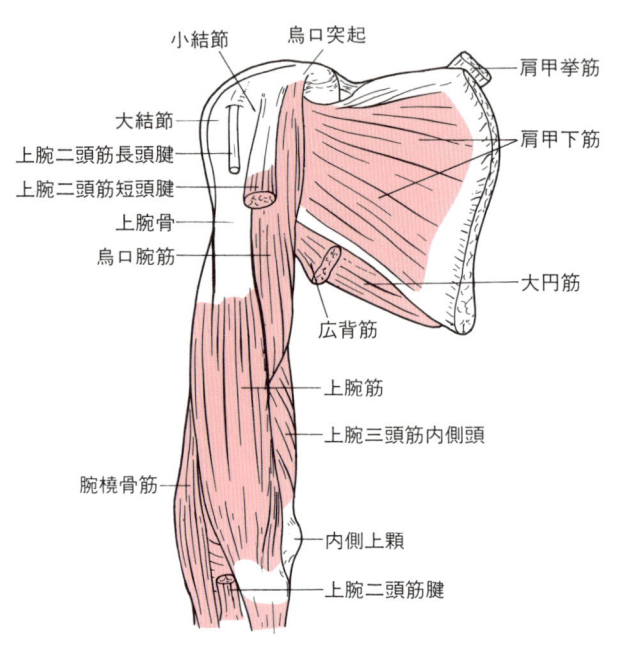

図 2・89 上肢帯の筋と烏口腕筋，上腕筋（前面，深層）

する．これらの滑液包によって腱の運動はより円滑に行われる．加齢などによってこの滑液包に変性（石灰化など）が起こると，外転の際に疼痛を生じることがある（五十肩）．

3）棘 下 筋

肩甲骨の背面の棘下窩全域から起こる（図 2・87，90）．肩関節を外旋する．

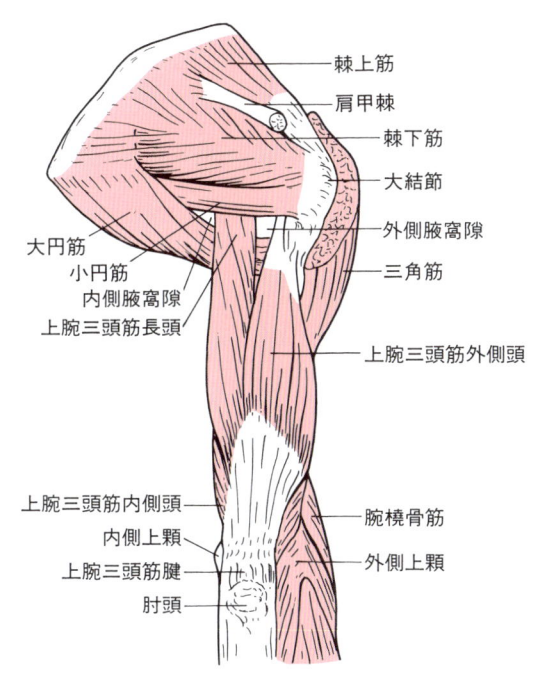

図 2・90 上肢帯の筋（回旋筋腱板）と上腕三頭筋
（後面，やや深層）

棘上筋と棘下筋は，ともに腕神経叢の上神経幹から出て上肩甲横靱帯をくぐった肩甲上神経によって支配される．

4）小 円 筋

肩甲骨の外側縁から始まり，棘下筋の下を並行して走る（図 2・87，90）．停止は棘下筋停止部のすぐ下である．棘下筋同様，肩関節を外旋する．

5）大 円 筋

肩甲骨の下角から起こり，上腕骨の前面に走り小結節稜に停止する（図 2・87～90）．棘下筋，小円筋と異なり，肩関節の内旋と内転の作用がある．

6）肩 甲 下 筋

肩甲骨前面から起こり，肩関節の前面を走る（図 2・88，89）．肩関節の内旋に関与する．

7）回旋筋腱板（図 2・91）

上記の筋のうち**棘上筋，棘下筋，小円筋，肩甲下筋**の 4 筋は，肩関節を上・後・前の 3 方から包むように上腕骨の上部にある大・小結節に停止する（図 2・90）．したがって，上腕骨頭を肩関節窩に引きつける作用を有し，肩関節の安定と補強に関与する（図 2・23 を参照）．

b．上腕の筋（表 2・8）

上腕に筋腹をもつ筋で，屈筋と伸筋に分けられる．

・屈筋：烏口腕筋，上腕二頭筋，上腕筋（筋皮神経）
・伸筋：上腕三頭筋，肘筋（橈骨神経）

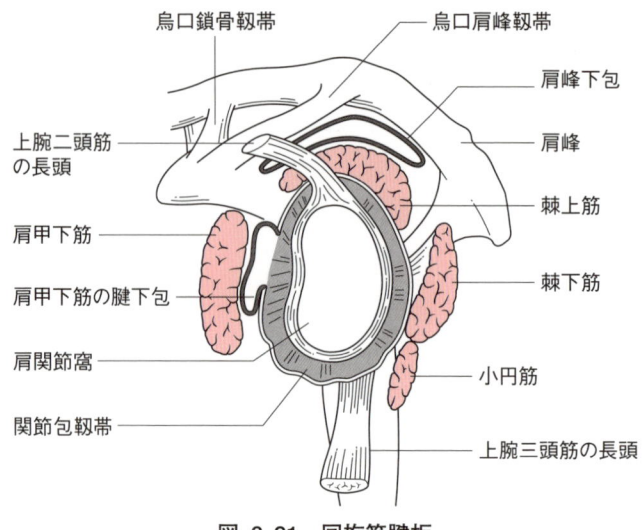

図 2・91 回旋筋腱板

表 2・8 上腕の筋

筋 名	起 始	停 止	支配神経	作 用
烏口腕筋	烏口突起	上腕骨体	筋皮神経	肩関節の屈曲・内転
上腕二頭筋　1．長 頭	関節上結節	橈骨粗面（橈骨）前腕筋膜	筋皮神経	肘関節の屈曲・回外
2．短 頭	烏口突起			
上 腕 筋	上腕骨体前面の下半部	尺骨粗面（尺骨）		肘関節の屈曲
上腕三頭筋　1．長 頭	関節下結節	肘 頭	橈骨神経	肘関節の伸展
2．外側頭	上腕骨体外側面			
3．内側頭	上腕骨体後面			
肘 筋	上腕骨外側上顆	尺骨上部後面		

1）屈　筋

①**烏口腕筋**（図2・88，89）：上腕の筋のうち烏口腕筋のみが上腕骨に停止し，肩関節の運動に関与し上腕を屈曲させる．とくに肩関節90°屈曲位では水平屈曲に関与する．本筋の筋腹を**筋皮神経**がつらぬく．

②**上腕二頭筋**（図2・88，92）："力こぶ"の筋としてよく知られている．長頭と短頭の2頭を有する．長頭の腱は上腕骨頭を乗り越えて肩関節包内の**結節間溝**を走り，上腕前面に出る．長頭と短頭は上腕中央部よりやや下方で，筋腹は互いに密にくっついている．橈骨粗面と前腕筋膜に停止し，両者とも肘窩でその付着腱を触れることができる．肘関節の屈曲と回外に強く関与する．長頭は肩甲骨の関節窩に上腕骨を強く固定する働きがある．

③**上腕筋**（図2・89，92）：上腕二頭筋の下層にあり，肘関節を屈曲する．上腕二頭筋の協力筋

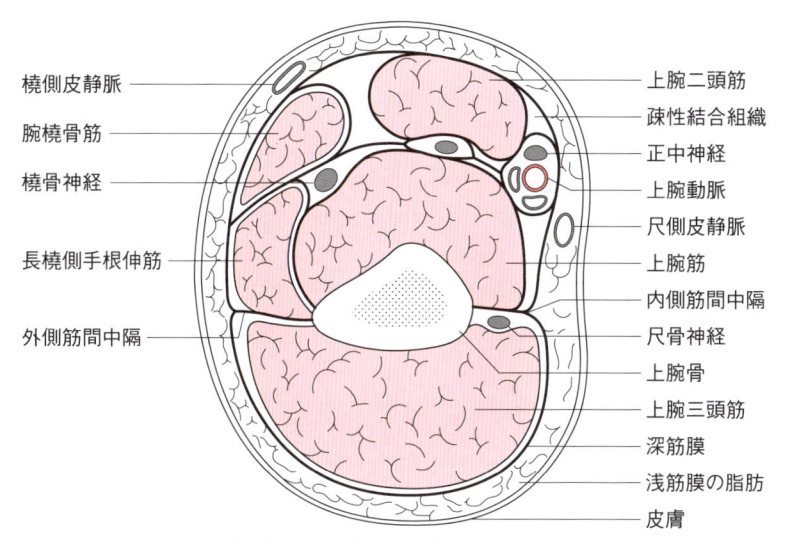

図 2・92　肘関節付近の横断図（右上腕を末梢よりみる）

である．

2）伸　筋

①**上腕三頭筋**（図 2・90, 92）：上腕の後側を占め，上腕骨後面の全長にわたっている大きな筋である．長頭，外側頭，内側頭の 3 頭を有し，尺骨の肘頭に停止し，肘関節の伸展をする．上腕二頭筋，上腕筋の拮抗筋である．本筋の深部を**橈骨神経**が通る．

②**肘筋**：上腕三頭筋から分かれた小さな三角形の筋である．伸筋のひとつであるが，その働きは弱い．

c．前腕の筋

上腕骨または前腕の骨から起こり，手の骨に停止し，手首（手根）または指を動かす．一部は橈骨について回内・回外の運動を行う．屈筋と伸筋に分けられる．前腕の筋は全体が前腕筋膜で包まれており，手根部ではとくに肥厚し，前面では**屈筋支帯**，後面では**伸筋支帯**をつくる．腱の多くは手根部で滑液鞘に包まれ，それぞれ屈筋支帯，伸筋支帯の下を通る．屈筋支帯は舟状骨，大菱形骨と豆状骨，有鈎骨との間に張る 2〜3 cm の長方形の靱帯で，その下に**手根管**をつくる（図 8・25）．したがって屈筋支帯は，手根管内を走る腱を押さえて浮きあがらないようにしている．管内には**正中神経**が走っており，管内の腱鞘の炎症により腫脹すると，神経が圧迫されて障害を生じることがある（**手根管症候群**）．

屈筋（前腕前面の筋）は浅層と深層に分けられ，8 個の筋がある．

・浅層：円回内筋，橈側手根屈筋，長掌筋，浅指屈筋，尺側手根屈筋
・深層：深指屈筋，長母指屈筋，方形回内筋

尺側手根屈筋，深指屈筋の尺側半は尺骨神経，その他は正中神経が支配する．浅層の筋は上腕骨の内側上顆から起こり，起始部は互いに癒着している（**表 2・9**）．

1）屈筋の浅層

①**円回内筋**（図 2・93）：上腕頭と尺骨頭の 2 頭があり，その間を**正中神経**が通過する．橈骨体

表 2・9　前腕の屈筋

筋　名	起　始	停　止	支配神経	作　用
円回内筋 　1.上腕頭 　2.尺骨頭	上腕骨内側上顆 鉤状突起（尺骨）	回内筋粗面（橈骨）	正中神経	肘関節の回内と屈曲
橈側手根屈筋	上腕骨内側上顆	第2（第3）中手骨底		手根の屈曲（掌屈）と外転（橈屈）
長掌筋	上腕骨内側上顆	手掌腱膜		手根の屈曲（掌屈）
尺側手根屈筋 　1.上腕頭 　2.尺骨頭	上腕骨内側上顆 尺骨上半部の後縁	豆状骨・第5中手骨底	尺骨神経	手根の屈曲（掌屈）と内転（尺屈）
浅指屈筋 　1.上腕尺骨頭 　2.橈骨頭	上腕骨内側上顆 尺骨粗面 橈骨上部の前面	第2～5指の中節骨底	正中神経	第2～5指の中節を屈曲
深指屈筋	尺骨体前面 前腕骨間膜	第2～5指の末節骨底	橈側半は正中神経，尺側半は尺骨神経	第2～5指の末節を屈曲
長母指屈筋	橈骨体前面 前腕骨間膜	母指末節骨底	正中神経	母指の末節を屈曲
方形回内筋	尺骨下部前面	橈骨下部前面		前腕の回内

の外側に停止し，回内運動に関与する．また肘関節の屈曲にも働く．

②**橈側手根屈筋**（図2・93）：第2,3中手骨底に停止し，手根の**屈曲**と**橈屈**に関与する．停止腱の外側に**橈骨動脈**が走り，脈拍が触知できる．

③**長掌筋**（図2・93）：長い腱は手根部でよく観察できる．本筋のみが屈筋支帯の上を通る．停止は手掌で扇状の手掌腱膜に移行する．**手掌腱膜**は手掌の皮膚と固く癒合するため，手掌の皮膚をつまみあげることはできない．手根の屈曲とともに手掌の皮膚の緊張に関与する．

④**浅指屈筋**（図2・93）：上腕骨の内側上顆，尺骨上部，橈骨上部から起こり，幅広く厚い筋腹をつくり，4腱に分かれる．腱は停止部の近くで深指屈筋の腱を通すために二分し，第2～5指の中節骨底に停止し，中節を曲げる．

⑤**尺側手根屈筋**（図2・93, 94）：前腕の最内側を走り，停止腱は豆状骨に停止し，さらに第5中手骨まで伸びる．手根の**屈曲**と**尺屈**に関与する．

2）屈筋の深層

①**深指屈筋**（図2・94）：浅指屈筋の深層で尺骨と前腕骨間膜から起こり，4腱に分かれて末節骨底に停止し，末節を曲げる．一般に末節のみを曲げることはできず，中節も同時に屈曲させる．

　浅指屈筋の腱と深指屈筋の腱は，指で共通の滑液鞘（腱鞘）に包まれており，運動時の摩

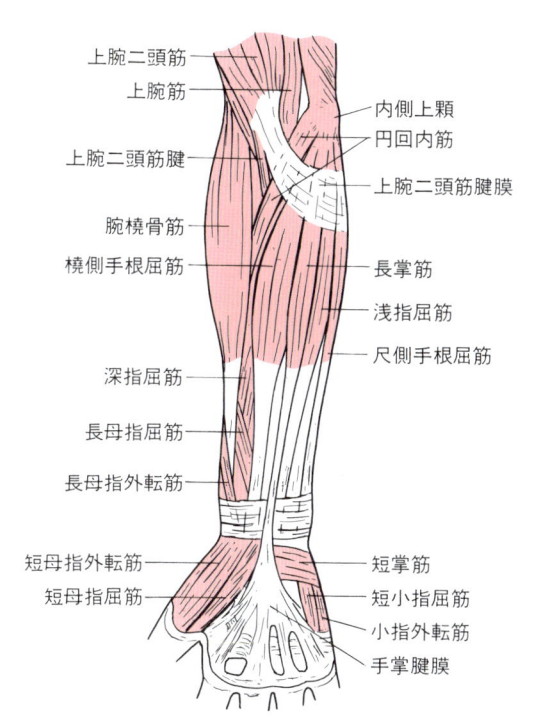

図 2・93 前腕の屈筋 (1) (前面, 浅層)

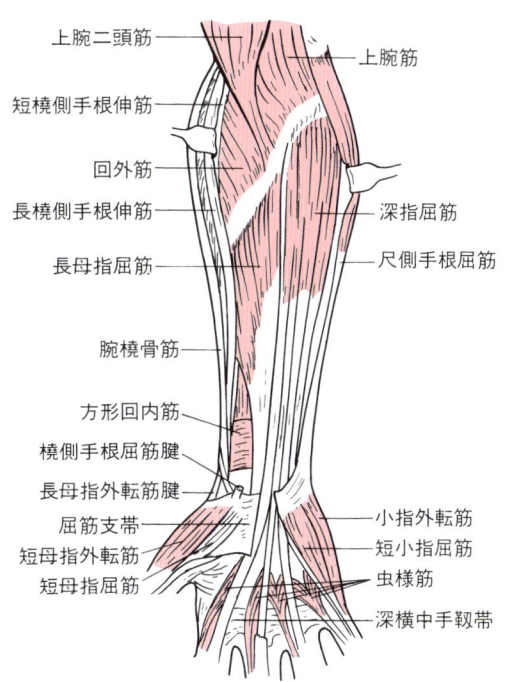

図 2・94 前腕の屈筋 (2) (前面, 深層)

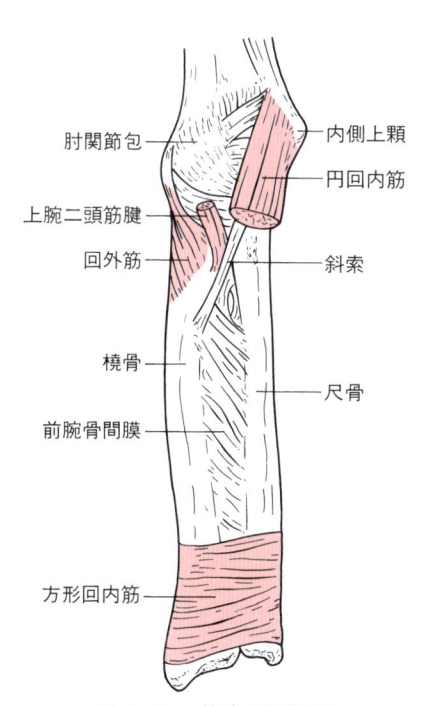

図 2・95 前腕の最深層

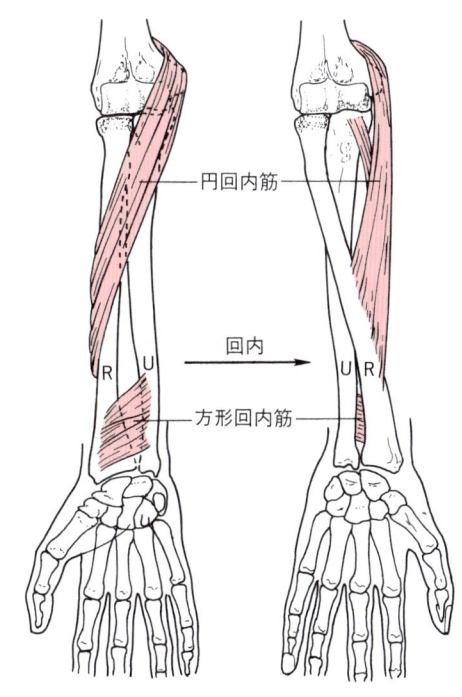

図 2・96 回内筋 (円回内筋と方形回内筋)

擦が防がれている．しかしこの部位で腱が損傷を受けると，両者の癒着が起こりやすく，そのため拘縮などの機能障害を生ずることがある．第 2, 3 指は正中神経，第 4, 5 指は尺骨神経が支配する．

表 2・10 前腕の伸筋

筋名	起始	停止	支配神経	作用
腕橈骨筋	上腕骨下部外側縁	橈骨茎状突起	橈骨神経	肘関節の屈曲
長橈側手根伸筋	上腕骨外側上顆	第2中手骨底		手根の伸展（背屈）と外転（橈屈）
短橈側手根伸筋	上腕骨外側上顆	第3中手骨底		
総指伸筋	上腕骨外側上顆	第2〜5指の中節骨と末節骨		手根の伸展（背屈）手指の伸展
小指伸筋	上腕骨外側上顆	第5指の指背腱膜		第5指の伸展
尺側手根伸筋	上腕骨外側上顆 尺骨後縁上部	第5中手骨底		手根の伸展と内転（尺屈）
回外筋	上腕骨外側上顆 尺骨回外筋稜	橈骨上部外側面		肘関節の回外
長母指外転筋	橈骨および尺骨背面・前腕骨間膜	第1中手骨底		母指の外転・手根の外転（橈屈）
短母指伸筋	橈骨下部背面 前腕骨間膜	母指基節骨底		母指の基節の伸展・外転・手根の外転（橈屈）
長母指伸筋	尺骨体後面 前腕骨間膜	母指末節骨底		母指の末節の伸展
示指伸筋	尺骨体下部背面 前腕骨間膜	第2指の背側腱膜		示指の伸展

②**長母指屈筋**（図 2・94）：前腕深層で深指屈筋の橈側にあり，橈骨前面と前腕骨間膜から起こり，母指の末節骨底につく．母指の基節，末節を屈曲する．

③**方形回内筋**（図 2・95）：前腕下端にある扁平な方形の筋である．通常の回内運動は方形回内筋が働き，より強い回内には円回内筋が加わる（図 2・96）．

伸筋（前腕後面）は橈側群，浅層，深層に分けられる．11個の筋があり，すべて**橈骨神経**が支配する（表 2・10）．

・橈側群：腕橈骨筋，長・短橈側手根伸筋
・浅層：指伸筋，小指伸筋，尺側手根伸筋
・深層：回外筋，長母指外転筋，短母指伸筋，長母指伸筋，示指伸筋

3）伸筋の橈側群

①**腕橈骨筋**（図 2・97）：前腕外側のふくらみをつくる筋である．伸筋群に属するが，その働きは肘関節の屈曲である．したがって，筋皮神経の麻痺が起こって上腕二頭筋，上腕筋が働かないときにも肘関節の屈曲は可能である．

②**長橈側手根伸筋，短橈側手根伸筋**（図 2・97）：両者ともほとんど同じ部位から起こり，長橈側手根伸筋は第2中手骨底，短橈側手根伸筋は第3中手骨底に停止する．腕橈骨筋同様，前腕外

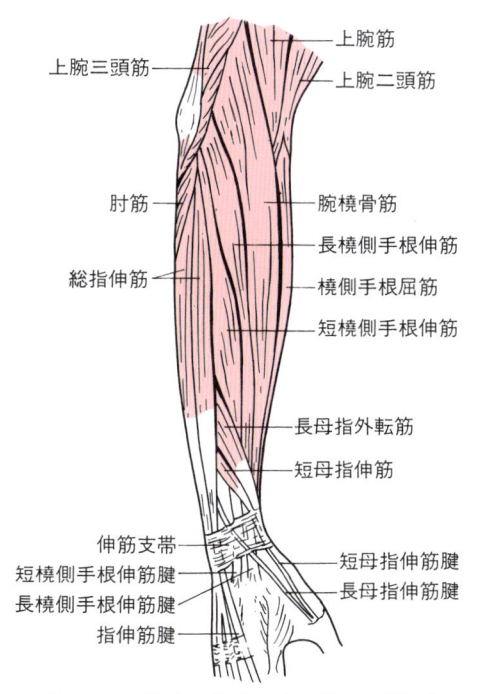

図 2・97　前腕の伸筋（1）（側面，浅層）

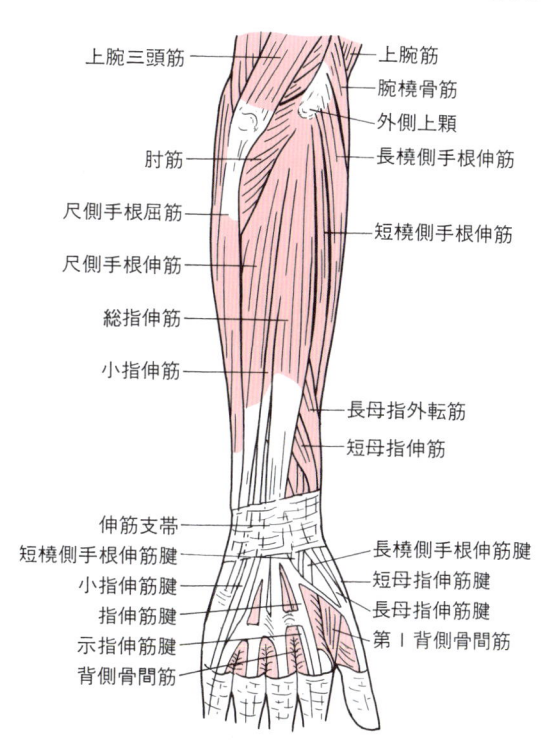

図 2・98　前腕の伸筋（2）（後面，浅層）

側のふくらみをつくる．手根の**伸展**（背屈）と**外転**（橈屈）に関与する．

4）伸筋の浅層

①**総指伸筋**（図 2・97，98）：上腕骨外側上顆から起こり，扁平な 4 腱に分かれ，第 2〜5 指の指背を走り，指背腱膜となって中節骨と末節骨に停止する．第 2〜5 指を伸ばし，手根の伸展にも関与する．

②**小指伸筋**（図 2・98）：総指伸筋から分かれて第 5 指の手背腱膜に移行する．第 5 指を伸ばす．

③**尺側手根伸筋**（図 2・98）：前腕伸筋のうちもっとも尺側にある筋で，第 5 中手骨底に停止する．手根を**伸展**し，**尺屈**にも関与する．

5）伸筋の深層

①**回外筋**（図 2・99）：上腕骨，尺骨に起始をもち，橈骨の上部を回って外側面に停止する．回外運動をするが，強い回外には上腕二頭筋とともに働く（図 2・100）．

②**長母指外転筋**（図 2・99）：橈骨，尺骨および前腕骨間膜から広く起こり，前腕下部で長・短橈側手根伸筋の腱の上を越えて第 1 中手骨底に停止する．母指の外転と手根の外転（橈屈）に働く．

③**短母指伸筋**（図 2・99，101）：橈骨後面から起こり，長母指外転筋の下方を並走し，母指の基節骨底に付く．母指の基節の伸展，また母指の外転や手根の外転（橈屈）にも加わる．

④**長母指伸筋**（図 2・99，101）：長母指外転筋や短母指伸筋の内側を下行し，母指の手背を走り，末節骨底に付く．母指を伸展させると腱は明瞭にみることができる．また母指を強く伸展させると，手根の背部にくぼみがみられる．これは長母指伸筋の腱と短母指伸筋の腱によっ

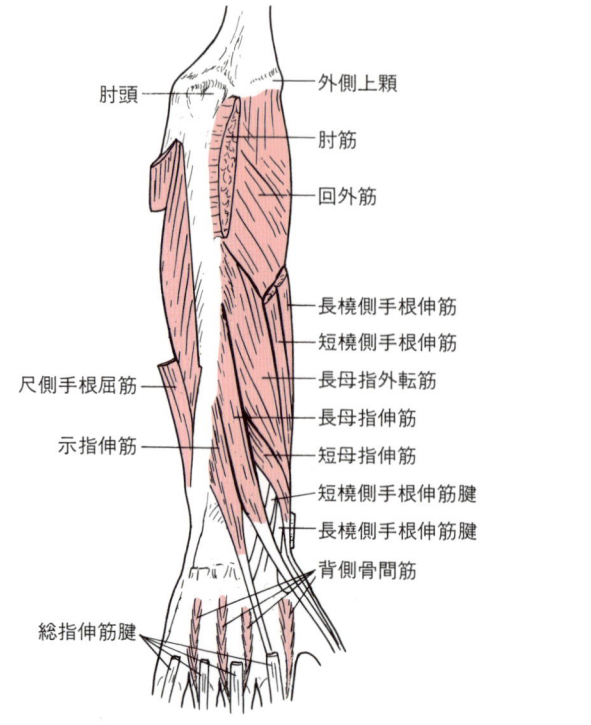

図 2・99　前腕の伸筋（3）（後面, 深層）

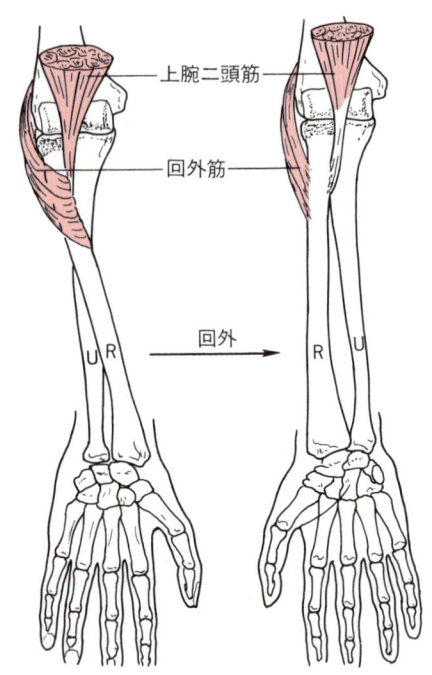

図 2・100　回外の筋（回外筋と上腕二頭筋）

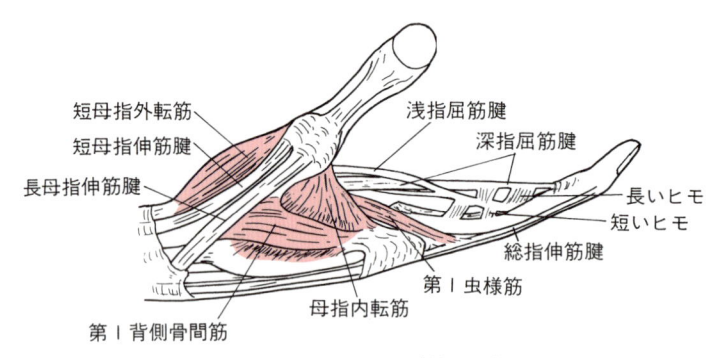

図 2・101　手の筋（橈側面）

てできたくぼみで，**橈側小窩**（嗅ぎたばこ入れ, タバチエール）という．

⑤**示指伸筋**（図 2・99）：第 2 指の指背腱膜に移行し，第 2 指のみの伸展をする．

6）伸筋支帯

屈筋支帯が手根管をつくることは前述した．伸筋支帯は深層に中隔をつくり，六つのトンネルを形成する．各トンネル内を腱鞘に包まれた腱が手背に向かって走る（図 2・102）．

前腕伸筋のうち，外側上顆から起こる筋の過度の牽引によって，外側上顆の骨膜に炎症を生ずることがある．テニスの選手に多いことから**テニス肘**（外側上顆炎）ともよばれる．

d．手 の 筋

手の筋は前述した前腕の筋の腱と，固有の手の筋とからなる．固有の手の筋はすべて屈筋群に

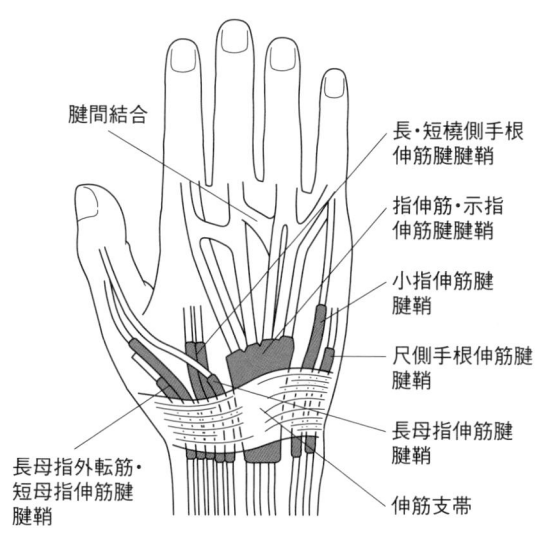

図 2・102　伸筋の腱鞘の 6 管

表 2・11　母指球筋

筋　名	起　始	停　止	支配神経	作　用
短母指外転筋	舟状骨・屈筋支帯	母指基節骨底	正中神経	母指の外転
短母指屈筋 　1．浅　頭	屈筋支帯	母指基節骨底	正中神経	母指の基節の屈曲
2．深　頭	大・小菱形骨 有頭骨		尺骨神経	
母指対立筋	大菱形骨 屈筋支帯	第 1 中手骨体の橈側縁	正中神経	母指の対立
母指内転筋 　1．横　頭	第 3 中手骨手掌面	母指基節骨底	尺骨神経	母指の内転
2．斜　頭	有頭骨			

属し，正中神経または尺骨神経に支配される．手根より遠位に起始と停止をもつ．

　手の筋は母指の付け根のふくらみをつくる**母指球筋**と，小指にある**小指球筋**，その間のくぼみのなかを走る**中手筋**の 3 群に大別される．

- 母指球筋：短母指外転筋，短母指屈筋，母指対立筋，母指内転筋（母指内転筋と短母指屈筋の一部が尺骨神経支配で，他は正中神経支配）
- 小指球筋：短掌筋，小指外転筋，短小指屈筋，小指対立筋（すべて尺骨神経支配）
- 中手筋：虫様筋，掌側・背側骨間筋（虫様筋の一部が正中神経で，他は尺骨神経支配）

1）**母指球筋**（表 2・11）

① **短母指外転筋**（図 2・103，104）：母指球のもっとも橈側にあり，母指の基節骨底に付き，母指の外転をする（母指を第 2 指から遠ざける）．

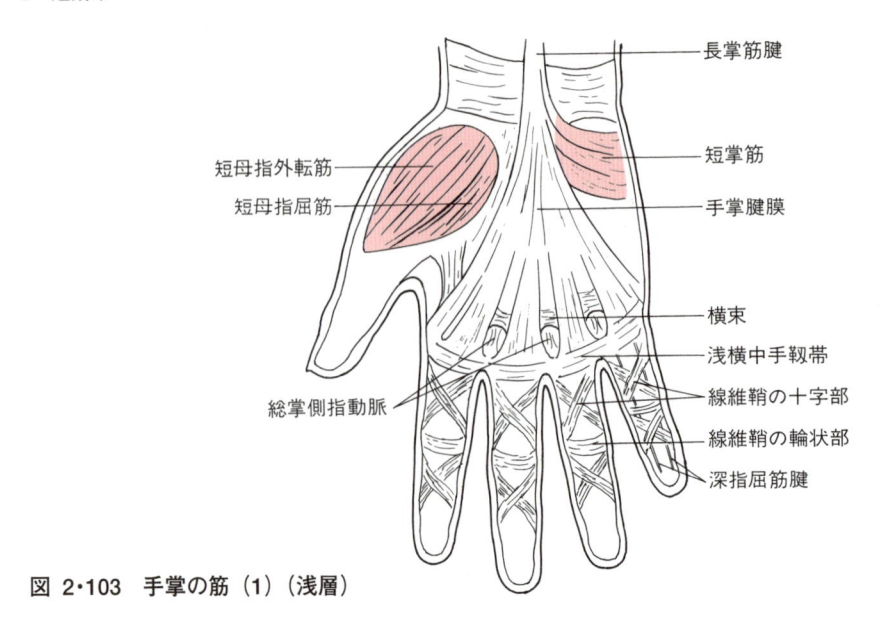

図 2・103　手掌の筋（1）（浅層）

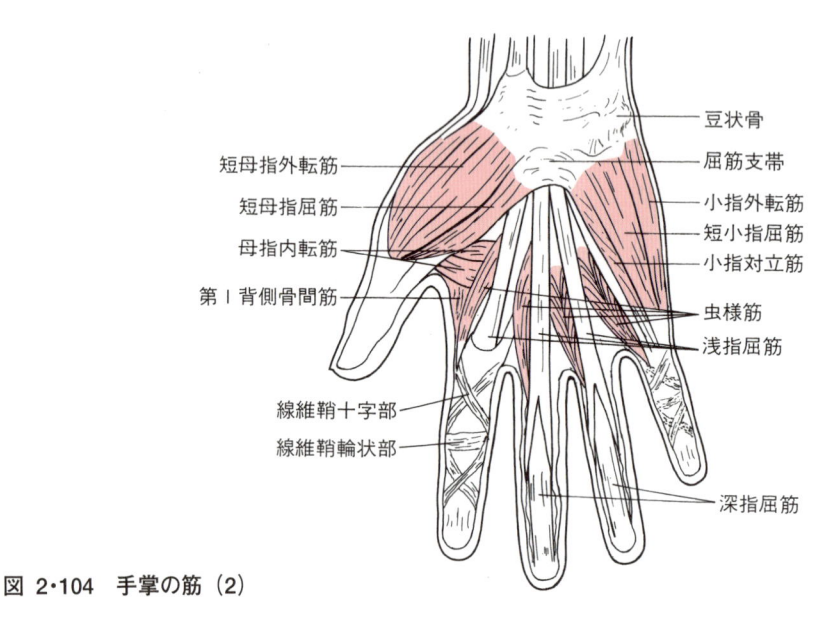

図 2・104　手掌の筋（2）

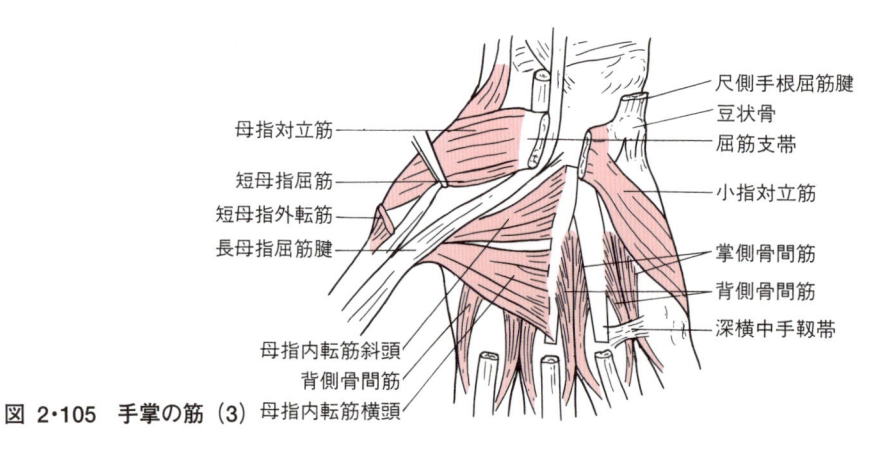

図 2・105　手掌の筋（3）

表 2·12 小指球筋

筋 名	起 始	停 止	支配神経	作 用
短 掌 筋	手掌腱膜の尺側縁	小指球の皮膚	尺骨神経	小指球の尺側縁の皮膚の緊張
小指外転筋	豆状骨, 屈筋支帯	小指基節骨底		小指の外転
短小指屈筋	有鈎骨, 屈筋支帯	小指基節骨底		小指の基節の屈曲
小指対立筋	有鈎骨, 屈筋支帯	第5中手骨の尺側縁		小指が母指と向かい合うよう, 第5中手骨を曲げる

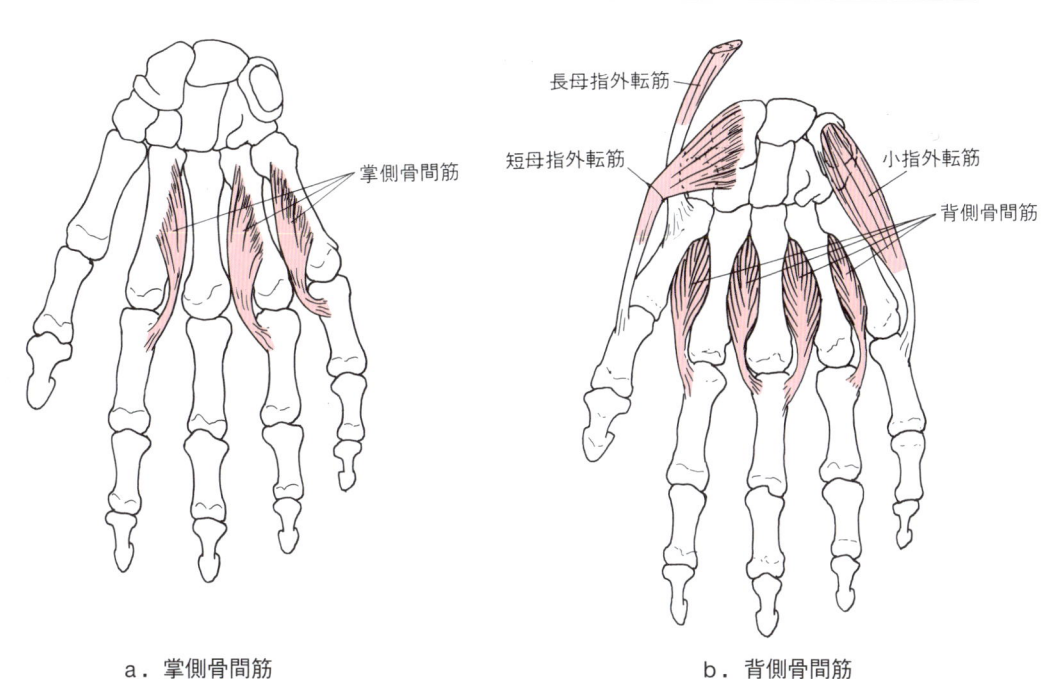

a．掌側骨間筋　　　b．背側骨間筋

図 2·106　骨間筋

②**短母指屈筋**（図 2·103, 104）：浅頭と深頭の2頭をもち, 浅頭は正中神経, 深頭は尺骨神経の支配を受ける．母指の基節骨底に停止し, 基節を曲げる．

③**母指対立筋**（図 2·105）：母指外転筋の下層で, 母指の中手骨の橈側縁に付く．中手骨に停止するため, 母指を曲げるのではなく, 母指の中手骨を他の指に向ける運動である．これにより, 指の屈筋群と協力してものをつまむような際に重要となる．

④**母指内転筋**（図 2·104, 105）：横頭と斜頭を有し, 母指の基節骨底に付く．母指の内転をする（母指を第2指に近づける）．

2）**小指球筋**（表 2·12）

①**短掌筋**（図 2·103）：小指球筋のもっとも尺側にある皮筋で, 手掌腱膜から起こり皮膚に停止する．小指球を緊張させたとき, 尺側面にわずかに陥凹ができる．

②**小指外転筋**（図 2·104）：小指の基節骨底に付き, 小指の外転を行う．

表 2・13 中手筋

筋 名	起 始 → 停 止	支配神経	作 用
虫様筋	第2指深指屈筋腱 → 第2指基節骨底橈側面・指背腱膜 第3指深指屈筋腱 → 第3指基節骨底橈側面・指背腱膜 第3・4指深指屈筋腱 → 第4指基節骨底橈側面・指背腱膜 第4・5指深指屈筋腱 → 第5指基節骨底橈側面・指背腱膜	正中神経 尺骨神経	第2～5指の基節の屈曲，中節と末節の伸展
掌側骨間筋	第2中手骨の尺側 → 第2指基節骨底・指背腱膜の尺側 第4中手骨の橈側 → 第4指基節骨底・指背腱膜の橈側 第5中手骨の橈側 → 第5指基節骨底・指背腱膜の橈側	尺骨神経	第3指を中心に第2，4，5指を近づける（指の内転）
背側骨間筋	第1・2中手骨の相対面 → 第2指基節骨底・指背腱膜の橈側 第2・3中手骨の相対面 → 第3指基節骨底・指背腱膜の橈側 第3・4中手骨の相対面 → 第3指基節骨底・指背腱膜の尺側 第4・5中手骨の相対面 → 第4指基節骨底・指背腱膜の尺側	尺骨神経	第2・第4指の外転，第3指の橈・尺屈

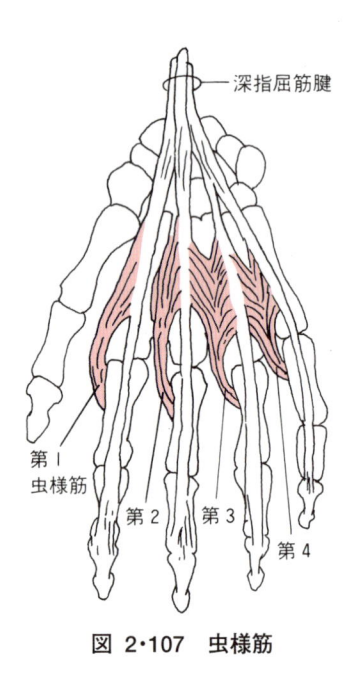

図 2・107 虫様筋

③ **短小指屈筋**（図2・104）：小指外転筋の橈側から起こり，小指の基節骨底に付く．小指の基節を曲げる．

④ **小指対立筋**（図2・104，105）：母指対立筋同様，中手骨（第5）に停止する．短小指屈筋とともに働いて，手掌で水をすくうようなときなどに働く．

3）中手筋（表2・13）

① **虫様筋**（図2・107）：深指屈筋の腱から起こる4筋で，それぞれ第2～5指の基節骨底と手背に走り指背腱膜に付く．基節を曲げて中節と末節を伸ばす．たとえば，習字をするときの第2，3指にみられるような指の形である．

② **掌側骨間筋**（図2・106a）：3筋あり，中手骨から起こり，第2，4，5指の基節骨底と指背腱

膜に付く．第 2, 4, 5 指を第 3 指に近づける（**内転**）．

③**背側骨間筋**（図 2・106b）：各背側骨間筋は 4 筋あり，それぞれ 2 頭を有して第 1～第 5 中手骨の相対する面から起こり，遠位に向かう．第 2, 4 指を第 3 指から遠ざける（**外転**）運動と，第 3 指を橈・尺両側に動かす．

9 下肢の筋

下肢の筋は筋腹の位置により，下肢帯の筋，大腿の筋，下腿の筋および足の筋に分類できる（図 2・108, 109）．

a．下肢帯の筋

下肢帯の筋は寛骨筋ともよばれ，骨盤の内壁から起こる**内寛骨筋**と，殿部にある**外寛骨筋**とに区別される．内寛骨筋は腰神経叢の枝，外寛骨筋は仙骨神経叢の枝が支配する．

1）内寛骨筋

①**腸腰筋**（表 2・14）：腸腰筋は**大腰筋**と**腸骨筋**からなる（図 2・78, 108）．大腰筋は腰椎の椎体から，腸骨筋は腸骨窩から起こり，鼠径靱帯をくぐり股関節の前を走って大腿骨の**小転子**に停止する．したがって，本筋の収縮により歩行時には小転子を骨盤側にもちあげる，すなわち大腿を前にあげる（股関節の屈曲）作用がある．また下肢が固定されている場合には，

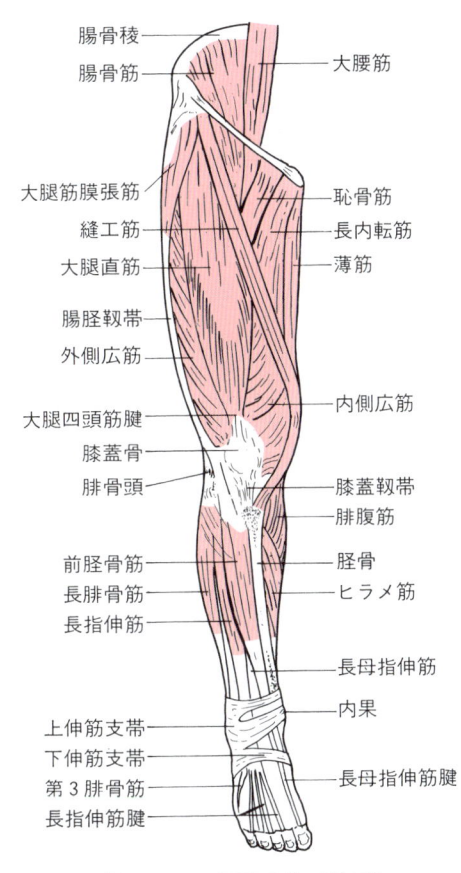

図 2・108 下肢の筋（前面）

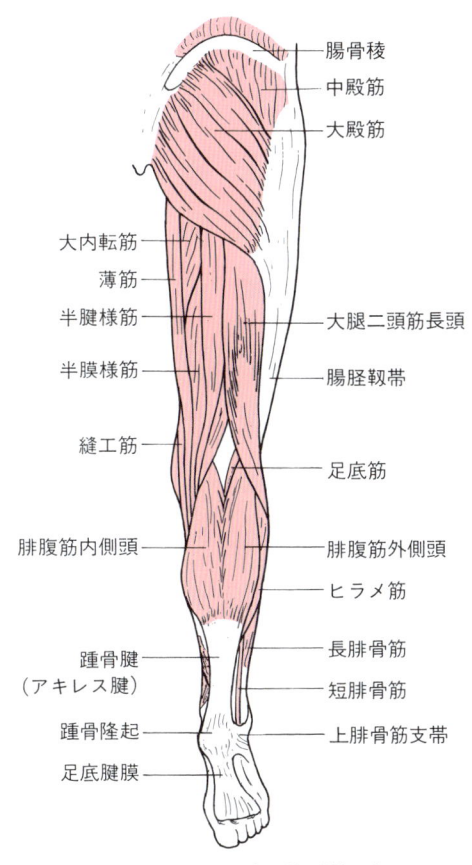

図 2・109 下肢の筋（後面）

表 2・14　内寛骨筋

筋　名	起　始	停　止	支配神経	作　用
腸腰筋		大腿骨小転子	大腿神経腰神経叢の枝	股関節の屈曲 下肢を固定すると上半身は前に曲がる
1．腸骨筋	腸骨窩			
2．大腰筋	腰椎の椎体，肋骨突起			

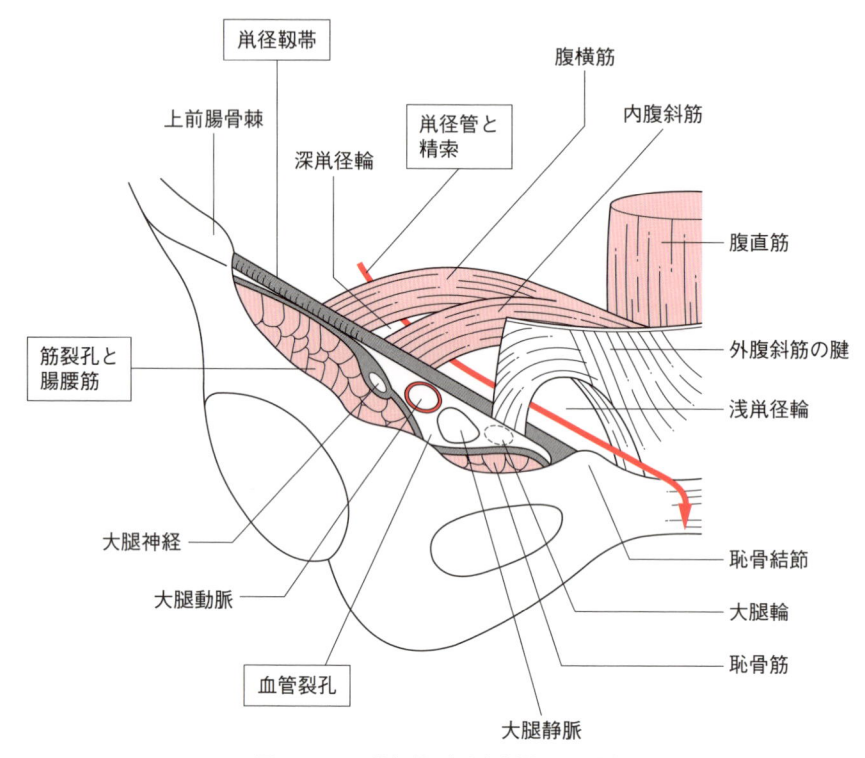

図 2・110　鼠径管（外腹斜筋を除去）

　腰椎，骨盤を小転子に近づける，おじぎをしたり，背臥位から上体を起こす作用となる．以前は腹筋を強化する目的で，下肢を伸展させ上体起こしを行っていたことがある．しかし，近年では膝関節と股関節を屈曲させて行うようになった．これは下肢を伸展させたままだと腹筋だけでなく本筋も作用してしまい，腹筋に十分な負荷が与えられないこと，さらに大腰筋により腰椎を前に引っ張ることにより腰痛の原因となることからである．

　鼠径靱帯は上前腸骨棘と恥骨結節の間に張っており，寛骨の上縁と鼠径靱帯の間に間隙ができる．この外側部を**筋裂孔**とよび，腸腰筋と大腿神経が通る．内側部は**血管裂孔**といい，大腿動・静脈が通過する．大腿動・静脈のさらに内側部はリンパ管，リンパ節が脂肪組織に埋ずまりながら腹腔側に上行する部で，大腿輪とよばれる．大腿輪の腹腔側は腹膜に到達し，下方は大腿筋膜の欠損部である伏在裂孔に開いている．この間は**大腿管**といい，約1 cmほどである（図 2・80，110）．ここは腹壁における抵抗の弱い部位で，腸管が腹膜をかぶったまま脱出して大腿ヘルニアを起こすことがある．

表 2・15 外寛骨筋

筋 名	起 始	停 止	支配神経	作 用
大 殿 筋	腸骨外面（後殿筋線の後方領域），仙骨，尾骨の後面，仙結節靱帯	大腿骨殿筋粗面 腸脛靱帯	下殿神経	股関節の伸展．腸脛靱帯の緊張により膝関節を伸展し，直立姿勢を保つ
中 殿 筋	腸骨外側面	大腿骨大転子	上殿神経	股関節の外転
小 殿 筋	腸骨外側面	大腿骨大転子	上殿神経	股関節の外転
大腿筋膜張筋	腸骨上前腸骨棘	腸脛靱帯→脛骨上端	上殿神経	股関節の屈曲・下腿の伸展
梨 状 筋	仙骨前面	大腿骨大転子	仙骨神経叢	股関節の外旋
内 閉 鎖 筋	閉鎖膜の内面	大腿骨転子窩		
双 子 筋	坐骨棘，坐骨結節	大腿骨転子窩		
大 腿 方 形 筋	坐骨結節	大腿骨転子間稜		

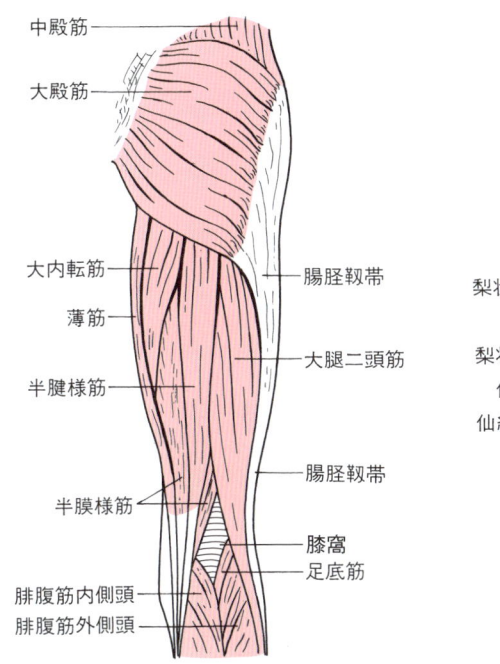

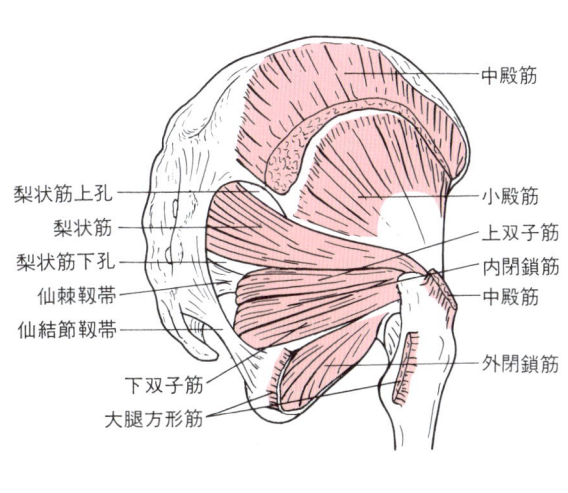

図 2・111　大殿筋と大腿後面の筋（浅層）　　図 2・112　外寛骨筋と梨状筋上孔，梨状筋下孔

鼠径管（腹部の筋で述べた）と大腿管は鼠径靱帯の上下で交叉する．ちなみに鼠径ヘルニアは男児に多く，大腿ヘルニアは女性，とくに経産婦に多い．

2）外寛骨筋（表 2・15）

これは殿筋群ともよばれる．

①**大殿筋**（図 2・109，111）：大殿筋はその表面をおおう皮下脂肪とともに殿部にふくらみをつくる．股関節を伸展（大腿を後ろに引く）する主力筋である．階段をのぼる際には，腸腰筋

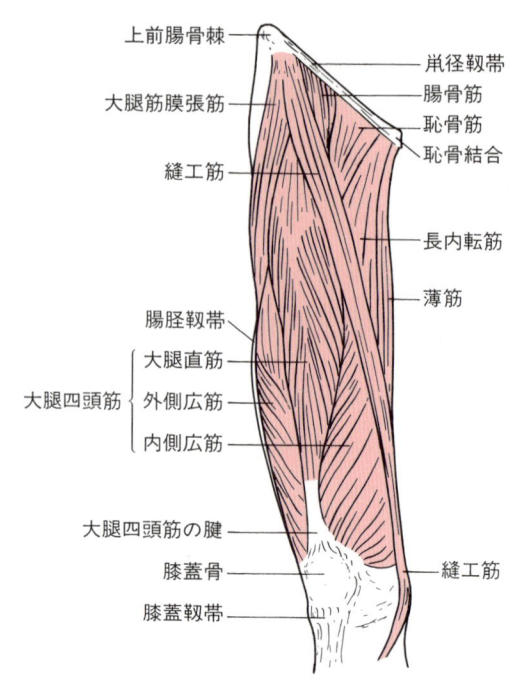

図 2・113　腸腰筋と大腿前面の筋

が大腿をあげて上段に足をおく作用をし，ついで大殿筋の作用によって，大腿を後方に引くことによって行われる．

②**中殿筋**（図 2・112）：大殿筋の深層にあり，腸骨の後面から起こり**大転子**に停止する．股関節の外転に働く．

③**小殿筋**（図 2・112）：中殿筋のさらに深層にあり，中殿筋と同様に大転子に停止し，股関節の外転に働く．

　中殿筋，小殿筋は歩行，姿勢保持にとくに重要である．歩行時は下肢が交互に体重を支える．このとき，立脚している側の中殿筋，小殿筋が働き，反対側の骨盤を挙上し，遊脚を助け，足を前に出すことができる．

④**大腿筋膜張筋**（図 2・113）：上前腸骨棘から起こり，大転子の前方で大腿筋膜が肥厚した**腸脛靱帯**に移行する．腸脛靱帯は脛骨の上端まで達している．股関節と膝関節を越える2関節筋であり，股関節には屈曲，外転作用があり，膝関節には伸展作用（膝関節の固定）がある．

⑤**梨状筋**（図 2・112，114）：仙骨前面から起こり，大坐骨孔を出て大転子に停止する．外旋筋として働く．

　大坐骨孔は梨状筋によって**梨状筋上孔**と**梨状筋下孔**に分けられる．梨状筋上孔には上殿動・静脈，上殿神経が通り，梨状筋下孔には坐骨神経，下殿動・静脈，下殿神経，内陰部動・静脈，陰部神経が通る．

⑥**内閉鎖筋**（図 2・112，114）：骨盤の内面の閉鎖孔の周囲と閉鎖膜から起こり，小坐骨孔を通って転子窩に停止する．上・下双子筋に上下からはさまれるように走行する．

⑦**双子筋**（上・下双子筋，図 2・112，114）：上双子筋は坐骨棘，下双子筋は坐骨結節から起こ

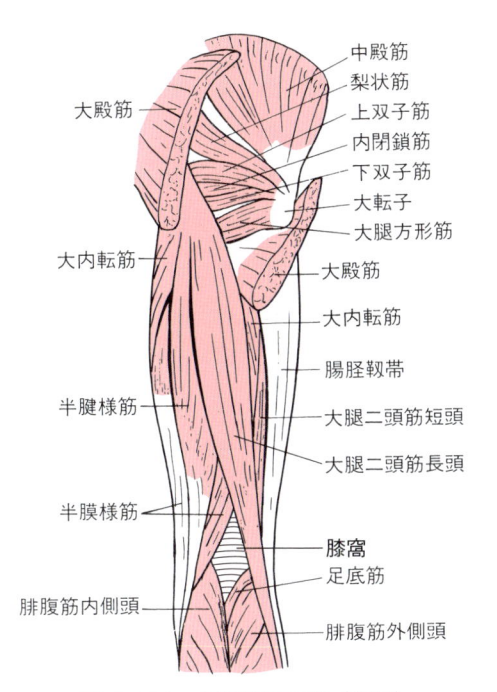

図 2・114 大腿後面の筋（深層）

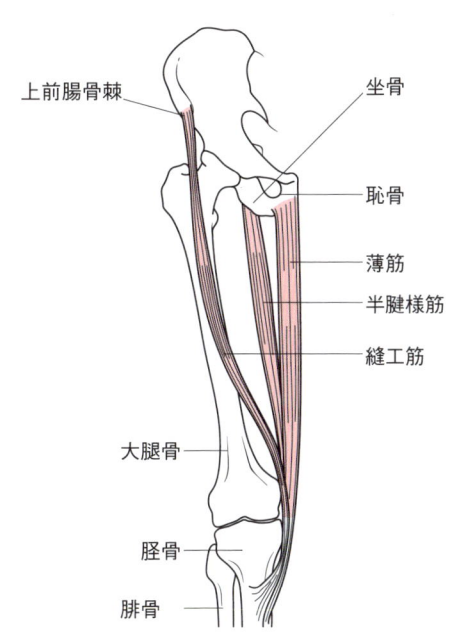

図 2・115 鵞足を構成する筋

表 2・16 大腿の伸筋

筋　名	起　始	停　止	支配神経	作　用
縫　工　筋	上前腸骨棘	脛骨粗面内側部	大腿神経	股関節の屈曲，外転，外旋，膝関節の屈曲，内旋
大腿四頭筋　1．大腿直筋	下前腸骨棘	4筋は合して膝蓋骨につき，膝蓋靱帯を経て脛骨粗面に終わる	大腿神経	膝関節の伸展（ただし，大腿直筋は，大腿屈曲と下腿伸展を行う）
2．外側広筋	大腿骨粗線外側唇			
3．中間広筋	大腿骨体前面			
4．内側広筋	大腿骨粗線内側唇			
膝　関　節　筋	大腿骨下部前面	膝関節包		関節包を上方に引く

り，内閉鎖筋と並走して大腿骨の転子窩に停止する．

⑧ **大腿方形筋**（図 2・112, 114）：下双子筋の下方を並走して大腿骨の転子間稜に停止する．

　上記の梨状筋，内閉鎖筋，上双子筋，下双子筋，大腿方形筋は共通して外旋作用をもつが，これに外閉鎖筋を加え**外旋 6 筋**ということがある．

b．大腿の筋

大腿の前面にある伸筋群，内側にある内転筋群，後面にある屈筋群（図 2・114）に分けられる．

・伸筋群：縫工筋，大腿四頭筋，膝関節筋（大腿神経）
・内転筋群：恥骨筋，長内転筋，短内転筋，大内転筋，薄筋，外閉鎖筋（多くは閉鎖神経）

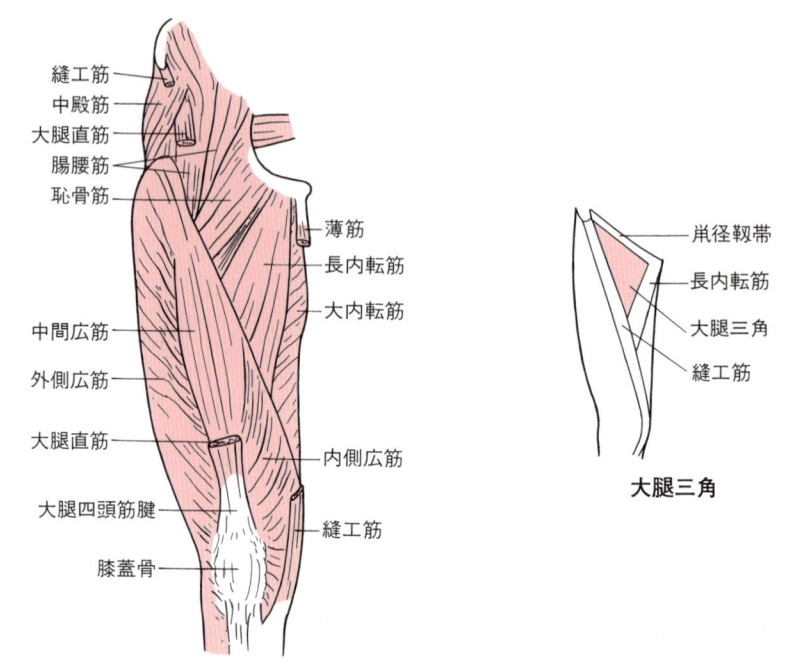

図 2・116 腸腰筋と大腿前面の筋

表 2・17 大腿の内転筋

筋 名	起 始	停 止	支配神経	作 用
恥骨筋	恥骨櫛	大腿骨恥骨筋線	大腿神経	股関節の屈曲，内転
長内転筋	恥骨体前面	大腿骨粗線内側唇	閉鎖神経	股関節の内転
短内転筋	恥骨下枝前面	大腿骨粗線内側唇		
大内転筋	坐骨結節・坐骨枝および恥骨下枝前面	大腿骨粗線内側唇 大腿骨内側上顆（内転筋結節）	閉鎖神経 坐骨神経（脛骨神経部）	
薄 筋	恥骨下枝前面	脛骨粗面の内側部	閉鎖神経	股関節の内転，また下腿を屈曲し，やや内旋
外閉鎖筋	閉鎖膜の外面	大腿骨転子窩		股関節の外旋と内転

・屈筋群：大腿二頭筋，半腱様筋，半膜様筋（多くは脛骨神経）

1）**伸筋群**（表 2・16）

①**縫工筋**（図 2・113）：大腿前面の最浅層にある筋で，上前腸骨棘から大腿前面を下内方に走り脛骨粗面の内側に付く細長い筋である．縫工筋の作用は複雑で，大腿の屈曲，外転，外旋，下腿の屈曲，内旋を行う．しかし筋の力は比較的弱く，あぐらをかくときや，歩行時の膝関節の安定に役だつといわれる．

②**大腿四頭筋**（図 2・110，116）：大腿前面から両側面にかけて下走する強大な筋で，4 頭を有する．停止部は**膝蓋靱帯**（膝蓋腱）となり，脛骨粗面に付着する．膝関節伸展の主力筋であ

表 2・18　大腿の屈筋

筋　名	起　始	停　止	支配神経	作　用
大腿二頭筋				
1．長頭	坐骨結節	腓骨頭	坐骨神経（脛骨神経部）	股関節の伸展（大腿の後方挙上），膝関節の屈曲と外旋
2．短頭	大腿骨粗線外側唇		坐骨神経（総腓骨神経部）	膝関節の屈曲と外旋
半腱様筋	坐骨結節	脛骨粗面内側部（鵞足の形成）	坐骨神経（脛骨神経部）	股関節の伸展，膝関節の屈曲と内旋
半膜様筋	坐骨結節	脛骨内側顆の後面		

る．**大腿直筋**，**内側広筋**，**外側広筋**，**中間広筋**の 4 頭からなる．大腿直筋は下前腸骨棘から起こる 2 関節筋で，他は大腿骨体から起こる．膝蓋靱帯は臨床的に膝蓋腱反射の検査に用いられる．

2）内転筋群（図 2・116，表 2・17）

大腿の上方内側部にふくらみをつくる六つの筋群で，恥骨前面と坐骨から起こって下外方に走り，おもに大腿骨の内側部に付き，股関節の強い内転作用をもつ．

外閉鎖筋は外旋 6 筋に加わり，他は筋群として大腿の内転作用をする．恥骨筋は大腿神経の支配を受け，大内転筋の一部は坐骨神経を受けるが，他はすべて閉鎖神経の支配である．

内転筋群は直立位で大腿を互いに近づけ，直立位を維持するのに重要で，ヒトではよく発達している．

3）大腿三角（図 2・116）

鼡径靱帯，縫工筋，長内転筋に囲まれた部位を大腿三角（スカルパ三角）といい，生体ではややくぼんでいる．三角には大腿動・静脈，大腿神経が走る．深部には大腿骨頭がある．

鵞足：縫工筋，半腱様筋，薄筋が脛骨粗面の内側部に停止する部位を鵞足という．膝関節の内側を補強する．

4）屈筋群（表 2・18）

大腿の後面にある 3 筋をいう．ハムストリングともよばれ，膝関節の屈曲に働く．

①**大腿二頭筋**（図 2・112，114）：長・短 2 頭よりなり，外側ハムストリングを形成する．両頭は合して腓骨頭に停止する．膝窩の外側でこの腱は明瞭に触れることができる．支配神経の**坐骨神経**は脛骨神経と総腓骨神経からなり，長頭は屈筋系に属し脛骨神経，短頭は伸筋系に属し総腓骨神経に支配される．

②**半腱様筋・半膜様筋**（図 2・114，118）：ともに坐骨結節から起こり，脛骨粗面ないしはその周囲に停止する．内側ハムストリングを形成する．

大腿二頭筋長頭，半腱様筋，半膜様筋はともに股関節と膝関節を越える 2 関節筋であり，股関節に対しては大腿を伸展，膝関節に対しては屈曲に働く．

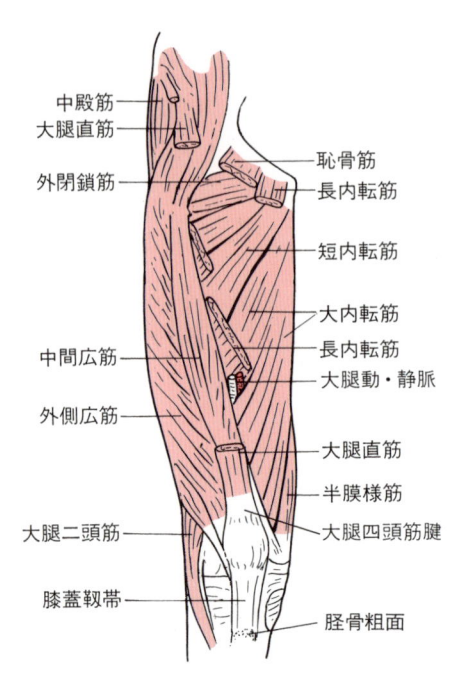

図 2・117　大腿前面の筋（やや深層）

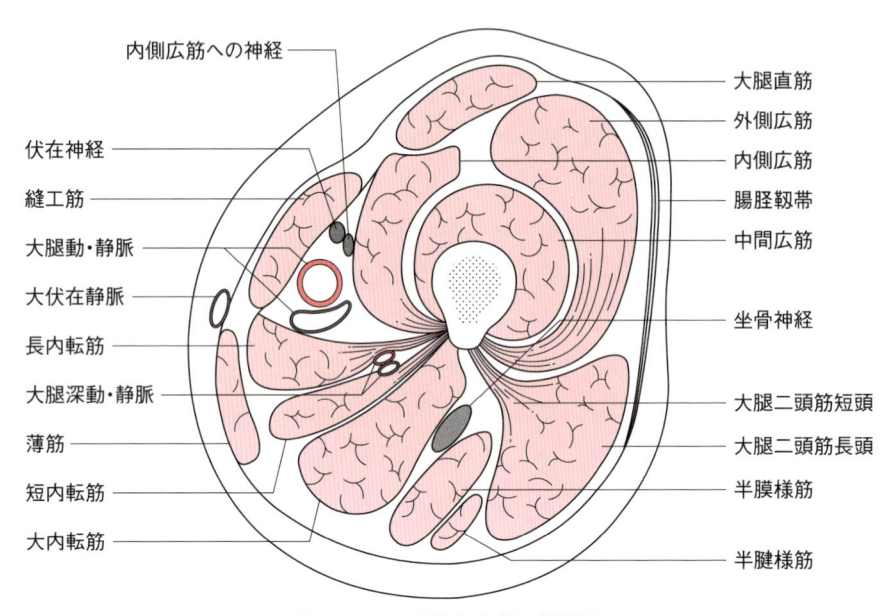

図 2・118　大腿中央部の横断図

　なお，半腱様筋の腱は，縫工筋，薄筋の腱とともに脛骨前内側面（脛骨粗面を含む）に停止する．この部が鵞鳥の足のように見えることから鵞足（ガソク）と呼ばれる（**図 2・115**）．

c．下腿の筋

　下腿の筋は，前面にある伸筋群と後面にある屈筋群に分けられる．伸筋群のうち外側にある二つの筋は腓骨筋群ともいう．

表 2·19 下腿の伸筋

筋 名	起 始	停 止	支配神経	作 用
前脛骨筋	脛骨外側面，下腿骨間膜	内側楔状骨と第1中足骨の底面	深腓骨神経	足を背屈し，かつ内反
長母指伸筋	腓骨体前面下部，下腿骨間膜	足背の母指末節骨底		母指の伸展，足の背屈
長指伸筋	腓骨体前面，脛骨外側顆，下腿骨間膜	第2〜5指の指背腱膜に移行し，中節骨と末節骨に終わる		第2〜5指の伸展，足の背屈
第3腓骨筋	長指伸筋の分束	足背の第5中足骨底		足の外反，背屈

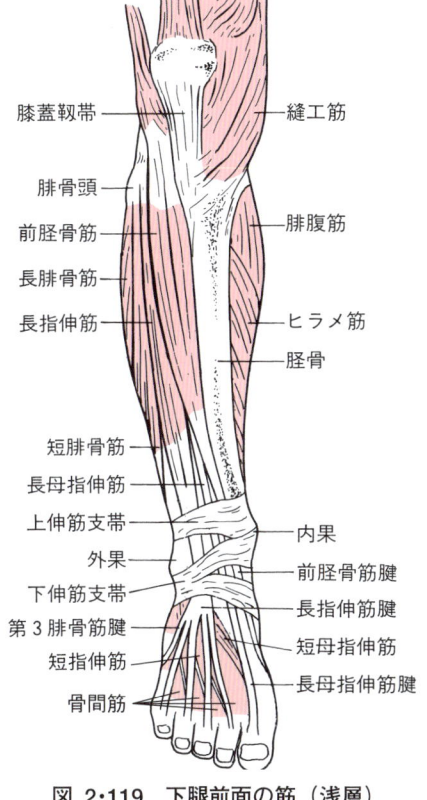

図 2·119 下腿前面の筋（浅層）

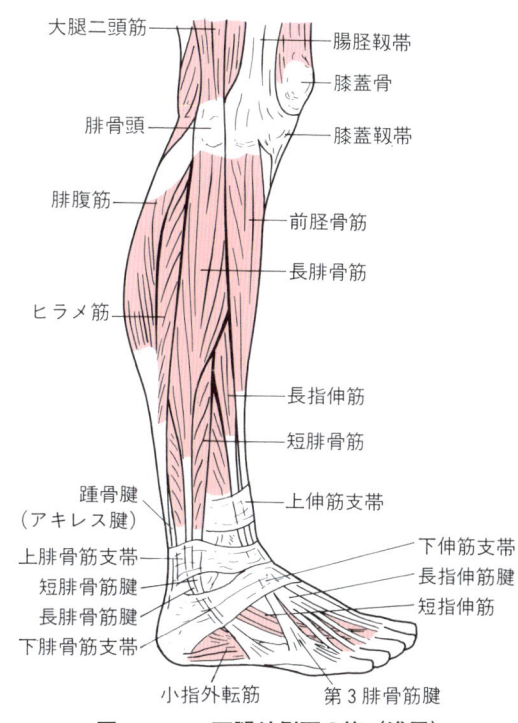

図 2·120 下腿外側面の筋（浅層）

- 伸筋群：前脛骨筋，長母指伸筋，長指伸筋，第3腓骨筋（深腓骨神経）
- 腓骨筋群：長腓骨筋，短腓骨筋（浅腓骨神経）
- 屈筋群：下腿三頭筋，足底筋，膝窩筋，後脛骨筋，長指屈筋，長母指屈筋（脛骨神経）

1）伸筋群（表 2·19）

①**前脛骨筋**（図 2·119）：下腿の前面で，もっとも内側にあり，強力な背屈筋である．足首で上下の**伸筋支帯**をくぐり，足底に走り，第1中足骨底，内側楔状骨に付く．停止腱が足底に回りこむことから，背屈だけではなく内反（内がえし）にも作用する．歩行時には，前に出す足を背屈して，足先が地面をすらないようにする．

表 2・20 腓骨筋群

筋 名	起 始	停 止	支配神経	作 用
長腓骨筋	腓骨頭，腓骨体上部外側面	内側楔状骨，第1，2中足骨底	浅腓骨神経	足を外反し，かつ底屈
短腓骨筋	腓骨体下部外側面	第5中足骨底		

表 2・21 下腿の屈筋

筋 名	起 始	停 止	支配神経	作 用
下腿三頭筋 1．腓腹筋 　内側頭 　外側頭	 大腿骨内側上顆 大腿骨外側上顆	両頭は合して踵骨腱（アキレス腱）をつくり，踵骨隆起に終わる	脛骨神経	足の底屈
2．ヒラメ筋	腓骨頭 ヒラメ筋線（脛骨）			
足 底 筋	大腿骨外側上顆	踵骨腱の内側縁に癒合		下腿三頭筋の働きを助ける
膝 窩 筋	大腿骨外側上顆	脛骨上部後面		膝関節の屈曲・脛骨の内旋
後 脛 骨 筋	下腿骨間膜の後面	舟状骨・全楔状骨立方骨，第2，3中足骨底		足を底屈し，かつ内反
長 指 屈 筋	脛骨中央後面	第2～5指末節骨底		第2指から第5指の屈曲・足の底屈，内反
長母指屈筋	腓骨体下部後面	母指末節骨底		母指の屈曲・足の底屈，内反

②**長母指伸筋**（図 2・119）：前脛骨筋の深層を下行し，足背部で前脛骨筋の腱の下を通り，母指の末節骨底に停止する．母指を伸ばし（背屈），足関節（距腿関節）を背屈する．

③**長指伸筋**（図 2・119）：前脛骨筋の外側を下行し，下伸筋支帯の下で4腱に分かれ，母指以外の4指の指背腱膜となって中節骨，末節骨に付く．2～5指を伸ばし，足の背屈にも加わる．

④**第3腓骨筋**：長指伸筋の下外側部から分かれ，第5中足骨底に付着する小筋である．足の背屈と，外反（外がえし）を助ける．

足を強く背屈し指を伸展させたとき，前脛骨筋，長母指伸筋，長指伸筋の腱は足首から足背にかけて明瞭に観察することができる．

2）腓骨筋群（表 2・20）

①**長腓骨筋，短腓骨筋**（図 2・120）：下腿の外側部にあり，ともに外果の後ろを回って足底に達し，長腓骨筋は第1，2中足骨底と内側楔状骨に停止し，短腓骨筋は第5中足骨底の外側

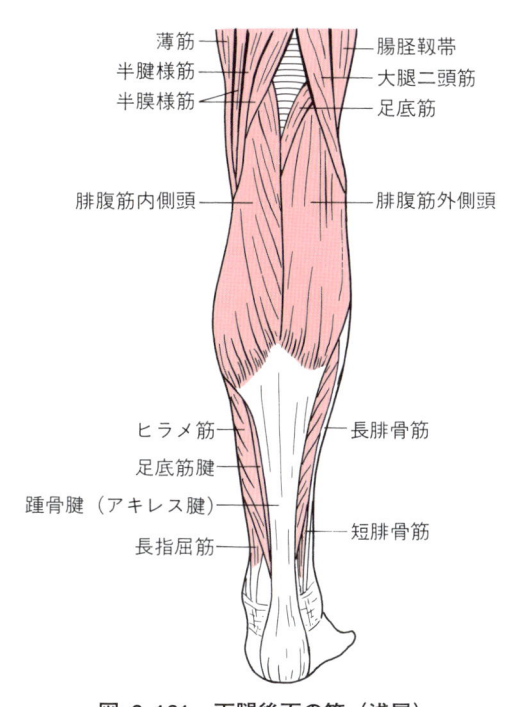

図 2・121　下腿後面の筋（浅層）

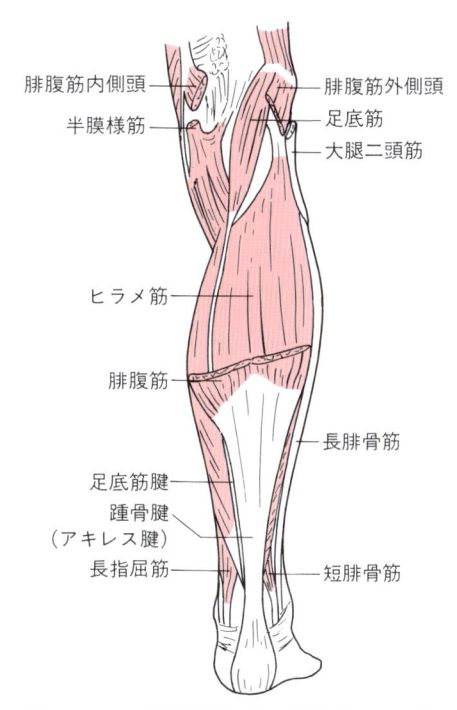

図 2・122　下腿後面の筋（腓腹筋の下層）

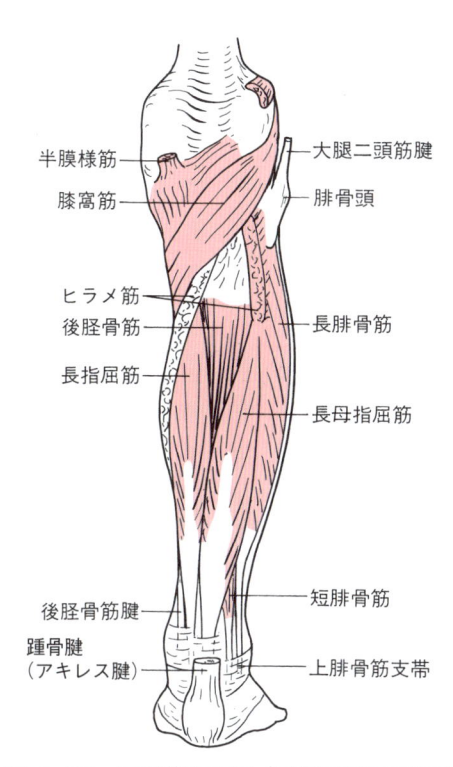

図 2・123　下腿後面の筋（下腿三頭筋の下層）

に停止する．

長腓骨筋，短腓骨筋とも足の底屈，外反（外がえし）の作用をもつ．足根部では**上・下腓骨筋支帯**の下を通過する．ともに浅腓骨神経の支配である．足の内反や外反は，平坦でない地面を歩く際，足底を地面に適合させるように働く．内反は外反より運動範囲が大きい．これは外果が内果より下方にあるためである．外果の後方で短腓骨筋の腱を触れることができる．

3）屈筋群（表 2・21）

すべて脛骨神経支配で，底屈に作用する．浅層と深層に分けることがある．

①浅層

 ⓐ**下腿三頭筋**（図 2・121，122）：ふくらはぎをつくる強大な筋で，浅層の**腓腹筋**と深層の**ヒラメ筋**からなる．腓腹筋は内・外側頭の 2 頭をもち，それぞれ大腿骨の内側上顆，外側上顆から起こる．ヒラメ筋は深層の扁平な筋で，腓腹筋の腱と合して**踵骨腱（アキレス腱）**となり，踵骨隆起に停止し，足を底屈する．立位で踵をあげると明瞭に観察することができる．下腿三頭筋の拘縮により筋が短縮すると，足は底屈位（つま先が伸びた状態）に固定される．これを**尖足**という．逆に麻痺により底屈ができず，背屈位に固定されることを**踵足**という．

 ⓑ**足底筋**（図 2・122）：腓腹筋の外側頭とともに大腿骨の外側上顆から起こる小筋で，長い腱をもち踵骨腱に合する．その力は弱い．

 ⓒ**膝窩筋**（図 2・123）：膝関節の後方にある筋で，下内方に斜走し脛骨上部の後面に付く．膝関節の屈曲と脛骨の内旋に作用する．

②深層：深層にある 3 筋の腱は**内果の後方**を回り，**屈筋支帯**の下を通って足底に達する．縦足弓を支持する働きもある．

 ⓐ**後脛骨筋**（図 2・123）：下腿三頭筋の深層にあり，内果の後方を走り，足底で足根骨や第 2，3 中足骨底に付く．底屈と強い内反を行う．

 ⓑ**長母指屈筋**（図 2・123）：腓骨後面から内果に向かい足底に出て，母指の末節骨底に達する．母指を屈曲する．また底屈，内反を助ける．

 ⓒ**長指屈筋**（図 2・123）：脛骨後面から内果の後方を経て足底に出，4 腱に分かれ第 2～5 指の末節骨に付く．第 2～5 指の屈曲と底屈・内反に関与する．

d．足 の 筋

足の筋は次のように分類される．

 ・足背の筋：短母指伸筋，短指伸筋（深腓骨神経）
 ・足底の筋（脛骨神経の枝）
  ・母指球筋：短母指屈筋，母指内転筋，母指外転筋
  ・小指球筋：小指外転筋，短小指屈筋，小指対立筋
  ・中足筋：短指屈筋，足底方形筋，虫様筋，底側・背側骨間筋

手の筋と類似しているが，足背に筋があること，短指屈筋，足底方形筋があることなどが異なる点である．また足の母指には対立筋がないこと，小指に短掌筋に相当するものがないことが特

表 2・22 足背の筋

筋 名	起 始	停 止	支配神経	作 用
短母指伸筋	踵骨上面	母指基節骨底	深腓骨神経	母指の伸展
短指伸筋		3腱に分かれ，長指伸筋腱に合す		第2指から第4指の伸展

図 2・124 足背の筋

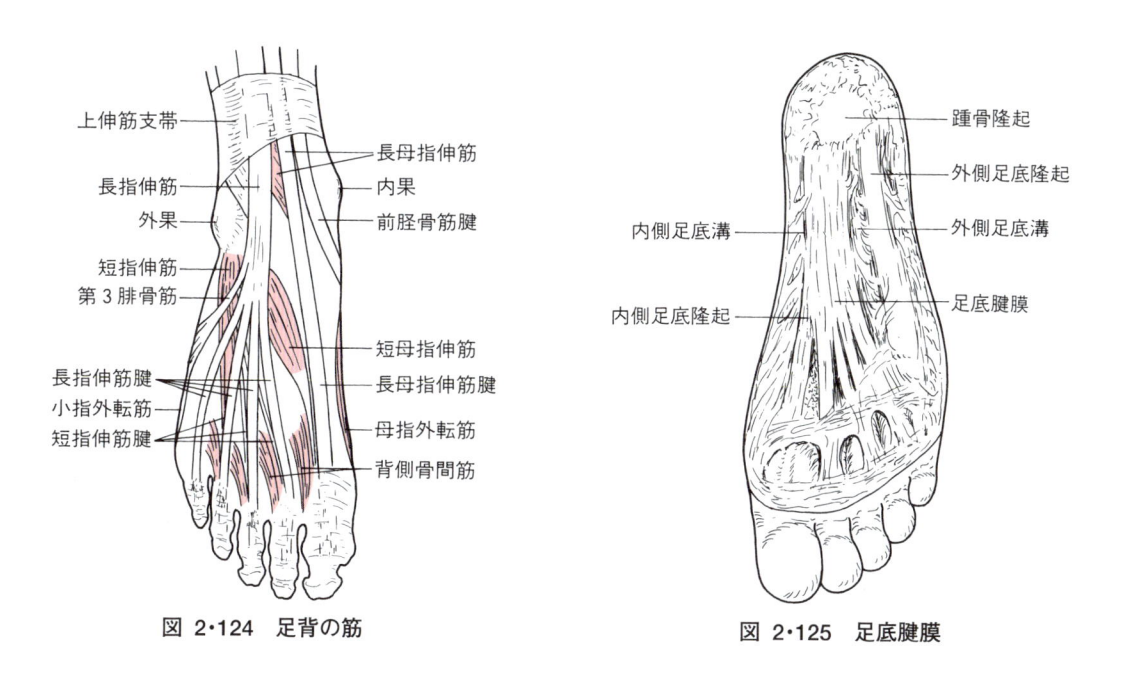

図 2・125 足底腱膜

表 2・23 母指球筋

筋 名	起 始	停 止	支配神経	作 用
母指外転筋	踵骨隆起	母指の基節骨底	内側足底神経	母指の外転，底屈
短母指屈筋	楔状骨	母指の基節骨底	内側足底神経	母指の基節を曲げる
母指内転筋　1．斜頭	第2～4中足骨底	母指の基節骨底	外側足底神経	母指の内転（第2指に近づける）
2．横頭	第2～5中足指節関節の関節包			

徴である．

1）足背の筋（表2・22）

①**短母指伸筋**（図2・124）：踵骨の上面から起こり，長母指伸筋の腱の下層を走り，これに合して母指の指背腱膜に付く．母指を伸展する．

②**短指伸筋**（図2・124）：短母指伸筋の外側にあり，同様に踵骨上面から起こり長指伸筋の腱の下層を走り，3腱に分かれ第2～4指の長指伸筋に合して指背腱膜に付く．

図 2・126　足底の筋（1）

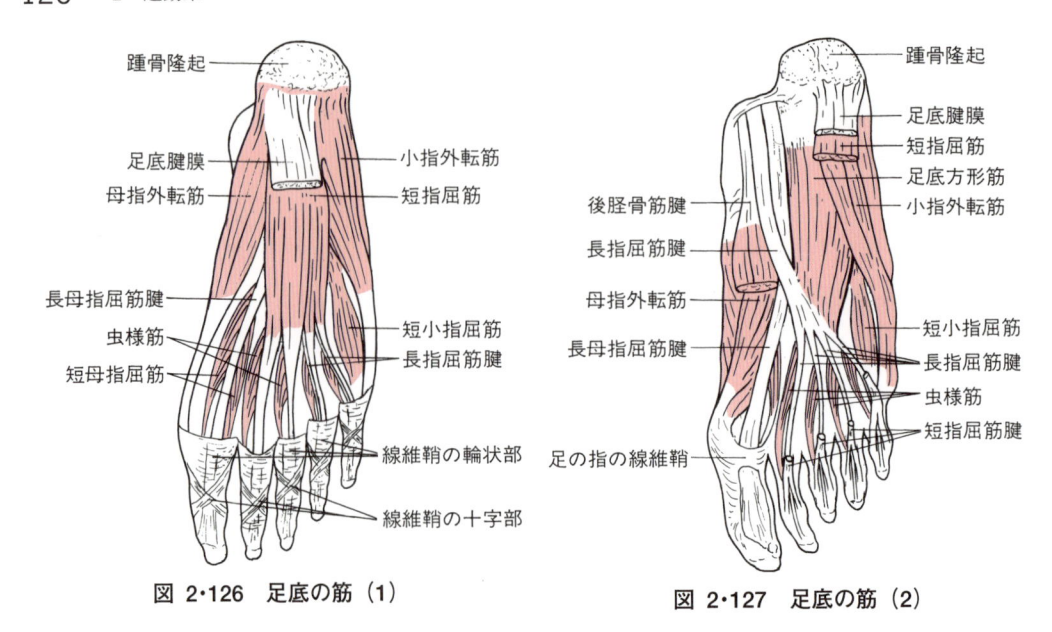

図 2・127　足底の筋（2）

図 2・128　足底の筋（3）

表 2・24　小指球筋

筋　名	起　始	停　止	支配神経	作　用
小指外転筋	踵骨隆起	小指の基節骨底	外側足底神経	小指の外転
短小指屈筋	長足底靱帯, 第5中足骨底	小指の基節骨底	外側足底神経	小指の基節で屈曲
小指対立筋	長腓骨筋腱鞘, 長足底靱帯	小指の中足骨外側	〃	第5中足骨を内側にひく

表 2・25 中足筋

筋名	起始	停止	支配神経	作用
短指屈筋	踵骨隆起	第2〜5指の中節骨底	内側足底神経	第2〜5指の中節を底屈
足底方形筋	踵骨隆起	長指屈筋の共通腱の外側に終わる	外側足底神経	長指屈筋の働きを助け，指を曲げる
虫様筋	第2〜5指に向かう長指屈筋の，個々の腱の内側縁より起こる	第2〜5指の個々の基節骨の内側を通り，指背腱膜（長指伸筋腱）に入る	第2指の虫様筋は内側足底神経，他は外側足底神経	個々の指の基節を屈曲
底側骨間筋	3個ある．第3〜5中足骨の内側より，各1頭をもって起こる	それぞれ第3〜5指の基節骨底内側に	外側足底神経	足指の内転 基節の底屈
背側骨間筋	4個ある．2頭をもって第1〜5中足骨の対向面より起こる	第1背側骨間筋は第2指基節骨の内側に，第2〜4背側骨間筋はそれぞれ第2〜4指基節骨の外側に終わる	外側足底神経	足指の外転 基節の底屈

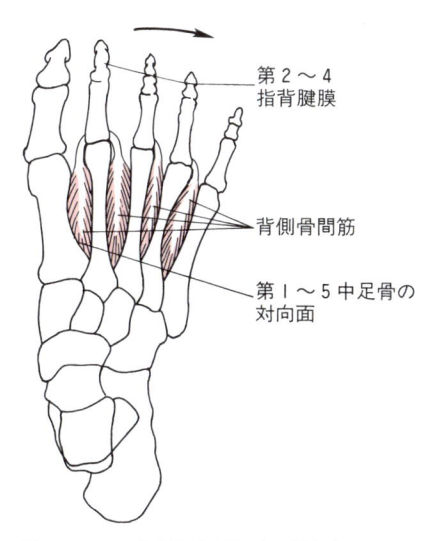

図 2・129 背側骨間筋（足背側）

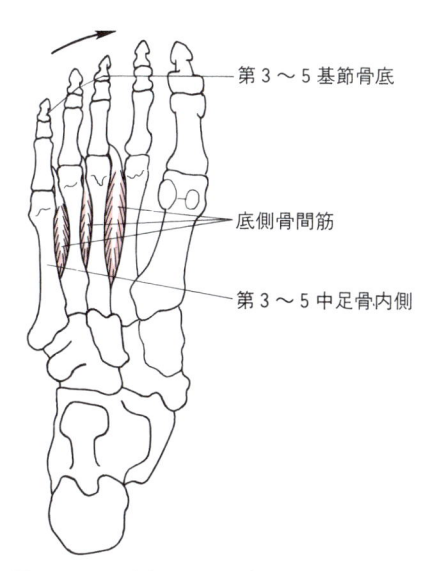

図 2・130 底側骨間筋（足底側）

2）足底の筋

足底の皮下には，踵骨隆起から起こり縦走する厚い丈夫な足底腱膜（図 2・125）があり，足底の筋群をおおっている．

3）母指球筋（表 2・23）

①**母指外転筋**（図 2・126）：足底の最内側にあり，踵骨隆起から起こって第1中足骨頭の内側

にある種子骨を介し，母指の基節骨底に付く．足底の内側部に触れながら母指を外転すると，その収縮を触れることができる．脛骨神経から分かれた内側足底神経が支配する．

②**短母指屈筋**（図2・126）：楔状骨から起こり二腹に分かれ，それぞれ母指の基節骨底に付く．母指の基節を曲げる．

③**母指内転筋**（図2・128）：横頭と斜頭の2頭をもち，母指の基節骨底に付く．横頭により足の前部を固定し，横足弓の保持にも関与する．

4）小指球筋（表2・24）

①**小指外転筋**（図2・126）：足底の外側縁のふくらみをつくる．脛骨神経の枝の外側足底神経に支配される．母指外転筋と同様，踵骨と指骨を結ぶため足弓のアーチの保持にも関与すると考えられる．

②**短小指屈筋**（図2・126～128）：小指の基節を曲げる．

③**小指対立筋**：短小指屈筋の外側部の筋束であり，ともにその力は弱い．

5）中足筋（表2・25）

①**短指屈筋**（図2・127）：踵骨隆起から起こり，腱は第2～5指の中節骨底に二分して停止する．二分した停止腱の間を長指屈筋の腱が通る．手の浅指屈筋，深指屈筋の関係と類似する．

②**足底方形筋**（図2・127）：短指屈筋の深層で，踵骨から起こり足底の中央を縦走して長指屈筋の腱に付く．長指屈筋の斜め方向に向かう力を矯正し指の底屈を助ける．

③**虫様筋**（図2・127）：長指屈筋の腱から起こり，第2～5指の4腱に分かれ，足背に出て指背腱膜に付く．手の虫様筋と同様，基節を曲げ，中節，末節を伸ばす．

④**底側骨間筋**（図2・127, 128, 130）：手の掌側骨間筋に相当する．3筋あり，第3～5の中足骨の下面から起こり，それぞれの指の基節骨の内側に付く．指を第2指に近づける（内転）作用がある．

⑤**背側骨間筋**（図2・128, 129）：手の背側骨間筋に相当する．4筋あり，それぞれ2頭をもち，指を第2指から遠ざける（外転）作用がある．

3 脈 管 系

A 総 論

　ヒトが生きていくためには，身体を構成する器官，組織，細胞に酸素と栄養物を補給する必要がある．また，そこで生じた炭酸ガスや老廃物を取り除かねばならない．このような物質の輸送にあたる血液とリンパを，全身のすみずみまでゆき渡らせるのが脈管系（循環器系）であり，心脈管系（血管系）とリンパ系とに分けられる．

1 体循環と肺循環

　心臓は心脈管系の中心にあって，血液循環のポンプの役割を果たす．心臓は右心房，右心室と左心房，左心室の四つの部屋に分かれている．

　心臓を中心とする血液循環は，次の2系に分けられる（**図3・1**）．

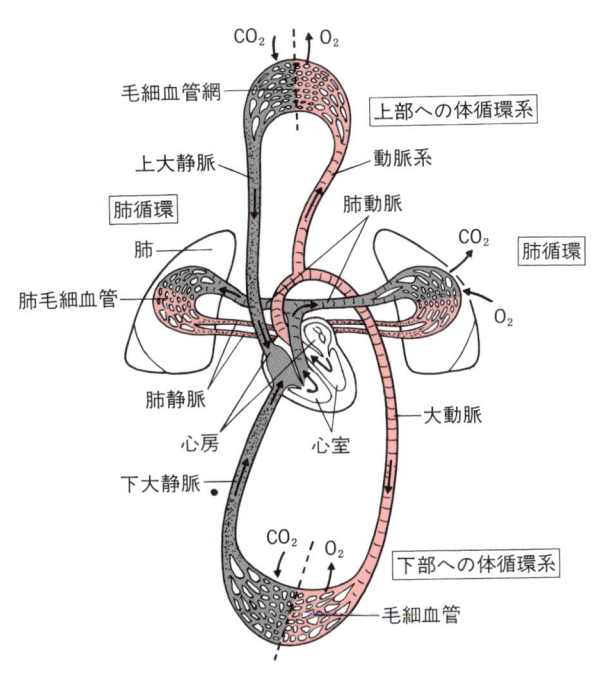

図 3・1 体循環と肺循環

a. 肺（小）循環

血液が右心室から肺動脈，肺，肺静脈を経て左心房にかえる経路である．肺において血液と空気の間でガス交換が行われる．ここで注意すべきことは，肺動脈は**炭酸ガスを多く含み暗赤色にみえる静脈血**を入れ，肺静脈は**酸素を多く含み鮮紅色の動脈血**を入れていることである．

b. 体（大）循環

血液が左心室から大動脈とその枝を通じて全身に分布し，上・下大静脈を経て右心房に戻る経路である．この経路は，全身各部で物質交換を行う循環路である．体循環の動脈は動脈血，静脈は静脈血を含んでいる．

2 血管の形態と構造

心脈管系は，心臓から血液を送り出す**動脈**，心臓に血液をかえす**静脈**からなり，両者は末梢で**毛細血管**とよばれる細い血管（直径約 $10\,\mu m$）でつながれる．毛細血管は，組織中で網状につらなって毛細血管網を形成する．ここは，血液と組織の物質交換の場となっている．

a. 形態（図 3・2）

1）吻　　合

毛細血管を通らない，血管と血管のつながりを吻合とよぶ．動脈の枝は，吻合によりお互いに交通している．一つの動脈が閉塞された場合，その動脈の支配領域は別の吻合する動脈枝（**側副**

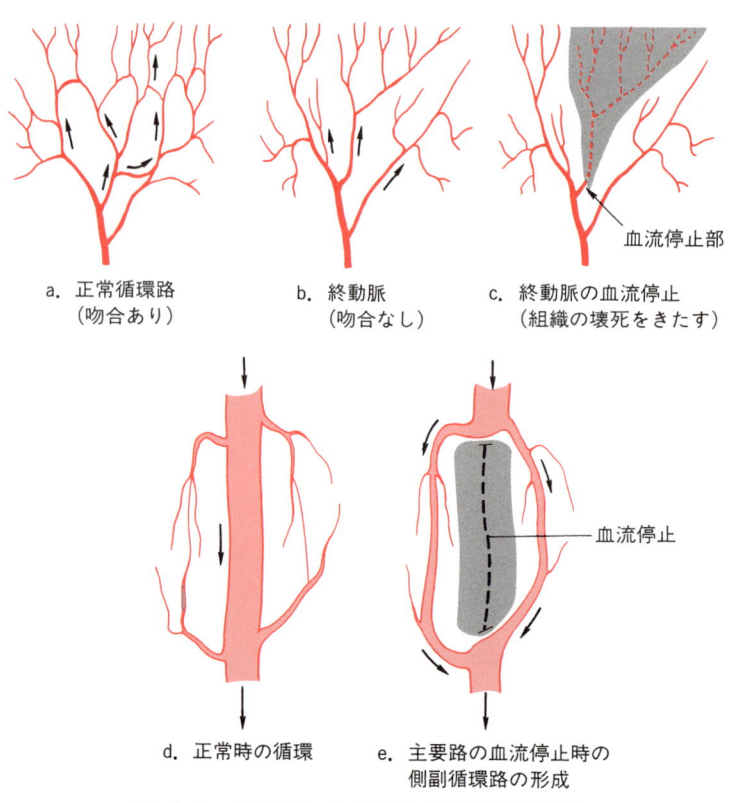

a. 正常循環路
（吻合あり）

b. 終動脈
（吻合なし）

c. 終動脈の血流停止
（組織の壊死をきたす）

血流停止部

d. 正常時の循環

e. 主要路の血流停止時の
側副循環路の形成

血流停止

図 3・2　血流動態（終動脈と側副循環を示す）

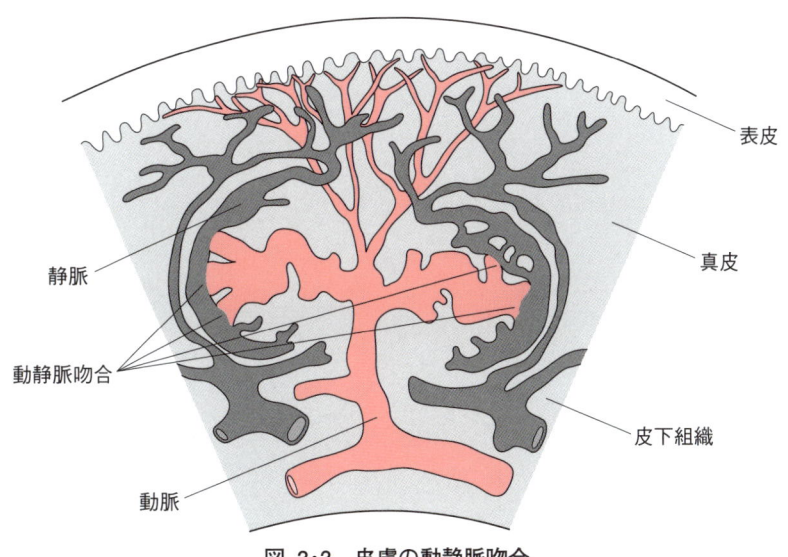

図 3・3 皮膚の動静脈吻合

循環路）から血液を供給されるため，物質交換を阻害されない．この吻合が動脈において平面的に複雑につながったものを**動脈網**，立体的なものを**動脈叢**といい，一方，吻合枝をもたない動脈を**終動脈**とよぶ．終動脈が閉塞された場合には，その支配領域に血行障害が起こり，臓器の一部が壊死を起こす．これを**梗塞**とよぶ．また吻合枝をもっていても，吻合枝が細い場合にはそれによる血液供給は不十分であり，梗塞を起こしやすい．このような動脈を**機能的終動脈**とよぶ．機能的終動脈は脳，心臓，脾臓，腎臓などにみられ，心臓の冠状動脈の閉塞では心筋梗塞が起こる．

2）動静脈吻合（図3・3）

動脈と静脈は毛細血管を介して連絡しているのが一般的だが，状況に応じて循環量の調節を行う必要がある場合など，動脈と静脈を直接連結して血液の流れを変更することができる**動静脈吻合**が全身に分布している．耳介，鼻，唇などには体温喪失を防ぐために，胃，腸，腎臓などには消化や尿生成を促進するために動静脈吻合が存在する．尾骨先端にある尾骨小体と手足の指先にあるホイヤー・グローサー器官には動静脈吻合が糸球状に集まって存在するが，その働きについては明らかではない．

3）伴 行 静 脈

静脈はしばしば動脈と同じ走行を取り，動脈と並んで走る．このような静脈を伴行静脈とよぶ．しかし，硬膜静脈洞や体肢の皮下を走る皮静脈は動脈に伴行しない．

4）脈管の脈管

血管の壁が厚い場合，血管壁を栄養する血管が血管壁に入る．これを脈管の脈管とよぶ．心臓の冠状動・静脈は，この一種と考えられる．

b．構造（図3・4）

血管壁は，原則的には内膜，中膜，外膜という3層構造からなる．**内膜**は，内皮とよばれる1層の扁平上皮と，その外にある少量の結合組織からなる．**中膜**は，輪走する平滑筋とその間にある結合組織からなる．**外膜**は，最も外の結合組織層である．

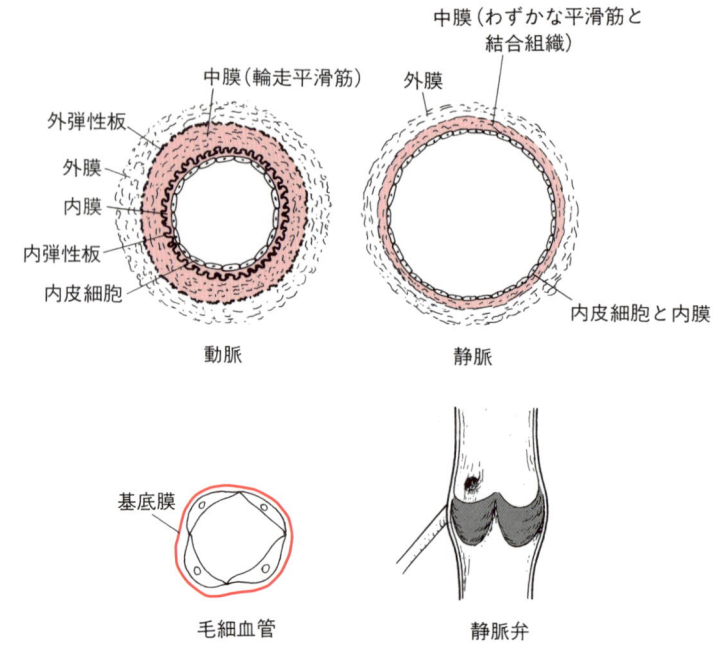

図 3・4　血管壁の構造

1）動　　脈

　内膜は内皮とその外の内弾性板からなる．輪走する**平滑筋**と多量の**弾性線維**からなる厚い中膜をもつことが動脈の特徴である．平滑筋と弾性線維の割合は，太い動脈と細い動脈で異なる．心臓に近い太い動脈では弾性線維が発達し（弾性動脈），心臓から断続的に拍出される血流を緩やかに受けとめ，血圧の急激な上昇をやわらげる．一方，細い動脈では平滑筋が発達し（筋性動脈），毛細血管に至る血流を調節する．

2）静　　脈

　静脈の壁は，動脈よりはるかに薄い．これは中膜の発達が不良なためで，平滑筋も弾性線維も少ない．

　静脈には，内膜のポケット状のヒダである**静脈弁**がある．特に体肢の静脈に多く，血液が逆流することなく心臓へかえることを助けている．

3）毛 細 血 管

　毛細血管は，1層の内皮細胞と基底膜の裏打ちからなり，平滑筋や弾性線維を欠く．血液と周囲の組織との間の物質交換は，この内皮細胞を介して行われる．

B　心　臓

1　心臓の位置と形態（図3·5）

　心臓は，重さ200〜300g程度のにぎりこぶしよりやや大きい器官で，横隔膜の上，および左右の肺の間，すなわち**縦隔**に存在する．心臓はやや左に偏在し，その2/3は正中線の左側にある．心臓の外面は，二重の袋である心膜で包まれる．

　心臓の外形は桃の実に似た形をもち，上端部は広く心底とよばれ，下端は少し尖っており心尖といわれる．**心底**は右上方にあり，大血管が出入りする．**心尖**は左下方で前胸壁に接している．ここは左第5肋間，乳頭線のやや内側にあたり，心臓の拍動とともに動き，心尖拍動として触れる．

　心臓を横に取り囲むように走る**冠状溝**は，心房と心室を区分する．左右の心室の間には，前後の**室間溝**という溝がある．冠状溝と室間溝には冠状動・静脈が走る．心房の壁の一部は，心耳として大動脈と肺動脈の基部に伸び出る．なお，心尖は左心室に属する（図3·6a, b）．

2　心臓の構造（図3·7, 8）

　心臓は血液を通す中空器官であり，四つの部屋に分かれる．すなわち，心臓は上方の心房と下方の心室に分けられる．また心房と心室は連続した仕切り，すなわち**心房中隔**と**心室中隔**で左右に分けられる．したがって，心臓は2心房，2心室の四つの部屋からなる．同側の心房と心室は**房室口**で連絡する．心房は静脈を受け入れ壁は薄く，心室は動脈を出し壁が厚い．左右の心房と心室を中心とした血液循環は，次のとおりである．

　①全身の静脈血→上・下大静脈→右心房→右心室→肺動脈
右心室は肺へ静脈血を送るポンプである．なお，心臓の静脈である冠状静脈洞も右心房に入る．

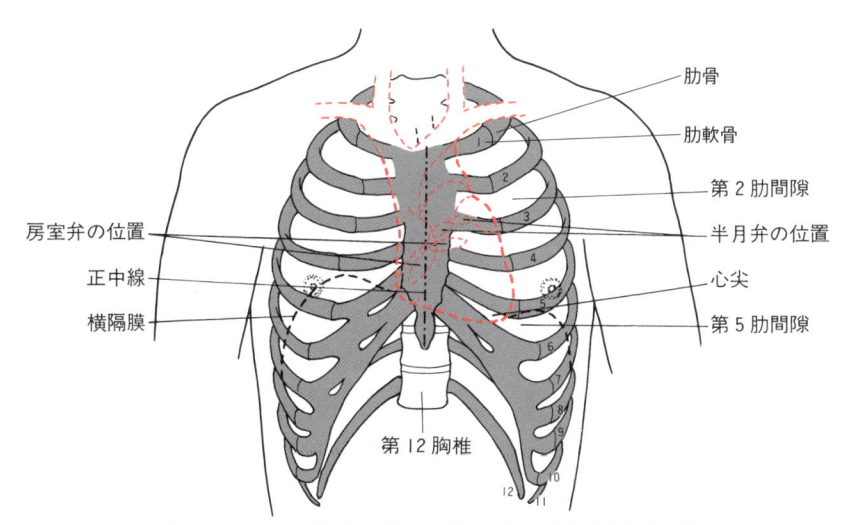

図3·5　心臓の位置と肋骨，横隔膜の関係（胸郭投影）

図 3・6 心臓の概観

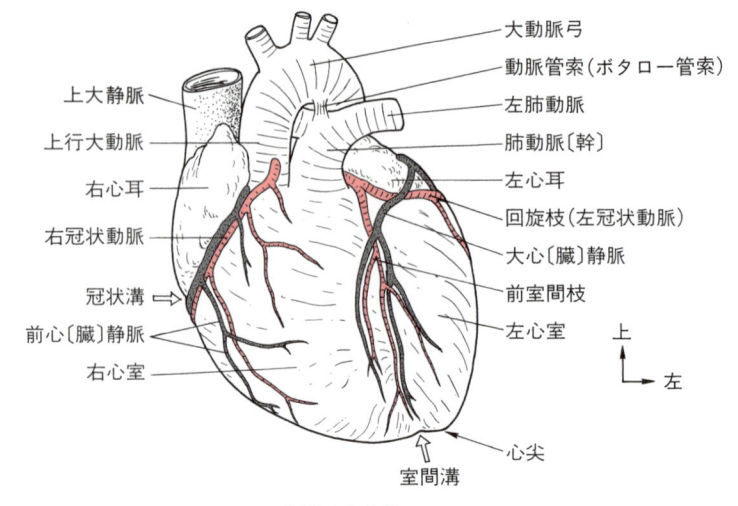

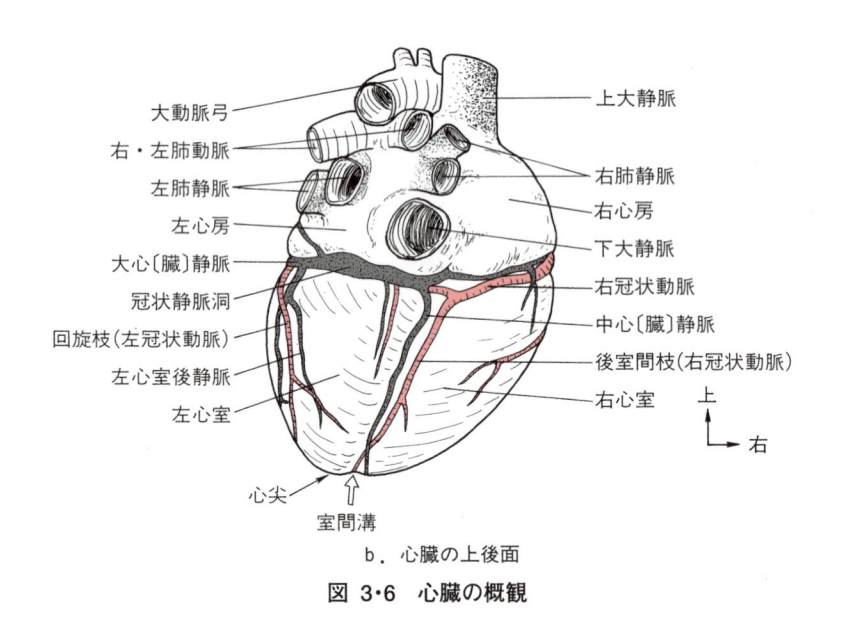

②肺からの動脈血→肺静脈→左心房→左心室→上行大動脈
左心室は，全身へ動脈血を送るポンプである（図 3・7）．

3 心臓の弁 (図 3・7, 8)

　心房と心室の境（房室口）にある**房室弁**，そして心臓から出る動脈の出口には**動脈弁**がある．いずれも心内膜のヒダである．房室弁は，弁尖といわれるほぼ三角形のヒダからなる．弁尖の先端からは**腱索**とよばれる細い線維索が出て，**乳頭筋**（内腔に突出した心室筋）に達している．腱索と乳頭筋は弁尖の反転防止装置である．動脈弁は 3 枚のポケット状の弁からなり，これを**半月弁**とよぶ．

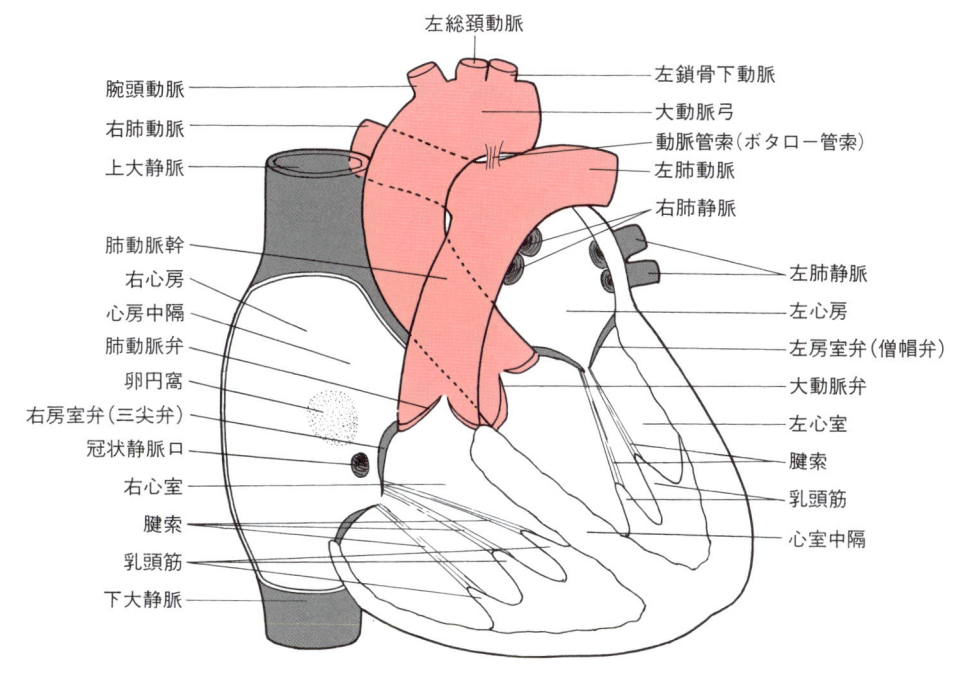

図 3・7 心臓の内景（模式図）

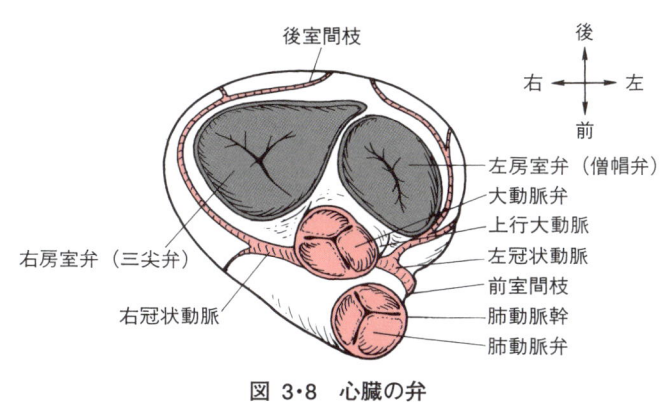

図 3・8 心臓の弁
心房を除去し，弁を上からみる

a. 房室弁（図 3・8）
　①**右房室弁**：右房室口にあり，前尖，後尖，中隔尖とよぶ三つの弁尖からなる．**三尖弁**ともいう．
　②**左房室弁**：左房室口にあり，前尖，後尖の二つからなる．**僧帽弁**または**二尖弁**ともよばれる．
b. 動脈弁（図 3・8）
　①**肺動脈弁**：右心室の肺動脈口にある．前，左，右の三つの半月弁からなる．
　②**大動脈弁**：左心室の大動脈口にある．左，右，後の三つの半月弁からなる．

4　心臓壁の構造

心臓壁は心内膜，心筋層，心外膜からなる．

a．心内膜

単層扁平上皮と，それを裏打ちする結合組織からなる．

b．心筋層

心房より心室で厚く，右心室より左心室で厚い．これは，右心室が肺に血液を送るのに対して，左心室は全身に血液を送るためである．また心房と心室の心筋層は，房室口を取り囲む線維輪とその間の線維三角という結合組織によってはっきりと隔てられている．この間をつなぐのは，次に述べる**特殊心筋線維**のみである．

c．心外膜（漿膜性心膜臓側板）

心臓の外表面をおおう漿膜と，それを裏打ちする結合組織からなる．

5　刺激伝導系

心臓がポンプ機能を果たすためには，心房と心室が順序よく収縮する必要がある．この収縮のための興奮を伝達するのが刺激伝導系である．これは，**特殊心筋**とよばれる自動的に収縮・興奮する心筋であり，この興奮が一般の心筋に伝わることにより，心臓の収縮が起こる．刺激伝導系は，2系統に分けられる（図3・9）．

a．洞房系

右心房の上大静脈開口部に，**洞房結節**（キース・フラック結節）とよぶ特殊心筋の集まりがある．これはペース・メーカーともよばれ，毎分60～80回の拍動はここから生じ，一般の心房筋

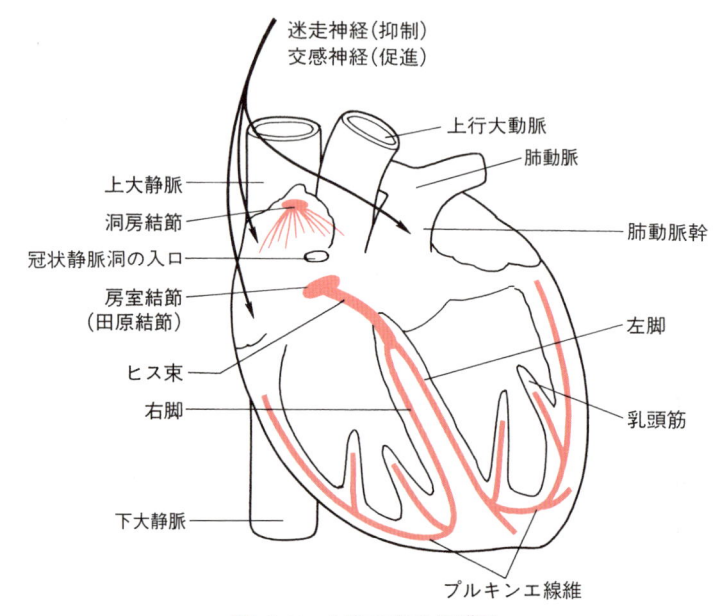

図3・9　心臓の刺激伝導系

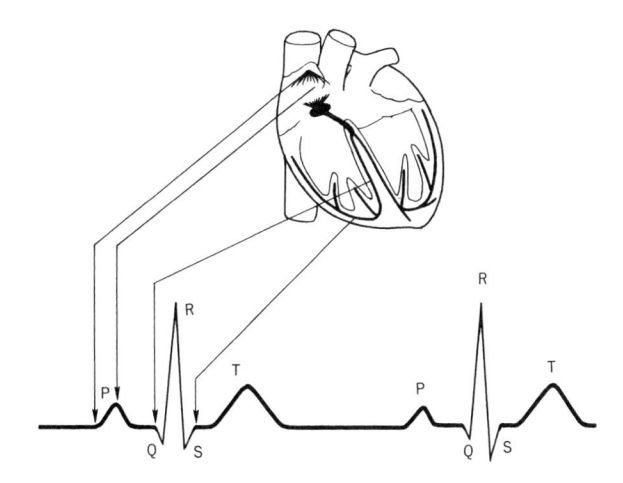

図 3·10 心臓の各部位における活動電位と心電図，心周期の関係

に伝わる．

b．房室系

右心房の冠状静脈洞開口部付近に，**房室結節**（田原結節）とよぶ特殊心筋の集団がある．房室結節は心房と心室間を連絡する**房室束**（ヒス束），心室中隔を通る**右脚**と**左脚**，および左右の心室壁に分布する**プルキンエ線維**とよばれる特殊心筋線維に続いている．したがって，心房全体に広がった洞房結節の興奮は，房室系を介して心室全体に波及することになる．心臓の虚血などで房室束が遮断されると，心房と心室は同調せず，別々に収縮し始める（房室ブロック）．

心筋は興奮すると活動電位を生じる．この活動電位を身体の外部から記録したのが**心電図**である．心臓の拍動とともに，規則正しい P，Q，R，S，T 波が出てくる．P 波は心房の電気的興奮を，QRS 群は心室の電気的興奮を表し，T 波は心室の興奮の終了過程を示している（図 3·10）．

6 心臓の脈管（冠状動脈と冠状静脈洞）

左右の**冠状動脈**は心臓壁を養う動脈であり，**上行大動脈の起始部**から枝分かれする．

a．右冠状動脈

大動脈起始部の前面から起こり，右心耳の下で冠状溝に入り，さらに右に回って心臓の後面に達し，後室間枝となる．右冠状動脈はおもに右心房，右心室の後壁，心室中隔の後 1/3 に分布する．

b．左冠状動脈

大動脈起始部の左側から起こり，肺動脈と左心耳の間を前方に走り，冠状溝に達し前室間枝と回旋枝に分かれる．前室間枝は前室間溝を下行し，回旋枝は冠状溝を後面に回る．左冠状動脈はおもに左心房と右心室の前壁，左心室の前壁と後壁，心室中隔の前 2/3 に分布する（図 3·11）

c．冠状静脈洞

心臓の静脈の大部分は，心臓の後面で冠状溝を走る太い静脈，すなわち**冠状静脈洞**に集まり，右心房にそそぐ（図 3·11）．

図 3・11　心臓の栄養血管

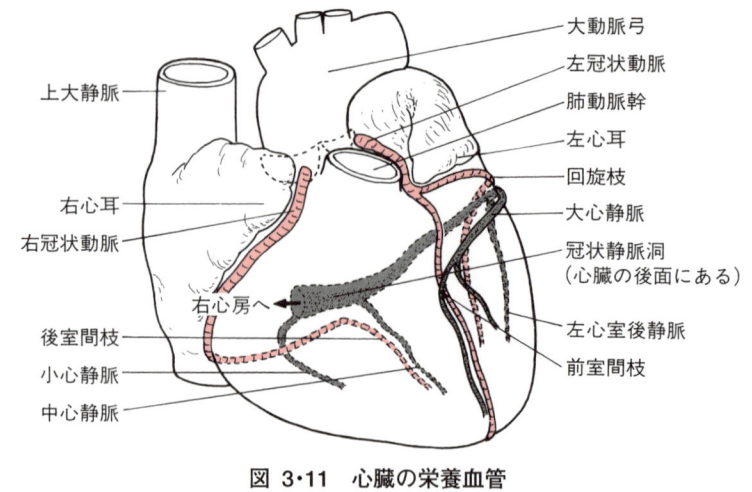

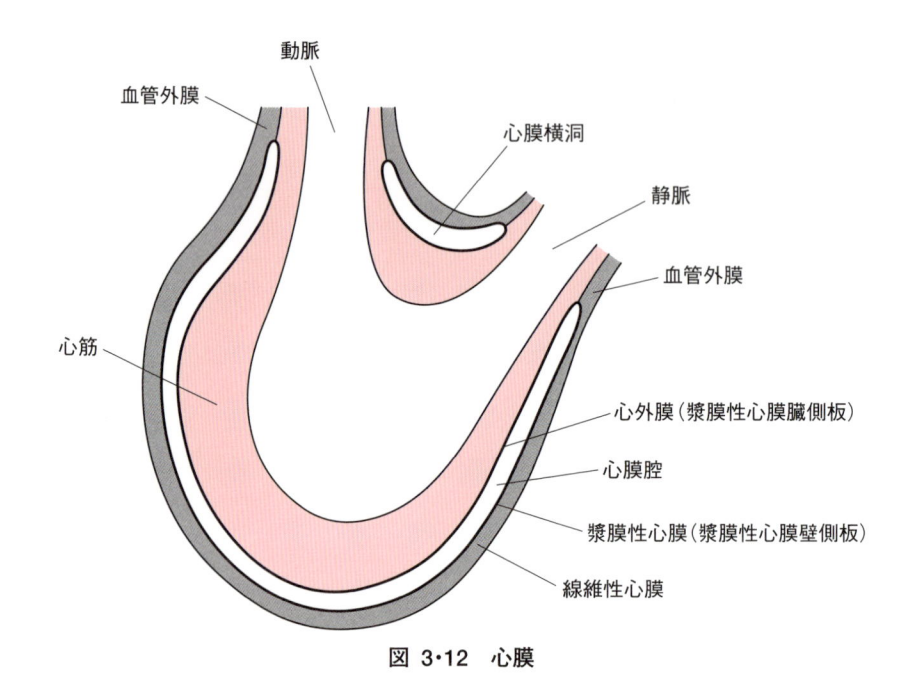

図 3・12　心膜

7　心臓の神経

心臓は，**交感神経**と**副交感神経（迷走神経）**の支配を受ける．これらは上行大動脈や大動脈弓周囲で**心臓神経叢**を形成する．交感神経は心臓機能を促進し，副交感神経は抑制的に働く〔自律神経系の項（p.256〜259）参照〕．

8　心　　膜

心膜は，心臓とそれに出入りする大血管の基部を包むふくろであり，外層の線維性心膜と内層

の漿膜性心膜の2層でできていて，心臓の運動を円滑に行わせるためにその間の心膜腔を心膜液で満たしている（**図3・12**）．

a．線維性心膜

結合組織の膜である．なお，心嚢は線維性心膜と漿膜性心膜の壁側板をあわせたものを指す．

b．漿膜性心膜

単層の扁平上皮でおおわれる薄層（漿膜）であり，壁側板と臓側板に分かれる．壁側板は線維性心膜の内面をおおい，大血管の基部で反転して，臓側板（心外膜）となって心臓の表面をおおう．心膜の内腔を心膜腔とよび，少量の心膜液を入れる．

C 心脈管系

C-1 肺循環（小循環）（図3・1 参照）

右心室を出る肺動脈から始まる．肺動脈の出口に肺動脈弁があり，前・左・右の三つの半月弁からなる．肺動脈は大動脈弓の下で左右に分かれ，肺門に入る．肺のなかでは各肺葉に分岐し，肺区域に従い，順次こまかく枝分かれして肺胞に達する．肺胞表面で毛細血管網をつくる．そこでガス交換され動脈血となった血液は，左右2本ずつの肺静脈に入り肺門を出る．これらはそれぞれ左右の上・下肺静脈とよばれ，左心房に入る．

C-2 体循環（大循環）

1 動 脈 系

a．大動脈（図3・13）

大動脈は上行大動脈，大動脈弓，下行大動脈の三部に分かれる．

1）上行大動脈と冠状動脈

上行大動脈は左心室上方から出る．この出口に大動脈弁があり，左・右・後の三つの半月弁からなる．上行大動脈の起始部から左右の冠状動脈が出る．これは心臓の栄養動脈である（**図3・11 参照**）．

2）大動脈弓

上行大動脈に続き，上方に弯曲した弓状を呈して左後方に向かい，第4胸椎の左側で下行大動脈に移行する．大動脈弓からは右から順に**腕頭動脈**，**左総頚動脈**，**左鎖骨下動脈**が出る．

3）下行大動脈

第4胸椎の高さで大動脈弓から続き，第12胸椎の高さで横隔膜の大動脈裂孔を通って腹腔に入り，第4腰椎の高さで左右の総腸骨動脈に分かれる．横隔膜をつらぬくまでを**胸大動脈**，つらぬいたあとを**腹大動脈**と称する．

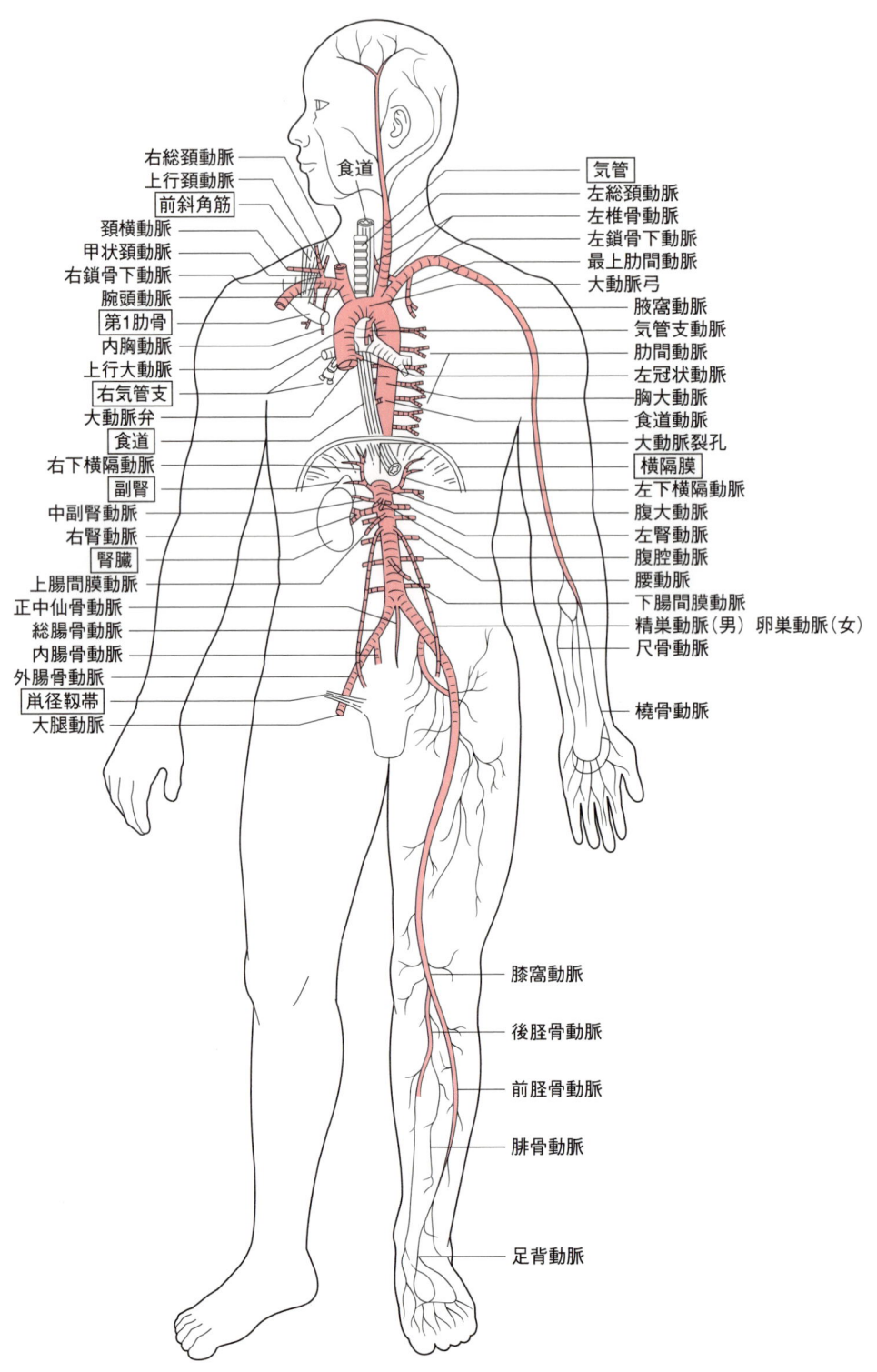

図 3・13　全身のおもな動脈

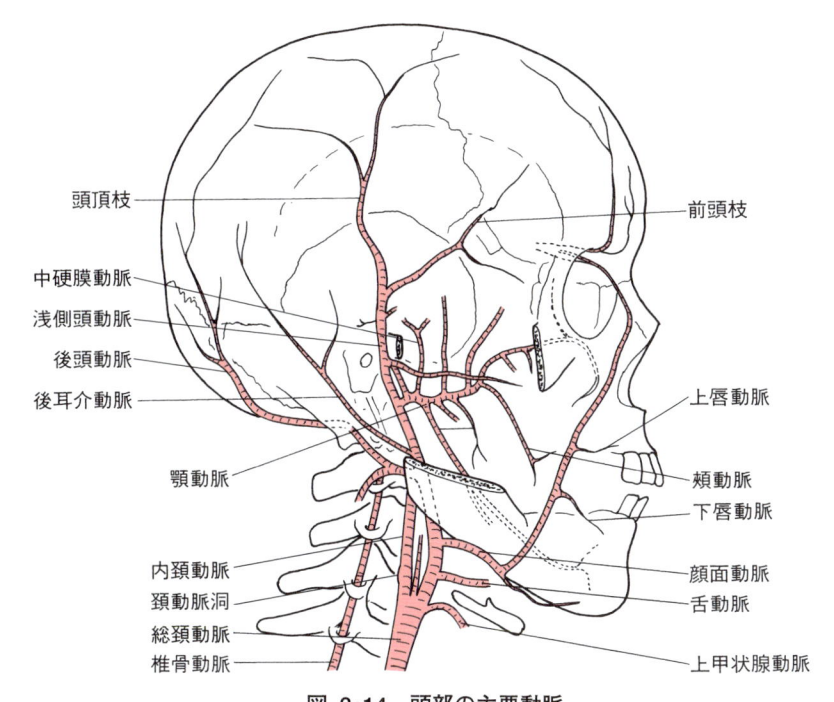

図 3・14 頭部の主要動脈
外頸動脈の分枝．頭蓋内の動脈は除外してある

b．頭部，頸部の動脈

大動脈弓から出た**腕頭動脈**は，4～5 cm を経て**右総頸動脈**と**右鎖骨下動脈**に分かれる．左総頸動脈・左鎖骨下動脈は大動脈弓から直接出る．

1）左右の総頸動脈

頭部を養うおもな動脈である．左右の総頸動脈は，甲状軟骨の上縁の高さで内外の頸動脈に分かれる．この内・外頸動脈の分岐部には米粒大の小体があり，これを頸動脈小体という〔舌咽神経の項（p.243～244）参照〕．

①**外頸動脈**（図 3・14）：主として顔面，前頸部，頭蓋壁を養う動脈で，次のおもな枝を出す．
　ⓐ**上甲状腺動脈**：甲状腺，喉頭，その他に分布する．
　ⓑ**舌動脈**：舌に分布する．
　ⓒ**顔面動脈**：顎下腺をつらぬいたのち，下顎の下縁を回り顔面に出て，上唇，下唇に枝を出し内眼角に向かう．
　ⓓ**浅側頭動脈**：外頸動脈の終枝のひとつで，その起始部は耳下腺におおわれる．耳介前方を上行し，まもなく皮下に出てさらに上行し，側頭部から頭頂部に分岐する．耳の前でその拍動を触れる．
　ⓔ**顎動脈**：これも外頸動脈の終枝のひとつで，顔面深部，鼻腔，上顎（歯），下顎（歯）に分布する．さらに，**中硬膜動脈**が顎動脈の初部から出て，棘孔を通り頭蓋腔内に入り脳硬膜に分布する．頭部損傷時に出血を起こしやすい．

②**内頸動脈**（図 3・15）：主として脳，眼窩，前頭部に分布する動脈で，内頸静脈の内側，迷走

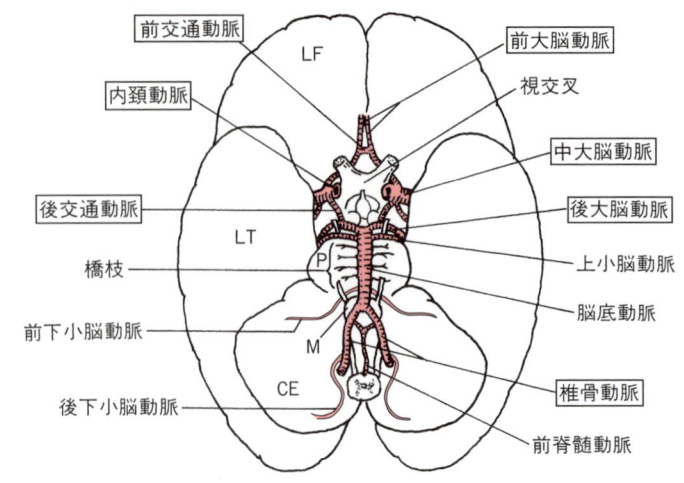

CE：小脳下面
LF：大脳前頭葉
LT：大脳側頭葉
M ：延髄
P ：橋

a．脳底面の血管

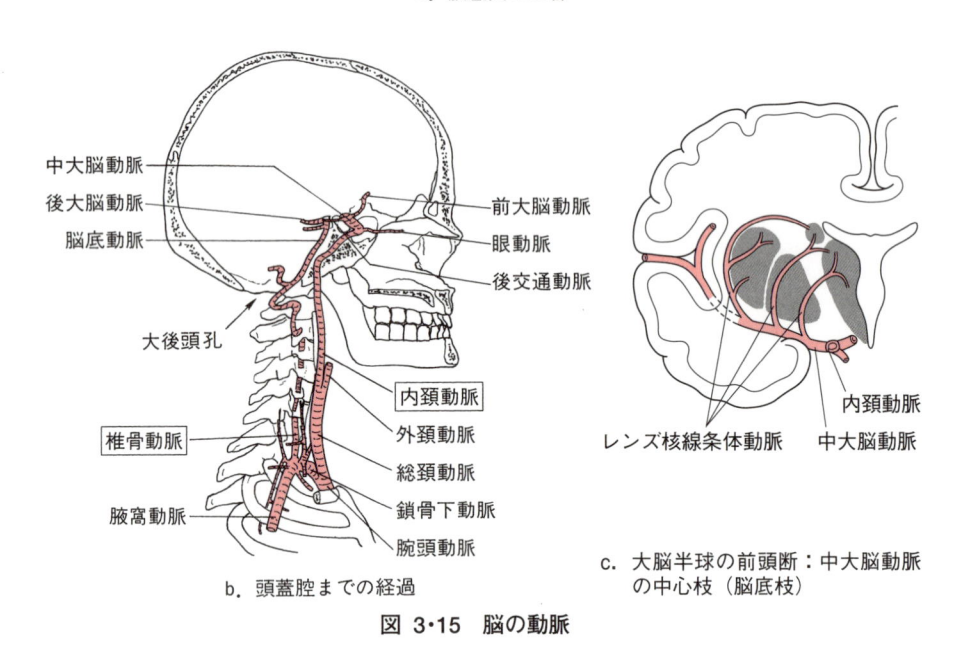

b．頭蓋腔までの経過

c．大脳半球の前頭断：中大脳動脈の中心枝（脳底枝）

図 3・15　脳の動脈

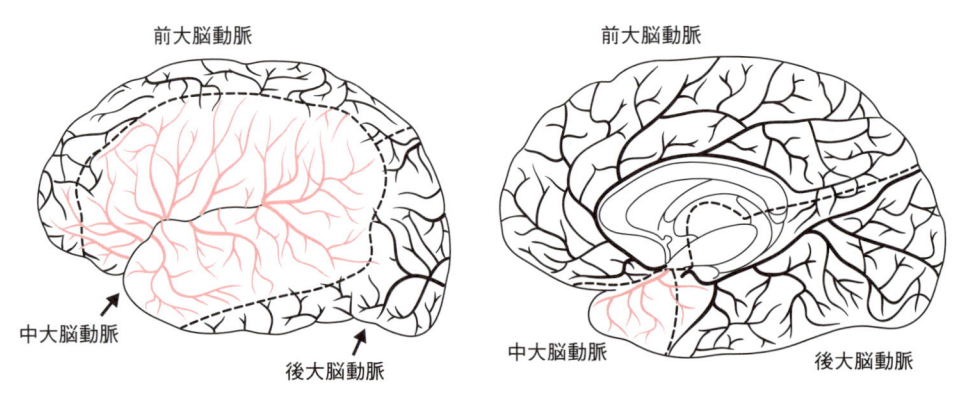

a．大脳外側面の動脈分布

b．大脳内側面の動脈分布

図 3・16　大脳動脈の分布域

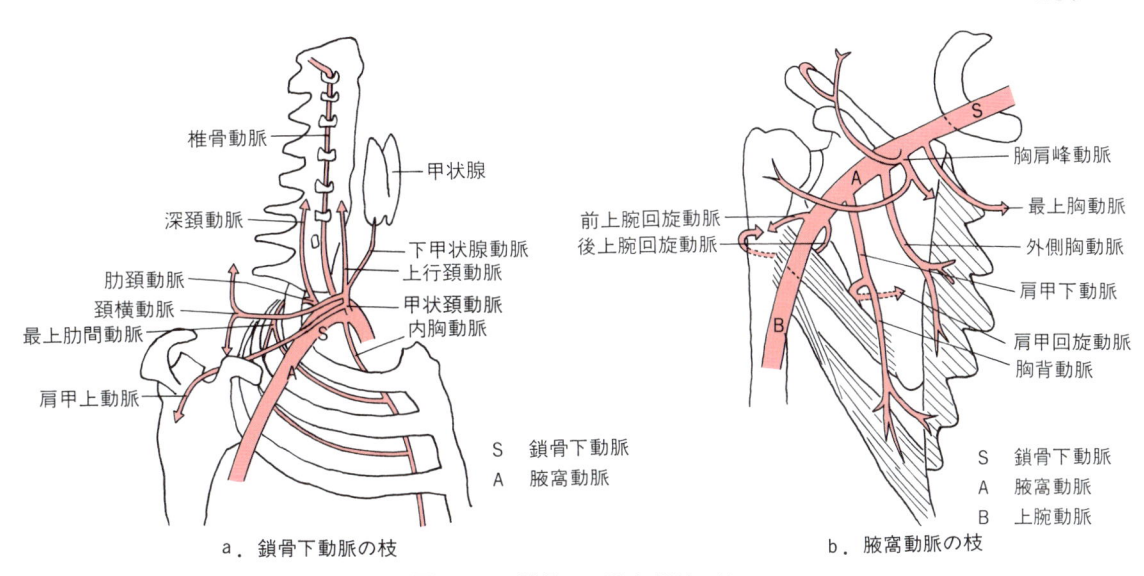

図 3・17 鎖骨下・腋窩動脈の枝

神経の前を，結合組織からなる共通の鞘につつまれてこれらとともに上行し，頭蓋底の頸動脈管を通り頭蓋腔に入る．内頸動脈の起始部は少しふくらんでおり，これを頸動脈洞という〔舌咽神経の項（p.243〜244）参照〕．内頸動脈から次の枝が出る．

ⓐ **眼動脈**：視神経管を通って眼窩に達し，眼球（網膜中心動脈など），眼筋，涙腺などに枝を出したのち，眼窩上動脈となり前頭部の皮膚に分布する．

ⓑ **前大脳動脈**：おもに大脳半球内側面の前半部に分布する（図 3・16）．

ⓒ **中大脳動脈**：内頸動脈の最大枝で，外側溝を通り，大脳半球外側面の大部分に分布する（図 3・16）．また，脳の深部への枝（レンズ核線条体動脈など）は内包付近に分布する．この枝は高血圧のときに脳出血を起こしやすいために，19 世紀にシャルコーにより **脳出血動脈** と名づけられた．脳出血による内包の傷害は，随意運動の伝導路である錐体路を遮断するため，反対側の半身不随（片麻痺）を起こす（p.225 参照）．

ⓓ **大脳動脈輪（ウィリスの動脈輪）**：脳は左右の内頸動脈，そして椎骨動脈（鎖骨下動脈の枝）で栄養されている．これら **内頸動脈の枝である前・中大脳動脈と椎骨動脈の枝の後大脳動脈とは，脳底で連絡し大脳動脈輪を形成する**．左右の前大脳動脈は前交通動脈によって，中大脳動脈と後大脳動脈は左右の後交通動脈によって連絡している．すなわち，動脈輪は前交通動脈，前大脳動脈，中大脳動脈，内頸動脈，後交通動脈，後大脳動脈で構成され，視交叉，下垂体，乳頭体を取り囲むように輪をつくっている（図 3・15a）．

2）**鎖骨下動脈**（図 3・17）

右側の鎖骨下動脈は腕頭動脈から，左側のものは大動脈弓から直接出て，肺尖の前を外方に走り，前斜角筋の後，第 1 肋骨の上を通り，第 1 肋骨外側縁より **腋窩動脈** となる．おもに上肢に血流を送る動脈で，枝は主として脳，頸部および胸壁に分布する．ここから次の枝が順に出る．

① **椎骨動脈**：鎖骨下動脈基部より出て，**第 6 頸椎** 以上の横突孔をつらぬいて上行し，大後頭孔から頭蓋腔に入り，左右のものが合して **脳底動脈** となる．椎骨動脈と脳底動脈は脊髄，延髄，

図 3·18 上肢の動脈

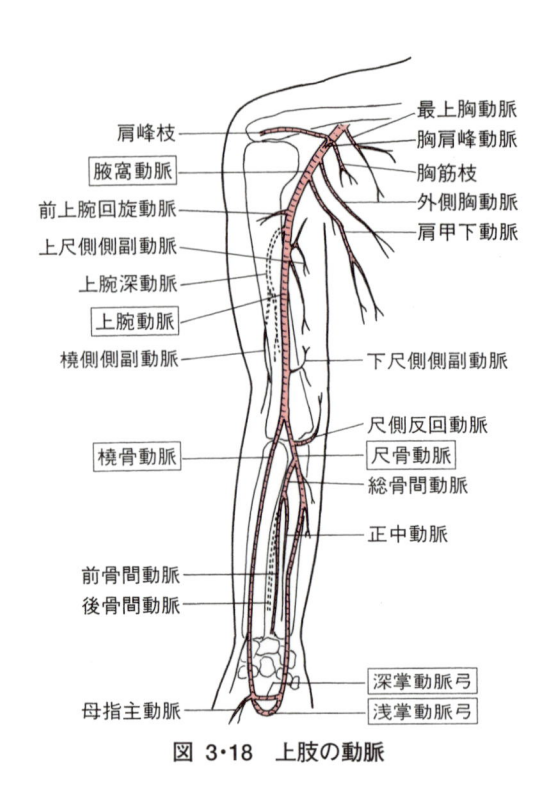

橋，中脳および小脳に枝を送る．脳底動脈の終枝は1対の**後大脳動脈**であり，大脳半球内側面の後半部に分布する（図 3·15〜17）．

②**内胸動脈**：鎖骨下動脈基部の下側から起こり，前胸壁内面で胸骨の両側に沿って下行し，横隔膜をつらぬいて腹直筋に入り**上腹壁動脈**となる．その下端は外腸骨動脈から起こり上行してくる**下腹壁動脈**と吻合している．すなわち，内胸動脈・上腹壁動脈・下腹壁動脈は大動脈の側副循環路として重要である．

③**甲状頸動脈**：前斜角筋の内側で始まり，下甲状腺動脈，上行頸動脈，肩甲上動脈，頸横動脈に分かれる．**下甲状腺動脈**は，上甲状腺動脈とともに甲状腺に分布する．

④**肋頸動脈**：第1肋骨頸の高さで鎖骨下動脈後側から出て，深頸動脈と最上肋間動脈の2枝に分かれる．最上肋間動脈は第1・第2肋間隙を走る．

c．上肢の動脈（図 3·17，18）

1）腋窩動脈

鎖骨下動脈のつづきで腋窩にあり，腕神経叢とともに走り，大胸筋の停止部の腱の下で上腕動脈に移行する．分枝状態に変化が多い．これから次の枝を順に出す．

①**最上胸動脈**：小胸筋・前鋸筋に分布する．
②**胸肩峰動脈**：大胸筋，肩峰，三角筋などに分布する．
③**外側胸動脈**：前鋸筋の上を下行し，この筋に分布するほか，外側乳腺枝を乳腺に送る．
④**肩甲下動脈**：後方に向かい，胸背動脈と肩甲回旋動脈に分かれる．前者は肩甲骨外側縁をくだり，広背筋，前鋸筋に分布し，後者は肩甲骨の背側に出て，棘下筋に分布する．肩甲上動

脈と吻合して棘上筋，大円筋，小円筋，肩甲下筋，三角筋，広背筋を養う．
⑤**前上腕回旋動脈**：上腕骨外科頚の前面を回って外方に走り，後上腕回旋動脈と吻合して肩関節付近の筋に分布する．
⑥**後上腕回旋動脈**：上腕骨外科頚の後面を通り，外方に走り前上腕回旋動脈と吻合する．三角筋，肩関節に分布する．

2）上腕動脈

腋窩動脈のつづきで，上腕の内側を上腕二頭筋の内側縁に沿ってくだり，肘窩で橈骨動脈と尺骨動脈に分かれる．上腕深動脈などの枝を出す．

①**上腕深動脈**：**橈骨神経**とともに上腕の後面を下行し，肘関節付近に至る．経過中，上腕二頭筋長頭，三角筋，上腕三頭筋などに分布する．

3）橈骨動脈

上腕動脈から分枝後，前腕の橈側を下行して手根部に達する．下端で脈拍を触れることができる．さらに，橈骨動脈の末梢は，尺骨動脈の枝とともに，手掌で**浅・深掌動脈弓**をつくり，手根の背側で背側手根動脈網を形成する．

①**深掌動脈弓**（図3·19）：橈骨動脈の終枝に細い尺骨動脈の枝が吻合してできる手掌深部の動脈弓である．この動脈弓より**掌側中手動脈**が出て，浅掌動脈弓の枝である総掌側指動脈と合流する．これは，さらに二分して**固有掌側指動脈**となり，指の対向縁を走り，指を養う．

②**背側手根動脈網**：橈骨動脈および総骨間動脈を含む尺骨動脈の末梢は手根の背側部で背側手根動脈網をつくる．ここから第2〜4**背側中手動脈**が出る．さらに，それが2本に分かれて**背側指動脈**となる．したがって，各指はその両側に掌側・背側指動脈をもっている．

4）尺骨動脈

肘窩で上腕動脈から分かれ，前腕の尺側を手根部に向かって下行する．その終枝は橈骨動脈と吻合し，**浅・深掌動脈弓**となる．尺骨動脈から次の枝が出る．

①**総骨間動脈**：尺骨動脈から出て前後の骨間動脈に分かれる．末梢枝は尺骨動脈，橈骨動脈の枝とともに，背側手根動脈網を構成する〔上の橈骨動脈の項参照〕．

②**浅掌動脈弓**：尺骨動脈の終枝であり，橈骨動脈の浅掌枝と吻合して浅掌動脈弓をつくり，ここから**総掌側指動脈**を出し指を養う．

d．胸大動脈（図3·13参照）

この動脈は，はじめは脊柱の左側を通り，下行するに従い脊柱前側に位置するようになる．ここから次の枝を出す．

1）臓側枝

①**気管支動脈**：気管支に沿って肺門に向かい，気管支および肺の実質を養う．2〜3本の血管からなる．

②**食道動脈**：2〜7本の枝で食道に分布する．

2）壁側枝

①**肋間動脈**：第1・第2肋間隙に入るものは鎖骨下動脈から出る最上肋間動脈であるが，第3〜11肋間動脈は胸大動脈から出る．第12番目のものは肋下動脈と称し，これを除いてはいず

図 3・19 手の動脈

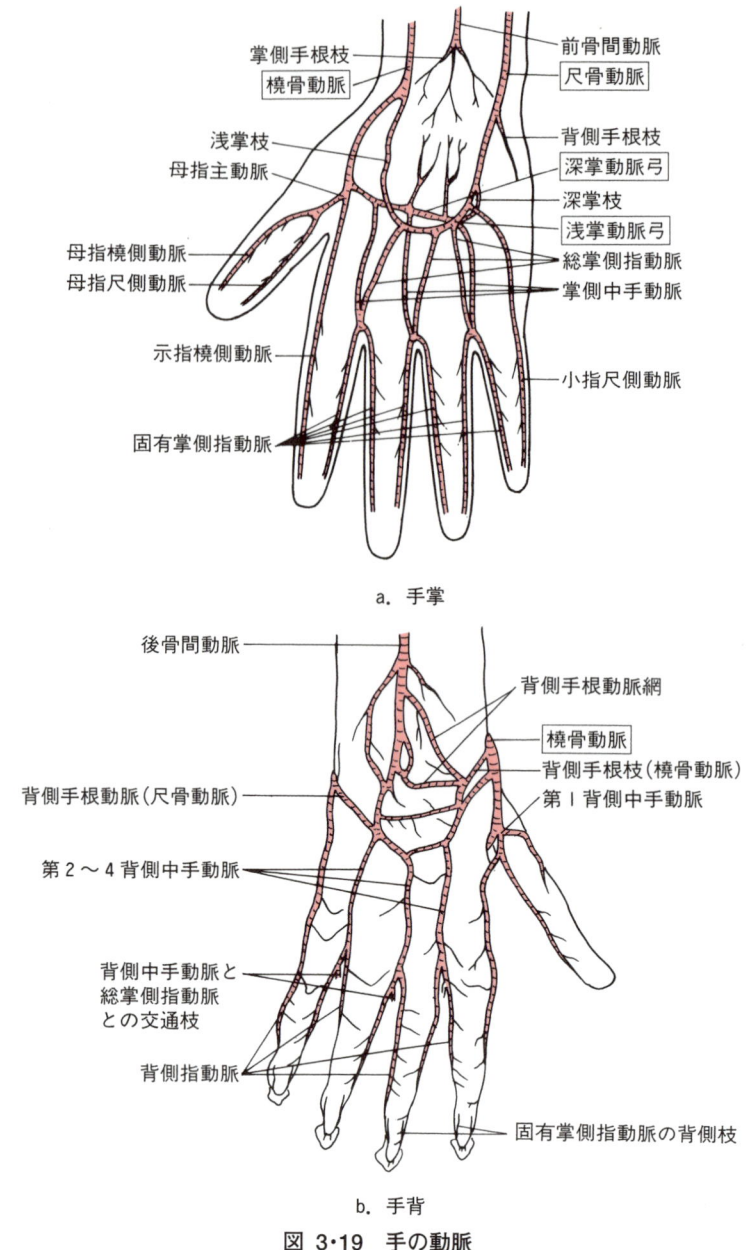

a. 手掌
b. 手背

e．腹大動脈（図 3・13，20）

腹腔で脊柱の前面を上行する下大静脈の左側を下行する．上方は横隔膜の**大動脈裂孔**より始まり，下方は第 4 腰椎の高さで，左右の総腸骨動脈に分かれるまでをいう．腹大動脈からは次の枝が出る．

1）臓側枝

①**腹腔動脈**：第 12 胸椎または第 1 腰椎の高さで分枝する長さ 1〜2 cm の動脈で，次の 3 枝に

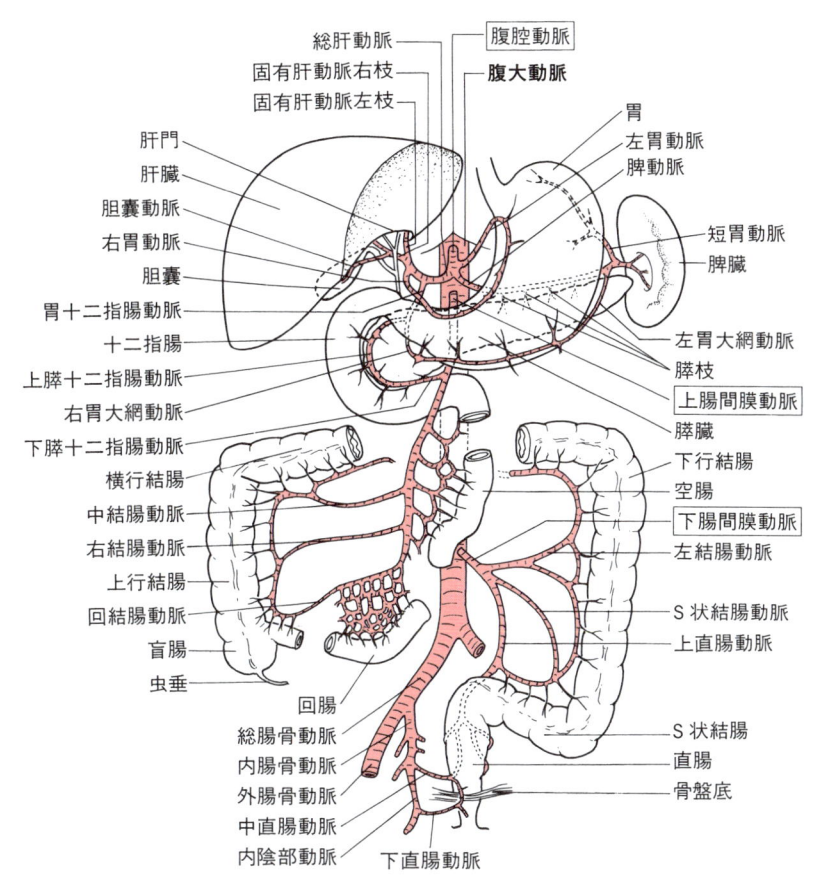

図 3・20 腹腔動脈，上腸間膜動脈，下腸間膜動脈の分枝（模式図）

分かれる．

ⓐ **左胃動脈**：胃の小弯に沿って左から右へ走り，右胃動脈と交通し，胃の小弯，噴門に分布する．

ⓑ **総肝動脈**：膵臓の上縁に沿って走り，胃の小弯，幽門部に分布する右胃動脈，胃の大弯，大網，十二指腸，膵頭に分布する胃十二指腸動脈（上膵十二指腸動脈，右胃大網動脈），肝臓に分布する固有肝動脈に分かれる．また，胆嚢動脈は固有肝動脈の枝である．

ⓒ **脾動脈**：胃の後側から膵臓の上縁を左方に走り，脾臓に達し脾門よりここに入る．走行中，胃の大弯に左胃大網動脈や短胃動脈などを出す．

② **上腸間膜動脈**：腹腔動脈のやや下で，腹大動脈から分かれて十二指腸水平部の前を下行して小腸間膜に入り，その枝は膵臓，十二指腸，空腸，回腸，盲腸，結腸前半部に分布する．この動脈から次の枝が出る．

ⓐ **下膵十二指腸動脈**：膵頭および十二指腸に分布する．

ⓑ **空腸動脈・回腸動脈**：15〜20枝の空腸動脈，回腸動脈からなる．それぞれ空腸，回腸に分布する．

ⓒ **中結腸動脈**：横行結腸に分布する動脈である．

ⓓ **右結腸動脈**：上行結腸に分布する動脈である．

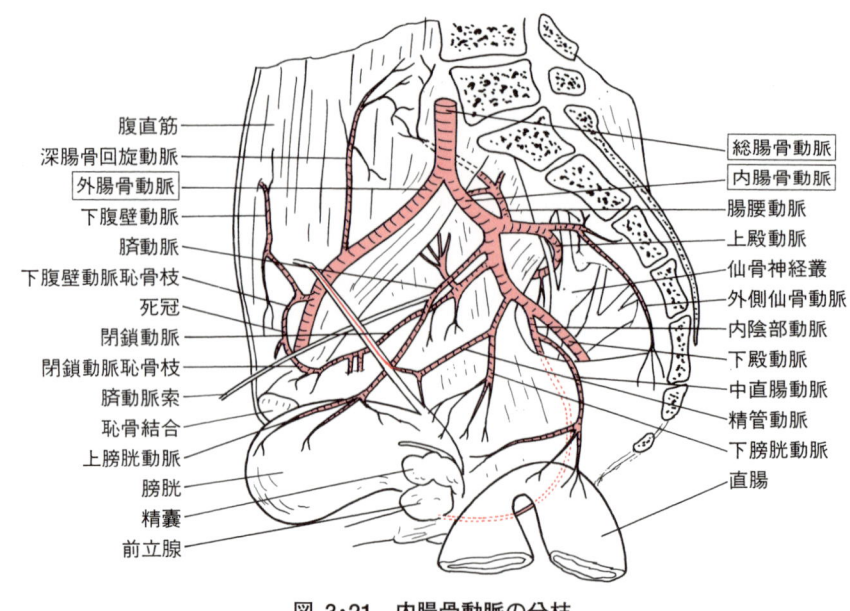

図 3・21 内腸骨動脈の分枝

ⓔ **回結腸動脈**：回盲部，上行結腸初部に分布する．虫垂に向かう虫垂動脈を出す．
③ **下腸間膜動脈**：第 3 腰椎の高さで腹大動脈から出て，左下方に向かい結腸間膜に入り，次の枝を出す．
　ⓐ **左結腸動脈**：下行結腸に分布する．
　ⓑ **S状結腸動脈**：S状結腸に分布する．
　ⓒ **上直腸動脈**：直腸上部に分布する．
④ **腎動脈**：上腸間膜動脈起始部の下方で，第 2 腰椎の高さで腹大動脈から出る 1 対の動脈である．腎門より腎臓に入る．
⑤ **精巣動脈または卵巣動脈**：腎動脈起始部の下で腹大動脈から 1 対分枝する．男性では鼠径管を通り，精索に加わり精巣に達する．女性では小骨盤に入って卵巣，卵管に枝を与える．

2）壁側枝
① **下横隔動脈**：腹大動脈上端近くより出て，横隔膜の下面に分布する．
② **腰動脈**：肋間動脈に相当するもので，左右 4 対あり，腰部および腹壁に分布する．

f．骨盤部の動脈（図 3・21）

1）総腸骨動脈

腹大動脈が第 4 腰椎の下端で，左右の総腸骨動脈に分かれて外下方に走り，仙腸関節の前で内腸骨動脈と外腸骨動脈に分かれる．

2）内腸骨動脈

総腸骨動脈から分かれ小骨盤に入る．骨盤内臓に分布する**臓側枝**には，次のものがある．
① **臍動脈**：胎生期には臍帯を通る大血管をなしたが，生後は大部分退化して臍動脈索となる．成人の上膀胱動脈は，臍動脈の基部が残ったものである．
② **下膀胱動脈**：膀胱底に分布する．

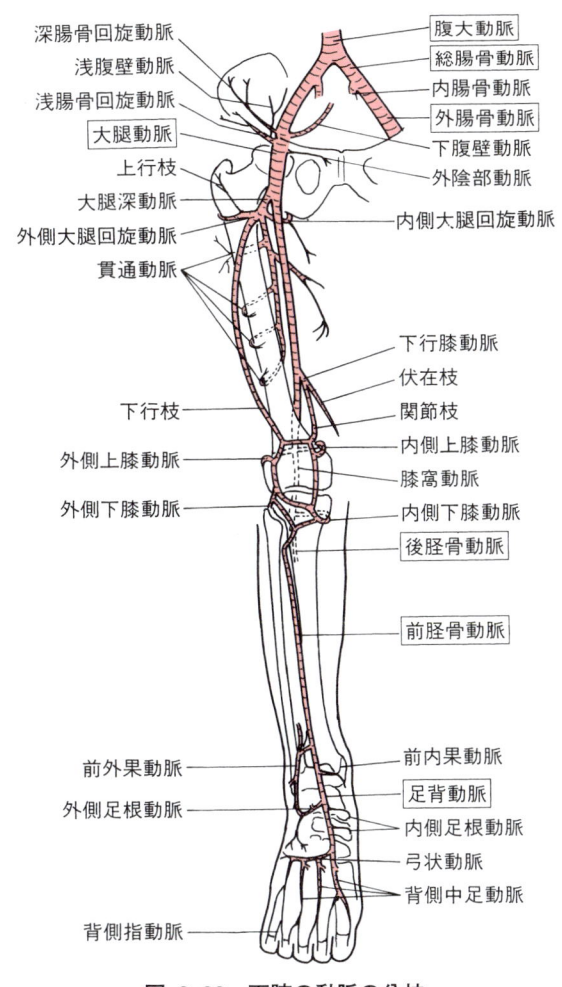

図 3·22 下肢の動脈の分枝

③**精管動脈または子宮動脈**：精管動脈は精管に沿い，精嚢から精索までの間に分布し，鼠径管を通って精巣に達する．子宮動脈は子宮広間膜内を走り，子宮頸に達し子宮壁に分布する．
④**中直腸動脈**：直腸中部に分布する．
⑤**内陰部動脈**：梨状筋下孔を通って骨盤外を出て，ついで小坐骨孔を通って再び骨盤中に入り，坐骨の内側を前走して，直腸下部，肛門付近に分布する下直腸動脈，会陰に分布する会陰動脈，陰茎または陰核に分布する陰茎動脈または陰核動脈に分かれる．

おもな**壁側枝**には次のものがある．
①**閉鎖動脈**：閉鎖管を通って骨盤前壁の外面に出て，内転筋上部および寛骨臼に分布する．
②**上殿動脈・下殿動脈**：大坐骨孔を通り殿部に出て，殿筋とその付近に分布する．

3）**外腸骨動脈**（図 3·21，22）

下肢に分布する動脈の本幹で，内腸骨動脈と分かれてから鼠径靱帯の下の血管裂孔までの部分をいう．血管裂孔を出てからは大腿動脈とよぶ．おもな枝は次のものである．
①**下腹壁動脈**：鼠径靱帯の高さで起こり，前腹壁の内面を上行し，腹直筋に分布する〔内胸動

図 3·23 足底の動脈

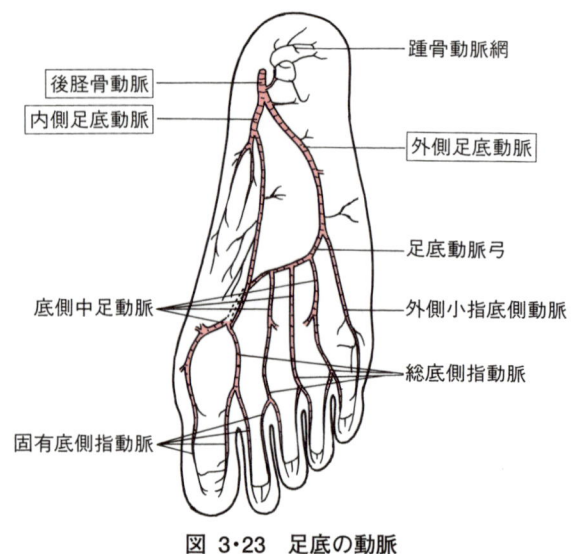

脈の項（p.138）参照〕．

g．下肢の動脈（図 3·22, 23）

1）大腿動脈
鼡径靱帯のほぼ中点で，血管裂孔を出て内側後方に向かって下行し，内転筋管を経て腱裂孔に至るまでをいう．この動脈から大腿深動脈などの枝が出る．

①**大腿深動脈**：大腿動脈の枝のなかで最大のもので，鼡径靱帯下約 5 cm で分かれる．さらに，内側大腿回旋動脈と外側大腿回旋動脈などを出し，大腿の全領域に分布する．

2）膝窩動脈
大腿動脈に続いて膝関節の後側の正中線をくだり，ヒラメ筋腱弓の下で前・後の脛骨動脈に分かれる．膝窩動脈からは多くの枝が出て，膝関節動脈網をつくる．

3）前脛骨動脈
ヒラメ筋腱弓の下で起こり，下腿骨間膜の上端の裂孔をつらぬいてこの膜の前面を下行し，下伸筋支帯の下を通って足根に入り足背動脈となる．

4）足背動脈
足背を前進し第 1・第 2 中足骨間に入り，足底動脈弓と合流する．足背動脈は足の外側縁と内側縁に向かって走り，それぞれ外側足根動脈，内側足根動脈となる．また弓状動脈を形成し，ここから 3 本の背側中足動脈と，1 本の外側小指背側動脈を出す．

5）後脛骨動脈
ヒラメ筋腱弓に始まり，下腿の浅深両層の屈筋の間をくだって足底に出て，内側および外側足底動脈に分かれる．枝に腓骨動脈があり，膝窩筋下縁のあたりより分岐し，腓骨の後を走り外果の付近に至る．

6）足底動脈（図 3·23）
後脛骨動脈は踵骨の内側より屈筋支帯の下を通って足底に出て，内・外の足底動脈に分かれる．

内側足底動脈は足の内側縁に分布し，外側足底動脈は足底動脈弓をつくる．足底動脈弓からは，4本の底側中足動脈と1本の外側小指底側動脈を出す．

2 静 脈 系

a．上大静脈（図3・24）

左右の腕頭静脈が右側第1肋軟骨内側端で合して上大静脈を形成し，上行大動脈の右側を下行して，右の第3肋軟骨下縁の高さで右心房に入る．またこの静脈には奇静脈がそそぐ．

1）腕 頭 静 脈

頭頸部および上肢の静脈血を集める静脈で，内頸静脈と鎖骨下静脈が合流して**左右の腕頭静脈**を形成する．

2）頭・頸部の静脈（図3・25）

①**内頸静脈**：頭蓋腔内の静脈のほとんどすべてを集めるもので，硬膜静脈洞に続き，頭蓋底の頸静脈孔に始まる．頸部では総頸動脈に沿ってくだり，鎖骨下静脈と合流して腕頭静脈をつくる．内頸静脈は頭皮から**外頸静脈，浅側頭静脈**，顔面から**顔面静脈，顎静脈**などを受ける．すなわち，内頸静脈は，ほぼ内頸動脈と外頸動脈の分布する領域からの血流を受ける．

②**頭蓋内の静脈**：脳の静脈および眼静脈は，硬膜静脈洞を介して内頸静脈にそそぐ．

③**硬膜静脈洞**：2葉の硬膜間の間隙にできた静脈である．**脳の静脈**を集めて内頸静脈にそそぐ．おもな硬膜静脈洞には次のものがある．

　ⓐ**上矢状静脈洞**：大脳鎌の上縁に沿って前方から後方に走り，後頭部で横静脈洞に続く．この静脈洞には，大脳表面の静脈が流入する．

　ⓑ**直静脈洞**：大脳鎌と小脳テントの癒合部を走り，後頭部で横静脈洞に続く．大脳深部の静脈血が流入する．

　ⓒ**横静脈洞**：上矢状静脈洞や直静脈洞などの後頭部における合流点（**静脈洞交会**）に始まり，左右2本に分かれて横洞溝中を走り，S状静脈洞に達する．

　ⓓ**海綿静脈洞と錐体静脈洞**：海綿静脈洞はトルコ鞍（下垂体）を取り囲む静脈洞であり，前方では眼静脈と連絡し，後方では錐体静脈洞を介してS状静脈洞と内頸静脈に続く．

　ⓔ**S状静脈洞**：横静脈洞の続きであり，左右のS状洞溝を通り頸静脈孔に至り内頸静脈に続く．

④**頸部の皮下静脈**：頸部の皮静脈は変異に富むが，おもなものに**外頸静脈**がある．外頸静脈は後耳介静脈と後頭静脈が合してなる．鎖骨下静脈，内頸静脈，あるいは両者の合流部にそそぐ．

3）上肢の静脈

①**鎖骨下静脈**：上肢の静脈を集める腋窩静脈の続きをなし，胸鎖関節の後ろで内頸静脈と合して腕頭静脈をつくる．

②**腋窩静脈**：上腕静脈の続きで，腋窩動脈と伴行し，腋窩の大胸筋の下縁から第1肋骨の下縁までをいう．この静脈には，上肢の皮静脈のほかに外側胸静脈，胸腹壁静脈などが入り，腋窩および胸壁の静脈血を集める．

146   3　脈管系

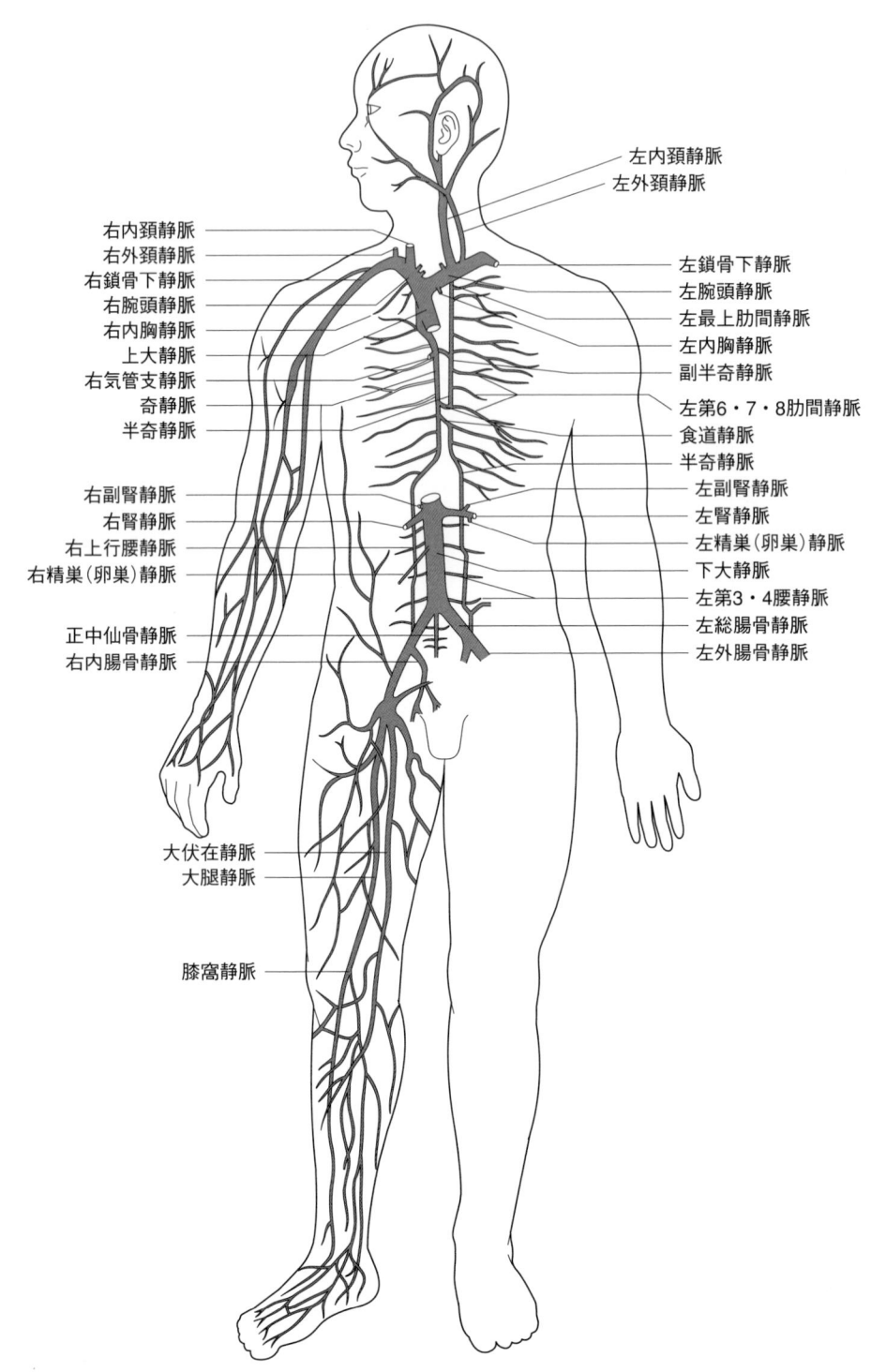

図 3・24　全身のおもな静脈

左内頸静脈
左外頸静脈
右内頸静脈
右外頸静脈
右鎖骨下静脈　　左鎖骨下静脈
右腕頭静脈　　　左腕頭静脈
右内胸静脈　　　左最上肋間静脈
上大静脈　　　　左内胸静脈
右気管支静脈　　副半奇静脈
奇静脈　　　　　左第6・7・8肋間静脈
半奇静脈　　　　食道静脈
　　　　　　　　半奇静脈
右副腎静脈　　　左副腎静脈
右腎静脈　　　　左腎静脈
右上行腰静脈　　左精巣（卵巣）静脈
右精巣（卵巣）静脈　下大静脈
　　　　　　　　左第3・4腰静脈
正中仙骨静脈　　左総腸骨静脈
右内腸骨静脈　　左外腸骨静脈

大伏在静脈
大腿静脈

膝窩静脈

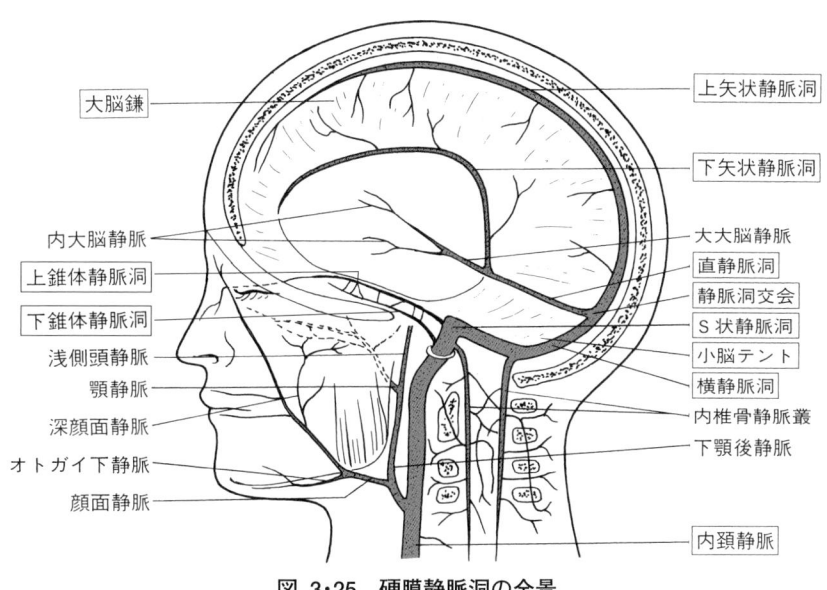

図 3・25　硬膜静脈洞の全景

③**上腕静脈**：これは橈骨静脈と尺骨静脈が合してできる．上肢の深静脈は，同名動脈に伴行する 2 本の静脈よりなる．
④**橈骨静脈および尺骨静脈**：手掌にある深掌静脈弓および浅掌静脈弓より起こり，橈骨動脈および尺骨動脈に伴行し，上行して肘窩で上腕静脈をつくる．
⑤**上肢の皮静脈**（図 3・26）：**橈側皮静脈**は手背の静脈網の橈側より起こり，前腕橈側を上行し，上腕橈側をのぼり，三角筋胸筋溝を通って鎖骨の下で腋窩静脈に入る．**尺側皮静脈**は手背静脈網の尺側から起こり，前腕尺側を上行し，上腕下部 1/3 で上腕静脈に入る．肘窩には**肘正中皮静脈**があり，上記 2 皮静脈を受けている．

4）奇静脈系（図 3・24）

胎生期の主静脈のあったところに一致して走る．奇静脈と半奇静脈からなる．
①**奇静脈**：後胸壁で脊柱の右側を走る奇静脈は，総腸骨静脈から出る右の上行腰静脈より始まり，胸椎前面を上行し，第 3 胸椎の高さで上大静脈にそそぐ．右の肋間静脈を受ける．
②**半奇静脈**：左側を走る半奇静脈は，総腸骨静脈から出る左の上行腰静脈に始まり，胸部では胸椎左側を上行し，第 9 胸椎の高さで脊柱を横切って奇静脈に入る．半奇静脈の上方は副半奇静脈で，奇静脈または腕頭静脈にそそぐ．両者は左の肋間静脈を受ける．奇静脈系は脊柱の両側で上・下大静脈を結ぶ大きな側副循環路となっている．

b．下大静脈（図 3・24）

人体中最大の静脈で，第 4・第 5 腰椎の高さで左右の総腸骨静脈が合してなる．腹大動脈の右側を上行し，肝臓後面の大静脈溝を通り，横隔膜の**大静脈孔**を経て右心房にそそぐ．次の根を受ける．

1）壁側根
①**下横隔静脈**：同名動脈に伴行し，横隔膜下面からくる．

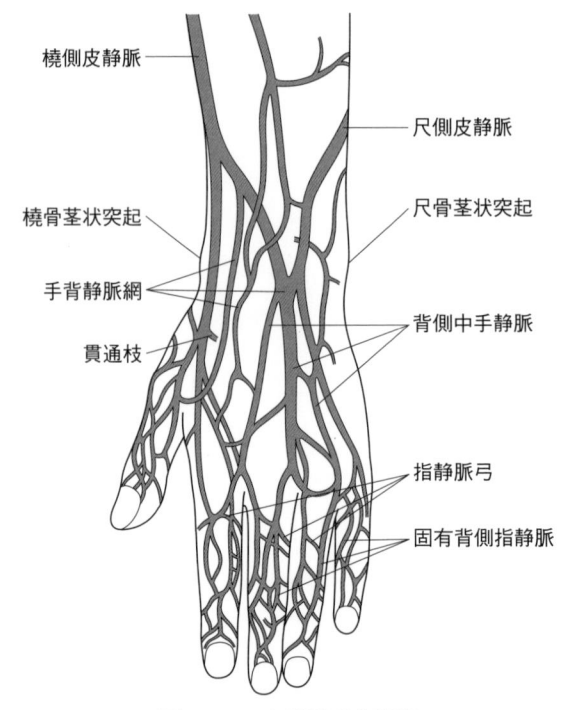

図 3・26　左手背の皮静脈

②**腰静脈**：同名動脈に伴行の左右4対の静脈からなり，その一部は上行腰静脈に入る．

2）臓側根

①**肝静脈**：肝臓から出る2〜3本の静脈で，下大静脈が肝臓後面の大静脈溝を通るときに，これに入る．

②**腎静脈**：腎門より出て同名動脈の前を走り，下大静脈に入る．左腎静脈は腹大動脈の前を横切り，下大静脈に入る．

③**副腎静脈**：右側は下大静脈に直接入り，左側は左腎静脈に入る．

④**精巣静脈または卵巣静脈**：精巣静脈は精巣より起こり，精索中で蔓状静脈叢をつくり，鼠径管を経て腹腔中の精巣動脈に伴行し，右側は下大静脈に，左側は腎静脈に入る．

卵巣静脈は卵巣より起こり，卵管に平行に走り，子宮広間膜内で蔓状静脈叢をつくり，卵巣動脈に伴行して右側は下大静脈に，左側は左腎静脈に入る．

c．門脈（図 3・27）

腹腔内臓，とくに胃，腸，脾臓，膵臓および胆嚢の静脈血を集め，肝門より肝臓に導く血管で，肝臓中で類洞という毛細血管に入り，のちに肝静脈に集まる．すなわち門脈を通る血液は，心臓を出て心臓にかえるまでに胃，腸，脾臓，膵臓などで一度毛細血管を経て，肝臓でもう一度毛細血管を通る．門脈は次の3主根を受ける．

1）脾静脈

4〜5本の静脈で，脾門を出てまもなく1本になり，膵臓の上縁に沿って脾動脈に伴行して右方に走り，門脈にそそぐ．脾静脈は脾・胃・膵の静脈を受ける．

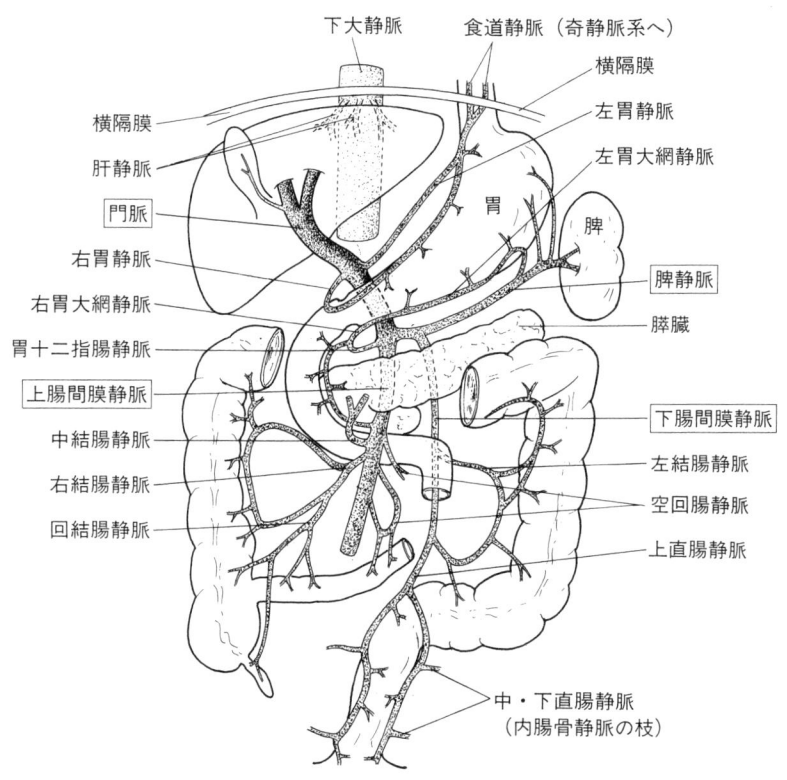

図 3·27 門脈の側副循環

2) 上腸間膜静脈

小腸間膜内で同名動脈に伴行し，膵頭の後側を上行して門脈に入る．上腸間膜静脈は，胃・膵・十二指腸・空腸・回腸・上行結腸・横行結腸の静脈を受ける．

3) 下腸間膜静脈

同名動脈の経過とは著しく異にする．すなわち，同名動脈よりはるかに左方を上行し，膵臓の下方あるいは後方で右方に曲がり，上腸間膜静脈に開口するか，あるいは脾静脈にそそぐ．下腸間膜静脈は，下行結腸・S状結腸・直腸上部の静脈を受ける．

門脈に直接入る根には次のものがある．

4) 左胃静脈・右胃静脈

左胃静脈，右胃静脈は合して胃冠状静脈となり，胃小弯と十二指腸上部後方を右方に走り，門脈に開口する．

5) 臍傍静脈

腹壁の臍の周囲で，上・下腹壁静脈の内側のものが吻合して起こる4～5本の小静脈で，肝円索に沿って門脈に入る．

6) 門脈系の側副循環路

門脈末梢と体循環系静脈は3個所で吻合し，肝臓内の循環障害の際に側副循環路として働く．
①食道下部と噴門部で，左胃静脈（門脈系）と食道静脈（奇静脈系）は吻合する．
②直腸部で，上直腸静脈（門脈系）と中・下直腸静脈（内腸骨静脈の枝）は静脈叢をつくり吻

合する．
③臍部で，臍傍静脈（門脈系）と前腹壁の静脈（上腹壁静脈・下腹壁静脈・浅腹壁静脈）は吻合する．

d．骨盤部の静脈

1）総腸骨静脈

仙腸関節の前で内・外腸骨静脈が合してこれをつくり，内上方に走って第4腰椎の前方で，左右両側のものが合して下大静脈となる．その走行中，右総腸骨静脈は同名動脈の後ろ，左側のものは同名動脈の後内側を走る．左右の総腸骨静脈には左右の上行腰静脈の下端が開口する（図3・24参照）．

骨盤壁，骨盤内臓，会陰部，外陰部，殿部などからの静脈を受ける．

e．下肢の静脈

1）外腸骨静脈

大腿静脈のつづきで，鼠径靱帯の下の血管裂孔に始まり，同名動脈の内側を上方に走り，仙腸関節の高さで総腸骨静脈に入る．

2）大腿静脈

膝窩静脈のつづきで，同名動脈に伴行して，下部では2本であるが上部では1本となる．血管裂孔に入り，外腸骨静脈に続く．

3）膝窩静脈

前・後脛骨静脈が合してこの静脈をつくる．同名動脈の後方を走る．膝窩静脈には膝静脈，小伏在静脈（後述）が開口する．

4）前脛骨静脈

足背からの静脈を受け，有対性に同名動脈に伴行する．これに流入する根には足背静脈網，足背静脈弓，背側指静脈，背側中足静脈があるが，いずれも有対性に同名動脈に伴行する．

5）後脛骨静脈

足底からの静脈を受け，有対性に同名動脈に伴行する．これに流入する根には腓骨静脈，足底静脈網，足底静脈弓，底側中足静脈，底側指静脈がある．

6）下肢の皮静脈（図3・28）

①**大伏在静脈**：足の内側縁の足背および足底静脈網より出て，周辺の静脈を受け，内果の前方を通って下腿，大腿の内側を上行し，伏在裂孔より大腿静脈に入る．

②**小伏在静脈**：足の外側縁で，足背および足底静脈網から起こり，外果の後方を通って下腿後側を上行して膝窩静脈に入る．

3 胎児循環（図3・29）

出生後は肺が酸素と二酸化炭素の交換場所であるが，胎児では胎盤がその場所になる．すなわち，胎児の静脈血は，内腸骨動脈から分岐する2本の**臍動脈**に入る．臍動脈は臍帯を通り，胎盤の絨毛内にある胎児の血管に続いている．絨毛は母体の子宮動脈から送られる動脈血によって取り囲まれている．ここで，絨毛内の胎児の血液は酸素および栄養物を受ける．この動脈血は1本

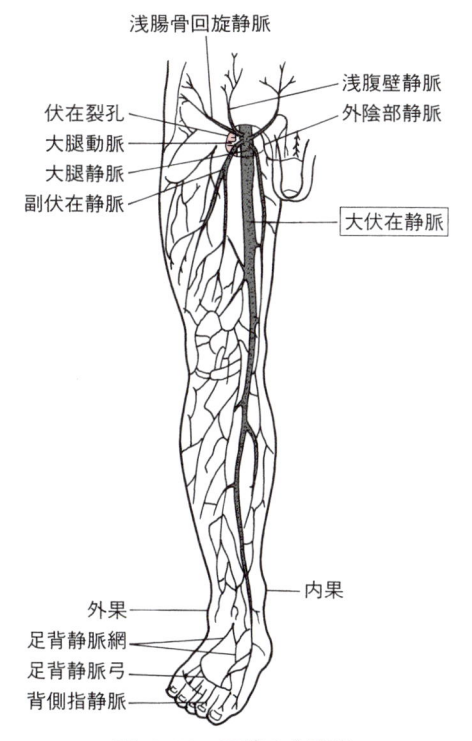

図 3・28　下肢の皮静脈

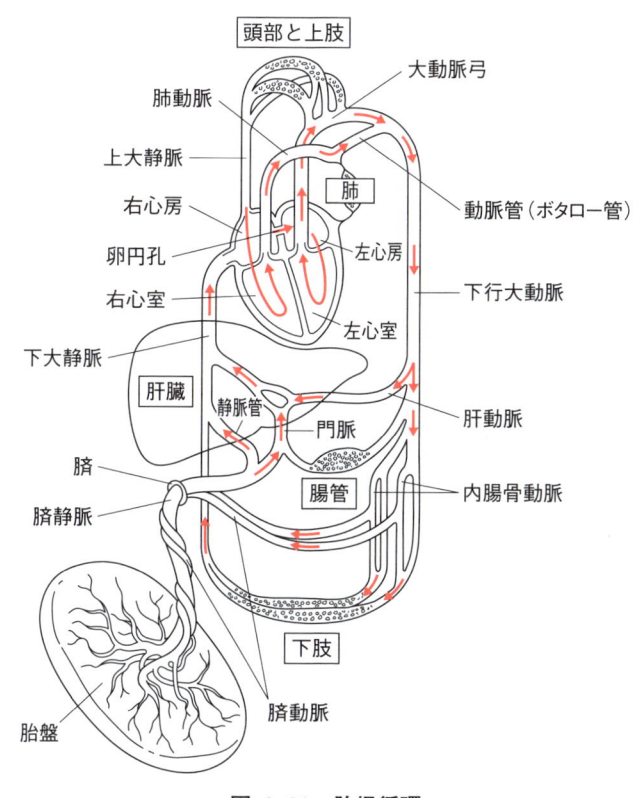

図 3・29　胎児循環

の**臍静脈**に入り，臍帯を通って胎児の臍から肝臓の下面に至る．臍静脈の血液は，肝臓の下面にある**静脈管（アランチウス管）**を経て直接に下大静脈に入るか，または肝臓の洞様毛細血管（類洞）と肝静脈を経て下大静脈に入る．臍から肝臓下面までの臍静脈は出生後に閉鎖して**肝円索**となる．肝臓下面にある静脈管も出生後に閉鎖して**静脈管索**となる．

　下大静脈によって胎児の右心房に入ってくる血液は，直接臍静脈からくる動脈血と，下半身および門脈からくる静脈血が混っている．この血液の小部分は右心房から右心室に入るが，大部分は心房中隔の**卵円孔**を経て左心房に入り，ついで左心室を経て上行大動脈から心臓を去る．卵円孔は生後閉じて，**卵円窩**となる．

　上大静脈は頭，頸部，上肢および奇静脈，半奇静脈から静脈血を集め，右心房に入り，右心室を経て肺動脈に送られる．肺動脈に入った血液の大部分は**動脈管（ボタロー管）**を経て，大動脈弓末端部に入り，上行大動脈を経てくる血液と合する．小部分はまだ呼吸作用を営んでいない肺におもむき，これは肺静脈を経て左心房に入る．動脈管は，生後閉鎖して動脈管索となる．大動脈弓より出る三つの枝，すなわち腕頭動脈，左総頸動脈，左鎖骨下動脈から多くの動脈血を含む血液が頭部や上肢に流れ出る．したがって，胎児は上半身が下半身よりも発達している．

　大動脈弓を通った血液は，胸大動脈，腹大動脈を経て左右の総腸骨動脈に分かれ下肢に至るのは，生後の場合と同様である．

D　リンパ系

　ヒトには血管系以外に**リンパ系**が存在する．これは血管系の動脈，毛細血管により運ばれ，毛細血管，静脈によって回収されなかった血液の液性成分であるリンパを集めて，**リンパ管**を介して静脈まで運ぶ循環系である．この作用により，**組織液（組織間液）**が回収され，**むくみ（浮腫）**が解消される．

　また，ヒトは，有害なものや微生物に対して発達した防御機構をもっている．防御機構は大きく分けて二つある．一つは，早い時期にみられる非特異的防御機構である．これはマクロファージなどが直接しかも無差別に侵入物をたべる機構である．もう一つは，免疫機構ともよばれる特異的防御機構である．これはおもにリンパ球を中心に行われる．

　リンパ球は骨髄でつくられ，胸腺，虫垂，リンパ節，扁桃，脾臓などのリンパ性器官へ送られる．そこで増殖し，侵入物を待ちぶせる．リンパ球は侵入物を認識し，これに対する特異的な抗体をつくって，その侵入物だけを排除する．このリンパ球はリンパの流れに従って動く．この経路をリンパ管系という（図3・30，31）．この経路はまず，種々のリンパ系終末組織から毛細リンパ管に入る．これらが合わさってリンパ管となり，途中たくさんのリンパ節を通って胸管と右リンパ本幹に入る．そして最終的に，胸管と右リンパ本幹は鎖骨下静脈と内頸静脈が合わさる静脈角から静脈に入る．このリンパ管系は癌の転移経路としても重要である．また腸管のリンパ管は，消化管から吸収した脂肪の運搬という重要な働きもある．

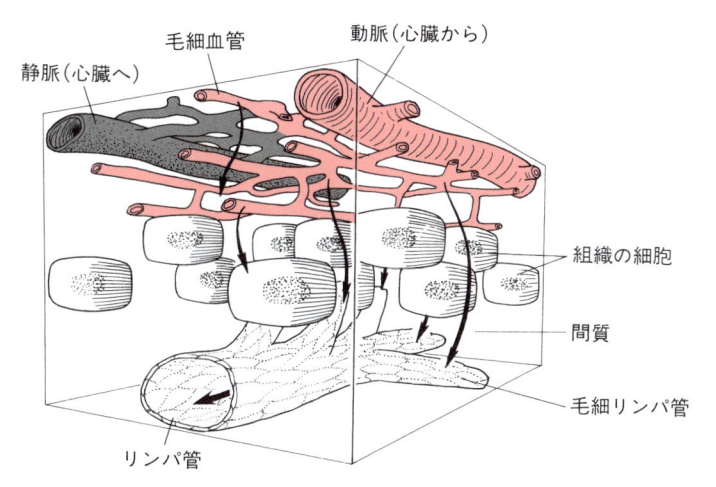

図 3・30　体液バランスとリンパ系（模式図）

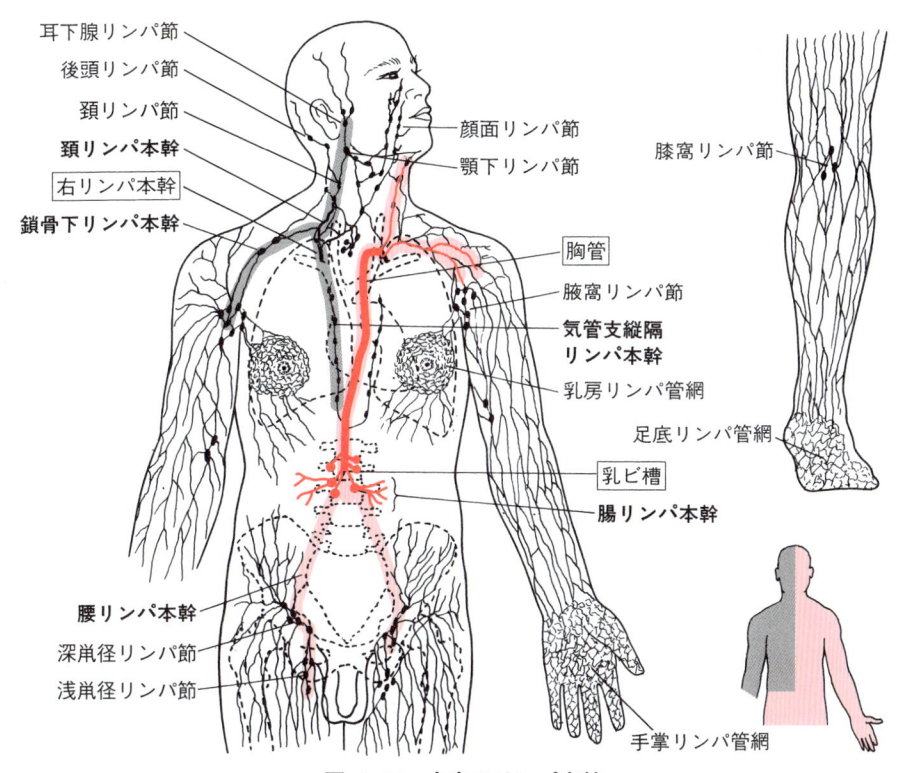

図 3・31　全身のリンパ本幹
灰色領域は右リンパ本幹へ流入

1 リンパ本幹（図 3・31）

　細いリンパ管は合流して太いリンパ管となる．これを**リンパ本幹**とよぶ．これには，頭頸部からのリンパ管を集める頸リンパ本幹，上肢からの鎖骨下リンパ本幹，胸部内臓からの右気管支縦

図 3·32 リンパ節の構造

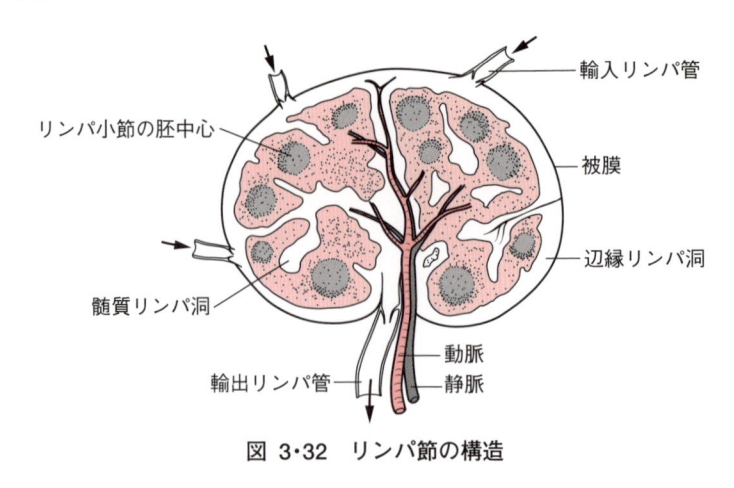

隔リンパ本幹，下肢および骨盤内臓などからの腰リンパ本幹，腹腔臓器からの腸リンパ本幹がある．

このうち右側の頸リンパ本幹・鎖骨下リンパ本幹・気管支縦隔リンパ本幹の三者は集まって**右リンパ本幹**となり，右の**静脈角**（鎖骨下静脈と内頸静脈の合流部）に流れ込む．すなわち，右リンパ本幹は右上半身からのリンパを集める．

左側では，下半身のリンパを集める腸リンパ本幹と腰リンパ本幹が，腹大動脈後面・第2腰椎体の前面で合流し，**乳び槽**を形成した後に**胸管**となる．胸管は，脊柱前面を上行して左静脈角にいたる．そこで左頸リンパ本幹・左鎖骨下リンパ本幹と合流して左静脈角に流れ込む．すなわち，胸管は左上半身と下半身からのリンパを集める．

2 リンパ性器官

リンパ性器官は，一次リンパ器官と二次（末梢性）リンパ器官に分類される．一次リンパ器官は，Tリンパ球（T細胞）とBリンパ球（B細胞）が増殖・成熟する器官であり，骨髄と胸腺がこれに相当する．二次リンパ器官は，Tリンパ球やBリンパ球が抗原と出会って細胞性および液性免疫反応を起こす場所であり，リンパ節，脾臓，扁桃，パイエル板などがこれに属する．ただし，骨髄は，一次リンパ器官であると同時に二次リンパ器官である．

a．リンパ節の構造（図 3·32）

リンパ節は扁平なそらまめ型をしているものが多い．凸面からは多くの輸入リンパ管が入り，凹面は門といい，1本あるいは数本の輸出リンパ管が出る．まわりは結合組織でできた被膜でおおわれ，内部は皮質と髄質に分かれる．被膜のすぐ下には辺縁リンパ洞という空間が広がっている．ここにリンパ管を通ってきたリンパが流れ込んでくる．その後，髄質やリンパ洞を通って輸出管に入る．リンパは大部分がリンパ球である細胞成分とリンパ漿でできている．皮質にはリンパ小節があり，そのなかの中央の明るい領域である胚中心では，リンパ球が増殖を繰り返している．リンパ球はこのリンパ節で侵入物を待ちぶせ，貪食作用や抗体産生を行って侵入物を排除する．

図 3・33 脾臓の構造

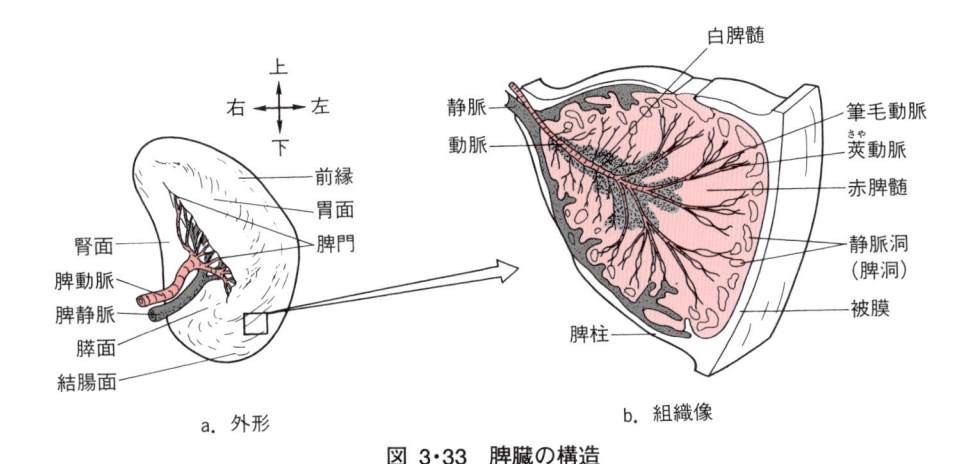

b．リンパ節の分布（図 3・31）

　頭頸部の後頭リンパ節，耳介後リンパ節，および浅・深耳下腺リンパ節を経由したリンパは，おもに浅頸リンパ節に流入する．頰リンパ節，オトガイ下リンパ節，顎下リンパ節からのそれは深頸リンパ節に入る．両者は合流して頸リンパ本幹となる．

　上肢の浅肘リンパ節，腋窩リンパ節を経てきたリンパが鎖骨下リンパ本幹に流入する．

　下肢のリンパは膝窩リンパ節と浅鼠径リンパ節を経由して深鼠径リンパ節に入る．これは，さらに腰リンパ節を介して腰リンパ本幹から乳ビ槽に入る．

　腹部では腹腔リンパ節，胃周囲リンパ節，肝リンパ節，上・下腸間膜リンパ節などを経由したリンパが腸リンパ本幹へとそそぎ，さらに乳ビ槽にそそぐ．

　胸部のリンパは，気管リンパ節，気管支肺リンパ節，肺リンパ節，前・後縦隔リンパ節，肋間リンパ節などを介し，右リンパ本幹または胸管にそそぐ．

c．脾臓（図 3・33）

　脾臓は腹腔の左上部にある実質性器官である．脾臓はリンパ球の産生を行うという点でリンパ性器官に含まれている．しかし，ほかのリンパ性器官と異なるのは，内部をリンパではなく血液が流れていることである．つまり，脾臓はリンパ管系ではなく，血液循環系に含まれている．しかし，その構造はリンパ節と類似している．

　脾臓は赤褐色で，横隔膜の左端に接している．大きさはにぎりこぶしよりやや小さく，平たい卵円形の器官である．

　外側は厚い被膜でおおわれている．その被膜の一部は実質中に入り込んで脾柱となる．脾柱の間は大部分，赤血球で満たされて赤くみえる赤脾髄である．一部に白い球状の脾リンパ小節からなる白脾髄がある．赤脾髄のなかは，毛細血管の拡張した脾洞が網のようにつながって静脈に続く．血液の流れは，脾動脈が脾門から入り，枝分かれして脾髄に入り，中心動脈となる．中心動脈は脾小節（白脾髄）をつらぬいた後に，枝分かれする．枝は脾洞に開口する．この経過中に，血液の古い赤血球は赤脾髄のなかで貪食され破壊される．また血液中の侵入物は，白脾髄で増殖したリンパ球によって貪食される．

図 3・34　胸腺の位置

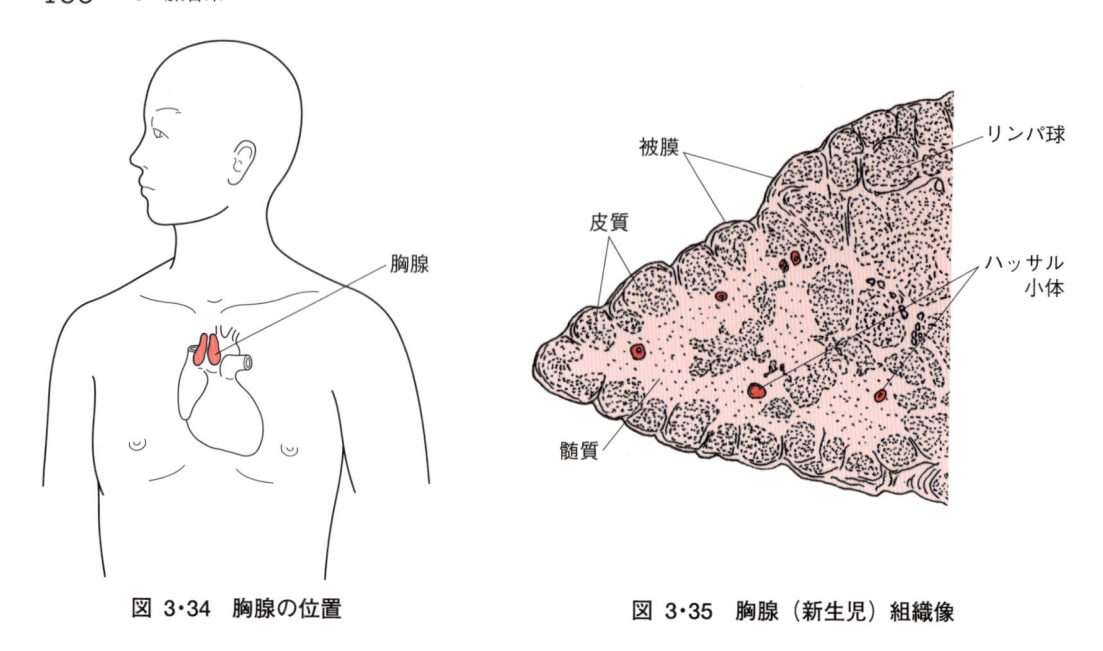

図 3・35　胸腺（新生児）組織像

　脾臓は胎生後半期では赤血球や顆粒白血球の産生，つまり造血機能を有している．また出生後赤血球を破壊する．しかし，白血病などの罹患時には，ふたたび造血機能をもつことが知られている．

d．胸　　腺

　胸腺は胸骨の直後面で心臓の前上方に位置し，左右両葉からなる扁平な器官である（図 3・34）．出生直後は 12〜15 g あり，思春期に最大の 30〜40 g に達する．その後，しだいに退縮し，成人では大部分が脂肪組織に変性する．胸腺は T リンパ球の増殖・成熟を促す一次リンパ器官である．

　実質は皮質と髄質とに区別され，前者には細胞が集積しているのに対し，後者は細胞がまばらである．胸腺の細胞には**リンパ球，上皮性細網細胞**がある．また，髄質には変性し扁平化した上皮性細網細胞からなる球形のハッサル小体がみられる（図 3・35）．ハッサル小体は胸腺特有なものであるが，その機能はわかっていない．

　胸腺は T リンパ球の分化成熟に関与する．骨髄で発生した未分化のリンパ球が胸腺に到達し，T リンパ球に分化・成熟する．T リンパ球はヘルパー T 細胞，キラー T 細胞，（細胞傷害性 T 細胞）に分かれる〔血液の項（p.10〜13）参照〕．

　また，アセチルコリン受容体に対する抗体ができて重症筋無力症が起こることが知られているが，その場合，胸腺腫などの異常が胸腺に認められることが多い．

4 内 臓 系

　胸腔または腹腔などの体腔内に存在する臓器をまとめて内臓といい，消化器，呼吸器，泌尿器，生殖器，内分泌系からなる．本項では内分泌系を除く各項目について扱い，内分泌系については，5 内分泌系（p.207〜215）で解説する．

A 消化器

1 消化器の働き

　消化器は摂取した食物の栄養分を消化吸収し，老廃物を排泄するための器官であり，消化管と消化腺からなる（**図 4・1**）．

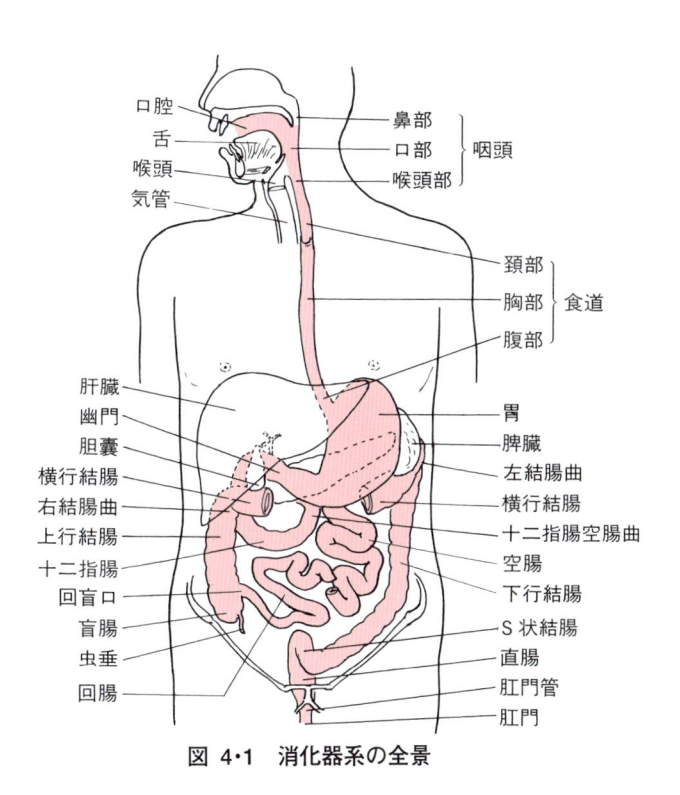

図 4・1 消化器系の全景

図 4・2 消化管の基本構造

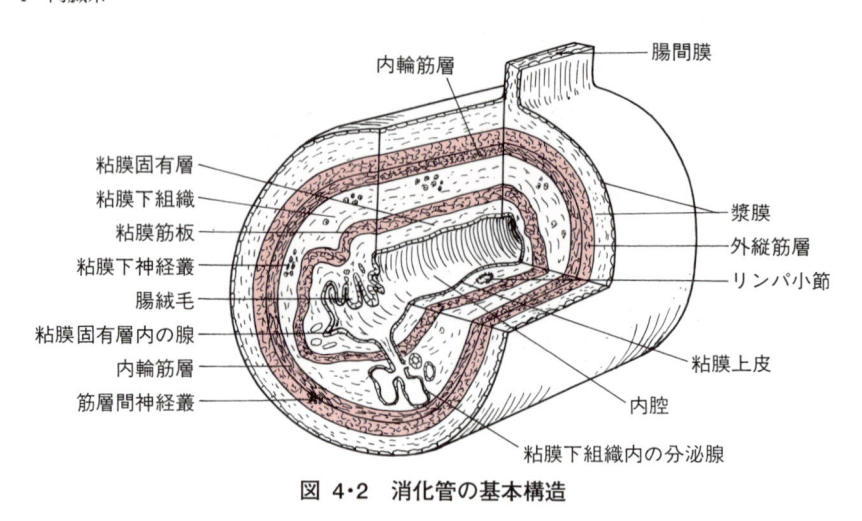

2 消化器の種類と構造

　内臓には中腔（空）性器官と実質性器官がある．消化器もその構造の違いによって，**中腔（空）性臓器**と**実質性臓器**に二大別される．

　中腔性臓器は嚢状または管状の器官で，具体的には食道から肛門に至る消化管などがその典型である．その基本的な構造は，内腔側から**粘膜**，**筋層**，**漿膜（外膜）**の3層よりなる（図4・2）．内腔をおおう粘膜は，内から外へ粘膜上皮，粘膜固有層，粘膜筋板，粘膜下組織の4層に区別される．

　粘膜上皮は器官の部位的そして機能的特性によって，たとえば円柱上皮，重層扁平上皮，線毛上皮などの特有の形状を示す．腺の実質細胞はこの上皮から発生する．粘膜固有層は結合組織からなる層で，消化管のリンパ小節はこの層にある．粘膜筋板は平滑筋の薄い層である．粘膜下組織は疎性結合組織の層で，ここにマイスナー粘膜下神経叢が存在する．筋層は食道上部だけは横紋筋層からなるが，その他の消化管では**平滑筋層**からなる．多くの消化管は，内層の輪走する筋線維と外層の縦走する筋線維の2層で構成される．内輪層と外縦層の間には，アウエルバッハ筋層間神経叢があり，腸管の運動を統御する．漿膜とは，臓器の外表面をおおっている腹膜をさす．臓器が自由表面をもたない場合，漿膜ではなく結合組織でおおわれる．これを外膜という．

　実質性臓器とは，内部に固有の形態・機能を有する細胞，ひいては組織が充実している器官をいう．これによって，それぞれの器官はその器官特有の機能を果たす．実質性臓器の内部を満たしている組織を**実質**という．器官の表面を結合組織性の被膜が包む．この被膜から伸びる結合組織（葉間結合組織あるいは小葉間結合組織）が器官内部に入り込み，実質をいくつかの区画（葉）に分け，さらにこれが小区画（小葉）に区分けされる．これらの結合組織性の中隔に沿って血管，神経，導管などが器官に出入りしている．この出入りする部位を門といい，肝門などがある．

　消化器は，口腔に始まり肛門に終わる1本の管，すなわち消化管と，その途中で消化管の内腔に開口するさまざまな消化腺から構成される（図4・1）．以下，個別の消化器官について説明す

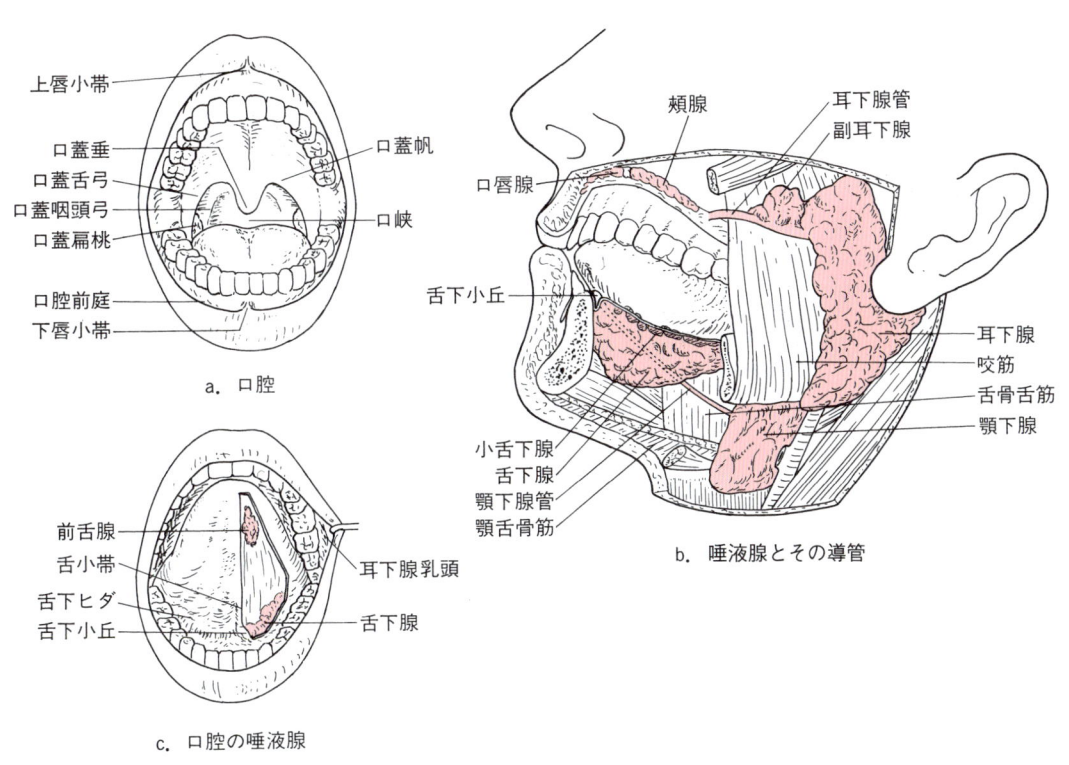

図 4・3 口腔，口腔の唾液腺

る．

a. 口

口と口腔は消化器系のはじまりとして位置するのみならず，発声や呼吸などにも関与する．

口唇は口裂によって**上唇**と**下唇**に分けられ，口裂の両隅を**口角**とよぶ．口はこの口唇と頬によって囲まれ，その内腔を**口腔**という．口唇は外面が皮膚，内面が口腔粘膜でおおわれており，その移行部は赤く，**赤唇縁（唇紅）**とよばれる．上唇の前面中央には浅い溝が認められ，これを**人中**という．人中の左右外側には，上唇と頬との間を鼻翼から外側に向かって走る**鼻唇溝**がみられる．口唇粘膜面には，正中線上に上下の粘膜ヒダがあり，これをそれぞれ**上唇小帯**，**下唇小帯**とよぶ（図 4・3a）．

口腔は上下歯列弓を境として，前方の**口腔前庭**と後方の**固有口腔**に分けられる．口腔前庭は馬蹄形をした狭い間隙で，外界とは**口裂**によって交通している．口を閉じた状態で，口腔前庭と固有口腔は左右大臼歯の後ろの通路を介して連絡する．固有口腔の天井は**硬口蓋**と**軟口蓋**であり，口腔底は大部分が舌によって占められる．固有口腔は後方で，**口峡**という狭い通路を経て咽頭と交通する．口腔前庭は耳下腺からの分泌を受け，一方，固有口腔は顎下腺および舌下腺からの分泌を受ける．

固有口腔の上壁を**口蓋**という．前方の**硬口蓋**と後方の**軟口蓋**が区別される．硬口蓋の粘膜は厚く，骨性支持体，すなわち骨口蓋（上顎骨口蓋突起と口蓋骨水平板からなる）の骨膜と密着している．粘膜の正中線に沿って**口蓋縫線**という高まりが認められ，この前端には切歯乳頭がある．

また，硬口蓋の前部には横走する数本のヒダがあり，これを**横口蓋ヒダ**という．口蓋粘膜は重層扁平上皮でおおわれ，多数の口蓋腺が存在する．軟口蓋は硬口蓋後縁に続き，その後部はテント状に下垂する遊離縁となっており，これを**口蓋帆**とよぶ．軟口蓋の後方正中部には，**口蓋垂**という小円錐状の突起が認められる．口蓋垂から両外側へ前後2条の粘膜ヒダが弓状に伸びており，前方のヒダを**口蓋舌弓**，そして後方のそれを**口蓋咽頭弓**とよぶ（図4・3a）．口蓋舌弓と口蓋咽頭弓の舌根付着部の間はくぼんでおり，**扁桃窩**という．ここに**口蓋扁桃**が存在する．この部位は口腔と咽頭との境にあり，口峡といい，もっとも狭い部分を口峡峡部とよぶ．口峡の上壁は口蓋帆，側壁は口蓋舌弓および口蓋咽頭弓よりなる．

b．口腔腺（唾液腺），歯，舌

1）唾液腺

唾液腺は唾液を分泌する腺で，小さい**小唾液腺**と大きな**大唾液腺**とに二大別される．また，分泌物の性状により**漿液腺**，**粘液腺**そして**混合腺**の三つに区別される．

①**小唾液腺**：口腔粘膜下にある小さな腺で，口唇腺，頰腺，口蓋腺，舌腺などがある．

②**大唾液腺**：耳下腺，顎下腺，舌下腺の三つがある（図4・3b）．

ⓐ**耳下腺**：最大の唾液腺で，耳介の前下方にあり，頂を下に向けた三角形を呈している．上縁は頰骨弓の下にあり，下端は下顎角に及び，後部は胸鎖乳突筋に接している．導管を耳下腺管といい，長さ5cmほどある．咬筋の表面を前方に走り，咬筋前縁で内方に曲がり，頰筋および頰粘膜をつらぬき口腔前庭に開口している．この開口部は小隆起として認められ，**耳下腺乳頭**といい，上顎第二大臼歯の向かい側に存在する．耳下腺は耳下腺筋膜という丈夫な結合組織で包まれ，内部には顔面筋を支配する顔面神経が走行し，神経叢をつくっている．耳下腺は純漿液腺である．

ⓑ**顎下腺**：大きさは耳下腺につぐ梅の実大の唾液腺で，下顎底の内側で顎下三角内に存在する．導管の顎下腺管は，舌下腺の内側を前方に走り，口腔底の**舌下小丘**に開口する．顎下腺は混合腺である．

ⓒ**舌下腺**：大唾液腺のうち最小で，口腔底の舌下ヒダ内にある細長い腺である．導管のうち，大舌下腺管は顎下腺管と合流し**舌下小丘**に開き，多数存在する小舌下腺管は**舌下ヒダ**に沿って開口している（図4・3c）．舌下腺は混合腺である．

2）歯

歯は上・下顎骨の歯槽突起・歯槽内部に釘植されており，全体としてそれぞれ上・下歯列弓をつくる．歯は二つの部分からできており，外部に突出している**歯冠**と歯槽内におさまっている**歯根**からなる．歯冠と歯根の間でやや細くなった部分を**歯頸**という．歯根部には，歯槽の骨と歯根とを結合している**歯根膜**とよばれる線維性結合組織がある．歯頸は歯肉とよぶ口腔粘膜でおおわれている．歯の中心部には**歯髄腔**があり，歯根内のその下端は細くなっており**歯根管**という．この腔に血管と神経に富む疎性結合組織，すなわち歯髄が存在する．歯髄腔の外は歯の大部分を占める**象牙質**が取り囲む．さらに象牙質の外すなわち歯の表面は，歯冠部では**エナメル質**で，歯根部では**セメント質**でおおわれている（図4・4）．

ヒトの歯は生え代わる歯と生え代わらない歯があり，はじめに生える歯を**乳歯**，そして乳歯脱

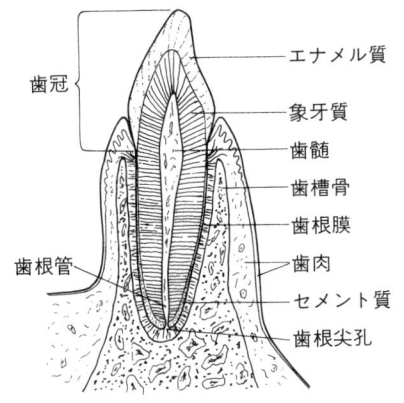

図 4・4 歯と歯槽部の断面

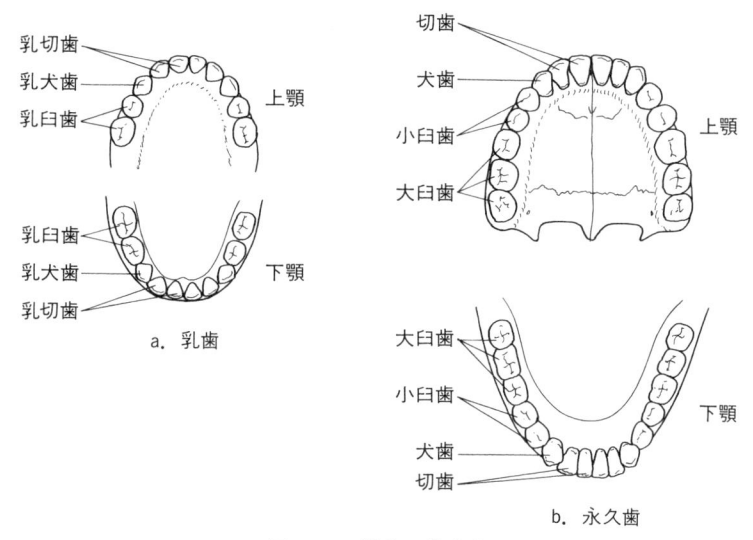

図 4・5 乳歯，永久歯
a. 乳歯
b. 永久歯

落後に生える歯を**永久歯**という．乳歯の萌出は生後 6 カ月ころに始まり，乳歯列は一般的に 2 歳 6 か月から 3 歳ころに完成する．通常，下顎の中切歯が一番早く萌出する．乳歯は総数 20 本で，上・下顎の左右両側にそれぞれ，乳切歯 2，乳犬歯 1，乳臼歯 2 がある（**図 4・5a**）．

永久歯は総数 32 本で，上・下顎の左右両側にそれぞれ，切歯 2，犬歯 1，小臼歯 2，大臼歯 3 がある（**図 4・5b**）．それぞれの歯の萌出する時期は異なるが，最初に萌出するのは第一大臼歯で，6〜7 歳のころである．第三大臼歯の萌出は一番遅く，20 歳前後である．また，これは智歯または親知らずなどとよばれ，萌出方向が不整であったり，萌出にも個人差が大きく，生涯萌出しないこともある．

3）舌

舌は口腔底に位置する骨格筋塊で，表面は粘膜におおわれている．舌は咀嚼や嚥下の助けとなるばかりでなく，味覚や発声にもあずかる重要な器官である．

舌の上面を**舌背**といい，凸面をなす．舌背の正中には**舌正中溝**があり，この溝の後方には浅い

図 4・6 舌の背面

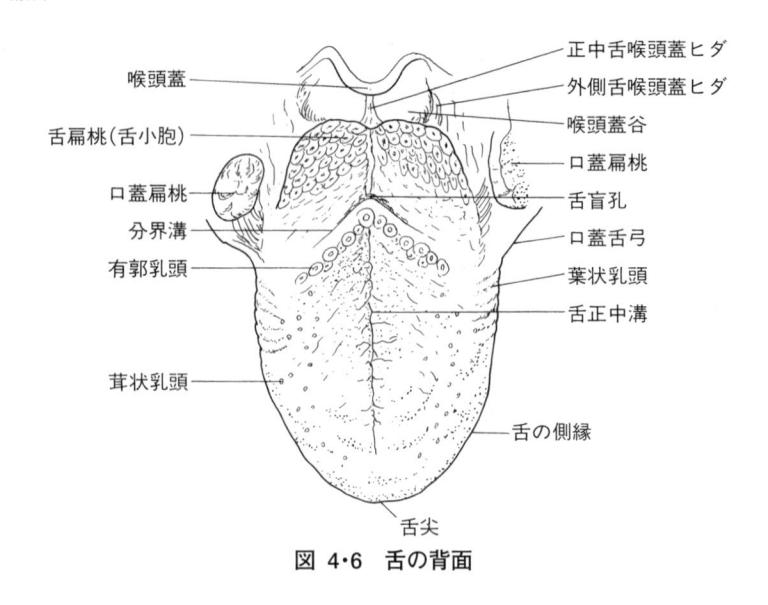

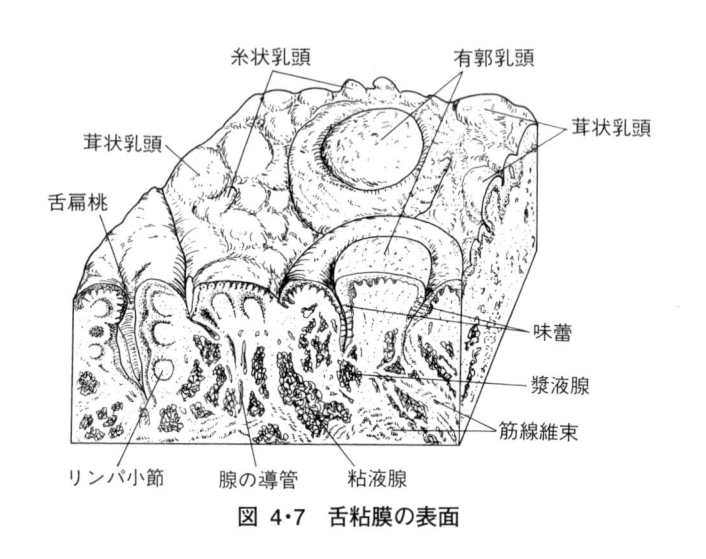

図 4・7 舌粘膜の表面

くぼみを認め，これを**舌盲孔**という．**分界溝**という浅い溝が舌盲孔から前外方へV字状に開いている．この分界溝より前の部分は舌全体の約2/3にあたり，これを**舌体**という．舌体のやや細くなった前端部を**舌尖**という．舌の後ろ1/3，すなわち分界溝の後ろの部分を**舌根**とよぶ（図4・6）．

舌体部の舌背粘膜には多数の小突起があり，舌表面特有のザラザラした感じをつくり出している．これらの小突起を**舌乳頭**といい，**糸状乳頭，茸状乳頭，葉状乳頭，有郭乳頭**の4種類を区別する（図4・7）．

①**糸状乳頭**：舌体部の舌背全体に密生する非常に小さい乳頭で，上皮が角化するために白っぽい色をしている．

②**茸状乳頭**：舌尖や舌の外側に多くみられ，舌背全体にも散在している．この乳頭はわりあい大きく，上皮も角化せず赤色を呈するため容易に認められる．この乳頭に**味蕾**をまれにみる

ことがある．とくに，小児に比較的よく認められる．
③**葉状乳頭**：舌背外側縁の後部にあり，前後方向に走る数条の高まりである．この乳頭は，小児では比較的よくみられるが，成人では痕跡的である．味蕾をもつ．
④**有郭乳頭**：分界溝の前に1列になって並んでいる8～15個の大きな乳頭である．乳頭のまわりには深い溝があり，溝に面する上皮内に多くの味蕾を認める．

舌根部の粘膜は，乳頭が存在せず割合滑らかだが，**舌扁桃**（舌小胞）とよばれるリンパ組織があるためイボ状の高まりがみられる（図4・6）．

舌の下面の正中線上には口腔底との間に張る粘膜ヒダがみられるが，これを**舌小帯**という．舌小帯の左右外側には舌根部から舌尖に向かって走る鋸歯状のヒダ，すなわち**采状ヒダ**がある．舌小帯の舌根付着部の両側には**舌下小丘**という小さな高まりがあり，ここに舌下腺と顎下腺の導管が開口している（図4・3c）．

舌内部には発達した骨格筋があり，舌内部に起始・停止がある**内舌筋**，そして舌の外部に起始があり，舌内に停止する**外舌筋**とに大別される．外舌筋と内舌筋は，第XII脳神経の**舌下神経**が支配する．

味覚は，舌前2/3部は**顔面神経**の枝の鼓索神経が，舌後1/3部は**舌咽神経**が支配している．また，一般感覚は，舌前2/3部が**舌神経**（三叉神経の第3枝である下顎神経の枝）で，舌後1/3部は**舌咽神経**によって支配されている．

c．咽　頭

咽頭は，消化器系と呼吸器系の共用の通路として働く嚢状の管である．口腔と咽頭が連動して行う重要な機能に嚥下があるが，これは口腔相，咽頭相，食道相の3相に分けられる．咽頭の上端は頭蓋骨の底部の高さに始まり，下端は腹側では輪状軟骨，背側では第6～7頚椎の高さで食道につらなる．長さは約12cmで，下方は細くなっている．咽頭の側壁と後壁を構成する咽頭筋は，嚥下運動に重要な役割を果たしている．咽頭の内腔を**咽頭腔**といい，上方から**咽頭鼻部**，**咽頭口部**，**咽頭喉頭部**の三部に区分される（図4・8）．

①**咽頭鼻部**：鼻部は咽頭の最上部で，軟口蓋の上方，鼻腔の後方に位置し，**後鼻孔**によって鼻

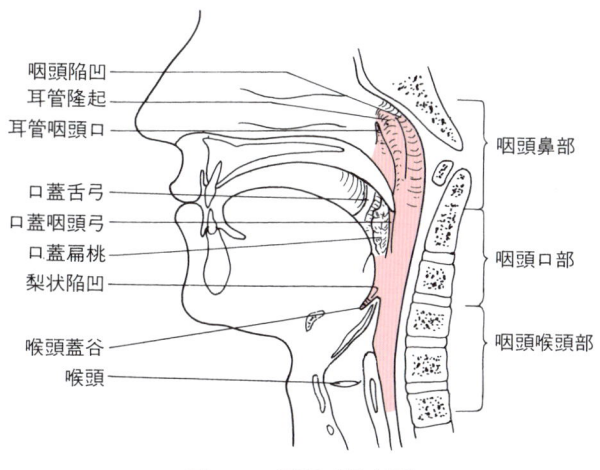

図4・8　咽頭（正中断）

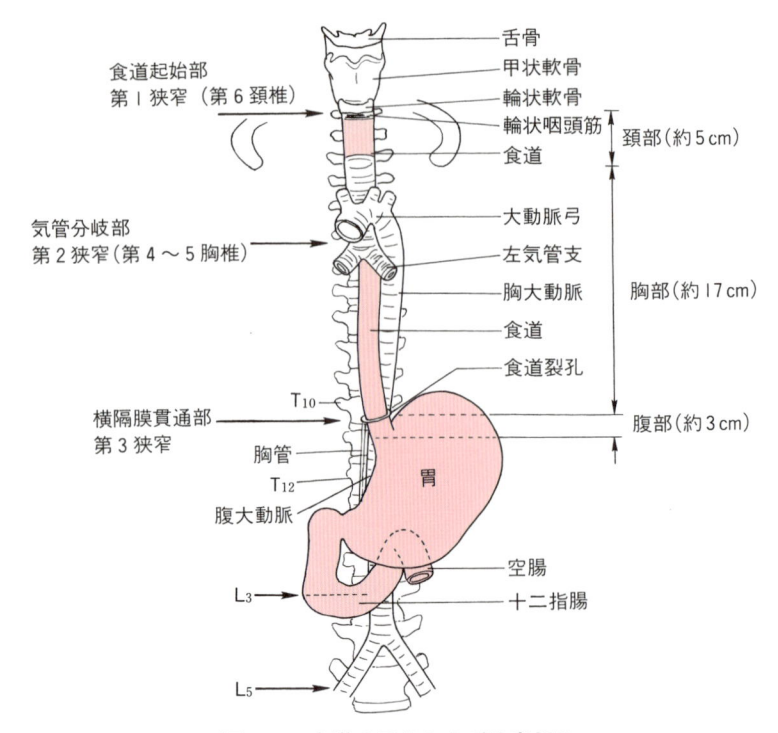

図 4・9 食道の区分および狭窄部位

腔と交通している．天井は頭蓋底の下にあたり，**咽頭円蓋**をなす．下鼻道の後方の両側壁には，中耳に通じる**耳管咽頭口**が開いている．この口の後部は強く隆起しており，これを耳管隆起といい，さらにこの後方は深くくぼみ，咽頭陥凹という．咽頭円蓋にはリンパ組織による高まりがあり，**咽頭扁桃**とよばれる．耳管咽頭口の周囲にもリンパ組織が存在し，これを**耳管扁桃**という．この咽頭扁桃，耳管扁桃，口蓋扁桃および舌扁桃は，全体として咽頭を取り囲むように配列しているため，これらを合わせて**リンパ咽頭輪（ワルダイエルの咽頭輪）**とよぶ．

②**咽頭口部**：口部は軟口蓋から舌骨の高さにあたり，前方の口腔と口峡（図 4・3a）を経て交通している．

③**咽頭喉頭部**：咽頭の最下部にあたり，舌骨から輪状軟骨下縁の高さに位置する．下は食道に移行する．前方は喉頭口によって喉頭腔と連絡しており，ここには喉頭蓋がある．喉頭口の両側はくぼんでおり，梨状陥凹という．咽頭壁には，上・中・下咽頭収縮筋および茎突咽頭筋などがある．第Ⅹ脳神経の迷走神経および第Ⅸ脳神経の舌咽神経は，これらの咽頭筋を支配する．

d．食　　道

食道は長さ約 25 cm の筋性の管で，前方では輪状軟骨下縁の高さ，後方では第 6 頚椎の高さで咽頭に続く．脊柱の前を下行し，横隔膜の**食道裂孔**を通過して腹腔に至り，胃とつらなる．食道は**頚部**，**胸部**そして**腹部**の三部に分けられる（図 4・9）．

①**頚部**：第 6 頚椎から第 1 胸椎の高さぐらいまでの部分で，前方の気管と接している．頚部の

A 消化器　165

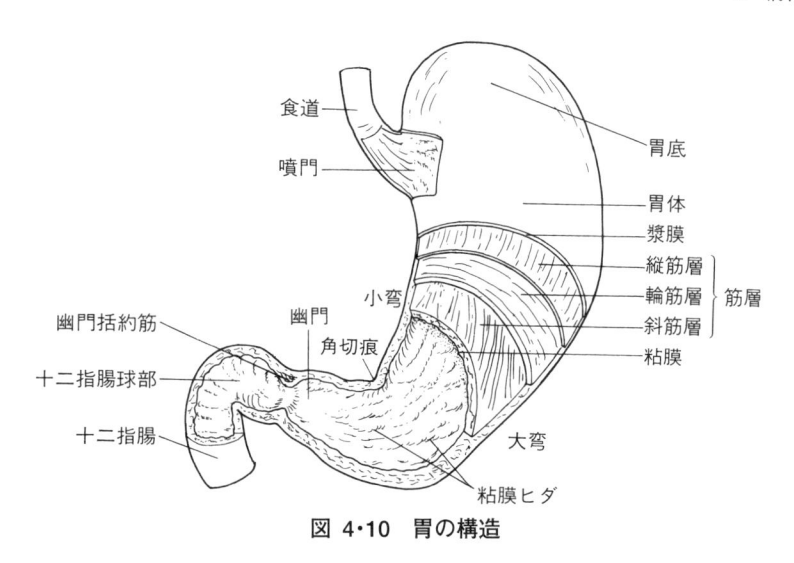

図 4・10　胃の構造

　　下方は，やや左側に寄っている．食道と気管の間を**反回神経**が上行している．
②**胸部**：胸郭内の部分で，気管の後方をやや左側に寄って下行する．気管分岐部の下方では，食道の前に左心房が位置する．食道胸部は下行するにつれて，胸大動脈の右側にあったものが前方に位置するようになる．
③**腹部**：ほぼ第 10 胸椎の高さで，横隔膜の食道裂孔を通過したところから始まり，腹腔内にある 1～3 cm ほどの短い部分である．第 10～12 胸椎の左前方で，胃の噴門につらなる．

　食道には経過中に 3 個所の**生理的狭窄部位**がある（図 4・9）．第 1 狭窄部は食道の起始部にあたり，第 2 狭窄部は気管分岐部の高さにおいて大動脈弓および分岐直後の左主気管支と交差するためで，第 3 狭窄部は横隔膜を貫通する部位である．

　食道壁は粘膜，筋層，線維膜（外膜）からなる．粘膜層の表面は重層扁平上皮におおわれている．食道の筋は部位によってその構成が異なり，上部 1/3 は横紋筋，中央 1/3 は横紋筋と平滑筋，そして下部 1/3 は平滑筋からなる．

e．**胃**

　胃は消化管のなかでもっとも拡張した部分で，上方は噴門口で食道と，下方は幽門口で十二指腸とつらなる．胃の形状や位置は，胃内容物の量，胃壁を構成する平滑筋の発達程度，姿勢，隣接する小腸の状態などによって大きく変化するため，ひとつの決まった形を提示することはできない．しかし，ほぼ共通した以下のような構造が区別できる（図 4・10）．
①**前壁，後壁，小弯，大弯**：胃の前・後面をそれぞれ**前壁，後壁**といい，両壁は上下の弓状を呈する縁でつらなり，上縁を**小弯**，下縁を**大弯**とよぶ．小弯の幽門側にくびれが存在し，これを**角切痕**という．角切痕周囲の小弯側は，潰瘍や癌の好発する部位である．
②**噴門**：胃の初部，すなわち食道に続く部で，食道から胃への開口部を噴門口という．これに続く噴門のすこし拡張したところを噴門洞とよぶ．大弯側で噴門から胃底への移行部は鋭角（50～80°）をなしており，これを噴門切痕という．
③**胃体**：胃の大部分を占める噴門から幽門部の間をいう．噴門の左側は胃体の上端部で円蓋状

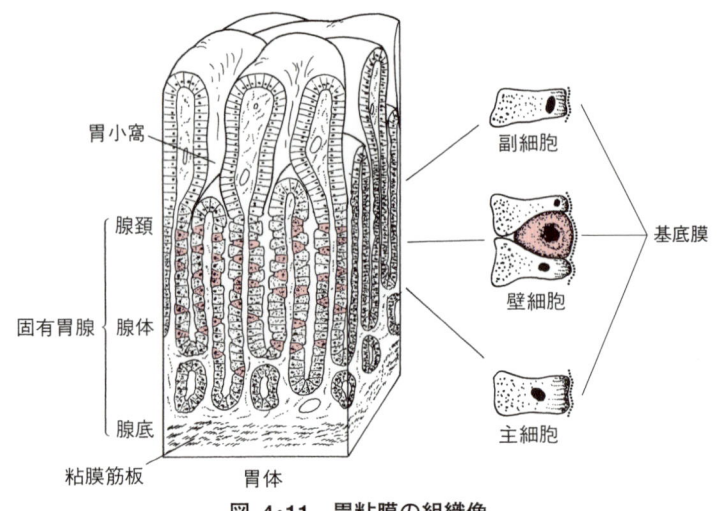

図 4・11　胃粘膜の組織像

を呈するが，この部を**胃底**とよぶ．

④**幽門部**：小弯角切痕より遠位の胃体に続く胃の終部である．幽門洞と幽門管に区別でき，前者は近位のややふくらんだところで，後者は内腔が管状を呈する十二指腸に接続する部分である．胃から十二指腸への開口部を幽門口といい，この部位を幽門とよぶ．

　胃の大部分は左下肋部に存在する．前述したように胃の位置は変動するが，胃底の上端は胃の最高位にあたり，左第 5 肋骨の高さに達する．噴門は正中線よりやや左側で，だいたい第 11 胸椎の高さにある．幽門は第 1 腰椎の右前方に位置する．

　胃の外表面は腹膜でおおわれるが，全周がおおわれるわけではなく，前後 2 枚の腹膜の間に胃が存在すると思えばよい．すなわち，前壁，後壁をおおった腹膜は小弯側で合し**小網**となり，大弯側で合し**大網**をつくる．

　胃壁は内側から外側に向かって，粘膜，筋層，漿膜の 3 層からなる．

①**粘膜**：収縮状態の粘膜表面には，胃の長軸方向に沿う長いヒダと，これらを横に連絡する短いヒダが認められる．また粘膜一面に多数の小さな陥凹が存在し，これを胃小窩という．粘膜上皮層は**単層円柱上皮**からなり，これが胃小窩の底で粘膜内に落ち込んで多数の**胃腺**を形成する．胃腺は部位によって，噴門部にある噴門腺，幽門部に認められる幽門腺，そして胃底から胃体部にかけて存在する固有胃腺（または胃底腺）に区別される．前二者はおもに粘液のみ分泌する．固有胃腺はたんに胃腺とよばれることが多い．この固有胃腺は胃にもっとも特有の腺で，その上皮細胞には主細胞，壁細胞，副細胞があり，それぞれペプシノゲン，塩酸，粘液を分泌している（**図 4・11**）．

②**筋層**：消化管に共通する内輪走，外縦走の 2 層の平滑筋層のほかに，最内層の斜走線維の 3 層を区別する．外層の縦走筋は食道の外層筋の続きで，とくに大弯と小弯で発達している．中層の輪走筋は 3 層中もっともよく発達しており，とくに幽門で著しく発達し**幽門括約筋**をつくる．内層は斜線維ともいわれ，噴門，胃底などに存在する（**図 4・10**）．

③**漿膜**：腹膜の一部で，小弯で小網に，大弯で大網に続くほかは胃の全表面をおおう（図 4・

10, 23).

　胃に分布する動脈は，すべて腹腔動脈から直接または間接的に分枝したもので，次の5本である．右胃動脈，左胃動脈，右胃大網動脈，左胃大網動脈，短胃動脈．

f．小　　腸

　小腸は，胃の幽門に続き盲腸に至る長さ約7mほどの細長い管である．だいたい腹腔の中央および下部に位置する．腸間膜の有無によって，それをもたない十二指腸と腸間膜をもつ小腸（**腸間膜小腸**）に分けられる．さらに，腸間膜小腸は空腸と回腸に分けられる．

1）十二指腸

　胃の幽門に続く腸管でC字状を呈し，ここで膵頭部を取り囲んでいる．長さは25～27cmである．十二指腸という名称は，この長さが指の幅約12横指に相当することから由来している．小腸のなかでもっとも短く，もっとも太い部分で，前面のみが腹膜でおおわれている．十二指腸の大部分は後腹壁に癒着しているため，腸間膜を欠いている．十二指腸は，その走行によって**上部，下行部，水平部，上行部**の四つに区分される．

①**上部**：幽門に続く十二指腸の初部で，長さは約5cm，第1腰椎の前を幽門からみて右後上方に走る．上部のはじめの部分は完全に腹膜におおわれ，可動性に富んでいる．また，この部分は十二指腸球部ともよばれ，十二指腸潰瘍の好発部位である．内腔は十二指腸のなかで一番広く，他の部位と異なり粘膜に輪状ヒダを欠いている．

②**下行部**：上十二指腸曲という屈曲部を境にして，上部から下行部に移行する．長さは7～10cm．第2～3腰椎の右側で，右腎門の前を下行する．下行部の後内側壁には縦走する粘膜ヒダ，すなわち**十二指腸縦ヒダ**があり，その下端には**大十二指腸乳頭**という隆起が認められる．ここに総胆管と膵管が合一して，あるいは別々に開口している．この開口部の周囲を平滑筋が取り囲んでおり，これを**オッディの括約筋**という．大十二指腸乳頭の上方2～3cmのところに，しばしば小十二指腸乳頭という小隆起を認めることがあり，ここに副膵管が開口する（**図4・20**参照）．

③**水平部**：水平部は下行部が左側に屈曲するところ，すなわち下十二指腸曲をもって始まる．長さは6～8cm．第4腰椎位の右側で始まり，やや上方に傾き，第3腰椎の高さで下大静脈，腹大動脈の前を左右に走る．水平部の前面を上腸間膜動・静脈が横切って下行する．

④**上行部**：水平部に続いて斜め左上方に向かう十二指腸の終部である．長さは2～5cmで，第2腰椎の高さまで上行し，その左側で急に腹側に屈曲し空腸に移行する．その屈曲部は十二指腸空腸曲とよばれ，ここに横隔膜の右脚周囲の結合組織から始まる平滑筋を含む線維束が付く．この筋性・線維性束を**十二指腸提筋**または**トライツ靱帯**といい，十二指腸空腸曲を固定支持している．

2）空腸と回腸

　空腸と回腸は腸間膜をもち，両者を合わせ全長6～7mである．この腸間膜小腸は可動性があるが，はじめの十二指腸空腸曲の部分と終わりの回盲部は固定されている．腸間膜は，腹膜が二重になった部分で，後腹壁をおおう壁側腹膜に移行する．腸間膜が後腹壁に付く部を**腸間膜根**といい，第2腰椎の左側から右腸骨窩に至る15cmほどの部分である（**図4・23**参照）．空腸は十二

図 4・12　小腸の粘膜

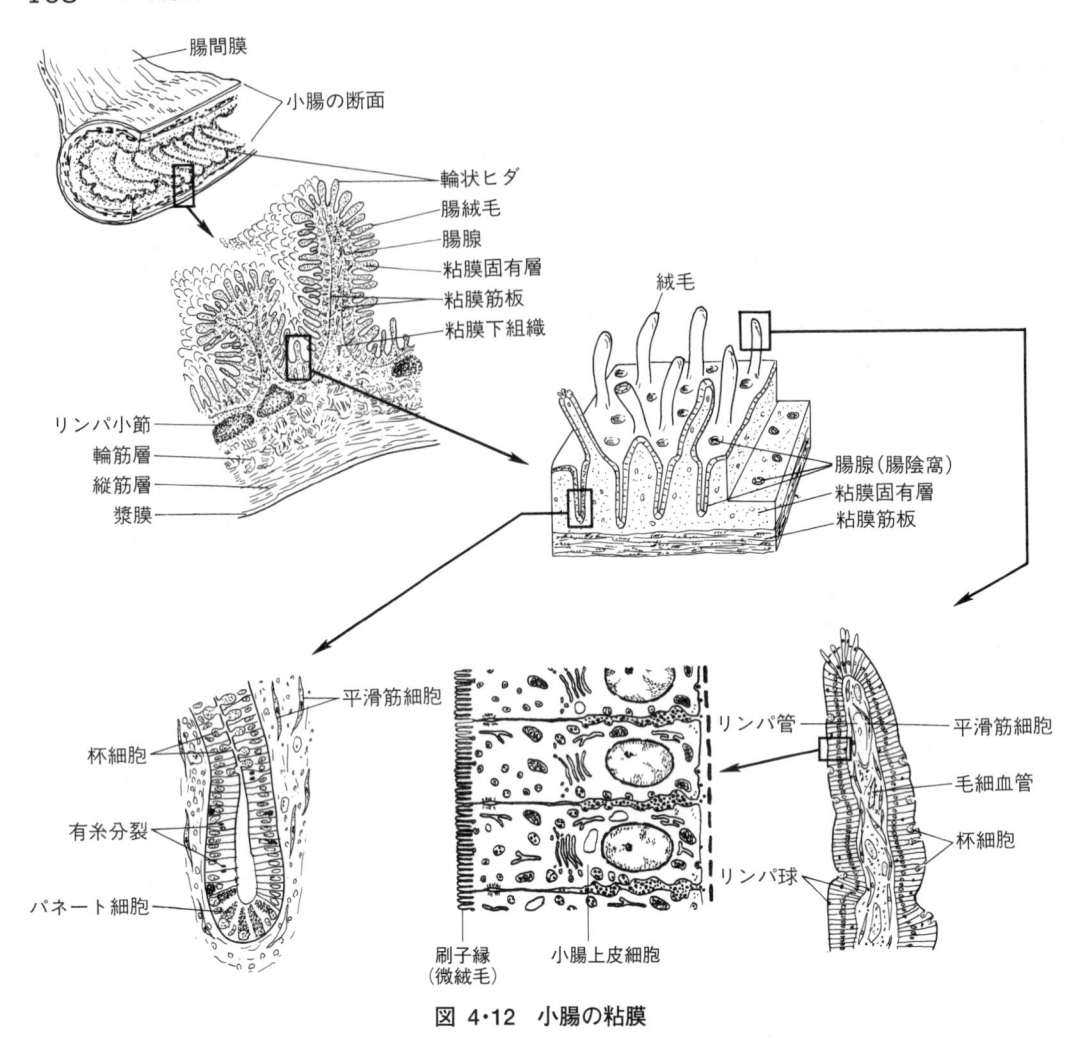

　指腸空腸曲を境とし，十二指腸から続き，回腸へと続く．この空腸と回腸の形態上の明確な境界はないが，空腸は全長のはじめの約 2/5，回腸は残りの約 3/5 である．回腸は，回盲部で大腸へとつらなる．空腸は腹腔内の左上部に，回腸は右下部にだいたいおさまっている．

　小腸壁は粘膜，筋層，漿膜の 3 層からなる．空腸，回腸の粘膜は，吸収効率を高めるために表面積を大きくする構造をとっている．腸管内腔に向かって隆起する輪状の粘膜ヒダ，すなわち**輪状ヒダ**と，粘膜表面にある無数の小突起，すなわち**腸絨毛**がその役目を果たしている（図 4・12）．輪状ヒダそして腸絨毛も，小腸上部，すなわち回腸より空腸において発達しており，その密度も空腸で大きい．粘膜内にはリンパ組織が認められ，小腸下部ほど発達がよい．とくに，回腸ではリンパ小節が多数集まってできた**集合リンパ小節（パイエル板）**がみられ，20〜30 個存在する（図 4・13）．単層円柱上皮である小腸粘膜上皮が，粘膜全域に**腸腺（リーベルキューン腺）**をつくっている．小腸粘膜上皮の間には粘液物質であるムチンを分泌する**杯細胞**があり，腸腺の底部には抗菌物質を分泌する**パネート細胞**がある．筋層は内側の輪筋層と外側の縦筋層を区別する（図 4・12）．

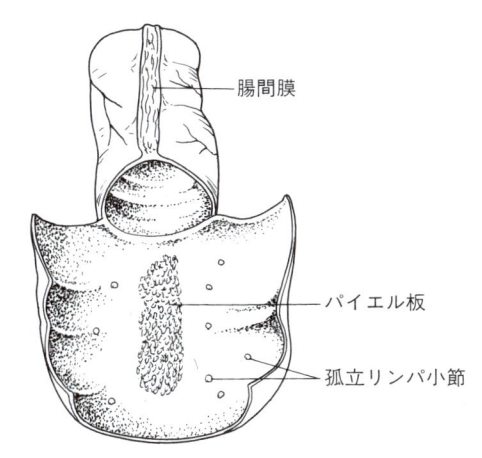

図 4・13 回腸の粘膜面

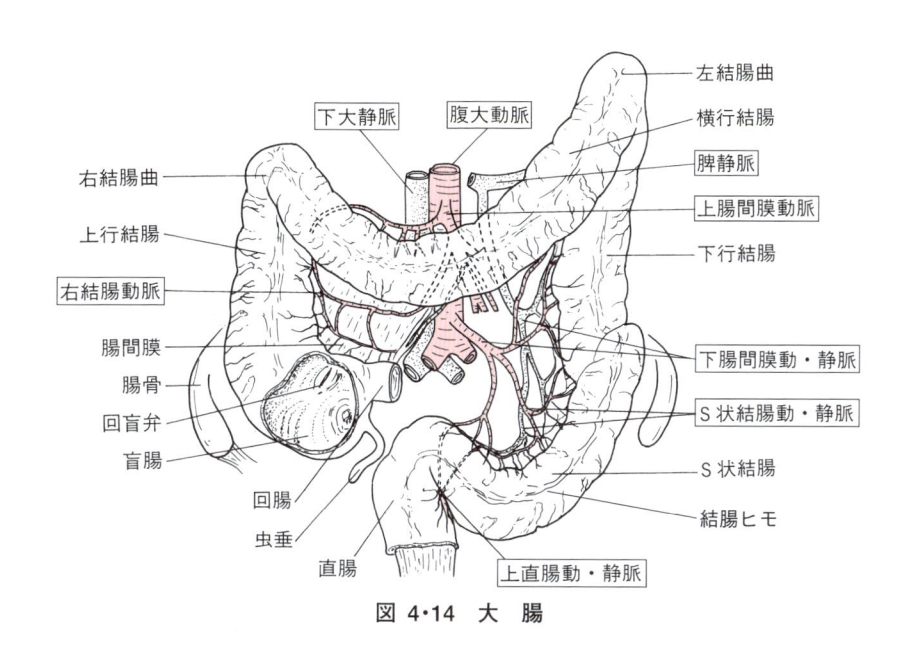

図 4・14 大 腸

　小腸への動脈として，十二指腸の上半部は上膵十二指腸動脈，下半部は下膵十二指腸動脈が分布する．空腸，回腸にはそれぞれ上腸間膜動脈の枝である空腸動脈，回腸動脈が分布する．

g. 大　腸

　小腸（回腸）に続く消化管で，小腸より太く短く，長さは 1.5 m ほどである．大腸は，**盲腸**，**結腸**，**直腸**の三部に分けられ，結腸はさらに**上行結腸**，**横行結腸**，**下行結腸**，**S状結腸**の四部に区分される（図 4・14）．

1）盲　腸

　回腸と大腸の連結部より下方の大腸はゆきづまりの盲管となっており，この部分を盲腸という．長さは約 6 cm である．右腸骨窩にあるこの連結部位を**回盲部**といい，回腸の大腸への開口部を回盲口とよぶ．回盲口には，回腸末端が大腸に突出し弁状となった**回盲弁（バウヒン弁）**がある（図 4・15）．回盲弁は上，下唇を区別する．機能的には，回盲弁は大腸内容物が小腸へ逆流するの

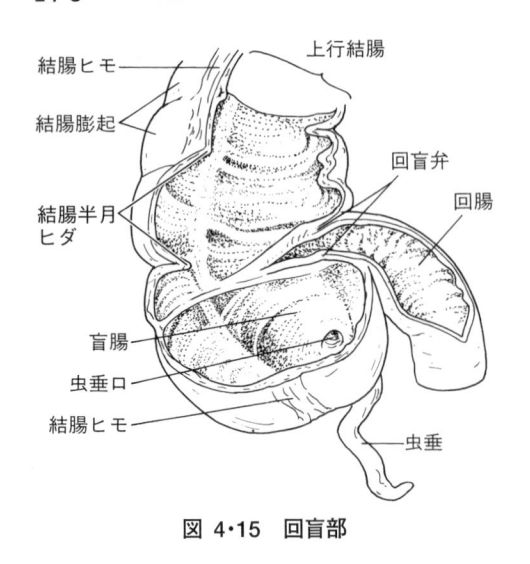

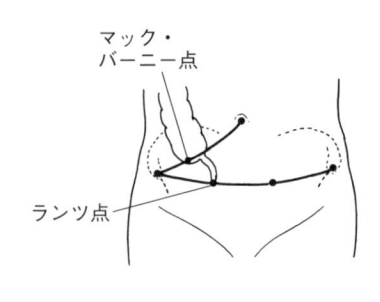

図 4・15 回盲部　　　　　図 4・16 虫垂の腹壁への投影

を防いでいるという．盲腸下端の後内側壁からは虫垂とよばれる細長い管が伸びている．長さは通常6～8 cm である．虫垂は腹膜に包まれ，虫垂間膜を有する．この間膜内を虫垂を栄養する虫垂動脈が走行する．虫垂の位置や走行は多様だが，多くは盲腸の後側で先端を上に向けている．

　虫垂炎の圧痛点として，マック・バーニー点やランツ点などが知られる．前者は，臍と右上前腸骨棘を結ぶ線上で，外側2/3の点をさす．この点は体表において虫垂の基部を反映しているという．また，ランツ点は左右の上前腸骨棘を結んだ線を3等分した右側の点である．これは，虫垂の先端を投影するといわれる（**図 4・16**）．

2）結　　腸

　上行結腸，横行結腸，下行結腸，S状結腸の四部を区別する．上行結腸は盲腸に続き，右側腹部を上行し，肝臓右葉下面に達する．ここで左方に屈曲し，横行結腸となり腹腔上部を左上方に向かって横走する．この屈曲部を**右結腸曲**とよぶ．脾臓の下端の内側に達した横行結腸は，下方に強く屈曲し**左結腸曲**をつくる．左結腸曲から肛側は下行結腸といい，腹腔の左後壁を下行し，左腸骨窩に至りS状結腸に移行する．S状結腸は長さも位置も不定なことが多いが，一般的に正中線に向かって右方にS字状に曲がり，仙骨前面の中央付近で直腸に終わる．上行結腸と下行結腸は前面が腹膜でおおわれるだけで，後腹壁に密着し固定されている．横行結腸とS状結腸は，完全に腹膜におおわれて結腸間膜を有するため可動性がある（**図 4・14**）．

　結腸には小腸には認められない形態的特徴がある．結腸平滑筋層の外層をなす縦走筋が3個所で集まり，3本の**結腸ヒモ**をつくる．それぞれ大網ヒモ，間膜ヒモ，自由ヒモとよばれる．この腸管長軸に沿う結腸ヒモによって結腸が短縮するため，外方に向かっては囊状のふくらみが，内腔にはヒダが形成される．これらをそれぞれ**結腸膨起，結腸半月ヒダ**という．さらに，結腸では漿膜で包まれた脂肪組織塊が結腸壁に観察される．これを**腹膜垂**といい，大網ヒモと自由ヒモに沿って付着し，横行結腸でよく認められる．

3）直　　腸

　S状結腸に続き，骨盤隔膜をつらぬいて肛門管となり，さらに肛門として外部に開いている．

図 4・17 肛門管

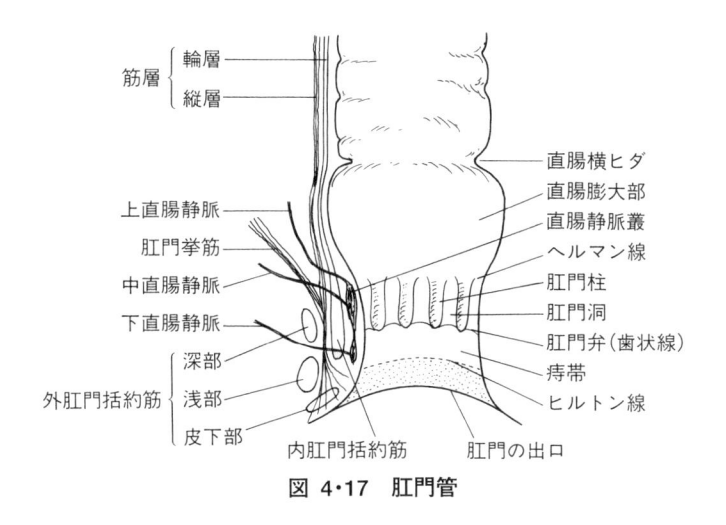

長さは約 20 cm である．仙骨の前面をその弯曲に沿って下行するため，この部の直腸は前方に向かってくぼんでおり，これを仙骨曲という．さらに下方で，尾骨下端を回ってから後方に屈曲しており，これは会陰曲とよばれる．肛門管のすぐ上の部分は拡張しており，**直腸膨大部**とよばれる．直腸膨大部の上方の直腸内腔面には3条のヒダがあり，これを**直腸横ヒダ**という．肛門では輪走の平滑筋よりなる**内肛門括約筋**と，その外周には横紋筋性の**外肛門括約筋**がある（図 4・17）．

　大腸への栄養動脈として，盲腸から横行結腸までは上腸間膜動脈の枝（回結腸動脈，右結腸動脈，中結腸動脈）が分布し，下行結腸，S状結腸，直腸，肛門管上部には下腸間膜動脈の枝（左結腸動脈，S状結腸動脈，上直腸動脈）が分布している．直腸下部から肛門管には内腸骨動脈の枝（中・下直腸動脈）が分布している．静脈系については動脈と同名の静脈が大腸に分布している．肛門管の粘膜下には直腸静脈叢が発達しており，これがうっ血拡張すると静脈瘤をつくるときがある．静脈瘤による粘膜下の結節状隆起を**痔核**という．

h．肝臓と胆道（胆嚢を含む）

1）肝　　臓

　人体中の最大の実質性器官，そして腺であり，主として腹腔の右上部に位置する．すなわち，右下肋部から上胃部，そして小部分が左下肋部にある．重さは約 1,200 g で，暗赤褐色を呈している．形は底面を右側に，頂を左側に向けた楔形である．**上面**と**下面**を区別し，上面は横隔膜の直下で横隔膜の円蓋に応じて凸面をなし**横隔面**といい，下面は不平坦で諸臓器と接し**臓側面**といわれる．

　横隔面は後部を除いて大部分が腹膜でおおわれる．左右からの腹膜が，正中線のやや右側で合わさり，前後に走る腹膜ヒダをつくっている．これを**肝鎌状間膜**といい，肝臓を**右葉**と**左葉**に分ける境となっている．右葉は大きく肝臓の約 4/5 を占め，左葉は約 1/5 をなす．横隔面の後方部は腹膜におおわれず，横隔膜にじかに接着しているため，**無漿膜野**とよばれる．臓側面には隣接する内臓による陥凹や圧痕がみられる．左葉の臓側面には胃圧痕，食道圧痕が，右葉には結腸圧痕，腎圧痕，十二指腸圧痕などが認められる．また，臓側面には H 状を呈する1本の横溝と2本の縦溝がある．横溝は肝門にあたり，肝臓に出入りする血管，肝管，神経が通る．

a. 体幹における肝臓の位置

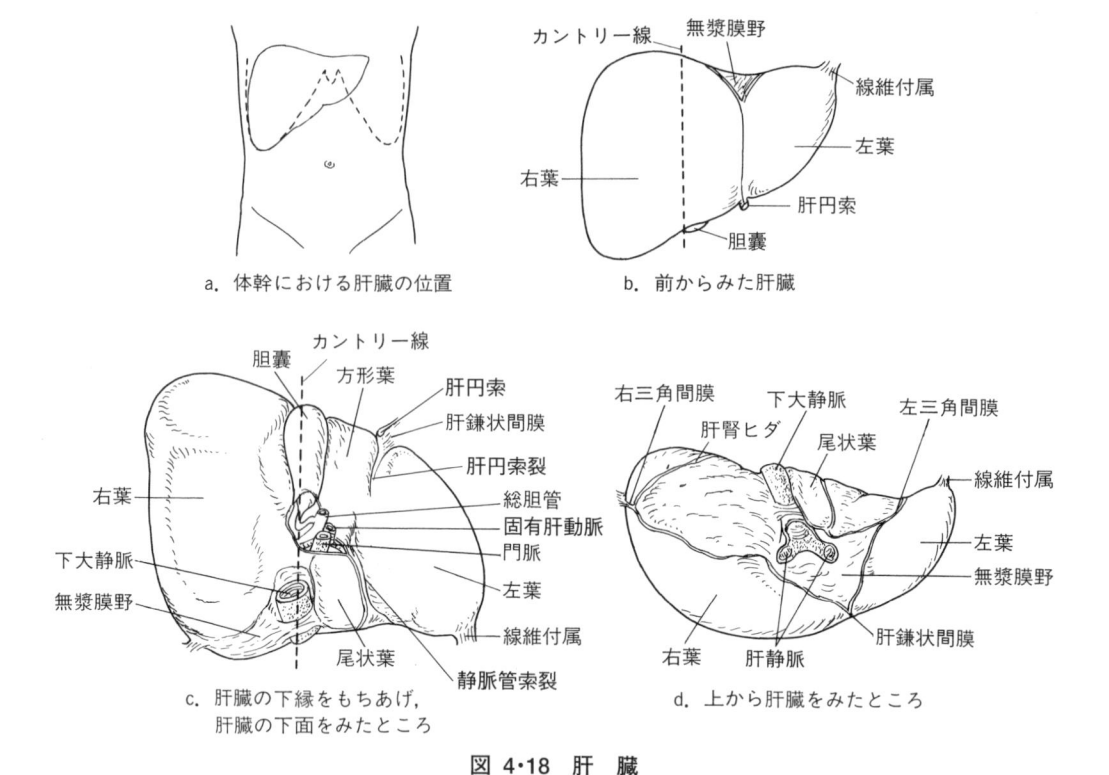

b. 前からみた肝臓

c. 肝臓の下縁をもちあげ，肝臓の下面をみたところ

d. 上から肝臓をみたところ

図 4・18　肝　臓

　左側の縦溝の前部は，**肝円索裂**といわれ**肝円索**を入れ，後部は**静脈管索裂**で**静脈管索**が存在する．右側の縦溝の前部には胆嚢を入れる**胆嚢窩**を認め，後部には下大静脈を入れる**大静脈溝**がある．H状の両縦溝にはさまれる部分は右葉に属し，肝門によって前後二部に分けられる．前部は長方形で**方形葉**といい，後部は不規則な形で**尾状葉**という（図 4・18）．

　左葉，右葉といった解剖学的な区分は，肝内部の血管系や胆管系の分布区域と一致していない．そこで，血管系と胆管系の分布領域を元にして，機能的な肝区域を設けている．肝門で分かれた門脈と肝動脈の左右の主枝は，機能上の左葉と右葉を区分する．この機能的な左葉と右葉の境界は，肝臓下面の大静脈溝と胆嚢窩を結んでできる**カントリー線**を含んだ矢状面に一致する．すなわち，方形葉と尾状葉は解剖学的には右葉に属するが，機能的には左葉に属する．機能的左葉と右葉は，それぞれさらに二つの区域に分けられる．左葉は内側区と外側区に，右葉は前区と後区に区分される．この機能的な肝区域は臨床的，とくに外科的に重要である．

　肝実質を構成するものとして，門脈，肝動脈，胆管の3要素があり，これらが肝内で分枝し独特な構造をつくっている．肝臓はその構造的単位である**肝小葉**（直径1〜2mm）の集合体である．六角柱をなす肝小葉の中央には**中心静脈**が縦走し，その周囲には放射状に配列する**肝細胞板**（肝細胞索）がある．肝細胞で分泌された胆汁の通路は，肝細胞ではさまれてできた**毛細胆管**に始まる．次に肝小葉を去って**小葉間胆管**を通り，左右の**肝管**を経て肝臓を去り，肝門で合わさった1本の**総肝管**へと流れる（図 4・19）．

　肝臓内に分布する血管には，栄養血管である肝動脈と機能血管の門脈がある．両血管はそれぞ

図 4・19 肝小葉

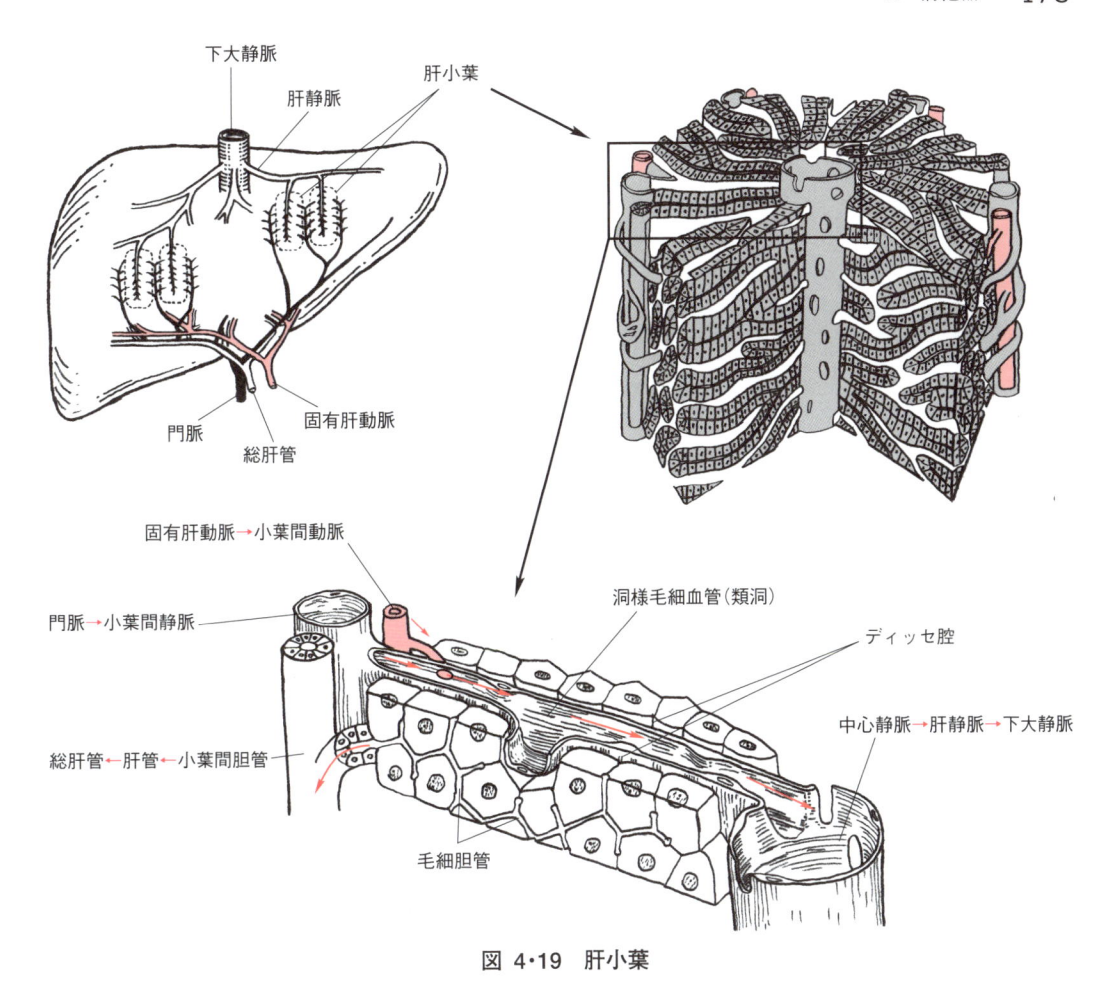

れ小葉間動・静脈となり，小葉間結合組織中を走り，直接に洞様毛細血管（**類洞**）と連絡する．洞様毛細血管は近くの中心静脈にそそぎ込む．中心静脈はしだいに集まって太くなり，結局，**肝静脈**となり肝臓後面から出て**下大静脈**にそそぐ．

　肝内血流量のうち 4/5 は門脈，1/5 は肝動脈によるとされる．小葉内毛細血管壁には，大型で食作用を有し，生体防御にあずかるクッパーの星細胞がある．類洞と肝細胞板との間には**類洞周囲隙（ディッセ腔）**とよばれる腔所があり，ここに類洞周囲脂肪細胞（伊東細胞）がみられる．小葉間結合組織，すなわち**血管周囲線維鞘（グリソン鞘）**を小葉間動・静脈，小葉間胆管が走行しており，ここを血流分布の中心としてとらえることができる．このため，この部位を中心静脈を中心とした構造的単位に対して機能的単位とみなすことができる（図 4・19）．

2）胆　　嚢

　胆汁をたくわえて濃縮するところで，肝臓下面の**胆嚢窩**におさまっているナス状の嚢状器官である．長さ 8〜10 cm，幅 2〜4 cm，容積は 30〜70 m*l* である．胆嚢上面は肝臓下面と接着し，下面は肝臓とともに腹膜でおおわれる．胆嚢は底，体，頚の三部に区別される．底は先端部で盲管となっており，肝臓下縁よりすこし前下方に突出し，前腹壁に接する．体は中央の大部分を占める．頚部とそれに続く胆嚢管の内面には著明な粘膜ヒダを認め，これを**ラセンヒダ**という．

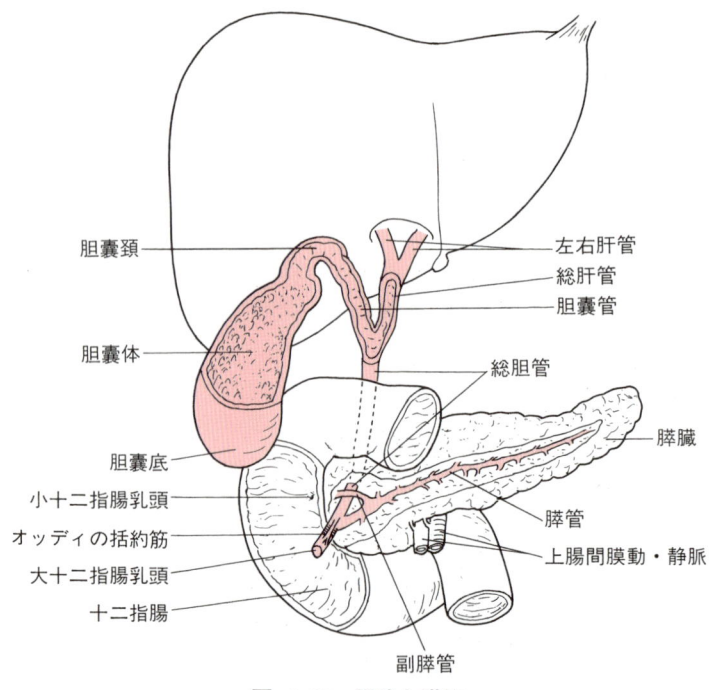

図 4·20 胆路と膵管

　胆囊には胆囊動脈が分布する．胆囊動脈は一般に固有肝動脈の右枝から起こるが，その起始や走行は変異に富んでいる．肝臓下面，総肝管，胆囊管の三者で囲まれる三角を胆囊三角（**カロー三角**）といい，胆囊動脈はこの三角内を走ることが多い．

　肝臓で産生された胆汁は以下に述べる道筋，すなわち胆路を経て**十二指腸**へとそそぐ．肝門から出た左右の**肝管**は，1本に合して**総肝管**となる．総肝管は胆囊からの**胆囊管**と合し，**総胆管**となる．総胆管は十二指腸下行部の後内側壁に達し，膵臓からの膵管と合して胆膵管膨大部をつくったのちに**大十二指腸乳頭**に開く（**図 4·20**）．大十二指腸乳頭への開口部には，オッディの括約筋がある．

i．膵　　臓

　膵臓は**外分泌腺**であり**内分泌腺**でもある．外分泌腺としては消化に必要な膵液を分泌し，内分泌腺としては血糖調節ホルモンを分泌している．

　膵臓は第1～2腰椎の高さでその前面を横切り，後腹壁に密着している**後腹膜器官**である．扁平で舌状の細長い臓器で，長さ13～16 cm，重さ約70 gである．膵臓は**頭，体，尾**の三部に区分される．膵頭は右端の膨大した部分で，C状に弯曲した十二指腸に囲まれている．膵体は頭から左方に向かって脊柱の前を横走する部分で，膵尾は左端の細い部分で，その先端は脾臓に接する．

　膵臓の導管には膵管と副膵管の二つがある．膵管は主管で，膵尾に始まり右方に向かって走り，まわりからの小管を受けつつ太くなり，最終的に総胆管と合して大十二指腸乳頭に開く．副膵管は膵頭上部にある膵管より細い導管で，その起始部は膵管と連絡している．大十二指腸乳頭の上方2～3 cmにある小十二指腸乳頭に開口する．しかし，副膵管は退化していることもあり，十二指腸に開口しないこともある（**図 4·20**）．

　膵臓は，その大部分は膵液を分泌する外分泌部から構成され，内分泌部はそのなかに散在する

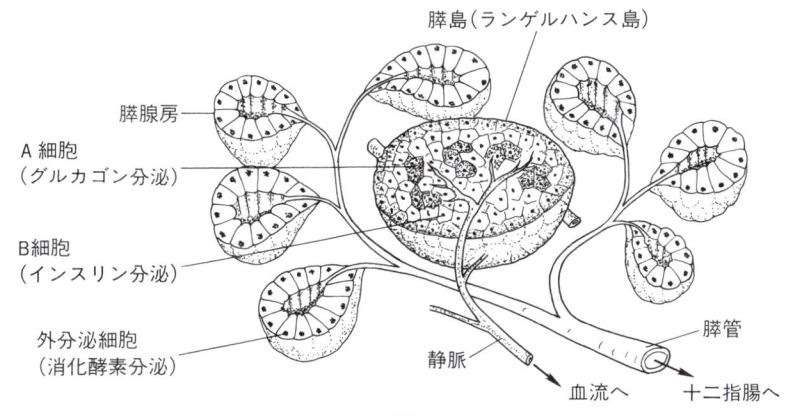

図 4·21　膵臓の組織像

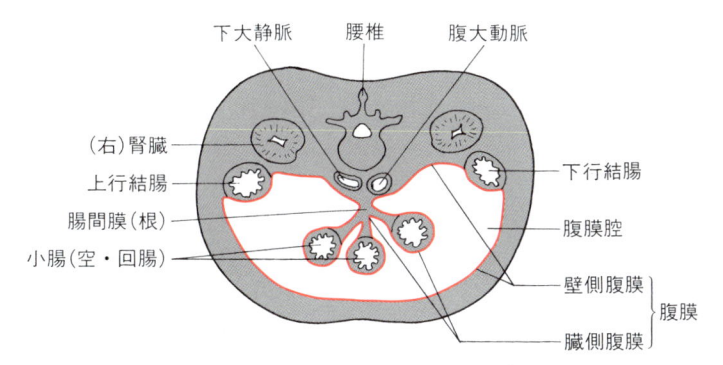

図 4·22　腹膜の全景（横断図）

細胞集団として存在する．この内分泌性細胞群を**膵島（ランゲルハンス島）**といい，直径約 200 μm の球形を呈し，総数は約 100 万である．島は膵尾に比較的多い．島細胞は特殊染色法によって A，B，D 細胞に区別できる．A 細胞はグルカゴンを産生し，島細胞のなかで多数を占める B 細胞はインスリンを産生している（**図 4·21**）．

膵臓には上・下膵十二指腸動脈と脾動脈の枝が分布している．

j．腹　　膜

腹膜は薄く透明な漿膜である．漿膜は，単層扁平上皮とその下にある薄い疎性結合組織からなる．漿膜は漿液を分泌するため，腹膜の表面はつねに滑らかにうるおされている．

腹膜は腹壁の内表面をおおうとともに，腹腔，骨盤腔にある諸臓器の表面を包んでいる．前者を**壁側腹膜**，後者を**臓側腹膜**という．壁側腹膜と臓側腹膜とで囲まれてできる腔所を**腹膜腔**という（**図 4·22**）．腹膜腔には少量の漿液があり，臓器の運動によって生ずる摩擦を防いでいる．臓側腹膜は内臓表面をおおったのち壁側腹膜に移行する．この移行部は腹膜が合わさって二重になっており，これを**間膜**とよぶ．この 2 枚の腹膜（間膜）の間を臓器に分布する血管，神経，リンパ管が通る．間膜は一般にそれが包む臓器名を冠してよばれる．たとえば，腸間膜，結腸間膜，卵管間膜，卵巣間膜などである（**図 4·23**）．このように臓器が腹膜で包まれ，間膜を有し，腹膜腔内に位置する臓器を腹膜腔内器官と総称する．壁側腹膜より後側，すなわち腹膜後隙にある器官

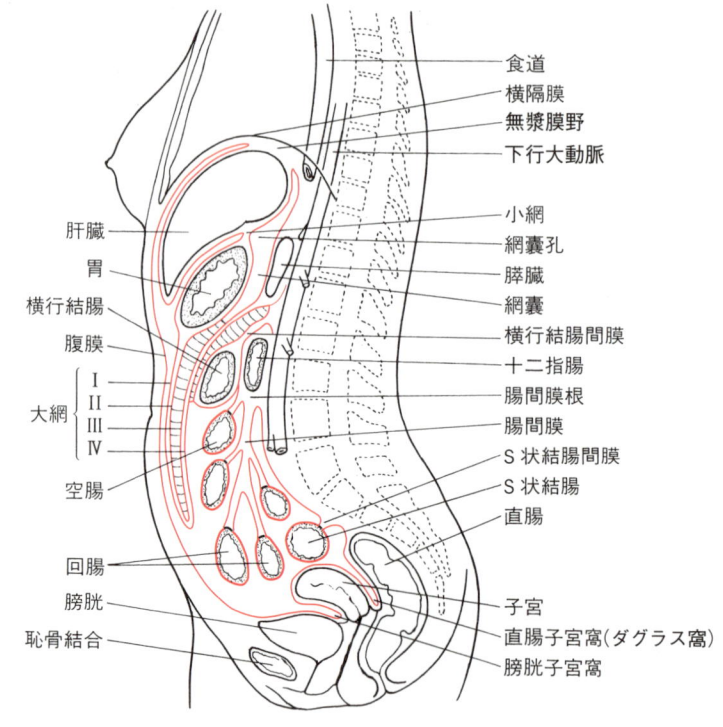

図 4・23 腹膜と腹膜腔（矢状断）

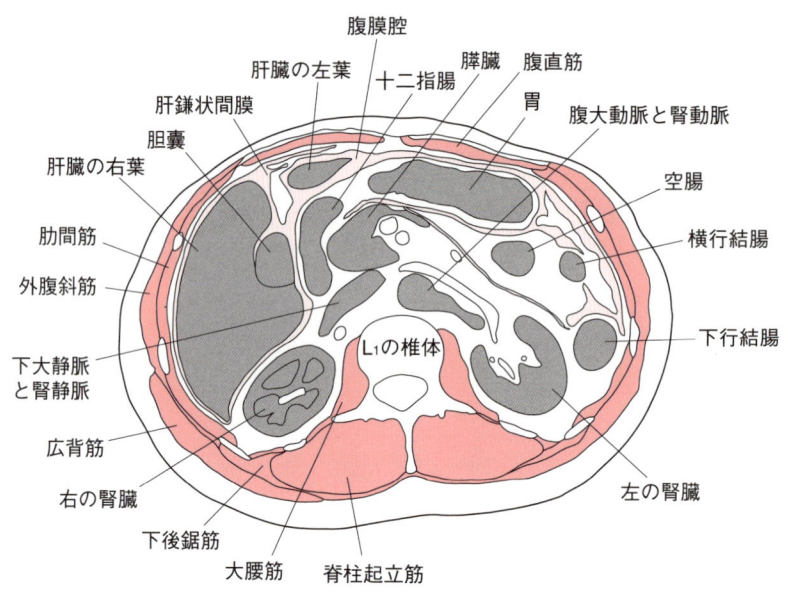

図 4・24 第1腰椎の高さの横断面（下方から見る）

は**腹膜後器官**（＝後腹膜器官）といい，十二指腸，膵臓，腎臓，副腎，尿管などがあげられる（図 4・22～24）．肝臓，直腸，子宮，膀胱などは一部臓側腹膜を欠き，腹膜腔器官と腹膜後器官の中間に位置する．

　胃の小弯側と大弯側には，それぞれ**小網**，**大網**とよばれる構造がみられる．小網は肝臓と胃，

そして十二指腸上部との間に張る腹膜ヒダで，それぞれ**肝胃間膜**，**肝十二指腸間膜**とよび区別できる．胃の前壁と後壁をおおった腹膜は大弯で合し，下垂したのち（大網の前葉），上行して（大網の後葉）横行結腸に付着し，後腹壁に固着する．大網の前葉と後葉は癒着しており確認はできないが，大網は腹膜が4枚で構成されていることになる．腹腔を開くと，胃の大弯からエプロンのように垂れさがっているのが大網で，これを上にめくりあげてはじめて小腸などがみえてくる（図4・23）．

腹膜腔の底部をみると，直腸の前上面をおおった腹膜は，男性では膀胱の後上面に，女性では子宮の後上面に移行する．男女とも，この部位は腹膜腔の最底部をなすくぼみとなっている．すなわち，男性の**直腸膀胱窩**および女性の**直腸子宮窩**（ダグラス窩）である（図4・23）．この窩は立位でも臥位でも腹膜腔の低位にあたるため，物理的に血液や膿が貯留しやすい．このため臨床上重要視される．女性ではさらにもうひとつの腹膜の陥凹部があり，これは膀胱と子宮の間にできる**膀胱子宮窩**である．さらに女性では子宮の前壁と後壁をおおう腹膜が子宮の両外側縁で合して**子宮広間膜**となる．

B 呼吸器

1 呼吸器の働き

生命を維持するためには，栄養素の燃焼という物質代謝によって生じるエネルギーが必要不可欠である．この栄養素の燃焼に必要な酸素を取り入れ，代謝の結果生成する炭酸ガスを排出する働きを呼吸という．呼吸には空気と血液の間で行われるガス交換，すなわち外呼吸と血液と全身の組織・細胞の間で行われるガス交換，すなわち内呼吸がある．一般に呼吸といった場合には外呼吸を意味し，これに関与する一連の器官を呼吸器という．

2 呼吸器

呼吸器系は，**鼻**（外鼻，鼻腔，副鼻腔），**咽頭**，**喉頭**，**気管**，**気管支**の空気を導く**気道**と**肺**から構成される（図4・25）．

a．外鼻

外鼻は**鼻骨**と**鼻軟骨**からでき，上方から**鼻根**，**鼻背**，**鼻尖**に分けられる．鼻尖の両側の隆起部は**鼻翼**とよばれ，鼻軟骨は，鼻尖，鼻翼，および鼻中隔の前方部にある．

b．鼻腔と副鼻腔

鼻腔は鼻翼部に相当する**鼻前庭**と，その奥に続く固有の鼻腔とに分けられる．後方は**後鼻孔**により咽頭と交通する．鼻前庭は外鼻孔から約1cmの長さをもち，内壁は皮膚の続きで鼻毛，汗腺，脂腺がみられる．固有の鼻腔は**鼻中隔**という正中の仕切りで左右に分かれる．鼻腔の上壁は篩骨の篩板で，下壁は上顎骨と口蓋骨で構成される．外側壁は上・中・下鼻甲介が張り出し，各鼻甲介の下に**上・中・下鼻道**をつくる．また，鼻甲介と鼻中隔の間の上下方向にのびた共通の空

図 4・25 呼吸器系の全景（模式図）

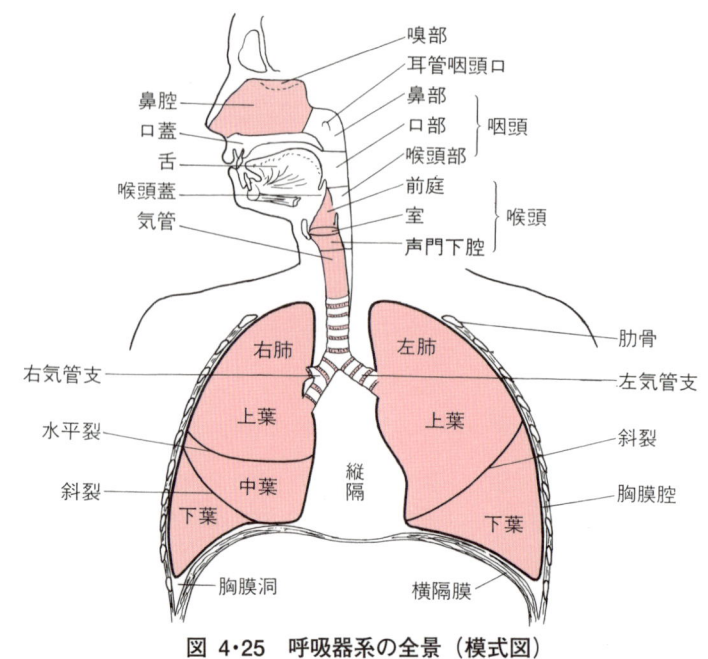

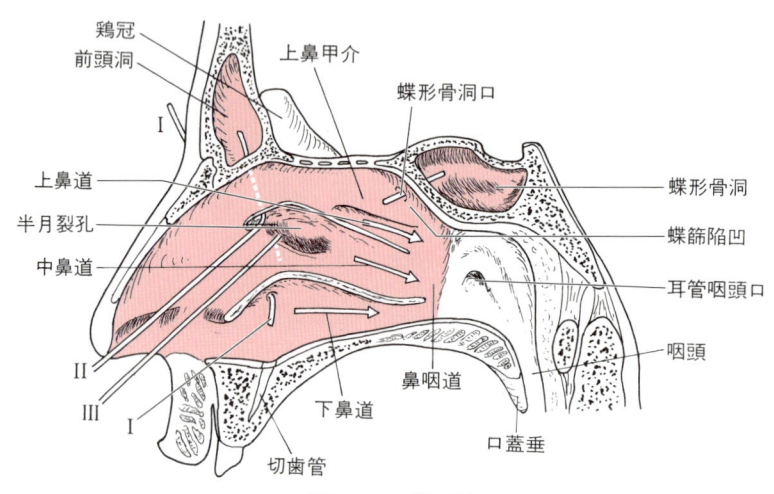

図 4・26 鼻腔
中・下鼻甲介は取り除いてある
Ⅰ：鼻涙管，Ⅱ：前頭洞，Ⅲ：上顎洞への管

所を総鼻道とよぶ．各鼻道は後方の鼻咽道に集合し，後鼻孔を通じて咽頭に続く．鼻腔壁は鼻前庭を除き鼻粘膜でおおわれ，粘膜の大部分は多列線毛円柱上皮で杯細胞と鼻腺を有する．鼻中隔下部と鼻甲介の粘膜下は静脈叢がきわめて発達し，吸気時の空気を十分に加温，加湿して肺に送るラジエータの役割を果たす（**図 4・26**）．

上鼻道の上壁には，匂いをかぐ（嗅覚）特殊な粘膜上皮に分化した**嗅細胞**という嗅覚受容細胞がある．嗅細胞の神経突起は約 20 本集まって**嗅神経（嗅糸）**となり，篩骨篩板の小孔をつらぬいて頭蓋内に入り脳（嗅球）に接続する．

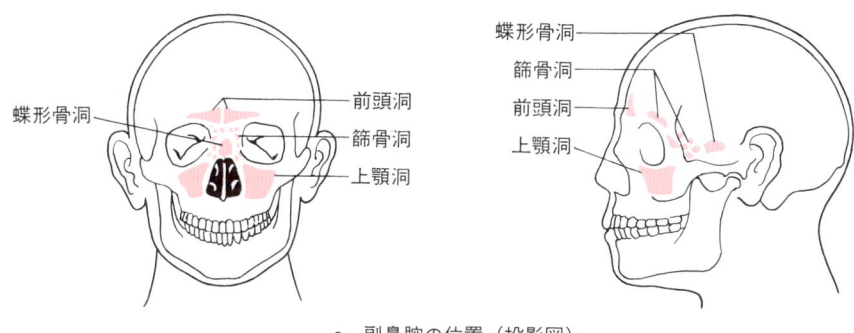

a. 副鼻腔の位置（投影図）

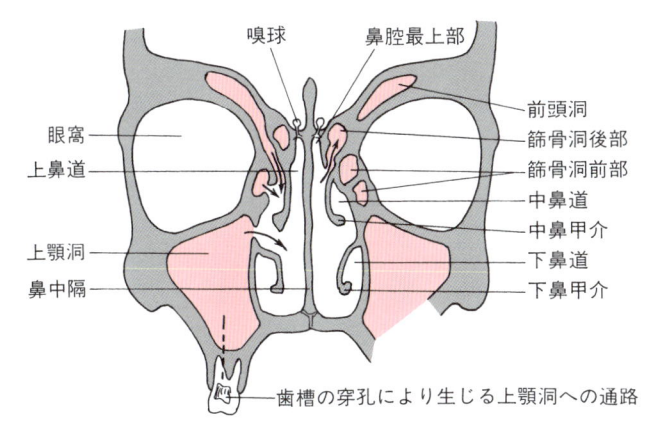

b. 鼻腔と副鼻腔の関係（前頭断面）

図 4·27　副鼻腔

　鼻腔を取り囲む骨（上顎骨, 篩骨, 前頭骨, 蝶形骨）は含気骨に属し, 内部に空気を入れる空洞をもつ. この含気洞は**副鼻腔**とよばれ, さらに鼻腔と交通して鼻粘膜の続きが副鼻腔をおおっている. そのため鼻粘膜に炎症が生じると, 容易に副鼻腔の粘膜に炎症が波及し副鼻腔炎を起こす. また副鼻腔のうち出口が狭かったり出口より低位にあるものは（上顎洞, 蝶形骨洞）, 副鼻腔炎のとき膿（うみ）が留まりしばしば蓄膿症をきたす.

　副鼻腔には**上顎洞, 蝶形骨洞, 前頭洞, 篩骨洞（篩骨蜂巣）**の四つがある. 上顎洞は上顎骨体内の大きな空洞で, 下壁に上顎の歯の歯根が突出する（**図 4·27**）. また副鼻腔のうちもっとも大きく, 鼻腔の外下方に位置し中鼻道に開く. 蝶形骨洞は蝶形骨体内のトルコ鞍の下に位置し, 鼻腔の後上方に開口する. 前頭洞は前頭骨中央辺（眉間）のなかにある1対の空洞で, その広がりは多様で, 中鼻道に開口する. 篩骨洞は薄い骨壁に仕切られた蜂巣状の多数の小腔の集まりで, 鼻腔の外上壁に沿って存在する. その前方群は中鼻道に, 後方群は上鼻道に開く（**図 4·26, 27**）.

c. 咽　　頭

　詳細は消化器の項で述べた（図 4·8 参照）. 気道として後鼻孔からつらなる部位を**咽頭鼻部（上咽頭）**といい, 喉頭とは**咽頭喉頭部（下咽頭）**で交通する. 咽頭鼻部には両側に中耳（鼓室）と通じる**耳管咽頭口**がある. 小児期にはこの周辺から咽頭の後壁にかけて, 多数のリンパ小節の集団（咽頭扁桃）を形成する. その異常発育や炎症肥大で後鼻孔や耳管咽頭口をふさぐことがある. これをアデノイドといい, 呼吸困難や耳管圧迫による聴覚障害をきたす.

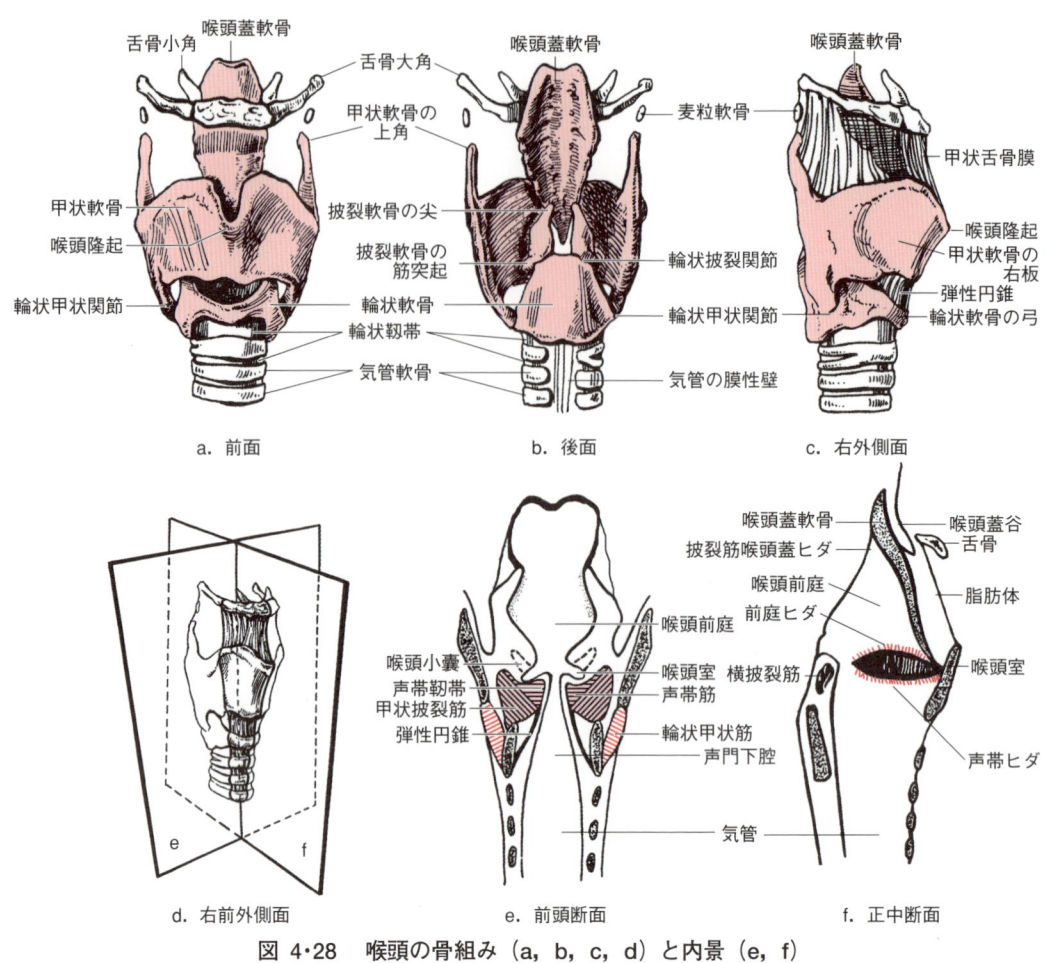

図 4・28 喉頭の骨組み（a, b, c, d）と内景（e, f）

d．喉　頭

　喉頭は舌骨の下方の咽頭喉頭部から気管に移行するまでの部位で，第4〜6頚椎の高さに位置する．喉頭の前面は甲状軟骨におおわれ，男性ではのどぼとけ（アダムのリンゴ）として突出する長さ約5cmの管腔器官で，気道の一部をなすとともに発声器としての機能も営む．喉頭は軟骨性の支柱を有し（**喉頭軟骨**），各軟骨は靱帯と多くの小筋（**喉頭筋**）で結合される．喉頭軟骨は不対性の**甲状軟骨，輪状軟骨，喉頭蓋軟骨**および対性の**披裂軟骨**が主要なものである（図4・28a, b, c）．

1）甲状軟骨

　舌骨の下方にあり，喉頭軟骨のうち最大のもので，左・右板が喉頭の前・側壁を形成する．両板が正中で合する縁は，思春期以後の男性でとくに前方に突隆した喉頭隆起をつくる．正中部の内面には1対の声帯の前端が付着する．

2）輪状軟骨

　甲状軟骨の下方にある指輪状の軟骨で，前部，外側部は細く，後部は広い四角板状を呈する．外側面は甲状軟骨と，上縁は披裂軟骨と関節をつくる．

図 4・29 声帯の運動

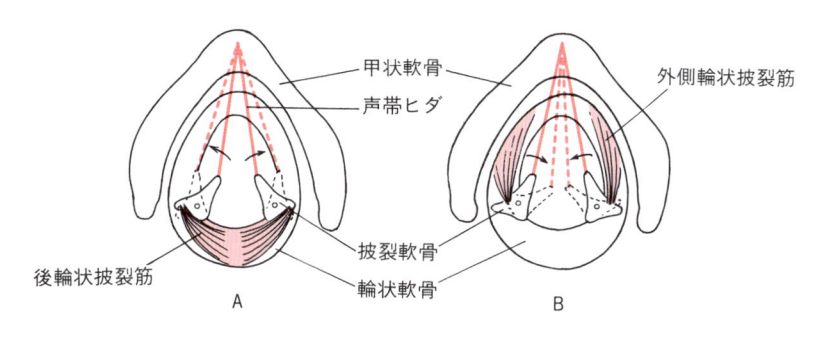

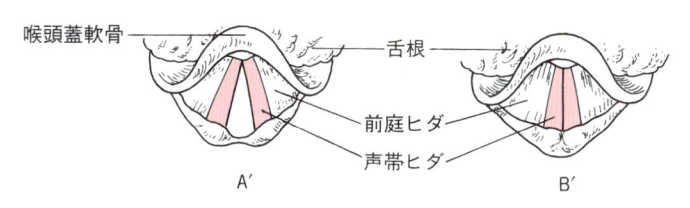

喉頭鏡で見た喉頭（声門の開閉を示す）
A, A′：声門開く　B, B′：声門閉じる

3）披裂軟骨

左右1対の小さな三角錐状の軟骨で，その前端からは甲状軟骨に向かって**声帯ヒダ**（**声帯靱帯と声帯筋**）が張っている．

4）喉頭蓋軟骨

スプーン状の形状を呈し，舌根の後上方に突出し，喉頭口の前壁を形成する喉頭蓋の基礎をなす．この軟骨は弾力性のある弾性軟骨で形成される．喉頭蓋は物を飲み込むとき（嚥下），反射的に喉頭が挙上し舌根部が喉頭蓋を押し倒し喉頭口を閉じることで，食塊の気道内流入を防ぐ．

喉頭腔は側壁を走る上下のヒダ，すなわち**前庭ヒダ**，**声帯ヒダ**によって**喉頭前庭，喉頭室，声門下腔**に区分される．左右の声帯ヒダの間を**声門裂**といい，声帯ヒダと合わせて声門という（図4・28e, f）．喉頭における発声は，声帯ヒダの緊張度や声門裂の開閉によって調節される．その機構は披裂軟骨に付く小筋群（**喉頭筋**）によって軟骨が運動し，その結果，甲状軟骨と披裂軟骨の間に張る声帯ヒダは緊張し，声門裂の開閉による空気の断続的放出によって声帯ヒダが振動音を生じて発声が行われる（図4・29）．喉頭筋の主要な支配神経は迷走神経からくる反回神経である．この神経障害によって喉頭筋が麻痺し，声帯の運動が影響され，嗄声をきたすことがある．発声音は鼻腔，口腔，咽頭などで共鳴して変化し，舌，軟口蓋，口唇の運動（構音）からも影響される．喉頭腔の内壁は粘膜におおわれ，粘膜の炎症による浮腫から内腔がせばまり呼吸困難を生ずることもある（喉頭浮腫）．また喉頭はポリープや扁平上皮癌の好発部位である．

e．気管および気管支

気管は喉頭（声門下腔）の続きで，第6頸椎位または輪状軟骨の下縁の高さから，胸腔内の第4～5胸椎位で左右の気管支に分岐するまでの長さ約10～12 cm，径約2 cmの管状器官である．気管壁は，硝子軟骨で形成される約15～20個の馬蹄形の**気管軟骨**が靱帯で連結されてできる．

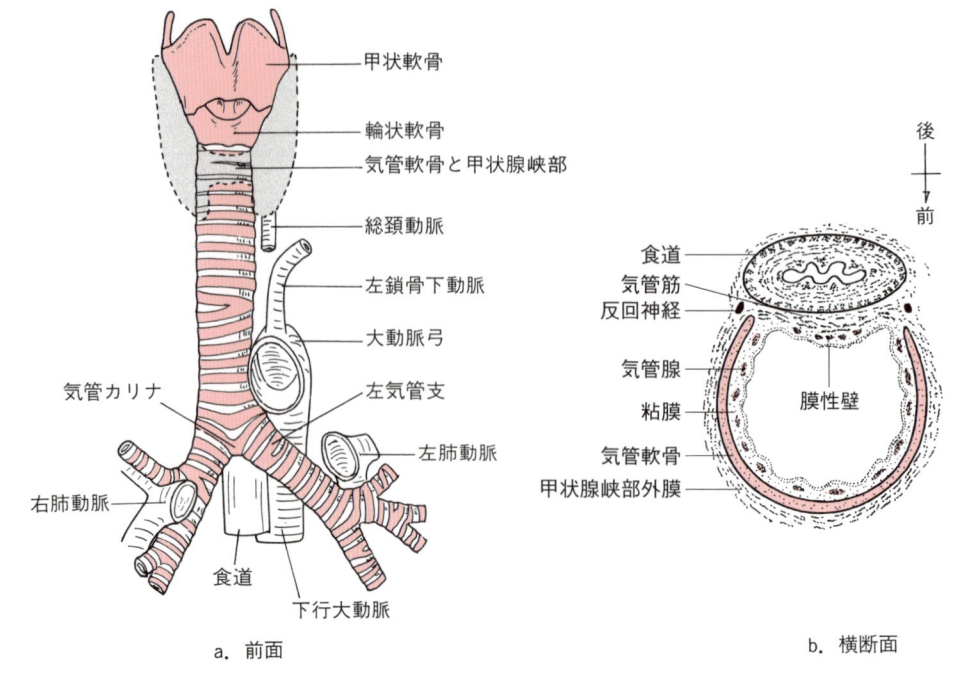

図 4・30 気管と気管支

　a．前面　　　　　　　　　　　　　　　b．横断面

後壁は軟骨を欠き，膜性壁とよばれ平滑筋（気管筋）を含む．気管内面は，多列線毛円柱上皮で気管腺を多く含む（**図 4・30**）．

　気管支は気管分岐部から肺門までの部分で，成人で右主気管支は長さ約 2.5 cm，径 1.2〜1.5 cm，左主気管支は長さ約 5.0 cm，径 1.0〜1.3 cm である．右主気管支は左よりも太く，しかも垂直に近い走行をとるので，吸入された異物や微生物は右主気管支に入りやすい．

　肺門から肺に達した気管支は樹枝状に分岐を繰り返し，徐々に細くなり管壁の軟骨や腺を失い，最終的に末端は**肺胞**という顕微鏡的に小さい袋をなす．気管支の粘膜は線毛上皮でおおわれ，線毛上皮に混じって杯細胞や発達した気管支腺が存在する．

f．肺

　肺は胸腔内にある 1 対の半円錐状の器官で，心臓が左側に偏在するため左肺は右肺よりも小さく，幅が狭い（左肺 500 g，1,000 ml；右肺 600 g，1,200 ml）．肺の表面は**肺胸膜**におおわれ，平滑である．幼児では淡紅色であるが，加齢とともに，吸引された塵埃（タバコの煙も含む）が肺内に沈着し暗灰色ないしは青黒色で斑状を呈するようになる．肺の上端はやや尖って**肺尖**とよばれ，鎖骨の上方およそ 2〜3 cm ほどに及ぶ．肺の下面（**肺底**）は横隔膜に接しており，そのドーム状の形に対応して全体にくぼんでいる．肺の外側面は肋骨と接する肋骨面で，内側面（縦隔面）は左・右肺の間で心臓と接しており，とくにその部位は心圧痕とよばれるくぼみを生じ，左肺に著明である（**図 4・31**）．内側面の中央には胸膜をかぶらない肺門があり，気管支，肺動・静脈，気管支動・静脈，リンパ管，神経などが肺実質に出入りする．

　肺は，表面を裂く深い切れ込みによって各肺葉に分けられ（斜裂，水平裂），右肺が**上葉，中葉，下葉**に，左肺は**上葉，下葉**に分けられる．これら肺葉の分割は，肺門に入る気管支において

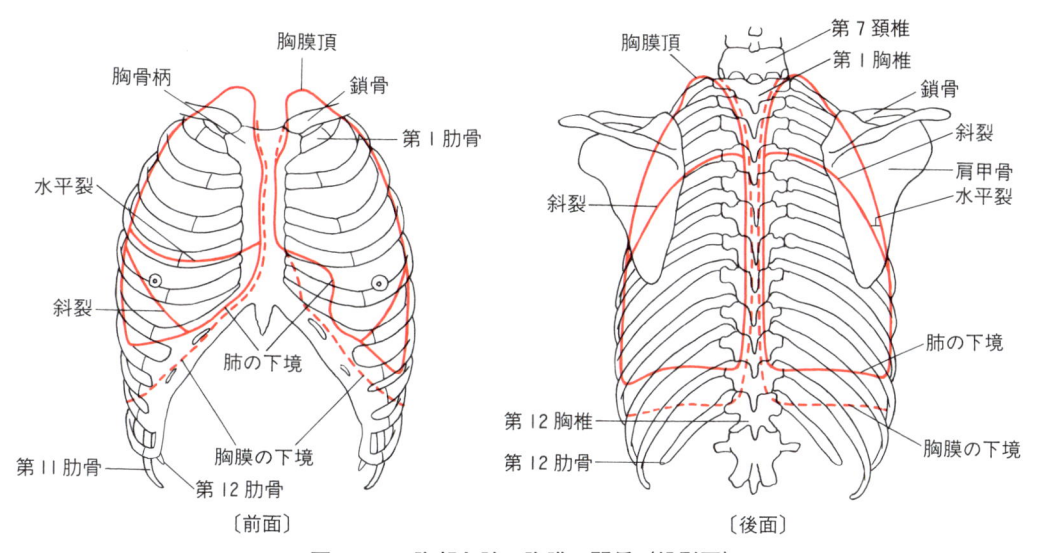

図 4・31　胸郭と肺，胸膜の関係（投影図）

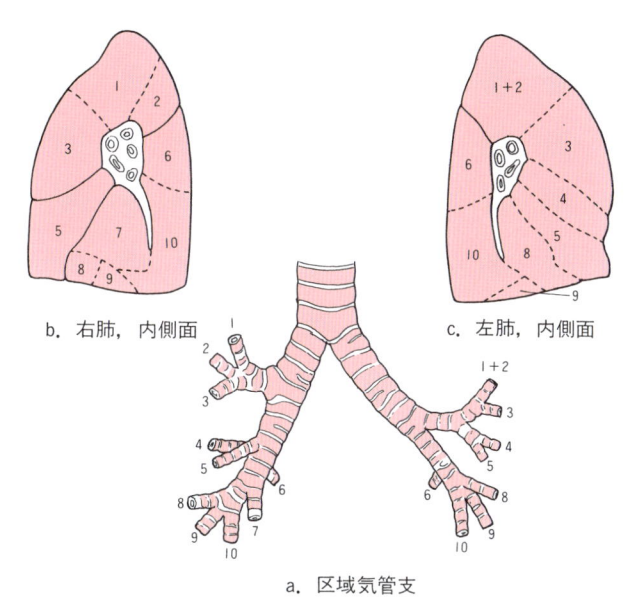

図 4・32　肺区域と区域気管支
各区域気管支は肺区域の番号と一致する

も同様で右肺で3本，左肺で2本の**葉気管支**に分岐する．さらにこれら葉気管支は，右肺で10本，左肺で9本の**区域気管支**に枝分かれする．肺実質はそれぞれの区域気管支に相当する**肺区域**に区分され，それは機能上の単位をなす（**図 4・32**）．なお肺動脈の分枝はそれら区域気管支と伴行することから，肺区域が肺切除の単位となり臨床的に重要視される．区域気管支は分岐を続け，それらの分枝は，次々に細気管支，終末細気管支，呼吸細気管支，肺胞管と名付けられる．肺胞管からは多数の**肺胞**が外側に出ている．肺胞は直径0.2 mm位の小さな袋であり，成人の両肺には3〜5億個の肺胞があり，全ての肺胞の表面積を合わせると100〜120 m^2 に達する．隣接する肺

a. 気管，気管支，肺

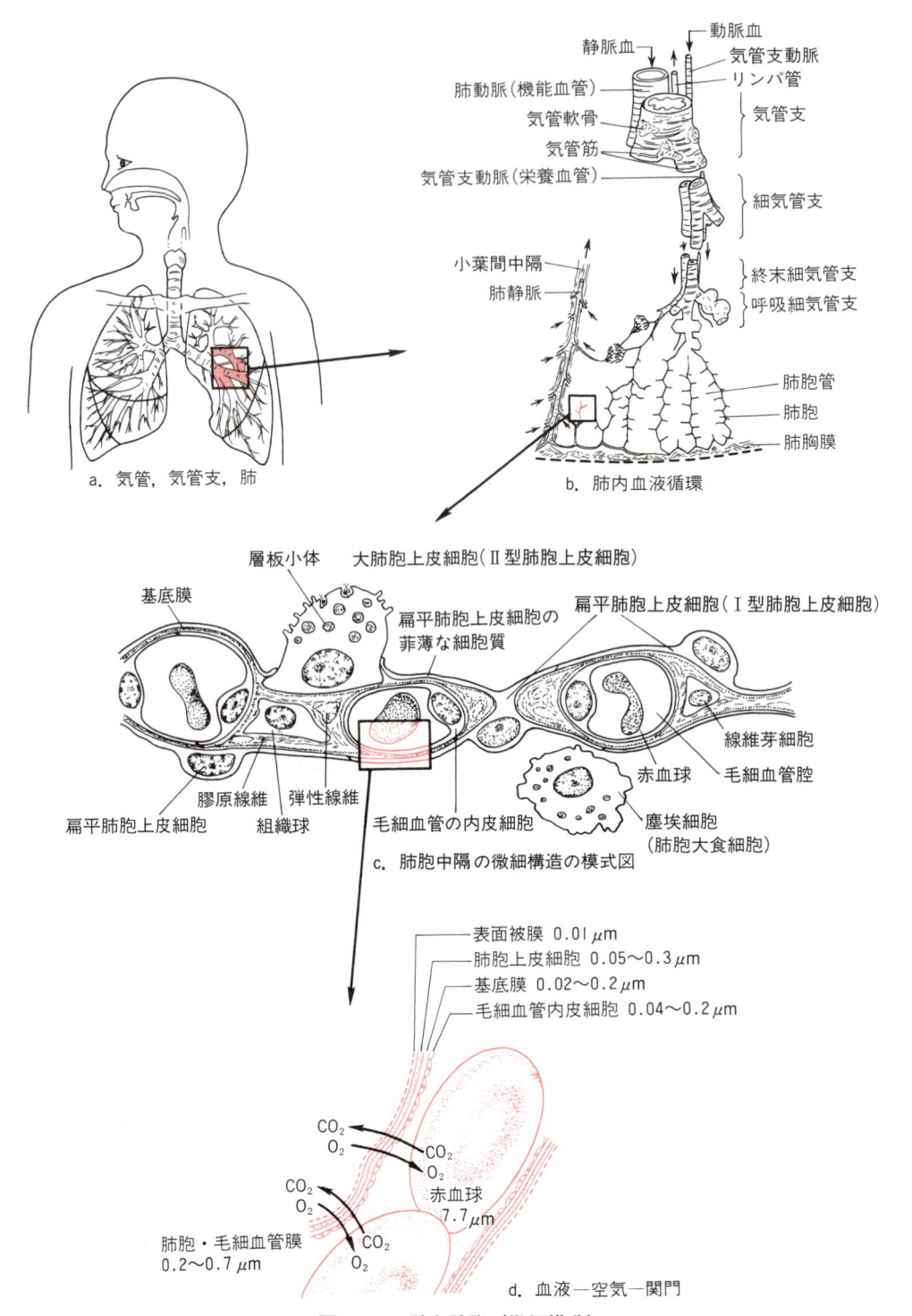

b. 肺内血液循環

c. 肺胞中隔の微細構造の模式図

- 表面被膜 $0.01\,\mu m$
- 肺胞上皮細胞 $0.05\sim0.3\,\mu m$
- 基底膜 $0.02\sim0.2\,\mu m$
- 毛細血管内皮細胞 $0.04\sim0.2\,\mu m$

赤血球 $7.7\,\mu m$

肺胞・毛細血管膜 $0.2\sim0.7\,\mu m$

d. 血液─空気─関門

図 4・33 肺と肺胞（微細構造）

胞が共有する壁は**肺胞中隔**とよばれる．肺胞中隔は，**肺胞上皮細胞**で覆われ，その中に豊富な毛細血管と弾性線維がある．肺胞上皮細胞には，多数の薄い扁平肺胞上皮細胞（Ⅰ型肺胞上皮細胞）と少数の大肺胞上皮細胞（Ⅱ型肺胞上皮細胞）がある．後者は，界面活性物質を分泌して，肺胞

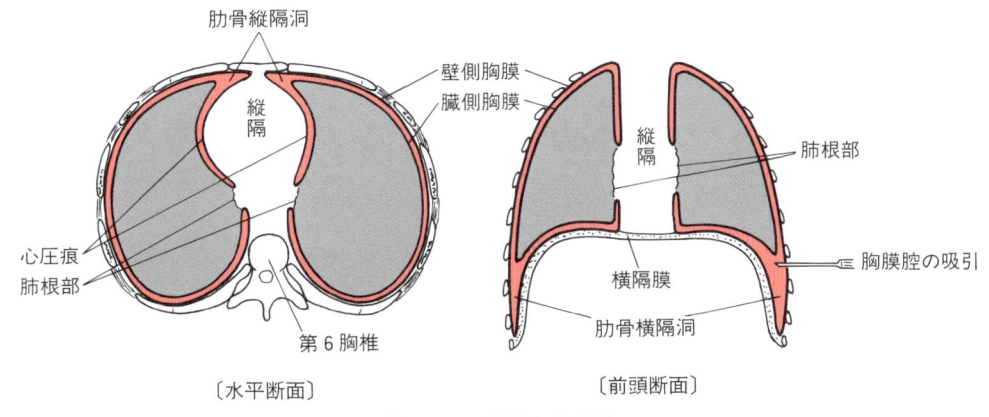

図 4・34 胸膜と胸膜腔

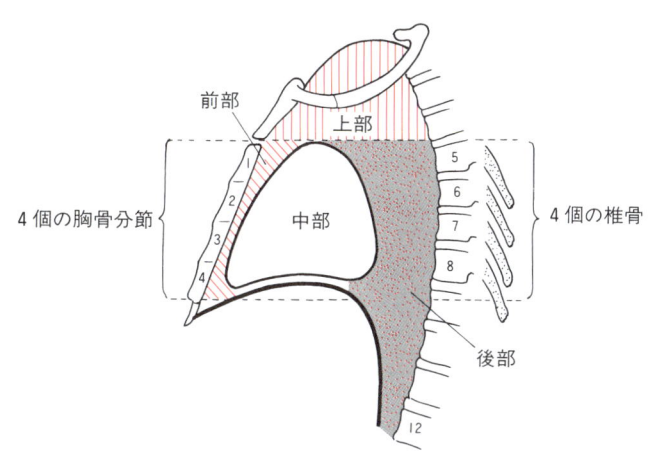

図 4・35 縦隔の区分

が虚脱するのを防いでいる．呼吸に伴うガス交換は，肺胞上皮細胞，基底膜，毛細血管の内皮細胞を通して行われる．これを**血液空気関門**とよび，その厚さは約 0.5 μm である（**図 4・33**）．

　肺は 2 種類の血管系が分布する．**機能血管**としては，心臓から直接出入りする**肺動・静脈**が肺胞壁の毛細血管網を形成する．**栄養血管**としては**気管支動脈**が胸大動脈から起こり，肺組織に分布する．

g．胸　　膜

　肺の表面と胸壁の内面をおおう漿膜を**胸膜**という．肺実質をおおう胸膜（**肺胸膜**）は肺門で折り返って**壁側胸膜**に移行する（**図 4・34**）．壁側胸膜は肺表面の区分と同様に，**肋骨胸膜，横隔胸膜，縦隔胸膜**の三つの部位からなる．この 2 枚の胸膜の間には狭い胸膜腔があって外気圧より陰圧となっており，胸郭や横隔膜の運動時に胸膜内腔圧は変動する．胸膜腔は少量の漿液（**胸膜液**）を含み，呼吸運動の際，摩擦を防ぐ．とくに肺の前縁と下縁に沿って壁側胸膜が反転する部位（肋骨胸膜と縦隔胸膜，肋骨胸膜と横隔胸膜）は**胸膜洞**（肋骨縦隔洞，肋骨横隔洞）とよばれ（**図 4・34**），深呼吸時にも間隙を残す．肺の病変や外傷などで胸膜腔に滲出液，血液，膿，空気などが貯留することがある（水胸，血胸，膿胸，気胸）．

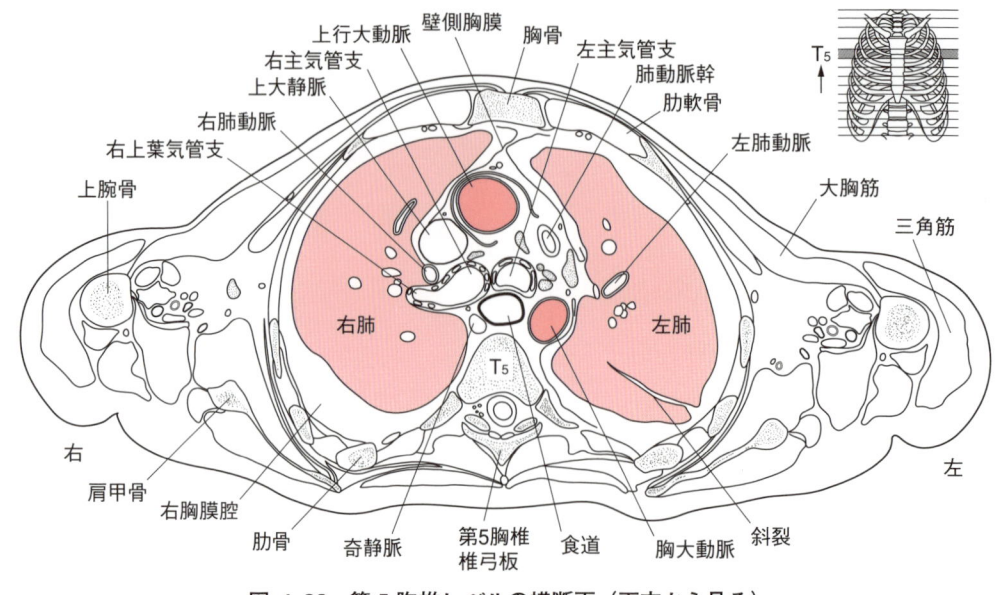

図 4・36　第 5 胸椎レベルの横断面（下方から見る）

h. 縦　隔

　縦隔とは，左右の胸膜腔の間にはさまれた胸腔の中央部分をいう．これは両側は縦隔胸膜，前方は胸骨，後方は脊柱，下方は横隔膜で囲まれ，上方の境はなく胸郭上口で開放している．縦隔は心膜を基準に**上部，前部，中部，後部**の四つに分けられる（図 4・35）．縦隔には中部には心臓が，上部の前方には心臓に出入りする大血管，胸腺，気管，気管支，横隔神経，上部の後方から後部にかけて食道，迷走神経，胸大動脈，奇静脈系，胸管，交感神経幹などがある（図 4・36）．

C　泌　尿　器

1　泌尿器の働き

　血液中の老廃物や不用物質を尿として排泄するための器官である．

2　泌　尿　器

　泌尿器の臓器は，尿を産生する腎臓と，尿を運搬する通路としての尿管，膀胱，尿道である．

a. 腎　臓

　腎臓は腹膜後隙にある**腹膜後器官**で，脊柱の両側に位置する．色は暗赤色で対をなし，形は内側がくぼんだそら豆状で，重量は 100〜150 g，大きさは長さ約 10 cm，幅約 5 cm，厚さ約 3 cm である．脊柱に対する位置関係は，だいたい第 11 胸椎から第 3 腰椎の高さにあるが，多くの場合，右腎のほうが半分ないし 1 椎体だけ低位にある．これは肝臓の右葉が左葉より著しく発達するため，右葉が右腎を上方から圧排することに起因する（図 4・37a，b）．

C 泌尿器

a. 横隔膜と脊柱に対する位置

(labels: 第1腰椎, 肋骨横隔洞, 横隔膜, 第12肋骨, 腎臓, 尿管, 膀胱)

b. 腹部内臓に対する位置

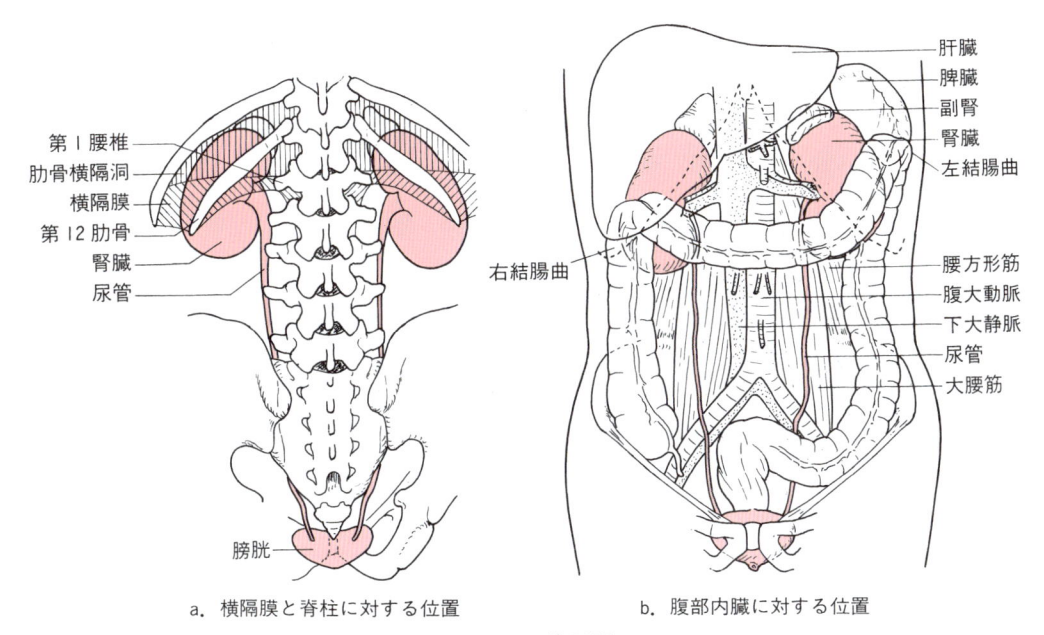

(labels: 肝臓, 脾臓, 副腎, 腎臓, 左結腸曲, 右結腸曲, 腰方形筋, 腹大動脈, 下大静脈, 尿管, 大腰筋)

図 4・37　泌尿器

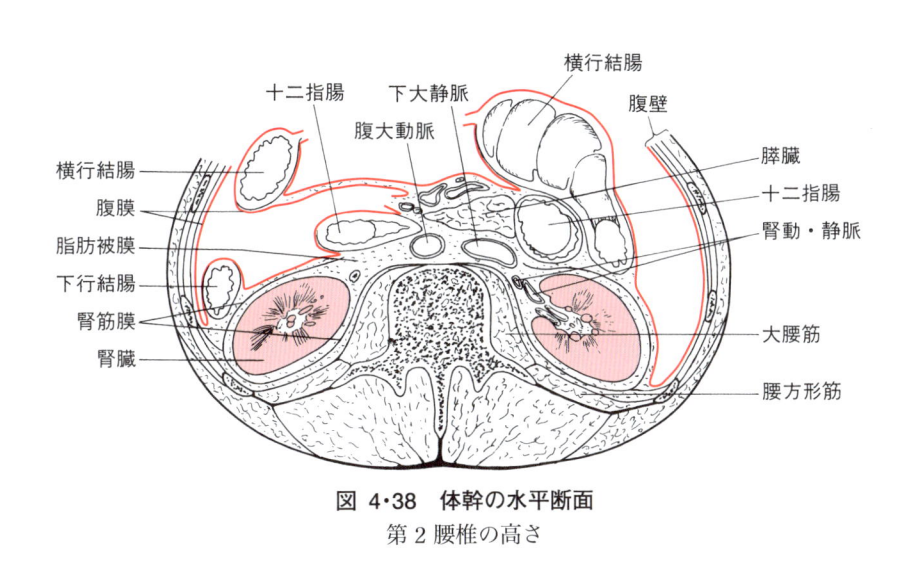

図 4・38　体幹の水平断面
第2腰椎の高さ

(labels: 横行結腸, 腹膜, 脂肪被膜, 下行結腸, 腎筋膜, 腎臓, 十二指腸, 下大静脈, 腹大動脈, 横行結腸, 腹壁, 膵臓, 十二指腸, 腎動・静脈, 大腰筋, 腰方形筋)

　腎臓の表面は線維性結合組織である**線維被膜**でおおわれる．線維被膜の外側は，腎臓の上端に接する副腎とともに**脂肪被膜**とよばれる脂肪組織で囲まれる．さらに腎臓と副腎は脂肪組織内にある線維性の膜，すなわち**腎筋膜（ゲロータ筋膜）**に包まれる．このように腎臓は後腹壁にゆるく固定されているにすぎない．腎臓は脂肪被膜，腎筋膜そして血管によって位置が保持されている（図4・38）．極端にやせた場合など脂肪組織が減少し，腎筋膜がゆるんで腎臓の支持固定が悪くなり下垂することがある（遊走腎）．

　腎臓は上端，下端，前面，後面，内側縁，外側縁を区別できる．腎臓の長軸は身体の正中面と平行せず，長軸の延長線は上方で交叉する．すなわち，腎臓の下端はすこし外側に開いている．内側縁の中央部に陥凹があるが，ここを**腎門**といい，腎動脈，腎静脈，尿管，神経，リンパ管な

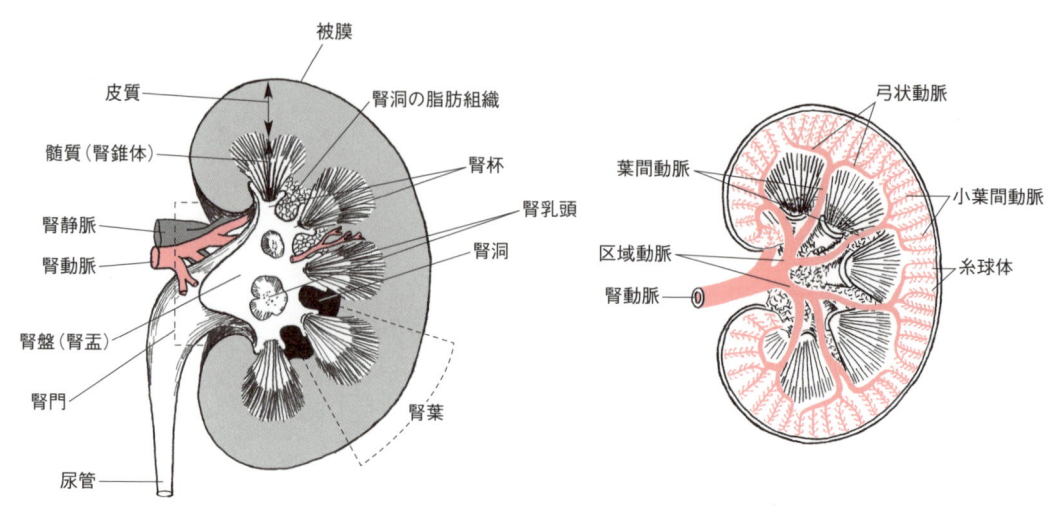

図 4・39　腎臓の前頭断面（左）と腎臓の動脈（右）

どが出入りする．これらの腎門における位置関係は腎静脈が最前方に，腎動脈がその後ろに，尿管が最後方にある（図 4・37b）．腎実質はこの腎門から深くえぐり取られたような腔所をなし，これを**腎洞**という．腎洞のなかには腎盤，腎杯，枝分かれした腎動・静脈があり，それらのすきまを脂肪組織が満たしている．

　腎臓は内部の**髄質**と表層の**皮質**からなる．髄質は深側の約 2/3 部で，腎洞を囲むように 10 数個の**腎錐体**が放射状に並んでいる．腎錐体の基底面は皮質側を向き錐体底とよばれ，先端は**腎乳頭**といい腎洞に向かって突出している．腎乳頭は杯状の管である**腎杯**に包まれる．腎杯は集まって広い内腔をもつ**腎盤（腎盂）**となる．腎盤は腎門において漏斗状から，ついには細い管，すなわち**尿管**に移行する．皮質は表側約 1/3 部で，線維被膜直下にあり，腎錐体基底面を弓状におおっている．さらに皮質は隣接する錐体間にも伸びており，この部を**腎柱**という．一つの腎錐体と，これを取り囲む皮質の部（錐体底より表側の皮質と腎柱）を**腎葉**という（図 4・39）．

　腎臓の微細構造は，多数の尿細管と血管が互いに結合しあってできている．腎皮質には**腎小体（マルピギー小体）**とよばれる直径約 200 μm の球状の構造がみられる．腎小体は毛細血管の塊まりである**糸球体**と，これを包む袋状の**ボーマン嚢（糸球体嚢）**からなる．ボーマン嚢は糸球体をおおっている内葉，すなわち被蓋細胞（タコ足細胞）と，ボーマン嚢の腔所を囲んで外壁となっている外葉を区別できる．腎小体で糸球体を形成する細動脈が出入りする側を**血管極**，ボーマン嚢から尿細管への連結側を**尿管極**という（図 4・40）．腎小体の数は尿細管に一致して，1 個の腎臓につき 100～200 万個といわれる．腎小体とそれに続く 1 本の尿細管を，尿の産生と排泄に関する機能上そして構造上の基本単位とみなし，**ネフロン（腎単位）**とよぶ（図 4・41）．

　腎小体に続く尿細管はたんなる原尿を運ぶ管ではなく，尿細管における原尿の輸送過程でブドウ糖，アミノ酸，水分などを再吸収する．尿細管の起始部は皮質内にあって，腎小体の周辺をはなはだしく迂曲するので**近位曲尿細管（近位曲部）**とよばれる．つづいて**直尿細管（直部）**となりまっすぐ髄質に下行し，**ヘンレのワナ（係蹄）**の下行脚へと移行し，折れ返って上行脚となり，ふたたび皮質に向かう．そして腎小体周辺で迂曲して**遠位曲尿細管（遠位曲部）**となる．最後に

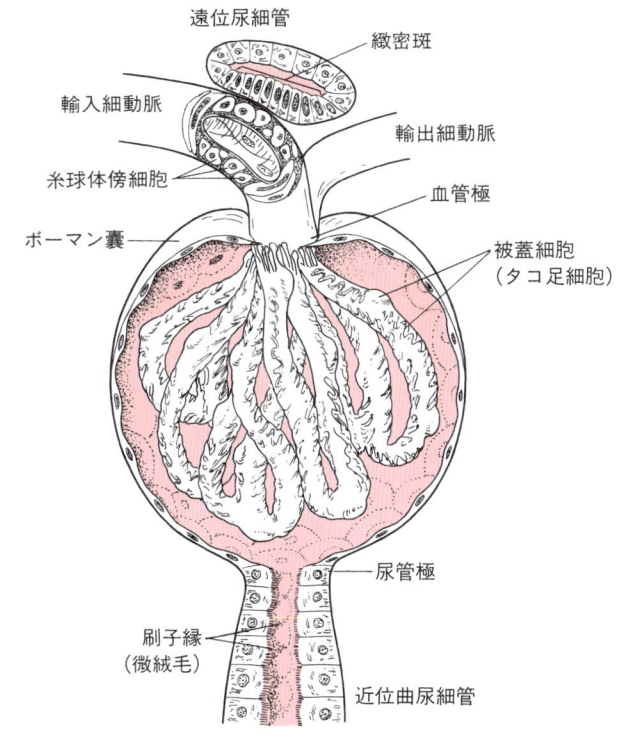

図 4・40　腎小体

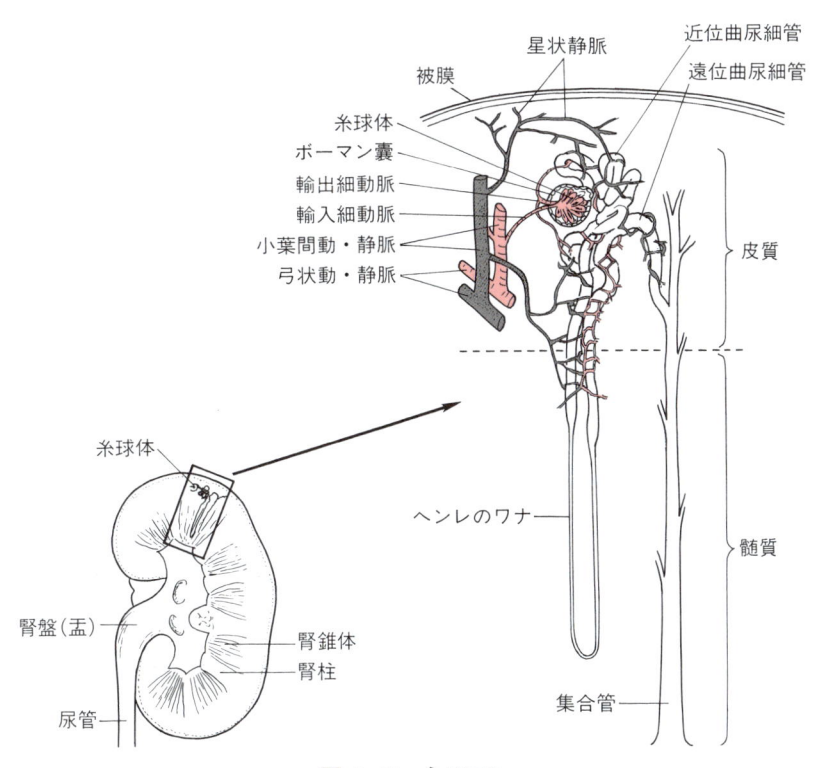

図 4・41　ネフロン

図 4・42　男・女性の尿路

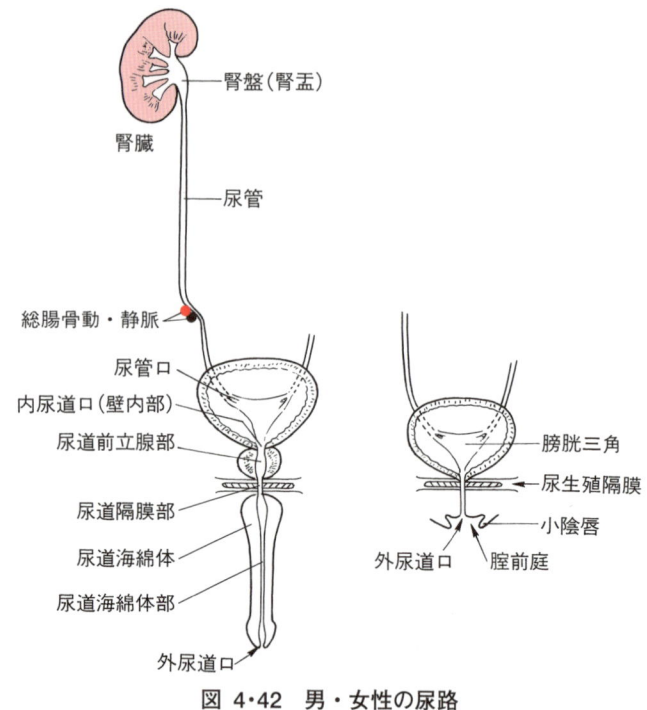

は髄質に下行して**集合管**となり，順次合して太くなりつつ腎乳頭に至り**乳頭管**を形成する．腎乳頭における乳頭管の腎杯への開口を**乳頭孔**という（図 4・41）．

　腹大動脈の枝である腎動脈は腎門近くで前枝と後枝に分かれる．前枝はさらに約 4 本の枝に分かれる．結局，腎動脈は一般に約 5 本の枝に分岐する．これらの各動脈枝を**区域動脈**といい，その分布域を**腎区域**という．腎臓は上区，上前区，下前区，下区，後区の 5 区域に分けられ，各区域に同名の区域動脈が分布する．区域動脈からの枝は腎乳頭の間を上行し皮質に向かうが，これを**葉間動脈**という．ついで皮質と髄質の間を弓状に走る**弓状動脈**となり，さらに**小葉間動脈**となる．小葉間動脈から**輸入細動脈**（輸入管）が腎小体に入り，毛細血管網である糸球体を形成する．**輸出細動脈**（輸出管）として腎小体を去り，再度毛細血管となり尿細管各部を取り巻く．その後，静脈系へと移行し，**小葉間静脈**，**弓状静脈**，ついで**葉間静脈**となる．葉間静脈は合して**腎静脈**となり腎門を出て**下大静脈**に入る（図 4・39, 41）．

　輸入細動脈が血管極に至る直前で，その血管壁に類上皮細胞の集団がみられる．この細胞を**糸球体傍細胞**といい，これは血圧上昇ホルモンである**レニン**を分泌している（図 4・40）．

b. 尿　　管

　尿管は腎盤に続き尿を膀胱に導く長さ約 30 cm の管である．腎門の下内側から起こり，腹膜によって前方からおおわれ，大腰筋の前を下内側に下行する．さらに精巣動脈または卵巣動脈の後ろを通り，これと交叉して下行する．小骨盤口で総腸骨動・静脈の前を通って小骨盤腔に至り，骨盤の後壁に沿って走ったのち，膀胱底の後ろから膀胱壁を斜めにつらぬき膀胱に開く．したがって尿管は腹膜後隙と小骨盤に存在する二つの部分に区分でき，前者を**腹部**，後者を**骨盤部**という．

　尿管は以下に述べる 3 個所に，やや細い**狭窄部**がある（図 4・42）．

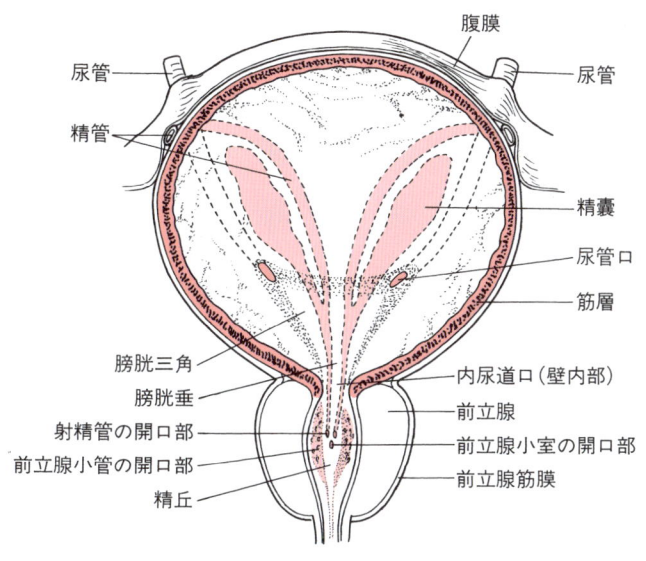

図 4・43 膀胱と前立腺

1）腎盤から尿管への移行部
2）腹部から骨盤部への移行部，すなわち小骨盤入口部（この狭窄部は総腸骨動・静脈の前面を乗り越える部でもある）
3）膀胱壁の貫通部

　尿管壁は粘膜，筋層，外膜の3層からなる．粘膜上皮は**移行上皮**で，尿管が空虚の場合，粘膜は縦走するヒダをなす．筋層は平滑筋よりなり，これの周期的な蠕動（1分間に4～5回）により尿が膀胱へと送られる．外膜は疎性結合組織である．

c. 膀　　胱

　膀胱は腎臓で産生され尿管によって送られた尿を貯留し，一定量に達したときにこれを排出する嚢状器官である．小骨盤中で恥骨結合の後方にあり，尿の充満時には膀胱の上面は恥骨結合の上縁を越えて上方に膨隆する．膀胱の容量には個体差があるが，成人では一般に300～500 mlである．膀胱の上部は腹膜でおおわれ，後方には男性では直腸が，女性では子宮および腟が位置する．膀胱は**膀胱尖**，**膀胱体**，**膀胱底**の三部を区別する．膀胱尖は前方を向き，恥骨結合上縁の後方に位置する．膀胱底は後方を向き，ここに尿管が斜めに前下内側に向かって膀胱壁をつらぬいている．この膀胱への尿管の開口部を**尿管口**という．膀胱底の前下部にある尿道への移行口を**内尿道口**という．膀胱体は尖と底の間に位置する（図4・42，43）．

　膀胱が空虚なときには，膀胱内面に不規則な多くのヒダがみられる．しかし左右の尿管口と内尿道口でつくられる三角形，すなわち**膀胱三角**の粘膜表面は膀胱の収縮，伸展にかかわらずつねに平滑である．

　膀胱壁は粘膜，筋層，漿膜の3層からなる．粘膜の上皮は**移行上皮**である．膀胱三角以外の粘膜には，膀胱が空虚で収縮しているときは多数のヒダがみられるが，充満拡張時には粘膜が伸展しヒダが消失し平滑になる．筋層は平滑筋で，内縦層，中輪層，外縦層の3層からなる．輪走筋が発達しているが，とくに内尿道口の周囲で発達しており，これを**膀胱括約筋**とよぶ．漿膜は壁

側腹膜の一部で，膀胱の上面と後面の上部をおおう．膀胱の前壁と底では漿膜を欠き，外膜があるだけである（図4・43）．

d．尿　　道

尿道は尿を膀胱から体外へ排出する管で，長さ，走行ともかなりの性差がある．

1）男性尿道

男性尿道の走行は側方からみると全体としてS状を呈し，長さは15～20 cmである．**壁内部，前立腺部，隔膜部，海綿体部**の四部に区分できる（図4・42）．

①**壁内部**：内尿道口に始まり膀胱壁内にある短い部である．

②**前立腺部**：前立腺のなかをつらぬく部で，長さ約3 cmである．前立腺部の後壁の正中線には上下方向に粘膜の高まりがあり，これを尿道稜という．尿道稜に続く後壁の中央部は紡錘状に隆起している．この隆起を**精丘**といい，この中央には前立腺小室とよぶ陥凹があり，その両側には**射精管**が開口する．精丘の両側には多数の**前立腺管**が開口している（図4・43）．

③**隔膜部**：尿生殖隔膜をつらぬく部で，壁内部についで短く，長さ約1 cmである．この部を骨格筋線維が取り囲み，**尿道括約筋**をつくる．隔膜部は恥骨結合の後方約2.5 cmにあり，尿道のうちでもっとも狭い部である．

④**海綿体部**：陰茎の**尿道海綿体**中を走るもっとも長い部で，長さは10 cm前後である．亀頭内の前端部は広く，尿道舟状窩という．亀頭先端の体外への開口を**外尿道口**という．

男性では射精管が開口するまでの尿道が純粋な尿路で，そこから外尿道口までは尿路であるとともに精路でもある．

2）女性尿道

女性尿道は**内尿道口**に始まり，**外尿道口**をもって**腟前庭**に開いている（図4・42）．長さは3～4 cmである．男性と同様に，内尿道口の周囲には平滑筋である**膀胱括約筋**が，隔膜部には横紋筋である**尿道括約筋**がある．女性はこのように尿道が短いため，外尿道口からの上行性感染を起こしやすい．

D　生　殖　器

1　生殖器の働き

子孫を絶やさず，種族の維持をはかるための器官を生殖器という．このためには生殖細胞（卵子，精子）の産生，受精，妊娠の維持，分娩といった一連の過程が円滑に行われる必要がある．

2　男性生殖器

男性生殖器は精巣，精巣上体，精管，精囊，射精管，前立腺，尿道球腺，陰茎などからなる．主要器官は精巣で，ほかの器官は精路または精液を産生する副生殖器として働く（図4・44, 46）．

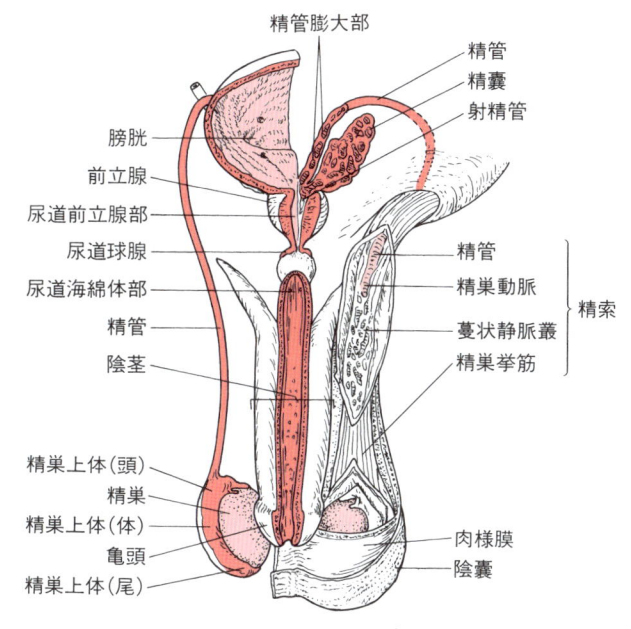

図 4・44　男性生殖器

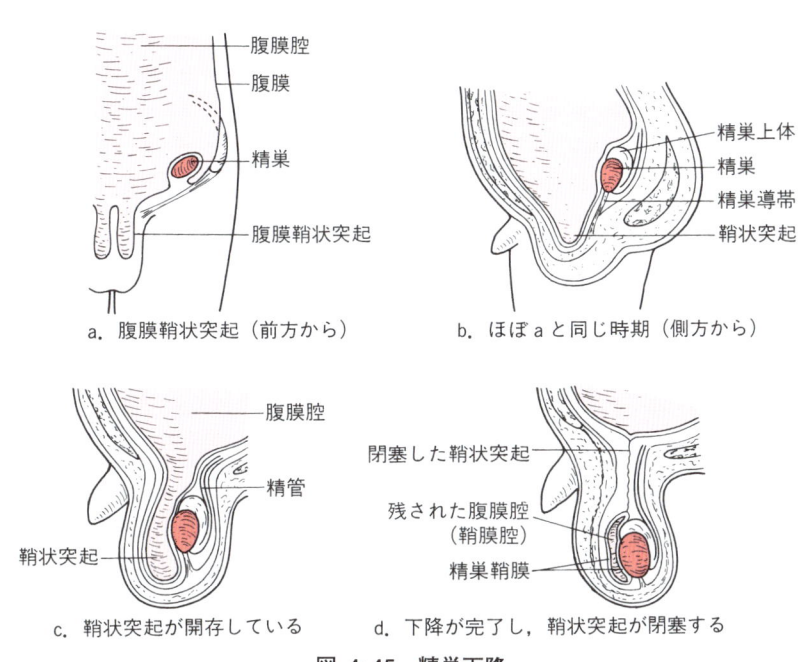

図 4・45　精巣下降
a. 腹膜鞘状突起（前方から）
b. ほぼ a と同じ時期（側方から）
c. 鞘状突起が開存している
d. 下降が完了し，鞘状突起が閉塞する

a．精巣と精巣上体

　精巣は陰嚢内にあり，やや圧平された楕円体状を呈する 1 対の実質性器官である．大きさは約 5×3×2 cm，重さは 8.5 g 前後である．精巣は胎生初期に腎臓の近くに発生し，**精巣下降**といって胎生 7～8 カ月に鼠径管を通り陰嚢内に降りてくる（**図 4・45**）．陰嚢内温度は腹腔内温度より低く，精子発生に適温を与えている．このような精巣下降のため，精巣は腹膜と緊密な関連があ

図 4・46 男性生殖器

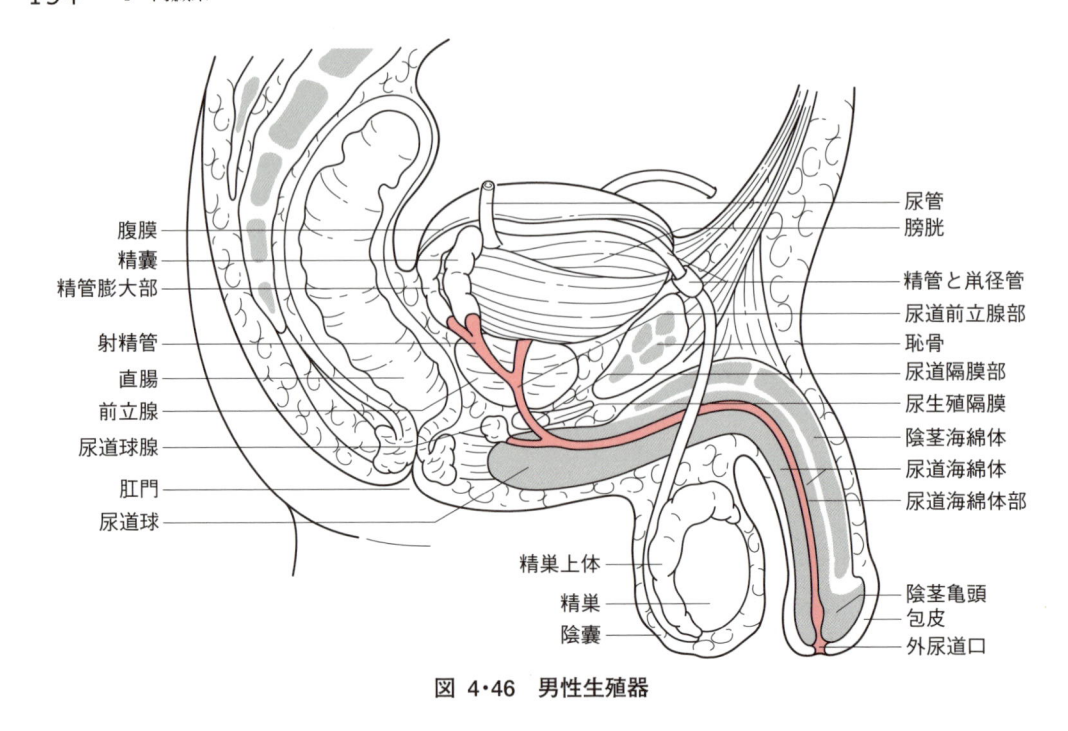

る．精巣の表面は腹膜に由来する精巣鞘膜の臓側板におおわれる．臓側板は精巣の後縁以外の表面をおおい，側縁で反転し壁側板に移行する．臓側板と壁側板とでつくられる腔所を**鞘膜腔**という．これはいわば腹膜腔に相当するものである（図 4・45）．

臓側板の下には厚く強靱な**白膜**という線維性被膜がある．白膜は精巣後縁の上半部で厚く，精巣実質内に半球状に突出して**精巣縦隔**をつくる．精巣縦隔から放射状に結合組織性の薄板である**精巣中隔**を多数出し，精巣実質を 200～300 個の**精巣小葉**に分ける．各精巣小葉内には迂曲した**曲精細管**が充満している．曲精細管は精巣縦隔に近づくとともに互いに合して，各小葉に 1 本ずつの短い**直精細管**となる．精巣縦隔内では網の目状となり，これを**精巣網**という．精巣網からは 15～20 本の**精巣輸出管**が起こり，精巣上体へと向かう．

曲精細管の外周には基底膜があり，その内側にある数層の円形細胞が精子を産出する**精上皮**である．精子発生過程は**精祖細胞**，**精母細胞**，**精子細胞**，**精子**の順である．基底膜に近い層ほど若く，内腔側に向かうほど成熟・分化の進んだ細胞が配列している．精上皮以外に精細管の壁には，**セルトリ細胞**という円錐形の細胞を認める．この細胞は精上皮を支持するとともに精細胞に栄養を供給するとされる．曲精細管の間にある結合組織のなかには毛細血管に接して**間細胞**（ライディッヒ細胞）がみられる．間細胞は第二次性徴を発現する**テストステロン**などの**男性ホルモン**を分泌する（図 4・47）．

精巣上体は精巣とともに陰囊内にあり，精巣の上端から後縁にかけて精巣に接して存在する．精巣上体の上部は大きく，下部ほど細くなり，全体として細長い錐体状を呈する．精巣上体を三部に区分し，上方から**頭**，**体**，**尾**とよぶ．頭は上端の膨大部で，体はそれに続き，尾は精管に移行する．精巣網から出る精巣輸出管が精巣上体頭に入り，ここで迂曲する．迂曲した精巣輸出管

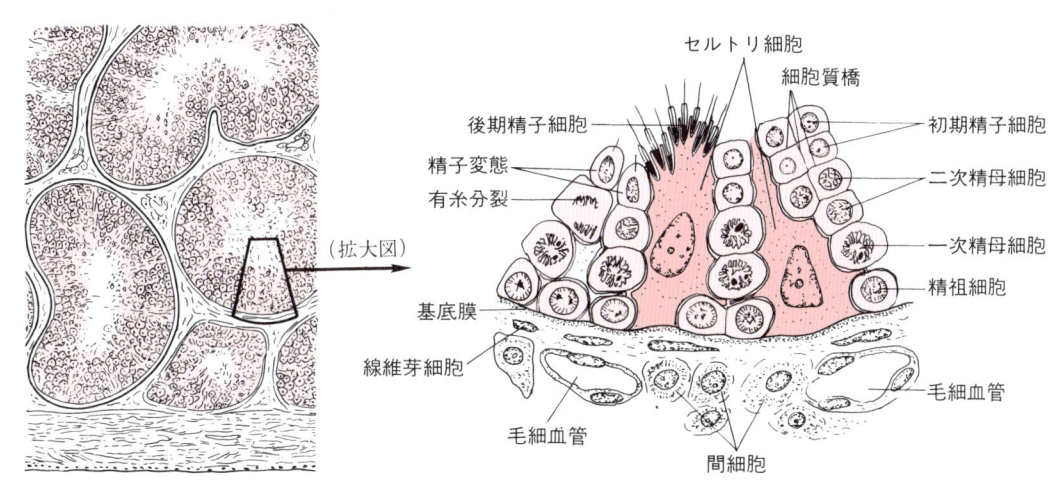

図 4・47 精巣の組織像

は結合組織でへだてられ精巣上体小葉をつくる．精巣輸出管は合しながら下行し，1本の**精巣上体管**となる．精巣上体管は頭から尾にかけて著しく迂曲しながら下行し，尾の下端で**精管**となる（図 4・44，46）．

b．精　　管

精管は精巣上体の下端に始まる精巣上体管の続きで，全長 40〜50 cm である．精管は精巣の後縁に沿って上行し，精巣の上端の高さぐらいで**精索**に入る．精索は精管のほかに精巣動・静脈，精巣挙筋，精管動脈および神経などから構成される．精索は**浅鼠径輪，鼠径管，深鼠径輪**を経て**腹腔**に入る．精管は深鼠径輪に至って血管，神経と分かれ，骨盤側壁を下行し，尿管の上を越えて膀胱底の後面に達する．ここで精管は紡錘状にふくらんで**精管膨大部**といわれる．精管は膨大部の下端でふたたび細くなり，前立腺に進入する直前または前立腺内で精囊の導管と合して**射精管**となる（図 4・44，46）．左右の射精管は前立腺内をくだるにつれて細くなり，尿道前立腺部の後壁にある**精丘**に開口する（図 4・43）．

c．精　　囊

精囊は膀胱後面で精管膨大部の下外方にある長さ 3 cm ほどの囊状器官である．精囊は黄色味をおびた粘稠なアルカリ性の液体を分泌する腺で，その導管は精管と合流する．精囊の分泌物は果糖を含み，精子のエネルギー源になるという．分泌物は射精の際，精液として排出される．前立腺からの分泌物とともに精囊からのそれは精液の大部分をなす（図 4・44）．

d．付属生殖器

1）前 立 腺

前立腺は膀胱底の下に密接し，尿生殖隔膜の上に位置する腺である．形状は栗の実に似ており，尖った先端は前下方を向き**尖**といい，広い底面は上方に向かい**底**という．上下径約 3 cm，左右径約 4 cm，前後径約 2 cm で，重さは約 15 g である．

尿道が前立腺の中央より少し前を上下に貫通している（尿道前立腺部）．射精管は前立腺底の後部で両側から腺に進入し，前下方に斜走し精丘の開口部を通じて尿道に連絡している．分泌され

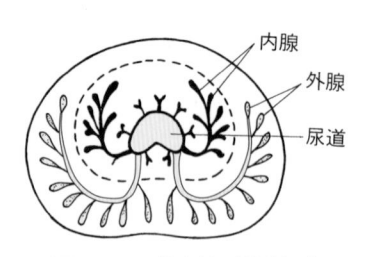

図 4・48 前立腺（横断面）

た前立腺液は両側に 10 数本ある**前立腺管**を通じて精丘の両側で尿道に開く（図 4・42〜44）．前立腺液は弱アルカリ性の乳白色の液で，栗の花のような特有の臭いがある．

前立腺は次の各葉に分けられる．ⓐ前葉：尿道の前の部分，ⓑ左・右葉：尿道のそれぞれ左右両側，ⓒ中葉：尿道と左右射精管の間の部分，ⓓ後葉：尿道の後ろで，射精管の下方の部分．

前立腺の腺組織は尿道粘膜下の小腺，すなわち**内腺**と，その外側にある本来の前立腺の腺組織，すなわち**外腺**に区別できる（**図 4・48**）．前葉には腺組織が少なく，中葉は大部分が内腺で占められる．前立腺肥大は内腺の増生によって起こり，前立腺癌は外腺から発生する．

前立腺は肛門から指を入れて直腸の前方にそれを触診でき，肥大や癌を疑うという診断的価値がある．

　2）尿道球腺

尿道球腺（カウパー腺）は尿生殖隔膜中にある 1 対のエンドウ豆大の腺で，尿道の後外側に位置する．導管は 3〜4 cm で，前方に向かい尿道の海綿体部の初部でその後壁に開口する．分泌物はアルカリ性の透明で粘稠な液である（図 4・44，46）．

e．陰茎と陰嚢

　1）陰　　茎

陰茎は交接器としての外生殖器であると同時に，尿路の一部としての泌尿器でもある．陰茎は**陰茎根**，**陰茎体**，**陰茎亀頭**の三部に区分する．陰茎根は恥骨に付着する部分で体表からみえず，それより前の主部を陰茎体，その上面を**陰茎背**，下面を**尿道面**という．陰茎先端の膨大部を**陰茎亀頭**という．亀頭の後縁の高まった部分を**亀頭冠**といい，そのすぐ後ろのくびれた溝の部分を**亀頭頚**という．亀頭の先端には尿道の開口部があり，これを**外尿道口**という（図 4・46）．

陰茎の皮膚はメラニン色素を含むため黒く，皮下の脂肪組織は欠如している．皮膚が亀頭冠を越えて亀頭をおおうヒダを生ずるが，これを**包皮**という（図 4・46）．陰茎体と亀頭の移行部の下面には**包皮小帯**というヒダがみられる．包皮内面や亀頭頚および亀頭冠には包皮腺とよばれる脂腺があり，その分泌物と脱落した上皮によって恥垢がつくられる．

陰茎の主たる構造である海綿体組織には**陰茎海綿体**と**尿道海綿体**の 2 種がある．両海綿体とも強靱な結合組織性被膜である**白膜**でおおわれる．陰茎海綿体を包む白膜はとくに発達し，左右 1 対ある陰茎海綿体の正中部で合して陰茎中隔をつくる．尿道海綿体は 1 個で，その内部に尿道を入れている．尿道海綿体の先端は膨大して**亀頭**とよばれ，陰茎根部では**尿道球**というふくらみをつくり，これは尿生殖隔膜の下面に接する．陰茎海綿体は陰茎体の背側にあり，陰茎根側では恥骨結合の下で左右に分かれ陰茎脚となり，恥骨の内面に付着する．陰茎海綿体は勃起装置の主役

図 4・49 陰茎の断面

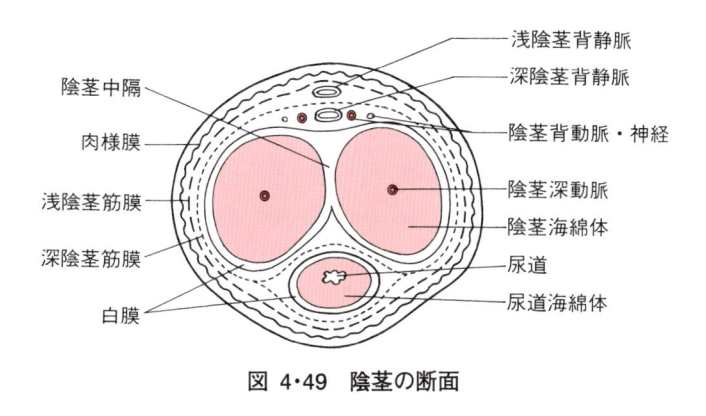

をなし，陰茎深動脈がここに分布する主動脈である（図 4・46, 49）．

2）陰　　嚢

陰嚢は恥骨結合の下に垂れさがる皮膚の囊である．内部には精巣，精巣上体，精索を入れている．**陰嚢中隔**という仕切りで内部は左右に分けられている．この中隔に一致して表面の皮膚には**陰嚢縫線**がある．陰嚢の皮膚は陰茎の皮膚と同様にメラニン色素に富み黒く，皮下脂肪ももたない．皮下には**肉様膜**とよばれる平滑筋があり，この収縮によって皮膚にはちりめんのようなシワができる（図 4・44）．

③　女性生殖器

女性生殖器は卵巣，卵管，子宮，腟および外生殖器からなる．

a. 卵　　巣

卵巣は成人女性では母指頭大のやや扁平な楕円体で，骨盤側壁の**卵巣窩**というくぼみにおさまっている．長さ約 3〜4 cm，幅約 1.5 cm，厚さ約 1 cm で，重さは約 4〜10 g である．卵巣窩は総腸骨動・静脈が内腸骨動・静脈と外腸骨動・静脈に分岐する点の下方に位置する．卵巣の前縁を間膜縁といい，卵巣を包む腹膜（子宮広間膜の後葉）がここで合して**卵巣間膜**となる．卵巣へ分布する血管，神経は卵巣間膜のなかを間膜縁を経由して出入りする．この出入部を**卵巣門**という．卵巣の位置の固定は卵巣間膜と二つの結合組織線維索でなされており，一つは卵巣の上端（卵管端）と骨盤側壁との間を結ぶ**卵巣提索**，もう一つは卵巣の下端（子宮端）から子宮底の外側角に張る**固有卵巣索**である（図 4・50a, b）．

卵巣の表面は**胚芽上皮**という腹膜上皮でおおわれ，その直下には**白膜**という線維組織がある．卵巣の内部構造は，種々の発育状態にある卵胞が存在する外層の皮質と卵巣門から出入りする血管，神経などが存在する深層の髄質からなる．

胎生期には将来卵子へと分化，成熟する**卵祖細胞**がすでに発生している．卵祖細胞は細胞分裂し増殖するが，出生前にこの分裂は止み，減数分裂の前期の状態に入る．これ以降は**卵母細胞**とよばれる．卵母細胞は 1 層の扁平な卵胞上皮細胞（胚芽上皮由来）で包まれ，これを**原始卵胞**という．卵胞上皮が厚さを増して，単層の立方ないし円柱上皮となったものを**一次卵胞**とよぶ．胎生後期または新生児期でこれらの卵胞は，両側の卵巣内に約 40 万個存在するという．完全に成

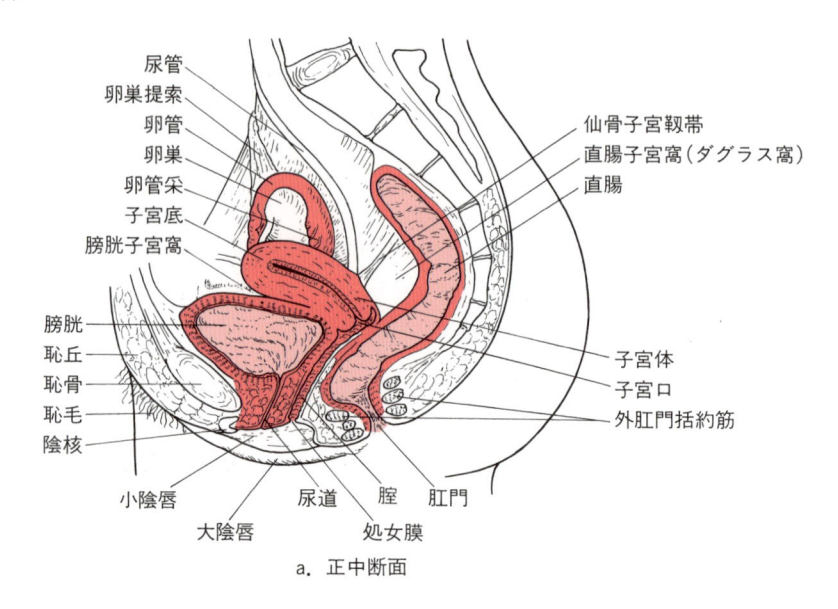

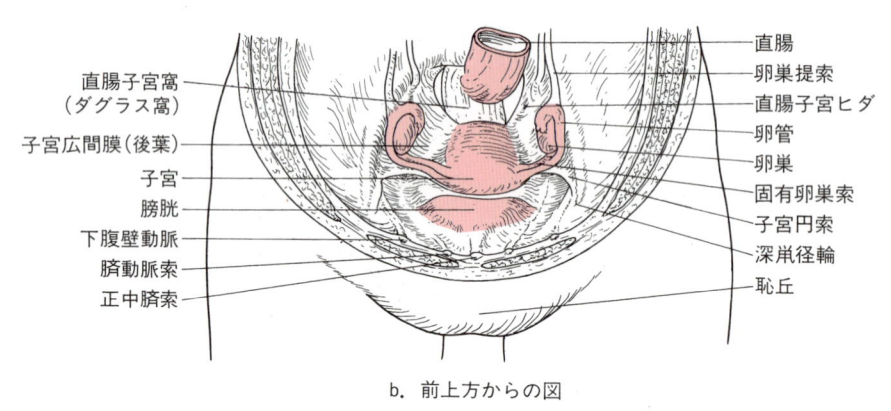

図 4・50　女性生殖器の位置

　熟し排卵される卵子数は生涯に 400 個程度である．ほとんどの卵胞は発達の途中で退化してしまうが，この現象を**卵胞閉鎖**という．
　卵胞の成熟が進み，卵胞上皮が単層から多層になった段階の卵胞を**二次卵胞**とよぶ．二次卵胞の卵胞上皮細胞がさらに増殖すると，卵胞に内腔（卵胞腔）ができ卵胞液で満たされる．この段階の卵胞を胞状卵胞という．さらに成熟が進み**成熟卵胞（グラーフ卵胞）**となる．成熟卵胞の大きさは直径 1〜2 cm に達する．成熟卵胞は卵巣表層に近づき，卵巣表面に盛りあがる．やがて卵胞がその内圧に抗しきれないかのように破裂すると，卵子は卵胞液とともに腹腔に放出される．これが**排卵**である．
　思春期以降，排卵は約 28 日に 1 回，両側の卵巣で交互に起こるのが普通である．卵子を放出したのちの卵胞は内腔が血液で満たされ，**赤体**とよばれる．まもなくその血液は吸収され，残存した卵胞上皮などが増殖し**黄体**が形成される．黄体をつくる細胞は黄色の色素を含んで**ルテイン細胞**とよばれ，**黄体ホルモン（プロジェステロン）**を分泌する．受精しない場合の黄体は**月経黄体**とよばれる．月経黄体は排卵後 10〜12 日頃に，すなわち次の月経開始の 2〜4 日前に急速に退

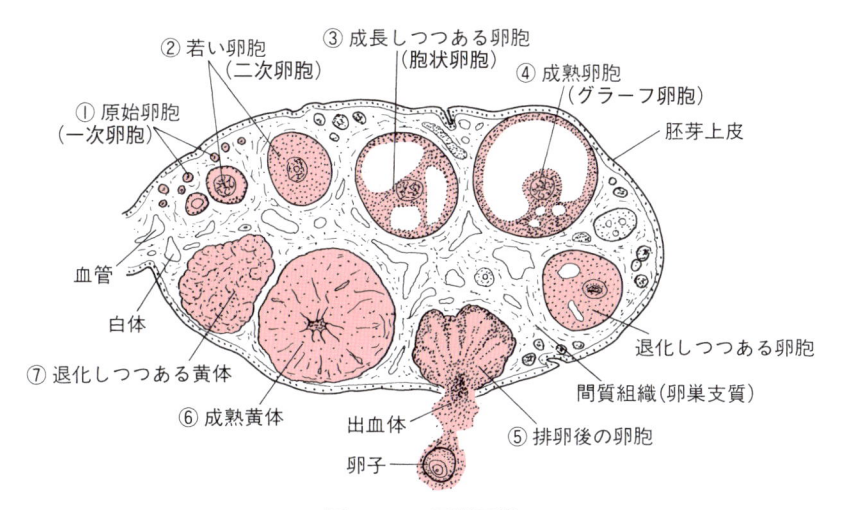

図 4・51 卵巣周期

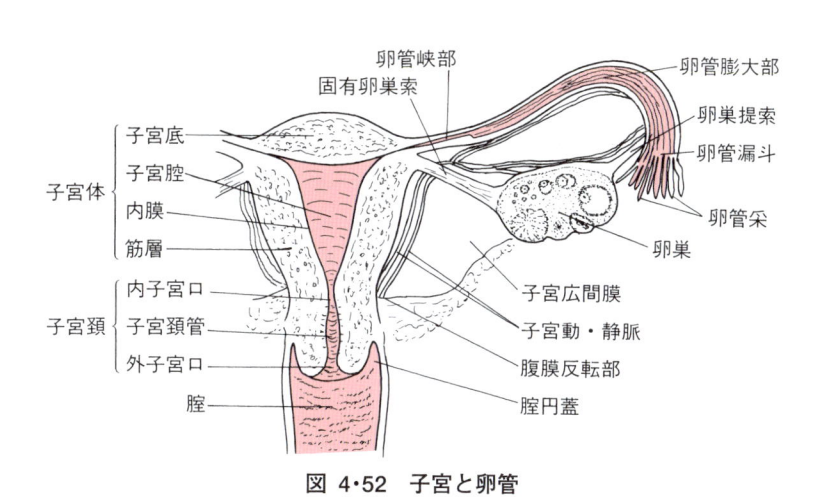

図 4・52 子宮と卵管

化しはじめ,線維化して白体とよばれる瘢痕組織となる.受精時には**妊娠黄体**とよばれ,黄体は分娩時まで維持される.上述の卵胞の成熟から白体形成までの一連の過程を**卵巣周期**という(図4・51).

b. 卵　　管

卵管は子宮広間膜の上縁に沿って横走する細い管で,長さ約 7〜15 cm である.卵管は卵巣から排卵された卵子を受け取って,子宮に送る働きをしている.外側端は卵巣の近くで腹腔に開く**卵管腹腔口**となり,内側端は子宮腔に開く**卵管子宮口**となっている.卵管は次の四つの部に分けられる(図 4・50, 52).

①**漏斗**:卵管腹腔口を漏斗状に取り囲む広い部位である.漏斗の外側端はふさ状に多数突出しており,これを**卵管采**とよぶ.そのうち 1 本は長く**卵巣采**といわれ,卵巣の外側端に達している.排卵の際,卵管采は卵子を取り込むように卵巣に密着する.

②**膨大部**:漏斗に続く太い部で,卵管全長の 2/3 近くを占める.受精は一般的にこの卵管膨大

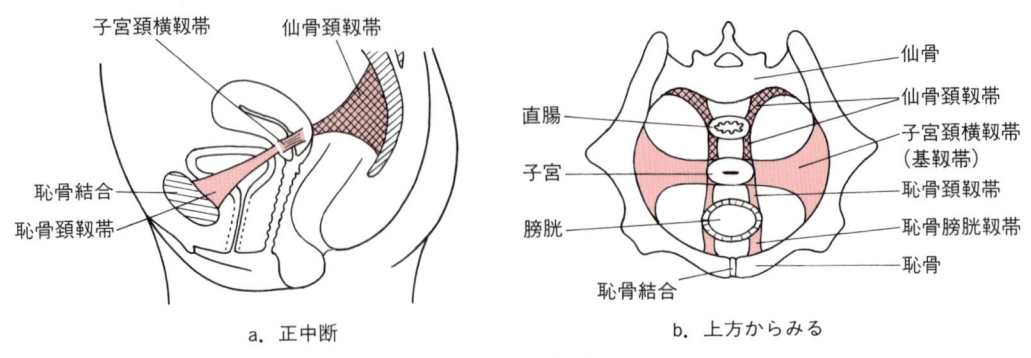

図 4·53 子宮の支持，固定

a. 正中断
b. 上方からみる

部で行われる．
③峡部：膨大部に続く子宮側の細い部で，直線的に走り子宮側壁に至る．
④子宮部：子宮壁中にあって卵管子宮口までの部である．

卵管壁は内側から粘膜，筋層，漿膜で構成される．粘膜には**線毛細胞**がみられ，線毛の運動方向は子宮に向かっている．この線毛運動と平滑筋層の蠕動運動によって卵子が子宮に輸送される．

c. 子　　宮

子宮は小骨盤内にあり，膀胱の後ろ，直腸の前に位置する中腔性器官である．形は前後に扁平な倒立した西洋梨状で，大きさは長さ約 7 cm，幅約 4 cm，厚さ約 2.5 cm である．子宮の前面と後面は腹膜でおおわれており，子宮の両側縁で腹膜は重なり骨盤側壁に向かっている．この二重になった腹膜のヒダを**子宮広間膜**とよぶ（図 4·52）．膀胱と子宮，そして直腸と子宮との間にできるくぼみをそれぞれ膀胱子宮窩，そして直腸子宮窩（ダグラス窩）という．

子宮は**子宮体**と**子宮頚**に分けられるが，体から頚に移行する短いややくびれた部分を**子宮峡部**という．子宮体は子宮の上約 2/3 で，その上部を**子宮底**といい上方に凸面をなす．子宮頚は子宮の下約 1/3 部で円柱状をなす．子宮頚をさらに上下二部に区分し，その上部を**腟上部**，下部を**腟部**とよぶ．子宮の内腔の名称は子宮各部で異なり，子宮体の内腔を**子宮腔**，子宮峡部のそれを**子宮峡管**，そして子宮頚のそれを**子宮頚管**という．頚管の腟への開口を（**外**）**子宮口**とよぶ．子宮口の前縁を前唇，後縁を後唇という（図 4·52）．

子宮体の長軸と子宮頚のそれは一直線にはならない．子宮頚の長軸に対して子宮体の長軸は前方に約 10° 屈曲しており，この屈曲を**前屈**という．また子宮頚の長軸は腟の長軸に対して約 90° 前方に傾いている．この傾きを**前傾**という．子宮は正常ではこのように**前傾前屈**の状態にある．

このような子宮の位置の固定，支持には子宮広間膜ならびに靱帯や筋が関与する（図 4·53）．

①**子宮広間膜**：子宮の左右両側から骨盤側壁にわたって走る前後 2 葉の腹膜で，前後に扁平な間膜（図 4·50）．
②**子宮頚横靱帯**（**基靱帯**）：左右の骨盤側壁から子宮頚に至る靱帯．
③**仙骨頚靱帯**：仙骨下部と子宮頚との間に張る靱帯．
④**恥骨頚靱帯**：恥骨後面と子宮頚を結ぶ靱帯．
⑤**子宮円索**：子宮の上外側部で卵管が始まるすぐ下から起こり，骨盤側壁を前外方に走り，鼡

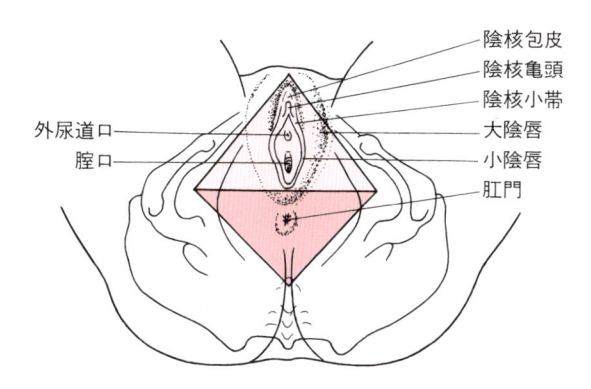

a. 尿生殖三角(△)と肛門三角(▽)

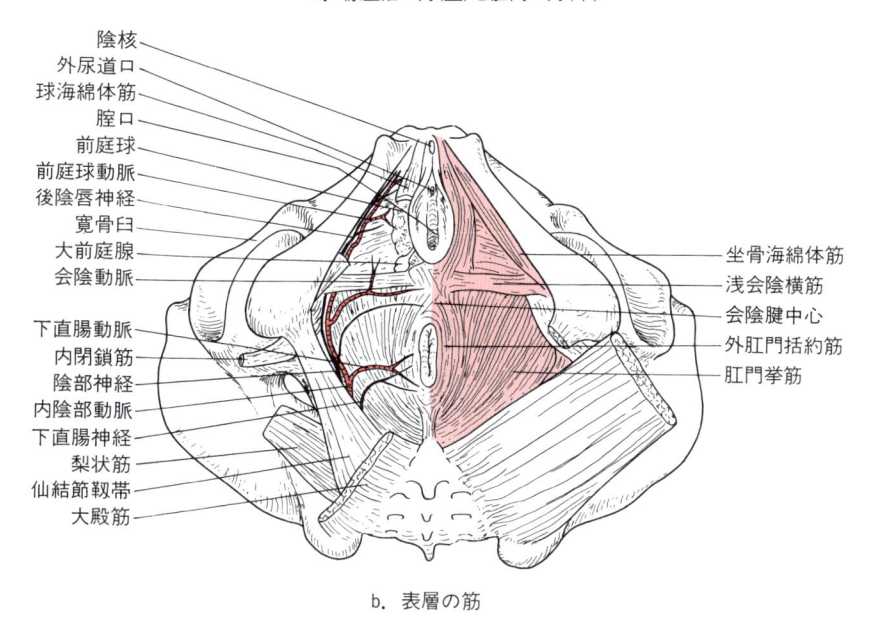

b. 表層の筋

図 4・54 女性外陰部

径管を通り外陰部の皮下に放散する線維索である（図 4・50b）．子宮広間膜も子宮の位置保持に役立っている．

⑥**肛門挙筋**：骨盤底をつくる筋で，子宮や腟の下垂を防いでいる．

子宮壁は粘膜，筋層，漿膜の 3 層からなる．

① **粘膜：子宮内膜**とよばれる（図 4・52）．子宮内膜には腺が存在し，子宮体には子宮腺，子宮頸には子宮頸腺がみられる．また，子宮内膜は，月経によって剥脱する表層の**機能層**と，月経のときに残る深層の**基底層**に区別される．

② **筋層**：厚い平滑筋層で内縦層，中輪層，外縦層の 3 層を区別する．

③ **漿膜**（子宮外膜）：腹膜の一部で単層扁平上皮と結合組織よりなる．

d. 腟

腟は子宮の下につらなる管状部で，長さは 6～7 cm である．腟の上端は子宮頸の腟部を包み込んで，**腟円蓋**を形成している．後方の円蓋，すなわち後腟円蓋のほうが前方より高く深い．腟は

前後に圧平され，前壁と後壁は接している．腟の下端は外陰部の腟前庭に開き，腟口という．処女の腟口には処女膜を認め，その遺残を処女膜痕という．腟口の前方には外尿道口が開口している（図 4・50a，54）．

e．外陰部

腟と尿道が外部に開口している周囲を外陰部という（図 4・54）．

①**恥丘**：恥骨結合の前面で，皮膚が丸く盛りあがっているところを恥丘という．ここから大陰唇の前半にかけて，思春期以後には陰毛が生じる．

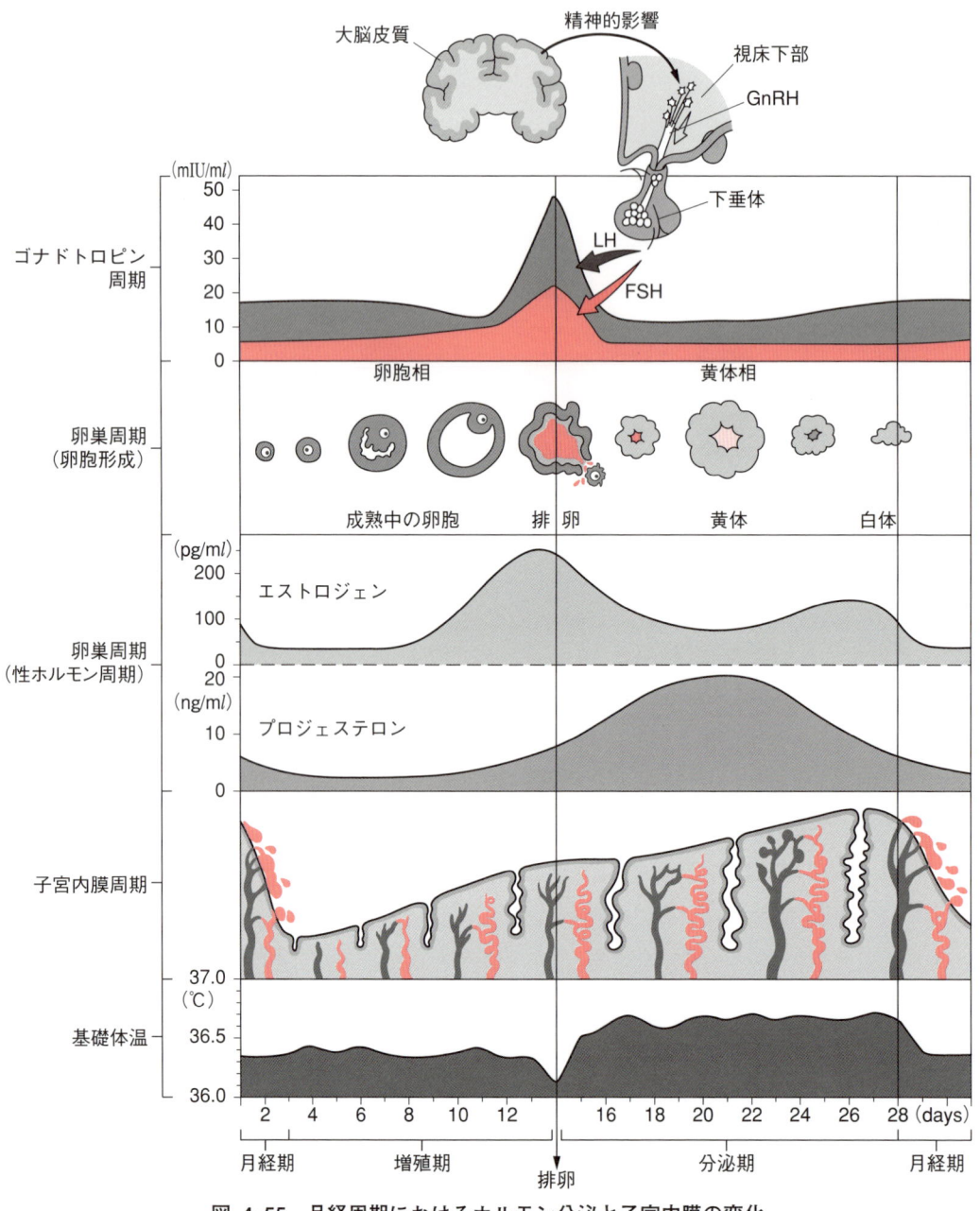

図 4・55　月経周期におけるホルモン分泌と子宮内膜の変化

②**大陰唇**：外陰部の外側の皮膚の高まりをいう．男性の陰囊に相当し，皮下は脂肪に富む．左右の大陰唇は前端と後端で連絡しており，それぞれ前陰唇交連，後陰唇交連とよぶ．

③**小陰唇**：小陰唇は大陰唇のすぐ内側にある皮膚のヒダである．

④**腟前庭**：左右の小陰唇の間にある裂隙を腟前庭という．腟前庭には外尿道口，腟口および大前庭腺の導管が開いている．陰核の後ろに外尿道口があり，外尿道口の約1cm後方に腟口がある．

⑤**大前庭腺**：大前庭腺（バルトリン腺）は男性の尿道球腺に相当するエンドウ豆大の球状の腺で，腟口後壁の左右両側の深部に位置する．導管は小陰唇の内側で腟口との間の溝に開口する．

⑥**陰核**：陰核は前陰唇交連の後ろにあり，先端の陰核包皮に包まれた部分を陰核亀頭とよぶ．男性の陰茎の背側部にあたり，海綿体組織をもつので充血し勃起する．陰核亀頭に続く陰核体は，左右に分かれて陰核脚となり恥骨下枝に付く．

⑦**前庭球**：腟前庭の左右両側にある海綿体組織である．男性の尿道海綿体にあたる．陰核と同様に勃起組織である．

f．会　　陰

　狭義では外陰部と肛門の間をさすが，ここでは広義での左右の大腿と殿部で囲まれる骨盤の出口全体をいうことにする．したがって，恥骨結合と左右の坐骨結節，尾骨を結んでできる菱形部を会陰とよぶ．会陰は左右の坐骨結節を結ぶ線により前後二つの三角ができ，前方を**尿生殖三角**，後方を**肛門三角**という（図4・54a）．尿生殖三角には**尿生殖隔膜**があり，これを上・下尿生殖隔

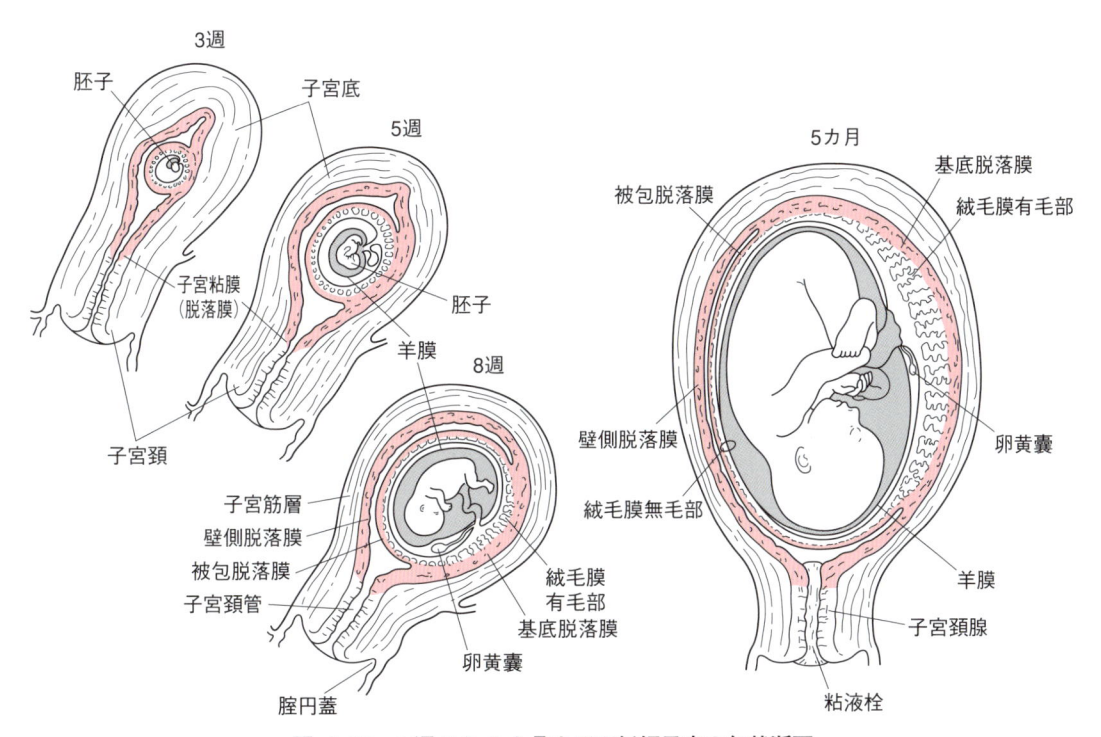

図4・56　3週から5カ月までの妊娠子宮の矢状断面

膜筋膜という上下2枚の筋膜がおおう．この筋膜間を深会陰隙といい，深会陰横筋，尿道括約筋，尿道球腺などが含まれる．尿生殖三角を男性では**尿道**が，女性では**尿道**と**腟**がつらぬいている．肛門三角の正中線上には**肛門**があり，深部には**骨盤隔膜**がある．

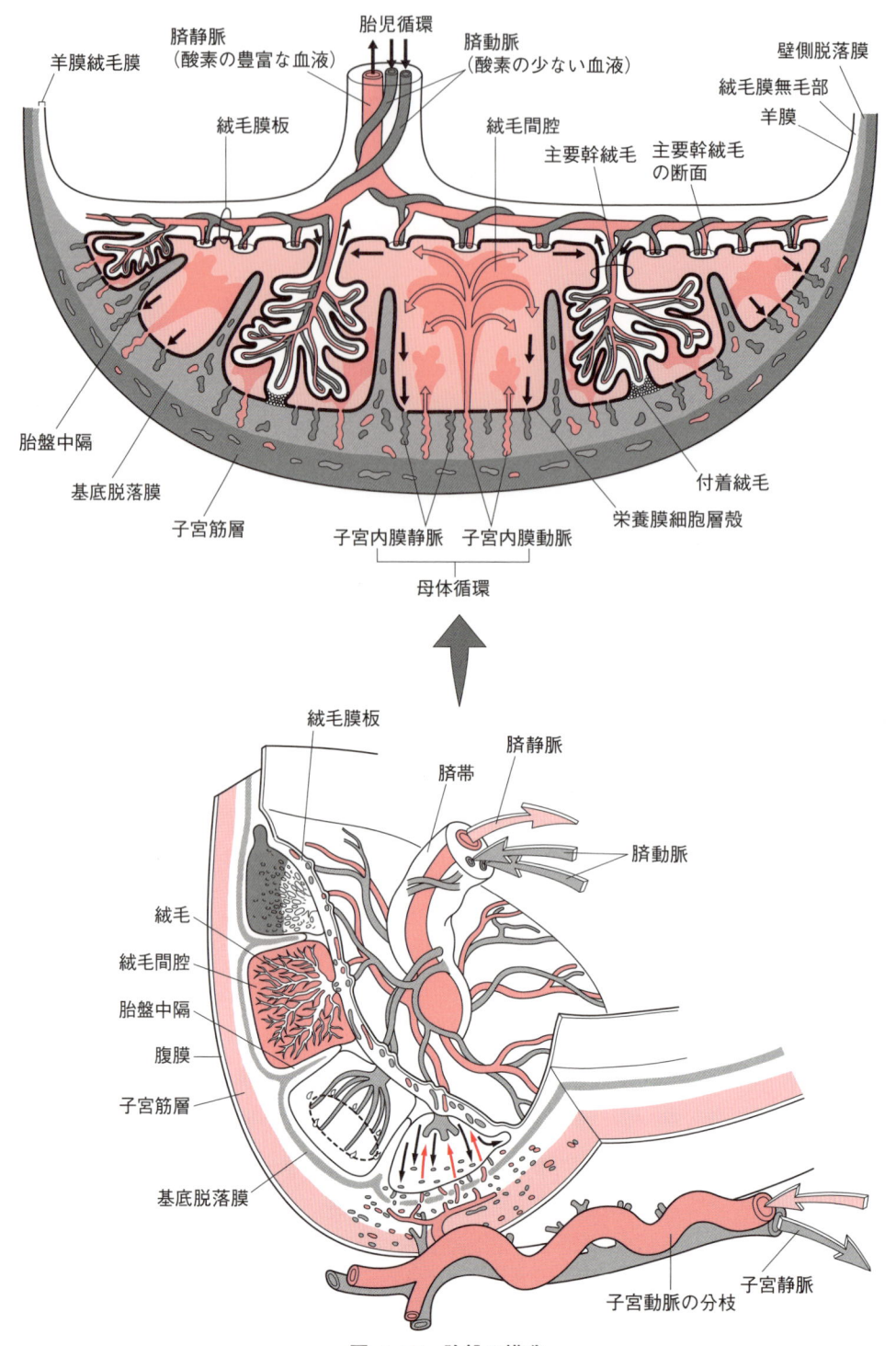

図 4·57 胎盤の構造

g．卵巣と子宮粘膜の周期的変化（図 4・55）

　子宮内膜は妊娠可能な期間を通じて，月経とよばれる周期変化を起こす．出血の最初の日を周期の基準点とし，周期は通常 28 日間周期である．しかし，この期間には個人差があり，またさまざまな因子が影響を与える．この子宮の変化は卵巣の周期的変化と密接な関連がある．すなわち，卵巣から分泌されるホルモン（エストロジェンとプロジェステロン）と，下垂体前葉から分泌されるホルモン（卵胞刺激ホルモンと黄体形成ホルモン）の相互作用によって，子宮内膜に周期的変化が引き起こされる．

① **増殖期**：月経出血後，下垂体から分泌される**卵胞刺激ホルモン**（**FSH**）によって，卵胞の成熟が促進され，卵胞よりの**エストロジェン**の産生が促される．卵胞の成熟に伴うエストロジェンの増加に応じて子宮内膜が増殖し，子宮腺が肥大する．この期の最後に，下垂体からの**黄体形成ホルモン**（**LH**）産生の急激な増加（**LH サージ**）によって，排卵が引き起こされる．

② **分泌期**：排卵後の卵胞は，**黄体形成ホルモン**の影響のもとに黄体とよばれる構造物になり，**プロジェステロン**と多少のエストロジェンを産生する．黄体からのプロジェステロンの影響により，子宮内膜の血管と分泌腺はさらに発達し，分泌腺からの分泌が盛んになる．

③ **月経期**：黄体からのエストロジェンとプロジェステロンの減少により，子宮内膜が脱落し，血液とともに膣から排出される（月経）．

h．胎　　盤

　胎盤は，母体と胎児の間で栄養やガス交換の起こる場所である．これは胎児の**絨毛膜**に由来する部分と母体の**子宮内膜**に由来する部分からなる．

　受精卵は卵割によって将来胚子となる内細胞塊と表層の栄養膜に分かれる．この時期に受精卵は子宮粘膜に付着（着床）し，この後栄養膜は急激に増殖し始め，子宮粘膜への突起（絨毛）が発達してくる（**一次絨毛**）．やがてこの絨毛の内部に疎な間葉組織がのびてきて（**二次絨毛**），これらが血液細胞や毛細血管に変化する（**三次絨毛**）．初期には絨毛は栄養膜の全周にわたっているが，被包脱落膜の絨毛は圧迫されてなくなり（**絨毛膜無毛部**），基底脱落膜の絨毛が発達する（**絨毛膜有毛部**）．一方，この間に子宮内膜はプロジェステロンの増加にともなって肥厚してくる．この妊娠子宮内膜は，分娩後離れ落ちることから**脱落膜**とよばれている（図 4・56）．

　胚子の血液は，絨毛膜内の毛細血管内を巡り，**絨毛間腔**にある母方の血液の酸素や栄養物を取り込み，胚子の血中の炭酸ガスや老廃物は絨毛壁を通じて，母体へと取り込まれている（図 4・57）．胎児の出産後には，胎盤は後産として子宮から排出される．

5　内分泌系

A　内分泌系

1　内分泌器の働き

内分泌器は，腺組織（**内分泌腺**）で特定の作用をもつホルモンという物質を生成し，分泌する器官である．内分泌腺は，外分泌腺と異なり，**ホルモンを毛細血管を介して血液中に分泌する**．ホルモンは血流にのって循環し，離れた器官や細胞に少量で大きな作用を与える．ホルモンが作用する器官を**標的器官**という．標的器官の細胞は，細胞表面にホルモンと特異的に結合する**受容体**（レセプター）という構造をもつ．

内分泌系はホルモンの作用を通して代謝，発育，成長，生殖などの調節を体液的に行う．これは，神経系による身体の内部環境の保持や外部環境に適応する作用と協調して行われる．内分泌器に属する器官のうちで**下垂体，松果体，甲状腺，上皮小体，副腎，膵島**（ランゲルハンス島）は，器官全体がホルモンを生成し分泌する役割を担うが，**精巣と卵巣**は特定の細胞だけが性ホルモンを分泌する（**図 5・1**）．ホルモンについては，その化学的性状から**ペプチド系，アミン系，ステロイド系の各ホルモン**に分けられる．ペプチド系ホルモンは下垂体，上皮小体，膵島から，アミン系ホルモンは松果体，甲状腺，副腎髄質から，ステロイド系ホルモンは副腎皮質と性腺から分泌される．

2　内分泌器

a．下垂体

下垂体は小指頭大の器官で，重さは約 0.7 g である．脳底部で下垂体**漏斗**を介して間脳の**視床下部**につながり，蝶形骨トルコ鞍（**下垂体窩**）に乗る（**図 5・1**）．下垂体は外胚葉起源であるが，由来が異なる**腺性下垂体**と**神経性下垂体**が結合したものである（**図 5・2**）．前方にある腺性下垂体（前葉，中間部，隆起部）は口腔天蓋の上皮に由来し，数種類の前葉ホルモンと中間部ホルモンを分泌する腺組織である．後方の神経性下垂体（後葉）は，第三脳室底の突出によって生じた神経組織である．視床下部の特定の神経細胞によって生成された後葉ホルモンは神経線維中を下降し，下垂体後葉で毛細血管中に放出される．

図 5·1 内分泌系（男性）

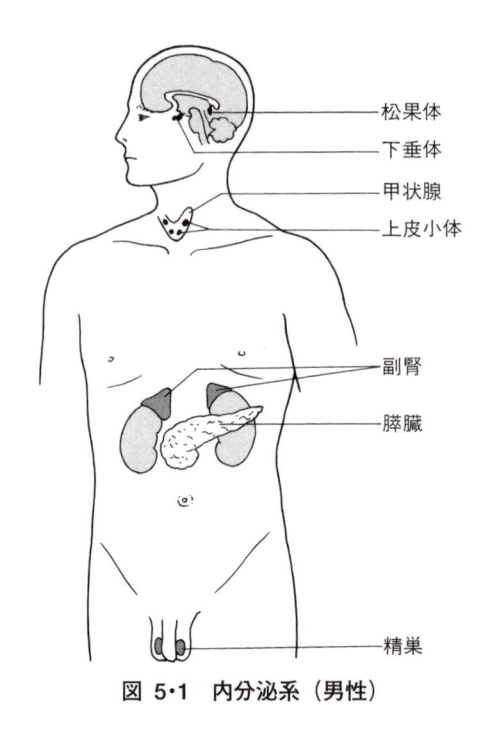

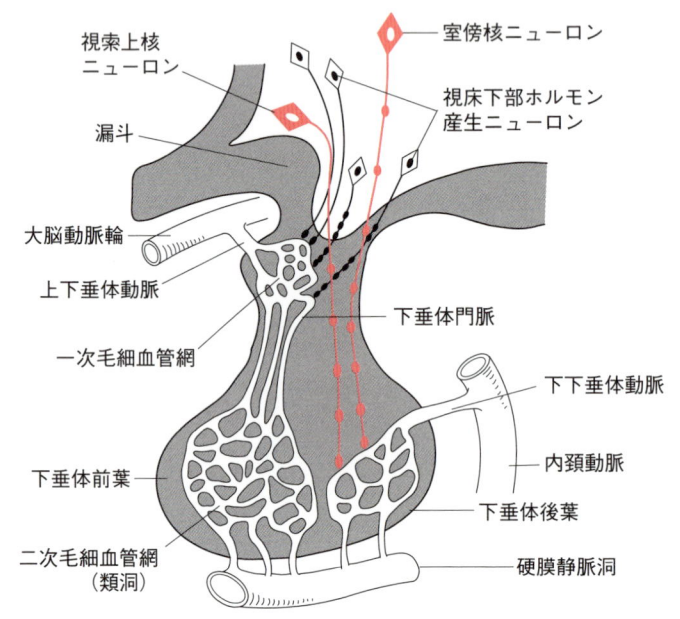

図 5·2 視床下部漏斗系と下垂体門脈系，および視床下部下垂体系（赤で示す）

1）腺性下垂体
①**下垂体前葉**：前葉は腺細胞の集まりで，染色性により**酸好性細胞**（α, ε 細胞），**塩基好性細胞**（β, δ 細胞），**色素嫌性細胞**（γ 細胞など）に分類される．これらは分泌するホルモンの違いや細胞の活動状態の違いを示している．前葉ホルモンには以下のものがある（図 5·3）．

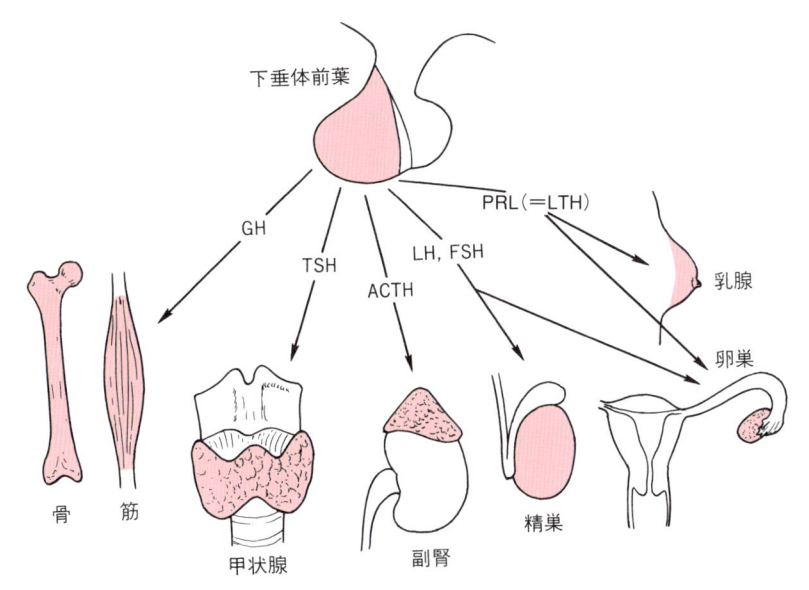

図 5・3 下垂体前葉ホルモンと標的器官
GH：成長ホルモン　　　　　TSH：甲状腺刺激ホルモン
ACTH：副腎皮質刺激ホルモン　LH：黄体形成ホルモン
FSH：卵胞刺激ホルモン　　　PRL：プロラクチン
LTH：乳腺刺激ホルモン

ⓐ **成長ホルモン（GH）**：酸好性細胞（α 細胞）が分泌し，身体の成長を促進する．骨端軟骨に作用し，骨の成長を促すので，成長期の過剰分泌は**巨人症**，不足は**低身長症**を引き起こす．また，骨端軟骨閉鎖後の過剰分泌は**末端肥大症**を引き起こす．

ⓑ **プロラクチン（PRL）**：酸好性細胞（ε 細胞）が分泌し，乳腺の発達と乳汁の分泌を促進する．また黄体に作用し退縮を防止する．**乳腺刺激ホルモン（LTH）**ともよばれる．

ⓒ **甲状腺刺激ホルモン（TSH）**：塩基好性細胞（β 細胞）が分泌し，甲状腺の分泌機能を促進する．このホルモンが過剰に分泌されると眼球の突出を伴う甲状腺機能亢進症，いわゆる**バセドウ病**になる．

ⓓ **副腎皮質刺激ホルモン（ACTH）**：塩基好性の分泌顆粒をわずかに含む細胞で，しばしば色素嫌性細胞に分類される細胞から分泌される．副腎皮質の分泌機能を促進する．

ⓔ **卵胞刺激ホルモン（FSH）**：塩基好性細胞（δ 細胞）が分泌し，女性では卵胞の成熟を促進し，男性では精子の成熟と精細管の発育を促進する．

ⓕ **黄体形成ホルモン（LH）**：女性では排卵および黄体形成を促進する．男性では精巣の間細胞による男性ホルモンの生成を促進する．

② **中間部および隆起部**：前葉と後葉の間の狭い部分である．発生学的に腺性下垂体の原基であるラトケ囊の遺残がコロイド濾胞として残っている．色素嫌性細胞と塩基好性細胞がみられる．ある種の動物ではメラニン細胞刺激ホルモン（**MSH**）を分泌しているといわれるが，ヒトにおける機能は不明である．

③ **視床下部漏斗系および下垂体門脈系**：前葉は下位の多くの内分泌腺に対して刺激ホルモンを

分泌する上位の内分泌腺である．これら前葉ホルモンの分泌は間脳の視床下部の影響下にある．視床下部が前葉を介して末梢の内分泌腺の分泌を調節する機構として，視床下部漏斗系および下垂体門脈系がある（図 5・2）．**視床下部隆起核**などの神経細胞は，前葉ホルモン放出ホルモンおよび抑制ホルモンを生成する．これらのホルモンは軸索内を下降して，**漏斗の毛細血管網（第一次毛細血管網）**に分泌される．この**神経分泌路を視床下部漏斗系**という（図 5・2）第一次毛細血管網は，大脳動脈輪から分枝した上下垂体動脈に由来するが，集まって静脈となり下降して前葉で**第二次毛細血管網**をつくる．両毛細血管網間の静脈路を**下垂体門脈**という．**下垂体門脈系**とは，第一次毛細血管網に分泌されたホルモンが**下垂体門脈**を介して第二次毛細血管網に入り前葉細胞に達する一連の血管系をいう．視床下部の前葉ホルモン放出ホルモンおよび抑制ホルモンには次のものがある．

　　ⓐ甲状腺刺激ホルモン放出ホルモン（TRH）
　　ⓑ黄体形成ホルモン放出ホルモン（LHRH）
　　ⓒ副腎皮質刺激ホルモン放出ホルモン（CRH）
　　ⓓ成長ホルモン放出ホルモン（GRH）
　　ⓔプロラクチン抑制ホルモン（PIH）
　　ⓕ成長ホルモン抑制ホルモン：ソマトスタチン（SS）

2）神経性下垂体

後葉は神経膠細胞（グリア細胞）以外は血管と神経細胞の軸索からなる．この軸索は視床下部の大細胞性の神経核（**視索上核**，**室傍核**）に由来する．ホルモンは視床下部でつくられ，軸索内を後葉まで下降し，後葉の軸索の末端から血管に分泌される．この神経路を**視床下部下垂体系**とよぶ．この経路は，もっとも古くから解明されている神経内分泌系である．後葉ホルモンには次のものがある．

　①**オキシトシン**：このホルモンは平滑筋の感受性を高め，子宮の陣痛および射乳を誘発する（図 5・2）．
　②**バゾプレッシン（VP，抗利尿ホルモン：ADH）**：抗利尿作用．バゾプレッシンの分泌低下は下垂体性尿崩症を引き起こす．おもに多尿，多飲，口渇が現れる（図 5・2）．

b．松　果　体

松果体は間脳の**視床上部**にある小器官で，長さ 8〜10 mm の卵形をしており，重さは約 160 mg である．表面は軟膜でおおわれ，その一部は実質に入り込む．松果体実質は**松果体細胞**と神経膠細胞からなる．松果体細胞は思春期ころから退行変性が始まり，その過程で空洞化や石灰沈着である脳砂を生じる．脳砂は主成分が炭酸カルシウムやリン酸カルシウムである．そのため頭蓋の X 線写真において松果体の位置は正中線を判定するための指標として用いられる．**松果体ホルモンはメラトニン**である．松果体細胞は前駆物質のセロトニンからメラトニンを生成する．松果体のメラトニン量には**概日リズム**（日周性）がみられ，メラトニンによる視床下部漏斗系-下垂体門脈系経由の性機能の抑制作用などが知られている．このことは，光刺激がメラトニン合成に影響し，メラトニンが下垂体前葉へ間接的に影響することを示す．松果体は光情報で内分泌系を調節する**生体時計**のひとつと考えられている．

図 5・4　甲状腺（前面）

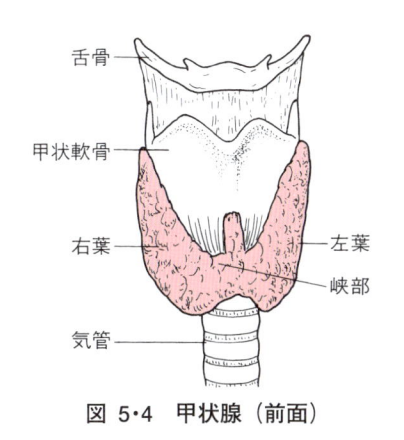

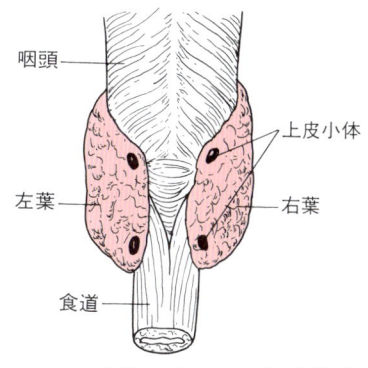

図 5・5　甲状腺と上皮小体（後面）

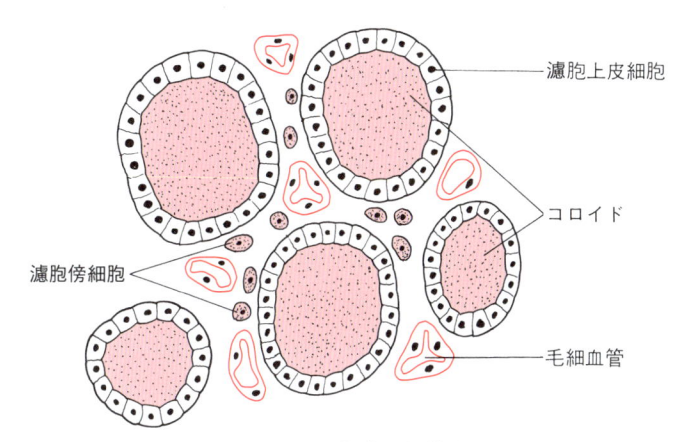

図 5・6　甲状腺の組織像

c. 甲　状　腺

　甲状腺は重さが 18～20 g で，二つの卵形の左・右葉とそれをつなぐ峡部からなる（図 5・4, 5）．左・右葉は甲状軟骨中央部からと気管上部の両側に位置し，峡部は第 2～4 気管軟骨の高さにある．甲状腺は緻密な線維被膜に包まれ，実質は**甲状腺ホルモン**をつくる胞状または管状の**濾胞**（小胞）で構成される（図 5・6）．濾胞は単層立方上皮の腺細胞が**濾胞腔**を囲み，なかに腺細胞が分泌をしたコロイド様の液体を含む．濾胞の周囲の濾胞間結合組織には，甲状腺におけるもう一つの内分泌細胞の**濾胞傍細胞**が存在し，毛細血管，リンパ管が多数みられる（図 5・6）．

　甲状腺ホルモンの**サイロキシン**および**トリヨードサイロニン**は，グロブリン蛋白と結合して**サイログロブリン**として濾胞腔内に保存される．腺細胞は必要に応じてサイログロブリンを濾胞腔から再吸収して分解し，ホルモン部分が分離し毛細血管中に分泌される．グロブリン蛋白は腺細胞内に保存され，次にサイログロブリンを生成するときに再利用される．甲状腺ホルモンの生成，分泌は下垂体前葉の甲状腺刺激ホルモン（**TSH**）の影響下で生じる．腺細胞は甲状腺機能亢進時に立方形をしているが，低下時には扁平となる．甲状腺ホルモンは，基礎代謝を亢進させ，発育を促進する作用をもつ．甲状腺の活動は寒冷と暗黒によってさかんになり，温暖と明光で低下する．思春期や妊娠時に腺は肥大し，老人では萎縮し，飢餓によって変性する．

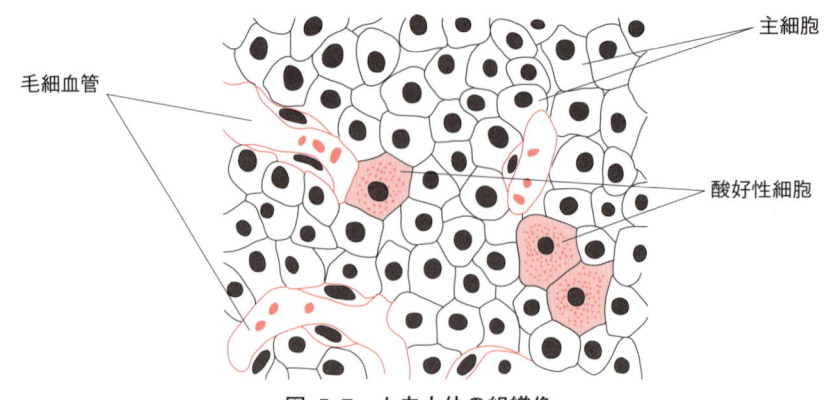

図 5・7 上皮小体の組織像

甲状腺の機能亢進は，神経過敏，心悸亢進，多汗，疲労感などの症状を呈する．**バセドウ病**は機能亢進症のひとつで，眼球の突出を特徴とする．また機能低下は**粘液水腫**を起こし，発育時の機能低下は身体発育の阻害と知能の低下に至る障害を生じる．

濾胞傍細胞は**カルシトニン**を分泌する．カルシトニンは骨と腎臓に作用して，血中のカルシウム値を低下させる．この作用は上皮小体ホルモンの作用と拮抗する．

①**甲状腺の血管系**：甲状腺には**上甲状腺動脈**と**下甲状腺動脈**が分布する．前者は外頚動脈から，後者は鎖骨下動脈から枝分かれする．両者とも実質の濾胞間結合組織で毛細血管網となり，甲状腺ホルモンはここに分泌される．これらの毛細血管は集まって，上・下甲状腺静脈となって内頚静脈および腕頭静脈にそそぐ．

d. 上皮小体

上皮小体は**副甲状腺**ともよばれ，甲状腺両葉の後面に位置する（図 5・5）．褐色米粒大の小内分泌腺（1 個の重さは約 30 mg ぐらい）で，通常上下左右 2 対あるが，数と位置については個体差がある．組織学的に**主細胞**と**酸好性細胞**の 2 種類の細胞を含む（図 5・7）．主細胞は色素嫌性細胞ともよばれ，ホルモンの生成，分泌を行う．酸好性細胞は年齢とともに増加するが，その機能については不明である．

上皮小体ホルモンは**パラトルモン**という蛋白性のホルモンで，血中のカルシウム濃度を高める作用がある．その作用はおもに，骨からのカルシウムの動員，腎臓ではリン酸の排泄促進，カルシウムの腸管からの吸収促進による．これは前述のようにカルシトニンの作用に拮抗する．上皮小体の機能亢進は骨をもろくし，機能低下は血中カルシウム減少による痙攣（**テタニー**）を起こす．

e. 副 腎

副腎は左右 1 対の器官で，それぞれ腎臓の上端に接していることから**腎上体**ともよばれる．単独で脂肪の多い結合組織被膜に包まれ，さらに腎臓とともに脂肪被膜のなかにある．形はほぼ三角形で，重さはそれぞれ約 5 g ある（図 5・8）．副腎は表層の**皮質**と中心部の**髄質**からなり，両者は発生の起源と機能において異なる．皮質が中胚葉性でステロイドホルモンを分泌するのに対し，髄質は外胚葉性でカテコールアミンを分泌する．

図 5・8 副腎（断面像）

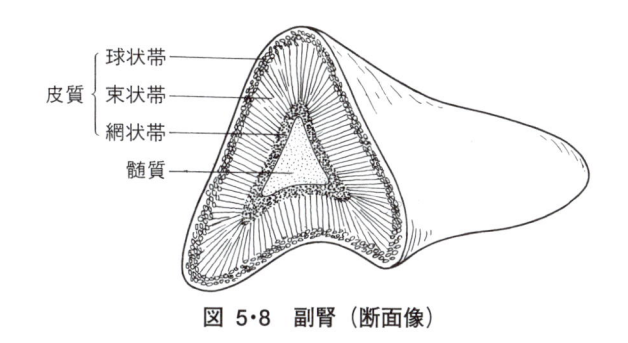

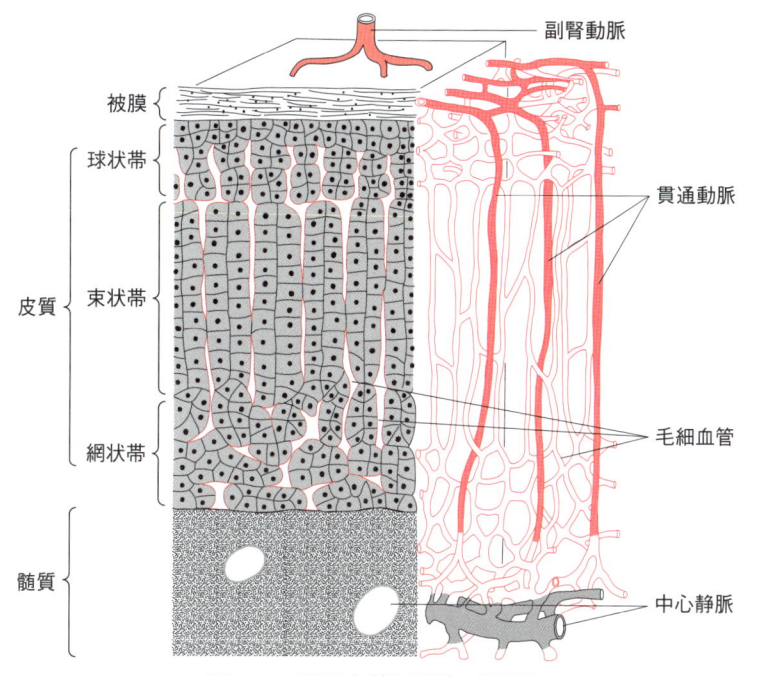

図 5・9 副腎皮質と髄質の組織像

①**副腎皮質**：皮質は細胞の配列の形が異なる3層に分かれ，表層から**球状帯**，**束状帯**，**網状帯**がある（図 5・8, 9）．球状帯は皮質細胞が球状の細胞塊を形成した層であり，束状帯は2〜3列の細胞索が副腎表面に対し直角に配列している層である．網状帯は網状に配列する細胞索からなる．皮質のホルモンは**電解質コルチコイド**（アルドステロン，デオキシコルチコステロン），**糖質コルチコイド**（コルチゾン，コルチコステロン），**性ホルモン**（アンドロジェン）である．電解質コルチコイドはおもに球状帯から分泌され，血中のナトリウムとカリウムの平衡維持に作用する．アルドステロンの分泌過剰は高血圧症状を引き起こす．糖質コルチコイドは束状帯から分泌され，蛋白から糖の形成を促進することで血糖を上昇させる．この分泌過剰は**副腎性糖尿病**を誘発する．また糖質コルチコイドは蛋白質合成を抑制し抗体産生や肉芽の形成を抑えるという**抗炎症作用**がある．網状帯から分泌される性ホルモンは，男性ホルモンのほかに少量の黄体ホルモンと卵胞ホルモンを含む．このホルモンの分泌過剰は，

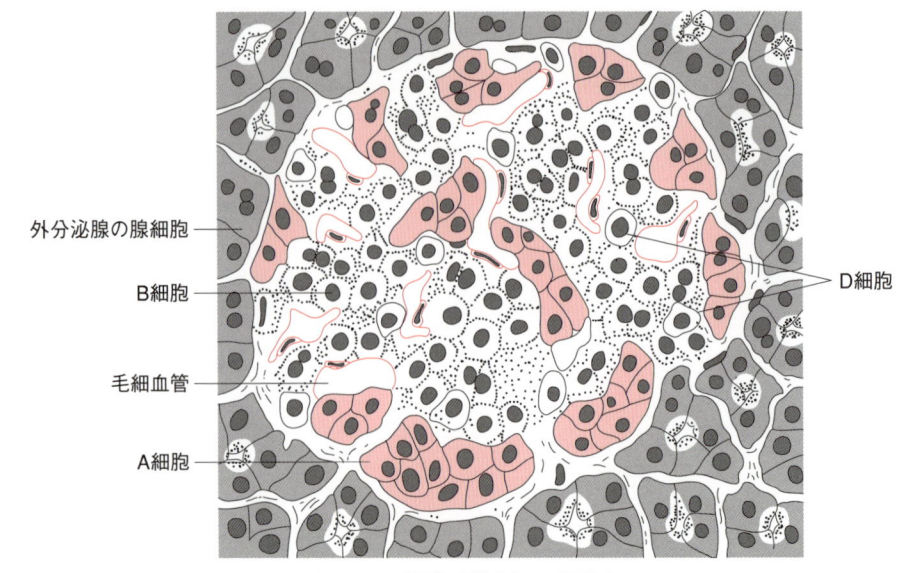

図 5・10 膵臓（膵島）の組織像

女性では男性化を生じ，ひげや体毛の増加，声の低音化が起こる．副腎皮質ホルモンの分泌は，下垂体前葉の副腎皮質刺激ホルモン（**ACTH**）によって促進する．

② **副腎髄質**：髄質は交感神経節と同等の組織で，多量の交感神経節前線維が侵入する．髄質の細胞はクロム塩（重クロム酸カリウムなど）で染色される**髄質細胞**と**交感神経節細胞**がある．髄質細胞には2種類ある．カテコールアミンと総称されるアドレナリンとノルアドレナリンをそれぞれ合成し分泌する**アドレナリン細胞（A 細胞）**と**ノルアドレナリン細胞（N 細胞）**である．これらのホルモンは血圧と血糖の上昇，心臓の拍動の促進，毛細血管の収縮，立毛筋の収縮などの作用をもつ．またこれらの作用は交感神経緊張状態と同じである．

③ **副腎の血管系**：副腎には，下横隔動脈の枝の上副腎動脈，腹大動脈の直接枝の中副腎動脈，腎動脈の枝の下副腎動脈が入る．これらは互いに吻合し被膜から実質に入り，毛細血管を経て髄質の中心静脈にそそぐ（**図 5・9**）．副腎を出た副腎静脈は腎静脈を介してか，あるいは直接下大静脈にそそぐ．

f. 膵　　臓

膵島（ランゲルハンス島）は，膵臓の外分泌部のなかに島状に散在する内分泌腺組織である．膵島は直径 0.1～0.2 mm の楕円体か球形で膵尾側に多く，100 万個ほどある（**図 5・10**）．しかし，膵島の容積は膵臓の全容積の約 1～3％程度である．腺細胞は **A（α）細胞**，**B（β）細胞**，**D（δ）細胞**の3種類に区別される．A 細胞は約 20％，B 細胞は約 70％，D 細胞は約 10％の割合で存在する．また発達した毛細血管が腺細胞に近接している．腺細胞のうち A 細胞の分泌顆粒は血糖を上昇させる**グルカゴン**を含み，B 細胞の顆粒は血糖を下げる**インスリン**を含む．D 細胞の分泌顆粒は**ソマトスタチン**を含む．これは視床下部の成長ホルモン抑制因子と同一であるが，膵島のソマトスタチンは消化系ホルモンとして，インスリン，グルカゴン，セクレチンなどの分泌を抑制すると考えられている．

糖尿病は，B細胞のインスリンの分泌に不全がある場合に起こる．血中のブドウ糖の細胞内への取り込みが抑制され，血糖が上昇し，体力が低下する．グルカゴンの分泌については欠乏しても臨床上はあまり変化はみられない．このことから血糖上昇にグルカゴンが主力ではないと考えられている．

　①膵島の血管：膵臓には腹腔動脈から分かれた脾動脈や胃十二指腸動脈の膵枝，上腸間膜動脈からの膵枝が入る．膵島の動脈は，小葉内動脈が膵島で毛細血管となり，輸出血管を経て外分泌腺部の毛細血管網に合流してから静脈となる．膵臓の静脈は脾静脈に入り，**門脈**に合流する．

g．精　　巣

　精巣の位置および形状については生殖器の項（p.192〜197）で示す．精巣には，精細管内で精子形成に関係する**精細胞**，**支持細胞（セルトリ細胞）**があり，それに加えて精細管外の結合組織にみられる**間細胞（ライディッヒ細胞）**がある．間細胞は**精巣ホルモン**である**男性ホルモン**（テストステロンなど）を分泌する．男性ホルモンとして作用するホルモンは数種類あるが，一括してアンドロジェンといわれる．これらは男性生殖器の発育促進，蛋白質合成促進，性欲亢進などの作用を示す．間細胞の形態的発達と男性ホルモンの分泌刺激は下垂体前葉の黄体形成ホルモン（**LH**）の作用による．

h．卵　　巣

　卵巣の位置および形状は生殖器の項（p.197〜205）で示す．皮質には，種々の発育段階にある卵胞や黄体，その退化過程にあるものがみられる．未成熟な卵母細胞が1層の卵胞上皮に囲まれているものが**一次卵胞**である．卵胞の成熟により卵胞上皮が分裂，増加し**二次卵胞**となる．二次卵胞を囲む結合組織が集まり**卵胞膜**をつくる．卵胞膜は血管に富んだ内卵胞膜と外卵胞膜になる．卵胞の成熟に伴い顆粒層（卵胞上皮）は増加し，内部の空隙に顆粒層細胞や卵胞膜が分泌した卵胞液を入れる．顆粒層は卵胞腔を囲み，卵丘の卵母細胞の表面をおおう．胞状形態に発育したものを**胞状卵胞（グラーフ卵胞）**という．卵子の排卵後，顆粒層細胞（卵胞上皮細胞）と内卵胞膜の細胞は肥大し，黄色の**ルテイン**という脂質顆粒を含む．これらの細胞塊を**黄体**という．卵子が受精および子宮に着床しない場合，黄体は退化し**白体**となる．二次卵胞にみられる内卵胞膜の細胞は**エストロジェン（卵胞ホルモン）**というステロイドホルモンを合成して分泌すると考えられている．エストロジェンは乳房の隆起，腋毛や陰毛の発生，皮下脂肪の沈着，男性とは異なる喉頭の発育など二次性徴に属する変化を引き起こす．黄体から分泌される**黄体ホルモン**は**プロジェステロン**というステロイドホルモンである．その作用は子宮粘膜に働き，受精卵の受け入れ態勢を促す．子宮壁に受精卵が着床すると黄体は増大する．黄体ホルモンは継続して分泌され，子宮壁は剥離することなく維持され，妊娠は継続する．着床が起こらなければ黄体は退化し，黄体ホルモンの分泌は停止する．卵胞の成熟は下垂体前葉の卵胞刺激ホルモン（FSH）の作用によって促進し，排卵および黄体形成は黄体形成ホルモン（LH）の作用によって促進する．

6 神経系

A 神経系の基礎

人体は多数の組織や器官が集まって構成されている．それらが協調して秩序ある生命活動を営むためには，身体の諸組織・器官を連絡・調整する機構が必要となる．これを行うのが神経系と内分泌系である．神経系では，長い神経線維が各組織・器官間を連絡し，情報を伝えることにより調整を行う．これに対して，内分泌系は体液の流れを介してこれを行っている．

1 神経系の区分と特徴

神経系は，高次機能を担う**中枢神経系**と，中枢神経と身体各部を結びつける末梢神経系に分けることができる（**表 6・1**）．**中枢神経系**は脳と脊髄からなる．末梢神経系は，**脳脊髄神経系**（体性神経系）と**自律神経系**（内臓神経系）に分けられる．脳脊髄神経系は，皮膚や感覚器から身体外部の情報を受け取り，骨格筋を動かす．自律神経系は，身体内部の情報を受け取り，循環，呼吸，消化などの自律機能を調整する（**図 6・1**）．

末梢神経は，末梢の感覚受容器からの情報を中枢神経系に伝える**求心性神経**と，中枢神経系の指令を末梢の器官に伝える**遠心性神経**からなる．体性神経系の求心性神経は，末梢の感覚受容器からの情報を伝え，**感覚神経**（知覚神経）とよばれる．体性神経系の遠心性神経は，骨格筋を支配し**運動神経**とよばれる．他方，内臓の情報を中枢神経系に伝える神経は，**内臓求心性神経**とよ

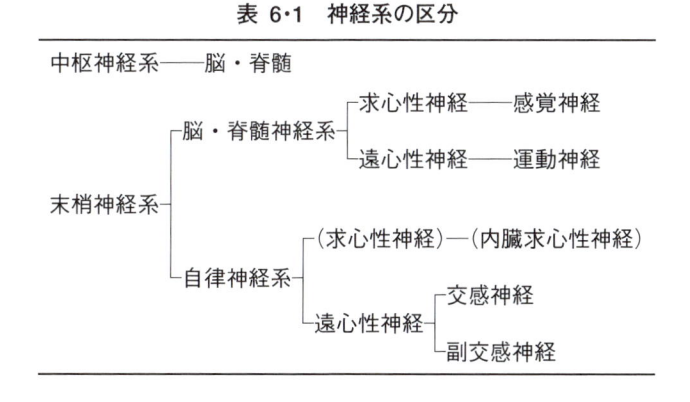

表 6・1 神経系の区分

```
中枢神経系──脳・脊髄
                    ┌─求心性神経──感覚神経
         ┌─脳・脊髄神経系─┤
         │          └─遠心性神経──運動神経
末梢神経系─┤
         │          ┌─(求心性神経)─(内臓求心性神経)
         └─自律神経系─┤          ┌─交感神経
                    └─遠心性神経─┤
                              └─副交感神経
```

図 6・1 神経系

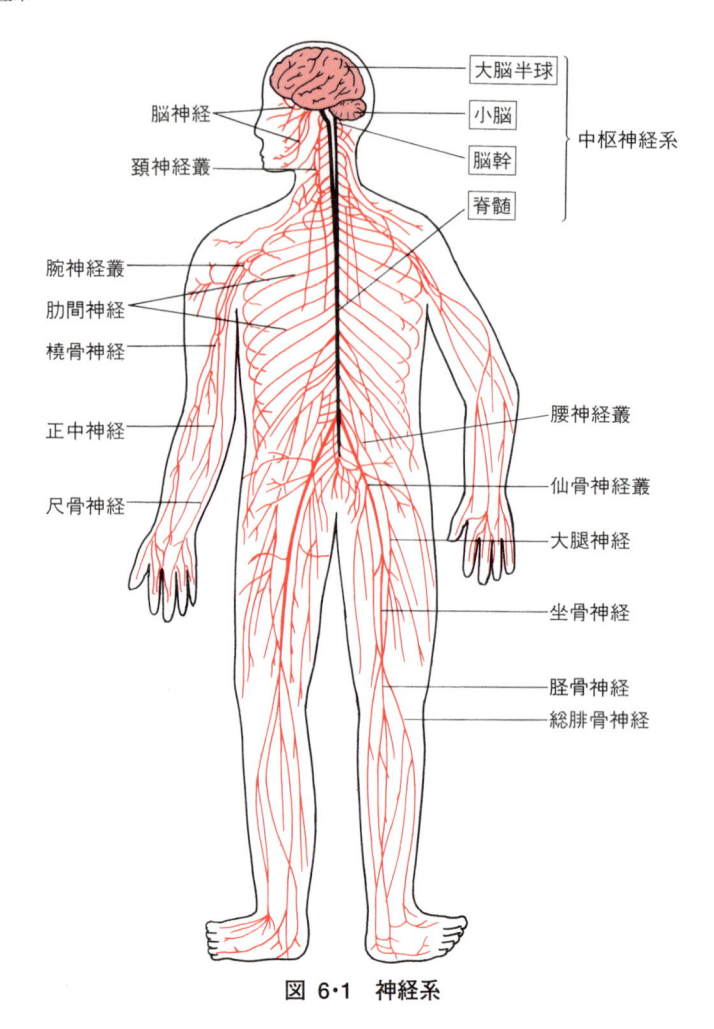

ばれる．さらに，**自律神経系**は，中枢神経系の指令を末梢の平滑筋，心筋，腺に伝える遠心性神経のみから成り立っている[1]．自律神経系は，**交感神経系**と**副交感神経系**に分けられる．

2 神 経 組 織

神経系は神経細胞（ニューロン）とその支持細胞から構成される（**図 6・2**）．

a．神経細胞（ニューロン）

神経細胞（ニューロン）は，長い突起（樹状突起と軸索）をもつ．**細胞体**には，青い色素で染まる**ニッスル小体**があり，突起の維持に必要な蛋白を合成する．また，細胞体の表面には，他の神経細胞の神経終末がシナプス接合している．したがって，神経興奮の流れの点では，**細胞体は興奮を受容する**．

樹状突起は細胞体から複数本出て，複雑に枝分かれする．樹状突起の表面には，他の神経細胞

---

[1] 自律神経系は遠心性神経のみからなり，内臓求心性神経を含めないという古くからの定義にしたがって記載する．しかし，近年になり内臓求心性神経の存在と役割が明確になり，これを自律神経系に入れる考えもある．

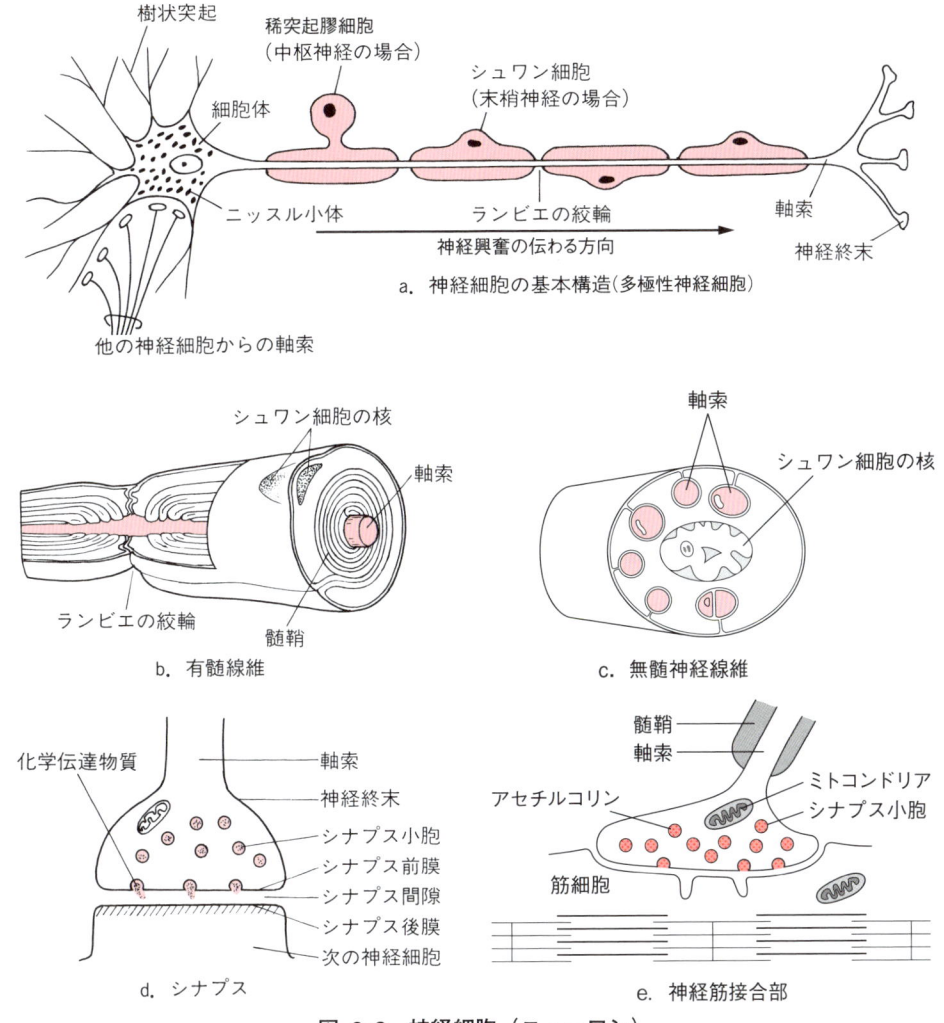

図 6・2 神経細胞（ニューロン）

a. 神経細胞の基本構造（多極性神経細胞）
b. 有髄線維
c. 無髄神経線維
d. シナプス
e. 神経筋接合部

の神経終末がシナプス接合している．このため**樹状突起は細胞体と同様に，興奮を受容する．**

　軸索は細胞体から1本出る長い突起である．長さは1mにも達するものがある．**軸索は興奮を他の神経細胞に伝える．**軸索の末端部は神経終末とよばれ，他の神経細胞と接合する．この接合部位を**シナプス**とよぶ．電気的興奮が神経終末に達すると，神経終末のシナプス小胞中に含まれる化学伝達物質が放出され，それが次の神経細胞に受容されることにより，次の細胞の興奮が起こる（**図 6・2d**）．

　また，運動神経の末端が筋肉細胞に接続する部位を**神経筋接合部**という．この部位では軸索の末端部にアセチルコリンという化学伝達物質を含むシナプス小胞がある．電気的興奮が神経終末に達すると，そこからアセチルコリンが放出され筋細胞に受容されて筋の収縮が起こる（**図 6・2e**）．

b．神経細胞の種類

　神経細胞はその形により数種類に分類されるが，次の2種類は重要である．

①**多極性神経細胞**：複数の樹状突起と1本の軸索を持つ細胞で，中枢神経系を構成するほとんどの細胞がこれに属する（**図 6・2a**）．

②**偽単極性神経細胞**：細胞体から1本の突起が出て、やがて2本に分かれる．1本は末梢に向かって末梢からの神経興奮を導き（樹状突起の役割をはたす），他の1本は中枢神経に向かい神経興奮を中枢に伝える（軸索の役割をはたす）．末梢神経の**感覚神経節**（脳神経節と**脊髄神経節**）を構成するほとんどの細胞がこれに属する．

c．支持細胞

支持細胞は神経細胞を取り囲む．中枢神経系の支持細胞は**グリア細胞**（神経膠細胞）とよばれ，末梢神経系の支持細胞は**シュワン細胞**と外套細胞である．

中枢神経系の**稀突起膠細胞**（グリア細胞の一種）と末梢神経系の**シュワン細胞**は，軸索を囲む鞘を形成する．この鞘は**髄鞘**（ミエリン鞘）とよばれ，これらの細胞の細胞膜が軸索の周囲を何重にも巻き込んだものである．髄鞘と髄鞘の間を**ランビエの絞輪**とよぶ．髄鞘で囲まれた軸索を**有髄線維**とよび，興奮が"とびとび"に伝わる（跳躍伝導）ために伝導速度が速い．これに対して，髄鞘をもたない軸索を**無髄線維**とよび，伝導速度が遅い．自律神経節後線維がこれに属する．一般に，軸索とその鞘を含めて**神経線維**とよぶ．

中枢神経系のグリア細胞は，髄鞘を形成するほかに，神経細胞の間や神経細胞と血管や脳表面の間を埋めている．末梢神経には，シュワン細胞のほかに外套細胞がある．この細胞は末梢の神経節において，神経細胞の細胞体を囲んでいる細胞である．

3 灰白質，白質と神経節，根

中枢神経系において，主として神経細胞の細胞体が集合した場所を**灰白質**とよび，有髄神経線維が集まったところを**白質**とよぶ．これは，脳・脊髄の断面で灰白色や白色にみえることから名づけられた．また，中枢神経系内にある同じ機能をもつ神経細胞体の集団を**核**とよぶ．たとえば，顔面神経核，舌下神経核である．さらに，大脳皮質や小脳皮質などのように，神経細胞体の集団が脳の表層に存在するものを**皮質**とよぶ．

末梢神経系における神経細胞体の集団を**神経節**とよぶ．たとえば脊髄神経節，交感神経節である．末梢神経系は，神経節以外の部位は神経線維の集団からなりたっている．脳・脊髄神経が中枢神経に出入りする部位を**根**とよぶ．たとえば，脊髄神経の前根・後根や副神経の延髄根・脊髄根である．

4 中枢神経系の区分

中枢神経系は，胎生初期に体の背側正中部の外胚葉がくぼんでできた管状の神経管が成長したものであり，脳と脊髄からなる．脳は頭蓋腔の中で複雑にふくれており，脊髄は管状のままで脊柱管中にある．完成した脳は，**終脳**（**大脳半球**），**間脳**，**中脳**，**橋**，**延髄**，および**小脳**に分けられる．終脳は，半球状に発達した左右の大脳半球からなり，頭蓋腔の前上方にある．これに続く間脳，中脳，橋，延髄は，全体として円柱形であり，**脳幹**と総称される．延髄は大後頭孔を通して脊髄に続く．小脳は，橋の背側に発達するにぎりこぶし大の構造である．なお，脳幹という言葉は解剖学用語に含まれておらず，その定義は著者により異なる．大脳核から延髄までを脳幹とする場合や，中脳から延髄までを脳幹とする場合がある（図6・3, 4）．

A 神経系の基礎　221

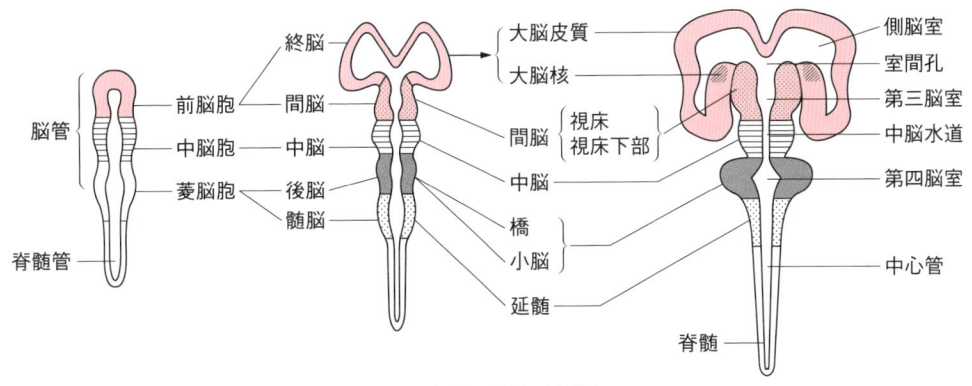

a. 神経管の発達（背側）

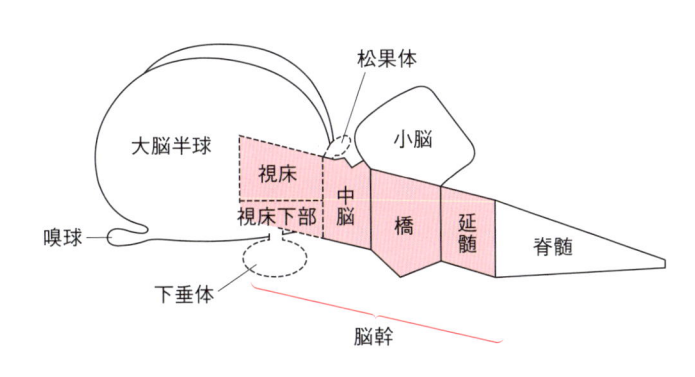

b. 中枢神経系の模式図（側面）

図 6・3　神経管の発達

5　脳室系

　脳と脊髄の内部には脳室系がある．左右の大脳半球の内部には**側脳室**があり，1対の**室間孔**により，間脳の間にある**第三脳室**へと続き，さらに中脳をつらぬく**中脳水道**に至る．ついで，橋と延髄および小脳の間にある**第四脳室**，脊髄の中心部にある**中心管**につらなる．第四脳室には，**第四脳室正中口**と**外側口**とよばれる孔があり，脳脊髄の表面をおおう**クモ膜下腔**に通じている．また側脳室，第三脳室，第四脳室にある**脈絡叢**は脳脊髄液を分泌する．脳脊髄液は脳室系を満たす（図 6・5）．

6　髄膜と脳脊髄液

　脳と脊髄は，頭蓋腔と脊柱管のなかで 3 層の結合組織性の膜でおおわれている．この膜の総称を**髄膜**とよび，外から硬膜，クモ膜，軟膜の順に分けられる（図 6・5）．

a. 硬　　膜

　硬膜は内外 2 葉からなる厚い膜である．脳硬膜の内・外葉は，大部分のところで密着している．外葉は頭蓋骨の骨膜にあたる．内葉は，左右の大脳半球を分ける大脳縦裂のなかに**大脳鎌**，大脳と小脳の間に**小脳テント**として伸び出ている．小脳テントの開口部はテント切痕とよばれ，脳幹を通す．内外 2 葉が合わさらない部位や 2 枚の内葉の間には，特殊な静脈である**硬膜静脈洞**が発

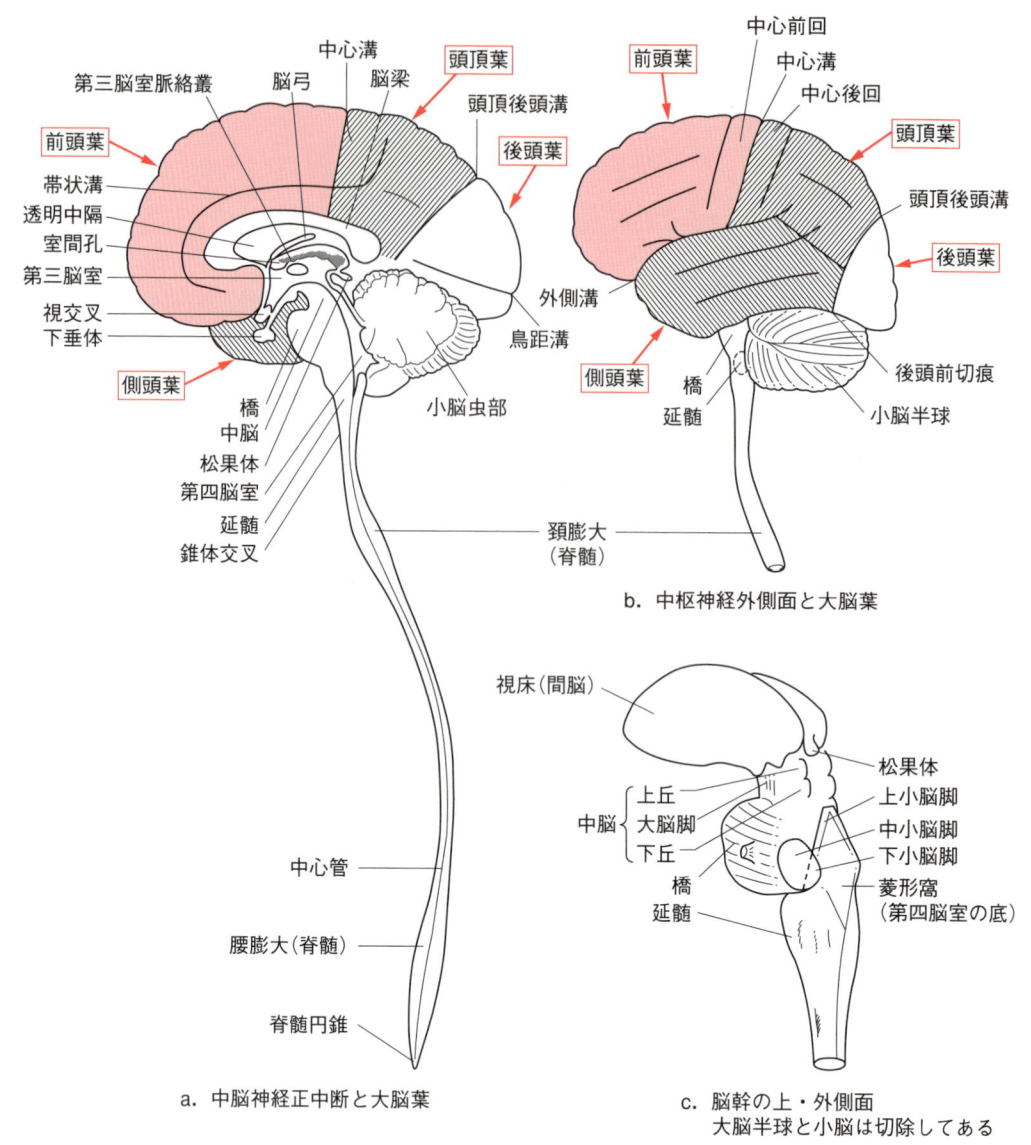

図 6・4 中枢神経（大脳半球，脳幹，小脳，脊髄）の構造

達する．硬膜静脈洞は大脳鎌の付着縁と遊離縁，小脳テントの付着縁，大脳鎌，小脳テントの合流部などにみられる．脳の静脈血は，硬膜静脈洞を介して**内頸静脈**に流入する．

脊髄硬膜は内外2葉が完全に離れており，その間に椎骨静脈叢を入れる．

b．クモ膜

クモ膜は硬膜の下にある薄い膜であり，無数の細い柱状線維により軟膜に付着する．クモ膜と軟膜の間を**クモ膜下腔**とよび，脳脊髄液を入れる．頭頂部などでは，クモ膜のイボ状の突起（クモ膜顆粒）が硬膜静脈洞に入り込んでいる．脳脊髄液は脳室の脈絡叢で産生され，第四脳室の正中口と外側口からクモ膜下腔に流入し，**クモ膜顆粒**を介して硬膜静脈洞に吸収される．なお，成人の脊髄は第1腰椎下縁の高さで終わるため，このレベル以下のクモ膜下腔は脊髄神経の馬尾を入れるのみである．これを利用して腰椎穿刺を行う（**図 6・14** 参照）．

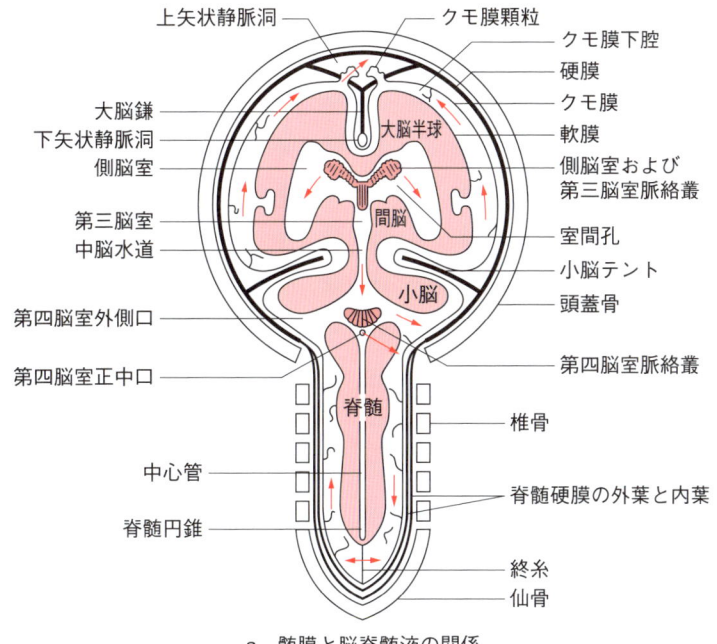

a. 髄膜と脳脊髄液の関係

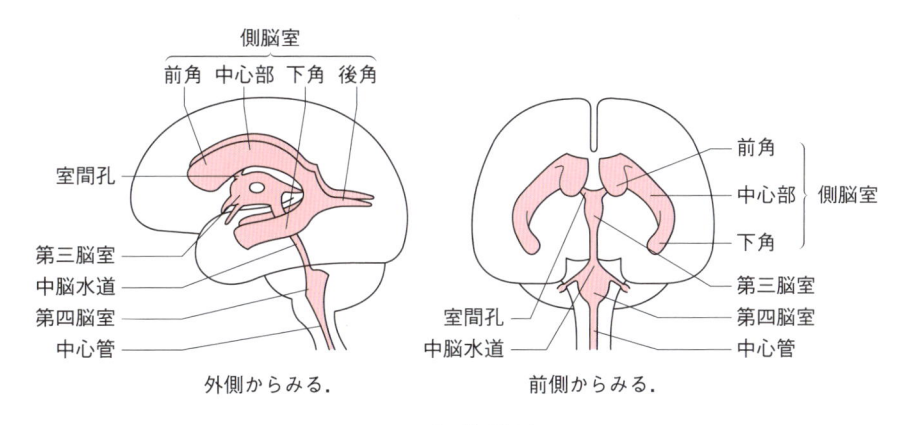

b. 脳室（投影図）

図 6・5　髄膜と脳室系

c. 軟　　膜

軟膜は脳・脊髄の表面に密着しており，脳の溝のなかにも入り込んでいる（図6・5）．

B　脳

脳は終脳（大脳半球），間脳，中脳，橋，延髄，小脳からなる．日本人の成人の脳重量は，男性が1,350～1,400 g，女性で1,200～1,250 gである．

1 各部の形態と機能

a．終脳（大脳半球）

ヒトの終脳はよく発達し，脳重量の約80％を占め，頭蓋腔中の小脳テントより上方に存在する．終脳は，**大脳縦裂**とよばれる深い溝により左右の**大脳半球**に分かれる．大脳半球の表面には，**大脳溝**と，その間の盛りあがりである**大脳回**がある．大脳溝は半球の表面積を広げている．とくに深く明瞭な溝は，**中心溝**，**外側溝**，および**頭頂後頭溝**である．これらは，大脳半球を**前頭葉**，**頭頂葉**，**側頭葉**，**後頭葉**の4葉に分ける境となっている．また，外側溝の深部には前頭葉，頭頂葉，側頭葉によりおおい隠された島がある．大脳半球は，大脳皮質，大脳白質，および大脳核からなりたっている（図6・4）．

1）大脳皮質

大脳皮質は大脳の表面をおおう灰白質であり，両半球で約100億個の神経細胞を含む．大脳皮質の神経細胞は，6層に配列している．運動野の第5層の巨大な神経細胞（巨大錐体細胞）は，随意運動の伝導路である錐体路を脳幹，脊髄に出すことで知られている．

大脳皮質の各領域は，それぞれ異なった働きをする．これを機能局在とよぶ．各葉におけるおもな機能局在を述べる（図6・6）．

①**前頭葉**：運動野は反対側半身の随意運動をつかさどる領域であり，**中心前回**の下方から上方に向かって頭部，上肢，体幹の領域があり，さらに半球内側面に下肢の領域がある．運動野から出る随意運動の伝導路を錐体路とよぶ（図6・6，7）．

運動性言語野（ブローカ中枢） は，左半球の前頭葉の外側面の下方（下前頭回の一部）にある．この部位の障害では，言葉は理解できるが，意味のある言語を発声できなくなる．これを運動性失語症とよぶ．

前頭葉の前方部は意欲，思考，計画性などの知的機能に関与する．

②**頭頂葉**：体性感覚野は反対側半身からの体性感覚（触覚，温度覚，痛覚，深部感覚）が入る領域であり，**中心後回**とそのつづきである半球内側面にある．体性感覚伝導路は，視床を経てこの部位に到着する（図6・6，7，16）．

視覚性言語中枢は左半球頭頂葉の下後部にある．この部位の障害では，視覚は保たれるが，書いた文字を理解できなくなる．これを失読症とよぶ．

味覚野は体性感覚野の下方部，すなわち中心後回の下方部にある．

③**側頭葉**：聴覚野は側頭葉の外側溝に面する部位（横側頭回）にある（図6・18参照）．聴覚伝導路は，視床の**内側膝状体**を経てこの部位に到着する．

感覚性言語野（ウェルニッケ中枢） は，左半球の側頭葉の上後部（上側頭回の上後部）に存在する．この部位に障害が起こると，聴覚が正常なのに，聞いた言葉の内容が理解できない．これを感覚性失語症とよぶ．

嗅覚野は，側頭葉内側面の前方部にあり，嗅神経，嗅球を介して入る嗅覚情報を入れる（図7・15参照）．

④**後頭葉**：視覚野は後頭葉の半球内側面にある鳥距溝の周囲にある．視覚伝導路が，視床の**外**

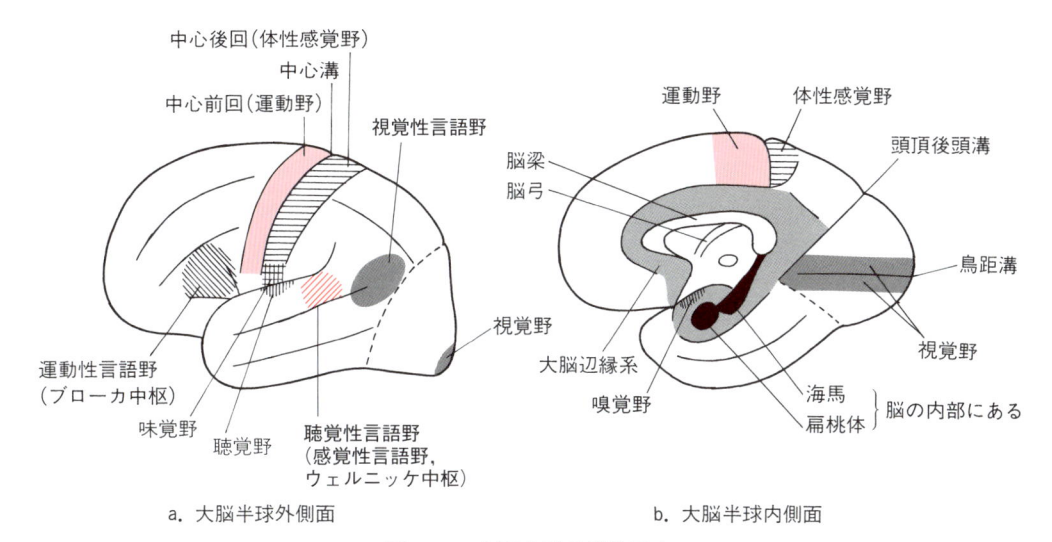

図 6・6　大脳皮質の機能局在

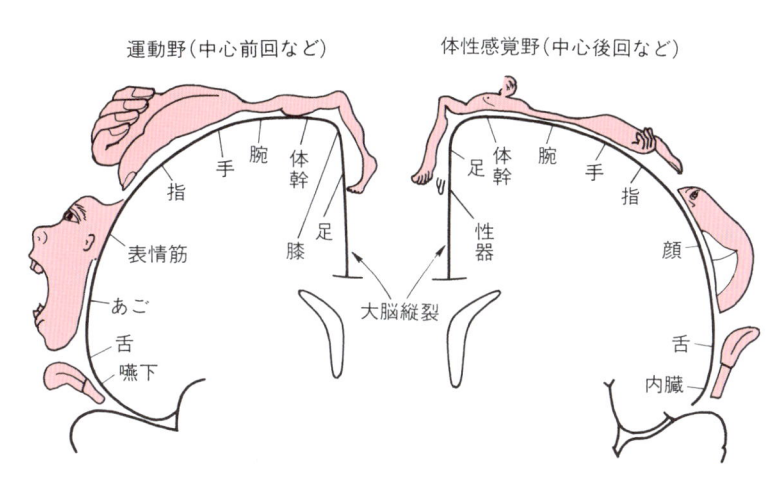

図 6・7　運動野（左）と体性感覚野（右）の身体再現

側膝状体を経てこの部位に到着する（図 6・17 参照）．

　大脳辺縁系は，下等哺乳類で発達している古い皮質である．ヒトの大脳辺縁系は，脳梁を取り囲む皮質（帯状回，海馬傍回），および脳の深部にある海馬や扁桃体からなる．生存に必要な本能的行動（性行動，摂食行動），情動（本能的行動が満たされたときの快感や満たされないときの不快感，恐れ，怒りなど）に関係している．

2）大脳白質（大脳髄質）

　大脳皮質の内部に存在し，皮質に出入りするさまざまな神経線維からなる．これらの神経線維は，①**連合線維**（同一半球間を結合する線維），②**交連線維**（左右の半球を結ぶ線維），③**投射線維**（大脳皮質と脳幹，脊髄などを結ぶ線維），に分けられる（図 6・8d）．

　このうち次のものが重要である．④**脳梁**は左右の大脳半球を結ぶ強大な交連線維束であり，大脳縦裂の底部に存在する．左右の大脳半球が協調して活動を行うために重要である．

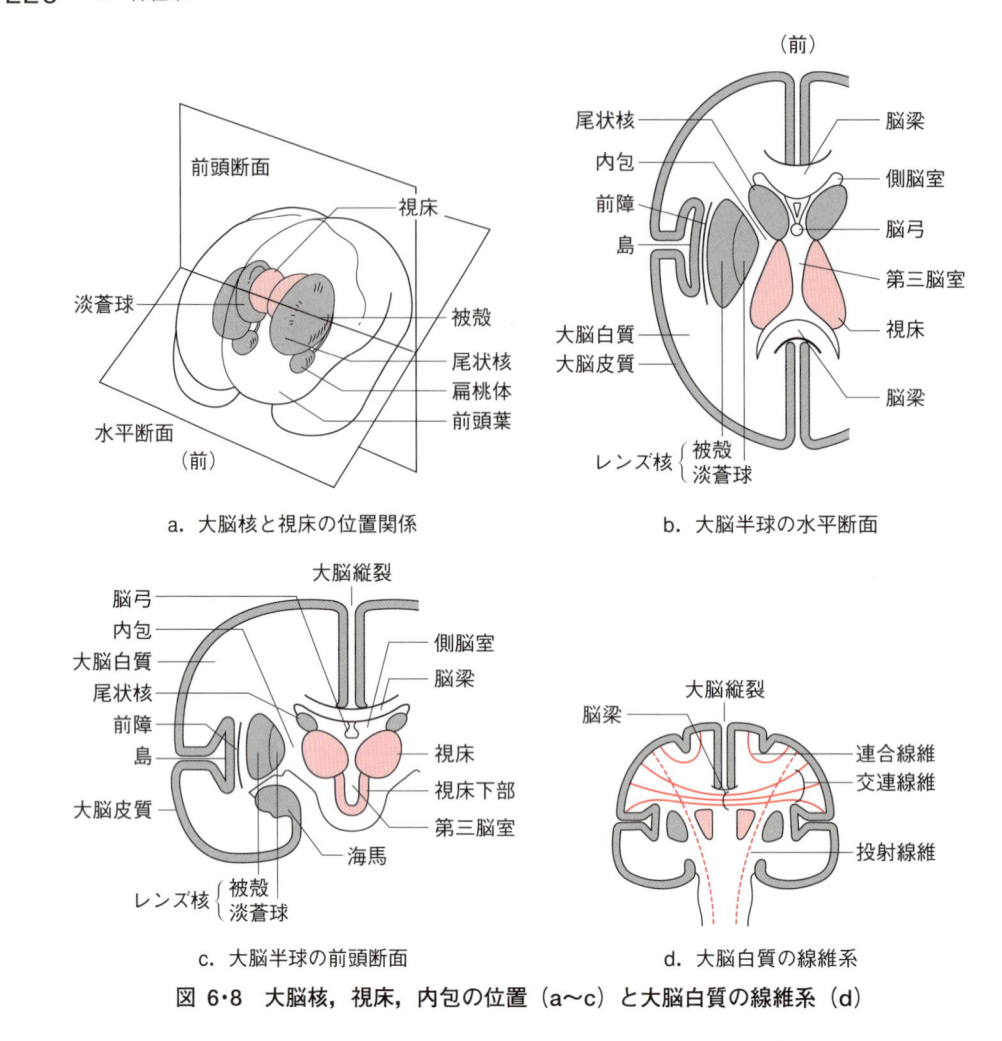

図 6・8 大脳核，視床，内包の位置（a〜c）と大脳白質の線維系（d）

⑤**内包**は尾状核，レンズ核，および視床に囲まれた投射線維の集団である．大脳水平断面では，尾状核とレンズ核，視床とレンズ核に囲まれて"く"の字形を呈する．内包は，随意運動の伝導路である錐体路と体性感覚伝導路が通過する．内包に分布する動脈は破裂して**脳出血**を起こしやすい（p.137 参照）．脳出血による内包障害の場合には，**病巣と反対側半身の運動障害（片麻痺）および体性感覚障害を起こす**（図 6・8，20，21）．

3）大脳核（大脳基底核）

大脳核は島の深部の大脳髄質中にある灰白質であり，また視床の前外側に位置する．**尾状核，レンズ核**（被殻と淡蒼球）などに分類される．また，尾状核と被殻は発生学上および機能的に似ているので，両者を合わせて**線条体**とよぶ．大脳核は中脳の黒質，視床，大脳皮質運動野と連絡している．大脳核は骨格筋の筋緊張と運動を調節している．これらの部位の障害によって起こるパーキンソン病や舞踏病では，筋緊張の異常と不随意運動が出現する（**図 6・8**）．

b．間　　脳

間脳は第三脳室の両側にある灰白質塊であり，視床，視床下部に分けられる．また，間脳の上後部には松果体がある〔内分泌系の項（p.210）参照〕．

視床は第三脳室の側壁をつくる卵形の灰白質であり，外側は内包により境される．機能的には，次のように分けられる．

① **感覚伝導路の中継核**：すべての感覚（嗅覚を除く）の伝導路は，脊髄や脳幹などから視床に至り，ここでニューロンを代えて大脳皮質に到達する．視覚系の中継核は外側膝状体，聴覚系の中継核は内側膝状体といい，ともに視床の後方部にある（図6・4, 9, 16〜18）．

② **運動系の中継核**：小脳や大脳核から運動情報を受け取り，大脳皮質運動野に送る．

③ **意識水準の調節**：視床の一部は，中脳，橋，延髄の網様体からの神経線維を受け，大脳皮質の広い領域に神経線維を送っている．この系の活性化により覚醒が起こるといわれる．

視床下部は，第三脳室の下壁と底をなす小さな灰白質である．視床下部の前方には視交叉，下方には下垂体がある．視床下部は，大脳辺縁系の情報や身体内部の情報を受け取り，**脳幹と脊髄の自律神経核**，**心臓血管中枢**，**呼吸中枢**などへ神経線維を送る．これらの経路を通して摂食，飲水，体温調節，性行動などの自律神経反応を伴う複雑な機能の調節を行う中枢である．このために，視床下部は自律神経系の最高中枢とよばれる（図6・3, 8, 45）．また，**下垂体へ神経線維を送り**，下垂体ホルモンの分泌を調節する〔内分泌系の項（p.207）参照〕．

c．中脳，橋，延髄

間脳に続く中脳，橋，延髄は，全体としてほぼ円柱状構造をしている．中脳は**テント切痕**をつらぬいて橋につらなり，延髄は大後頭孔を通り脊髄に続く．したがって中脳，橋，延髄の大部分は後頭蓋窩に存在する．

この部位の特徴は，①**第Ⅲ〜Ⅻ脳神経核**が存在する．脳神経核は，運動神経が起こる起始核と，感覚神経が入る終止核に分けられる．また，脳神経はかならずしも1個の脳神経核に起始・終止するものではないが，便宜上脳神経の名前でその核を代表して記載する．さらに脳神経核に脳神経の番号のローマ数字を付記する．②脊髄と大脳皮質を連絡する**上行性伝導路**（脊髄視床路，内側毛帯など），**下行性伝導路**（錐体路，網様体脊髄路など），**小脳への伝導路**が通る．③**脳幹網様体**があり，意識水準の調節，骨格筋の筋緊張の調節，心臓と血管の収縮と拡張の調節，吸気と呼気の調節を行う．④なお，脳出血などにより小脳テントより上方の脳圧が高くなると，テント切痕と大後頭孔に脳実質が圧迫されて**脳ヘルニア**を起こす．このような場合には，昏睡，運動麻痺，心臓・呼吸停止のような重大な病状が起こる（図6・4, 5, 9, 11）．

1）中　　脳

中脳は間脳の下方に続く部分で，中脳水道が背側を通る．背側から中脳蓋，被蓋，大脳脚に分けられる．

中脳蓋は四つの小さい高まりからなるため，**四丘体**ともよばれる．**上丘**は視覚の反射中枢（視野に入った物体の方向に眼球と頭部を向ける反射）である．**下丘**は聴覚伝導路を受け，聴覚反射（予期せぬ大きい音から頭をそらせたり，鼓膜の過剰な振動を抑える反射）に関係する．

中脳被蓋には中脳水道周囲に中心灰白質がある．脳神経核としては**動眼神経核**（Ⅲ，眼筋運動，副交感神経）と，**滑車神経核**（Ⅳ，眼筋運動）がある．また，鉄分を含むため赤くみえる**赤核**，およびメラニンを含む**黒質**がある．黒質のドパミン作動性ニューロンは線条体（尾状核と被殻）に軸索を投射する．このニューロンが変性・消失するとパーキンソン病がおこる．さらに，これ

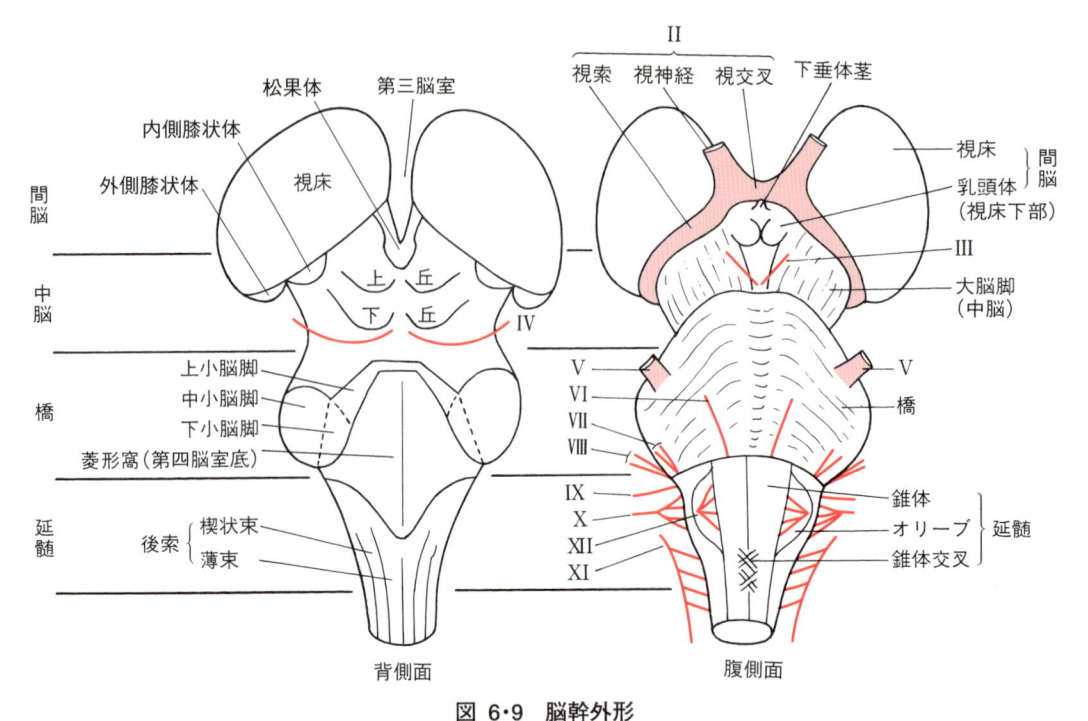

図 6·9 脳幹外形
終脳を除去して視床を露出させた．小脳も切除してある．

らの核群の間，神経線維の間に神経細胞が散在する領域があり，**網様体**とよばれる．網様体は橋，延髄まで続いている．中脳の網様体はおもに意識を覚醒させるのに働く．

大脳脚は内包に続く白質であり，その中央部に**錐体路**がある（図 6·10）．

2）橋

橋は橋背部（橋被蓋）と橋腹側部に分けられる．橋の背面には**菱形窩**があり，第四脳室の底をつくっている．

橋背部には脳神経核として**三叉神経**（Ⅴ，顔面の皮膚感覚，咀嚼筋運動），**外転神経**（Ⅵ，眼筋運動），**顔面神経**（Ⅶ，表情筋運動，味覚，副交感神経），**内耳神経**（Ⅷ，聴覚，平衡覚）の核群がある．橋網様体はおもに骨格筋の緊張を調節する．

橋腹側部には**橋核**がある．この核は大脳皮質からの神経線維を受け，対側の中小脳脚を通り小脳半球に至る神経線維を出す．また錐体路は橋腹側部の中央部をつらぬく（図 6·10）．

3）延髄

延髄上部の背面には**菱形窩**（第四脳室の底）があるが，延髄下部は中心管を囲み細くなっている．延髄の前面（腹側面）には前正中裂があり，その両側に**錐体**，さらに外側にオリーブとよぶ突出がみえる．

延髄内部には**舌咽神経**（Ⅸ，咽頭筋運動，味覚，感覚，内臓求心性線維，副交感神経），**迷走神経**（Ⅹ，副交感神経，内臓求心性線維，声帯筋運動），**舌下神経**（Ⅻ，舌筋運動）の核群がある．また，三叉神経や内耳神経の核の一部は，橋から延髄に続く．なお，**副神経**（Ⅺ）の主体である脊髄根の核（胸鎖乳突筋，僧帽筋運動）は，第1～5頚髄にある．延髄に特有な核としてオリー

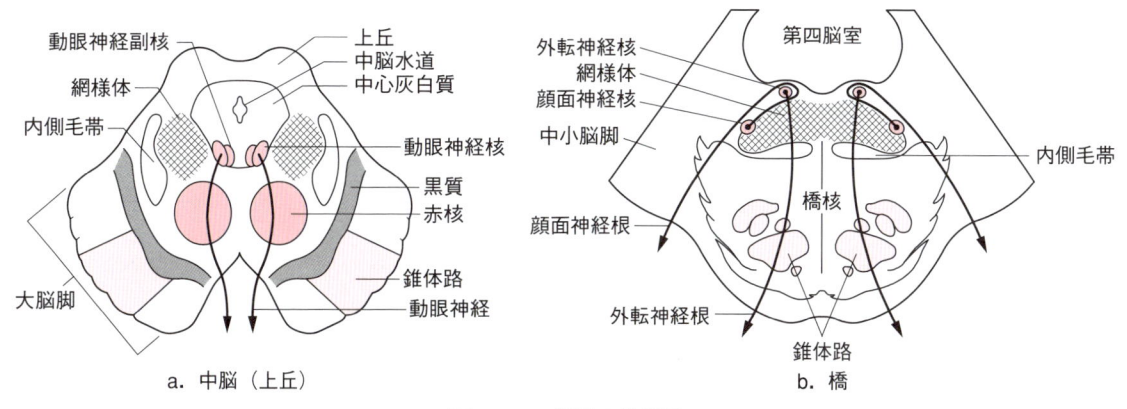

図 6・10　脳幹の横断図
a. 中脳（上丘）
b. 橋

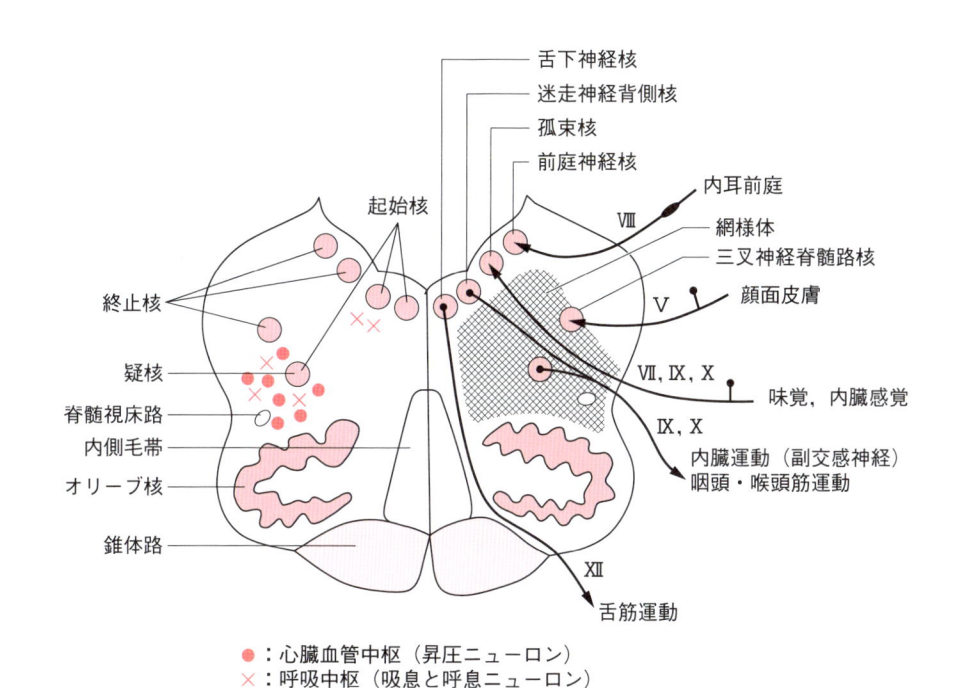

● ：心臓血管中枢（昇圧ニューロン）
× ：呼吸中枢（吸息と呼息ニューロン）

図 6・11　延髄上部の脳神経核，網様体，心臓血管中枢および呼吸中枢

ブ核，後索核（薄束核，楔状束核）がある．**オリーブ核**は赤核，小脳などと神経結合を行う．**後索核**は，脊髄後索からの神経線維を受け，対側の**内側毛帯**に至る線維を出している．触覚と深部感覚の中継核である．これらの核群の間に延髄網様体がある．**延髄網様体**は，骨格筋の**筋緊張**を調節するのに加えて，**心臓血管中枢**と**呼吸中枢**がある．このため，この部位の障害は致命的である．さらに延髄の前方部（腹側部）には錐体があり，**錐体路**を通している．錐体路は延髄下端で反対側に交叉する．これを**錐体交叉**とよぶ（図 6・11，20）．

d. 小　　脳

成人の小脳はにぎりこぶし大，重量 130〜150 g の構造である．小脳は後頭蓋窩中で，橋と延髄の背側にかぶさるように隆起する．左右 1 対の**小脳半球**と，それをつなぐ**虫部**からなる．小脳は

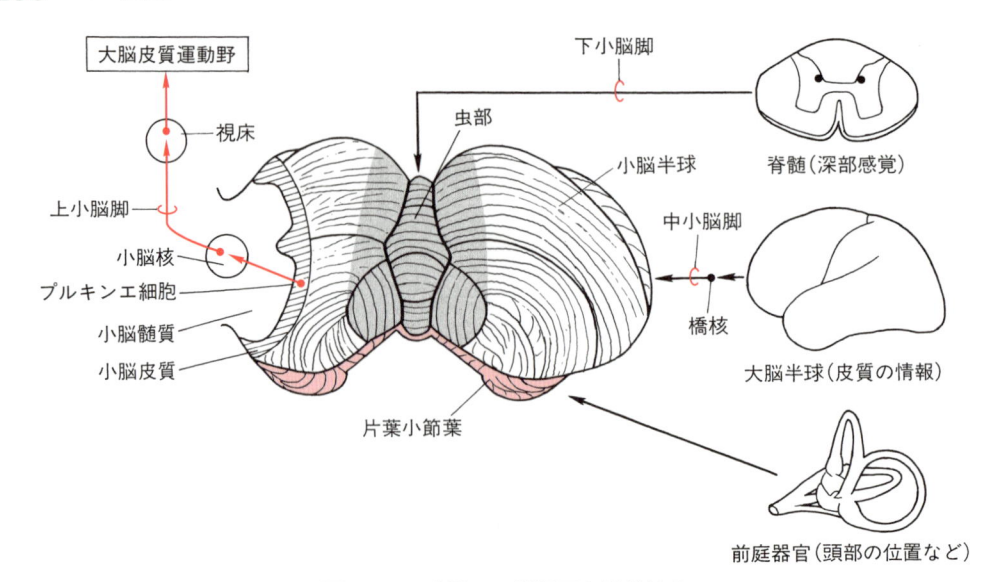

図 6·12　小脳下・外側面と線維結合

3 対の**小脳脚**, すなわち上・中・下小脳脚で中脳, 橋, 延髄と結合している.

　小脳の表面には多数の狭い**小脳回**と**小脳溝**が横走している. 小脳の内部構造は, 表面に灰白質である**小脳皮質**があり, 分子層, プルキンエ細胞層, 顆粒層に分かれる. 小脳皮質の内部に**小脳髄質（白質）**がある. 髄質の深部には**小脳核**がある.

　小脳は骨格筋の協調的運動を調整する. この機構は次のように考えられている. 身体の運動に伴って末梢からフィードバックされる情報（深部感覚）と大脳皮質からの指令を比較して, 両者の誤差を検出し, 誤差をなくすように骨格筋の運動を調整する. このため, 小脳が障害されると随意運動が円滑に行われず, 起立や歩行が困難となる（図 6·12）.

C　脊　　髄

　脊髄は長さ 40〜45 cm の細長い円柱状の器官であり, 脊柱管のなかにある. 上端は環椎上縁の高さにあり, 下端は円錐状に細くなり, 脊髄円錐として第 1〜2 腰椎の高さで終わる. このレベル以下の脊髄神経は, 脊柱管のなかを下降して椎間孔に至る. この脊髄神経の束を馬尾とよぶ. 成人の脊髄の長さが脊柱管よりも短いのは, 脊髄の成長が脊柱の成長より早く終わってしまうためである（図 6·13, 14）.

1　区　　分

　脊髄からは 8 対の頚神経, 12 対の胸神経, 5 対の腰神経, 5 対の仙骨神経, 1 対の尾骨神経, 合計 31 対の脊髄神経の根が出る. 連続した内部構造をもつ脊髄は, 脊髄神経の根により**頚髄**（C_1〜C_8）, **胸髄**（T_1〜T_{12}）, **腰髄**（L_1〜L_5）, **仙髄**（S_1〜S_5）, **尾髄**（Co）に区分される. 脊髄の太さは均等ではなく, 頚髄の下半と腰髄で太くなっており, **頚膨大**と**腰膨大**とよぶ. これらは,

図 6・13 脊髄と脊髄神経

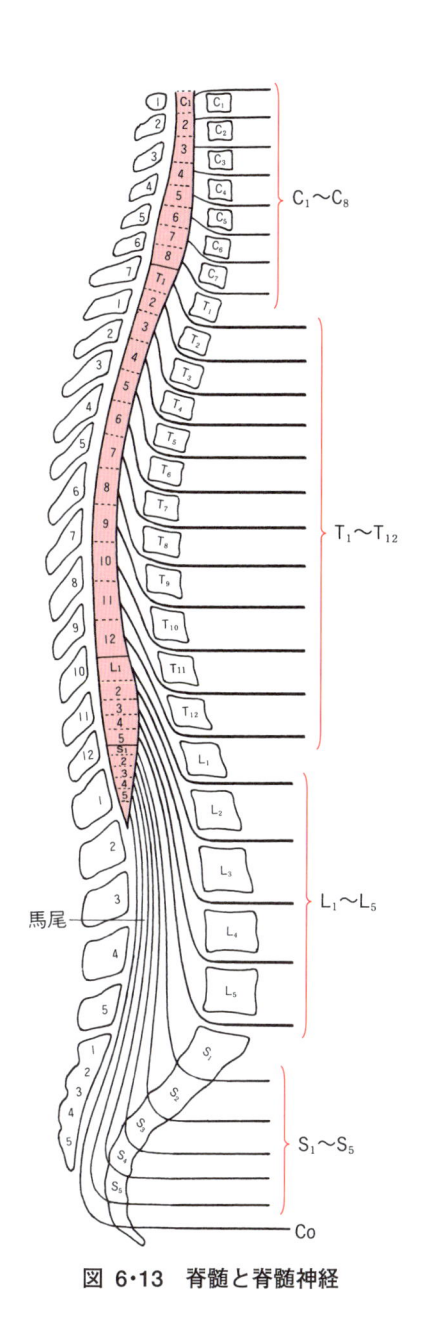

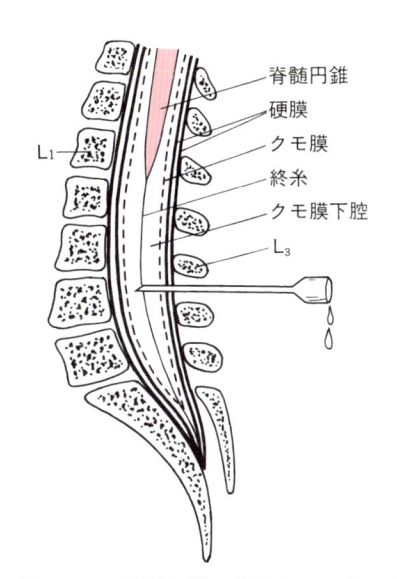

図 6・14 脊髄円錐の位置とクモ膜下腔
(腰椎穿刺の位置)

それぞれ上肢と下肢を支配する部位である．脊髄の前面正中部には前正中裂とよぶ深い溝があり，後面正中部には浅い溝である後正中溝がある．また，脊髄神経の前根と後根の出る部位を，それぞれ前外側溝，後外側溝とよぶ（図 6・13, 15）．

a．前根と後根（ベル・マジャンディーの法則）

脊髄に出入りする神経はすべて前根と後根を通る．このうち，**前根**は**遠心性神経線維**（運動神経と自律神経）のみを通し，骨格筋，平滑筋，心筋，腺を支配する．一方，**後根**は**求心性神経線維**（感覚神経と内臓求心性神経）を通し，皮膚などの感覚受容器からの情報を脊髄に伝える．この求心性神経の細胞体は，後根につらなる**脊髄神経節**にある．この事実をベル・マジャンディーの法則とよぶ（図 6・15）．

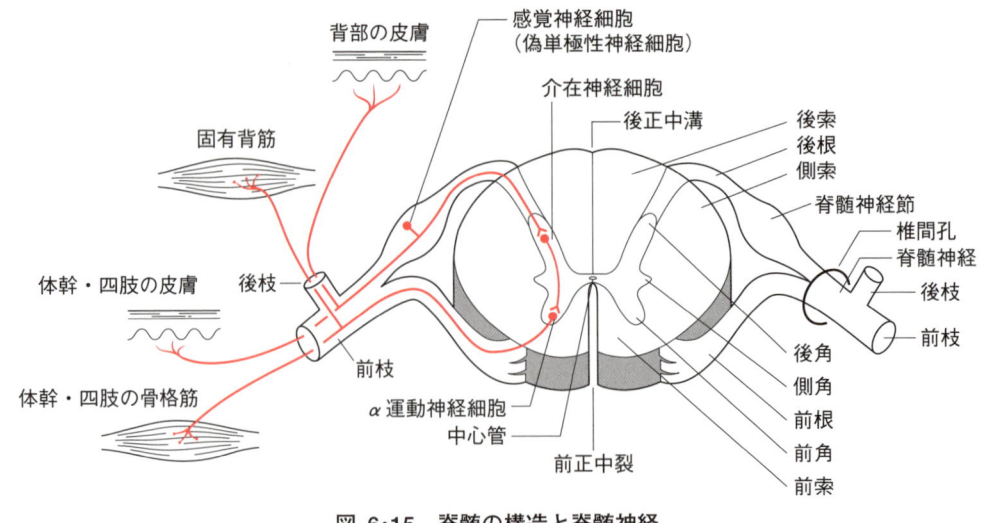

図 6・15　脊髄の構造と脊髄神経
ベル・マジャンディーの法則

b．脊髄の内部構造

脊髄の横断面をみると，延髄の第四脳室のつづきである中心管が中心部にある．脊髄の中心部にはH字形の灰白質があり，その外側を白質が取り囲む．

1）灰白質

H字形の灰白質のうち，前方に突出する部分を**前角**，後方への突出を**後角**とよぶ．さらに，左右の前角と後角の間の灰白質を中間質とよぶ．中間質の外側部は，第1胸髄から第2腰髄の間において外側方に突出し**側角**とよばれる．

① **前角**：**運動神経細胞**がある．このうち，大型細胞をα運動神経細胞とよび，小型のものをγ運動神経細胞という．α運動神経細胞の軸索（神経線維）は，前根を通って骨格筋に至り，そこで運動終板（神経筋接合）とよぶ一種のシナプスをつくり，骨格筋の運動を起こす．**γ運動神経細胞**の軸索は，前根を通って骨格筋の筋紡錘の筋線維（錘内筋細胞）を支配する．錘内筋細胞の長さを調節することにより，筋紡錘の感度を制御する．

② **後角**：脊髄後根から侵入する**求心性神経線維**を受ける神経細胞が集まっている．この細胞は，感覚情報を脊髄内のほかの神経細胞や脳へ伝える．

③ **側角（中間質外側部）**：第1胸髄から腰髄上部（$T_1 \sim L_2$）で発達し，**交感神経系の神経細胞**を含む．この細胞の軸索は節前線維とよばれ，前根を通り交感神経幹の神経節などに至る．なお，**第2～4仙髄の側角**（中間質外側部）の神経細胞からは，**副交感神経仙骨部**の節前線維が出る〔自律神経系の項（p.256～259）参照〕．

2）白質

灰白質の周囲にある白質は，前正中裂，前外側溝，後外側溝，後正中溝により**前索，側索，後索**に分けられる．この白質中には，主として縦走する神経線維がある．種々の求心性情報を脳へ伝える線維束を上行性伝導路とよぶ．また，脳からの遠心性情報を脊髄に伝える神経束を下行性伝導路とよぶ．上行性と下行性伝導路は，白質の特定の部位を走行する（図6・15，16，19，20）．

c．中枢神経系の血管

脈管系の項（p.135〜137，146〜147）参照．

2 伝導路

中枢神経系の灰白質や白質は，同じ情報を伝達するものが集まって神経核や神経線維束を構成する．同じ機能をもつ神経線維の集合を**伝導路**とよぶ．

a．反射路（反射弓）

生体の外と内からの情報が受容器を通り**求心性（感覚）神経**に伝わる．求心性神経は，中枢神経内で1個またはそれ以上のシナプスを介して**遠心性（運動）神経**に伝わり，効果器の運動（筋の収縮や腺の分泌）が起こる．このような過程が，意志と関係なく紋切り型（ステレオタイプ）に起こる場合を反射とよび，その経路を**反射路（反射弓）**という．また求心性神経の情報が，遠心性神経に伝わる部位を**反射中枢**とよんでいる．

反射は，効果器の種類により運動反射，自律神経反射に分けられる．また反射中枢の存在する部位によって，脊髄反射と脳幹反射に分けられる（図6・19参照）．

運動性脊髄反射の代表的なものに**膝蓋腱反射**がある．これは膝蓋腱をハンマーでたたくと，大腿四頭筋の長さがわずかに伸び，そのために同筋の筋紡錘が刺激され大腿四頭筋が収縮するものである．この反射の求心路は，筋紡錘につながる求心性線維（Ⅰa群求心性線維）である．求心性線維の興奮は後根より脊髄（L_2〜L_4）に入り，1個のシナプスを介してα運動神経細胞を興奮させる．反射の遠心路はα運動神経である．その興奮は運動終板（神経筋接合）を介して大腿四頭筋の錘外線維に伝わり，同筋の収縮が起こる．また，アキレス腱をたたくと下腿三頭筋が収縮する**アキレス腱反射**（反射中枢：S_1〜S_2），大腿内側の皮膚をこすると精巣挙筋が収縮して精巣（睾丸）がもちあがる**挙睾筋反射**（反射中枢：L_1〜L_2）などもある．脳幹反射には，角膜を触れると眼瞼を閉じる**角膜反射**（求心路は三叉神経，反射中枢は橋と延髄，遠心路は顔面神経）や**対光反射**〔視覚路の項（p.234〜235）参照〕がある．

b．上行性伝導路（感覚性伝導路）

上行性伝導路とは，体性感覚（皮膚感覚と深部感覚），視覚，聴覚，平衡覚，味覚，嗅覚を伝える伝導路である．これらの情報は末梢神経から中枢神経系に入り，そのなかを小脳，視床，大脳皮質へと上行する．おもな伝導路について述べる．

1）脊髄視床路と三叉神経視床路

皮膚感覚のうち，温度覚（温覚，冷覚）と痛覚を伝える伝導路である．脊髄視床路は体幹と体肢から，三叉神経視床路は顔面からこれらの感覚を伝える．受容器から大脳皮質まで，3個のニューロンを介して伝わる．

①**脊髄視床路**：一次ニューロンの細胞体は脊髄神経節にあり，その線維は脊髄神経後根を通り，同側の脊髄後角に終わる．二次ニューロンの細胞体は後角にあり，その軸索はただちに反対側に交叉し，前側索を上行して視床に終わる．この経路を脊髄視床路とよぶ．視床の三次ニューロンの線維は内包を通り，大脳皮質の体性感覚野（中心後回など）に至る（図6・15）．

②**三叉神経視床路**：顔面のこれらの感覚は，三叉神経により橋と延髄にある三叉神経核に伝わ

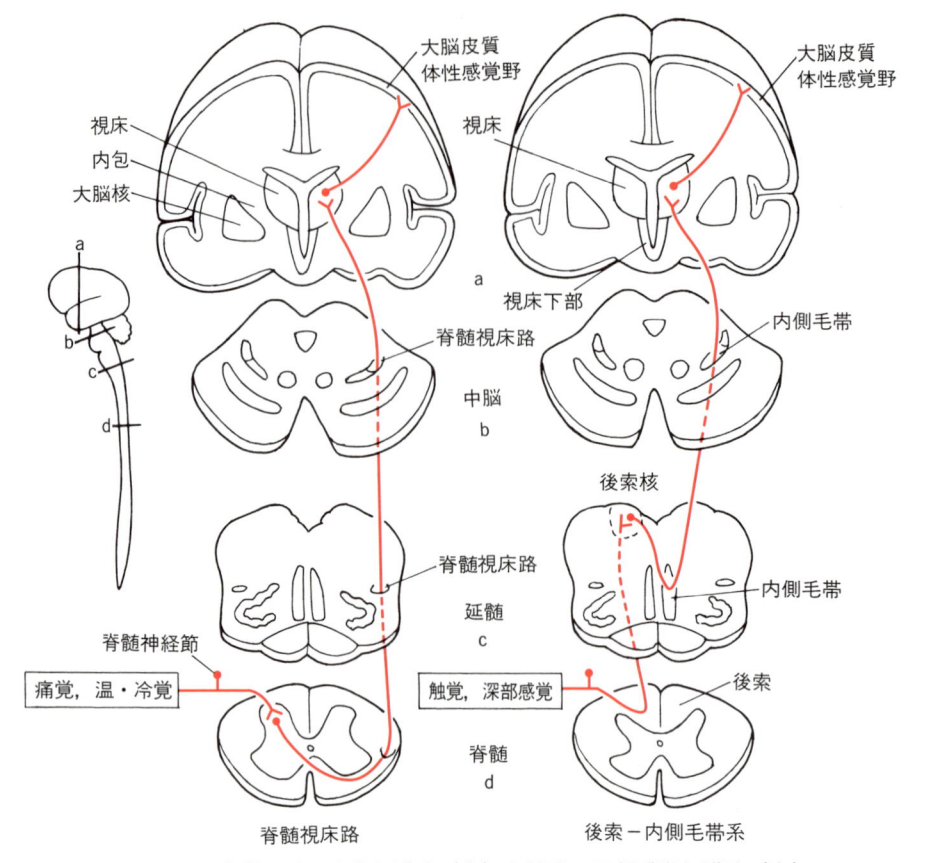

図 6・16 痛覚，温・冷覚伝導路（左）と触覚，深部感覚伝導路（右）

る．三叉神経核より出る三叉神経視床路は，ただちに対側に交叉したあと，脊髄視床路とともに視床に終わる．視床の三次ニューロンは内包を通り，中心後回の顔面領域に至る．

2）後索路と内側毛帯

体幹，体肢の**触覚**および**意識にのぼる深部感覚**（筋，腱，関節などにある深部受容器からの感覚，具体的には関節の位置覚や運動覚，振動覚など）を伝える．3個のニューロンを経て大脳皮質に至る．

一次ニューロンの細胞体は脊髄神経節にあり，神経線維は後根を通り脊髄に入り，同側の後索を上行して延髄下部の後索核（薄束核，楔状束核）に終わる．後索核からの線維は反対側に交叉し，内側毛帯となり視床に至る．視床から内包を通り，大脳皮質の体性感覚野（中心後回など）に至る．なお顔面領域からは，三叉神経を経て内側毛帯に沿い走る経路がある（図 6・16）．

3）視　覚　路

眼球網膜の感覚上皮（杆状体と錐状体）の興奮は，網膜内の双極細胞（一次ニューロン）を経て視神経細胞（二次ニューロン）に伝わる．その軸索は集まり眼球後極から**視神経**となり，**視交叉**を経て**視索**と名前を変えたあと，視床の外側膝状体に至る．**外側膝状体**から始まる三次ニューロンの軸索は，放線状に走り後頭葉の鳥距溝周囲にある**視覚野**に至る．視交叉では，網膜の鼻側半からの線維のみが反対側に交叉する**半交叉**である．このため，両眼球の視野の左半分はすべて

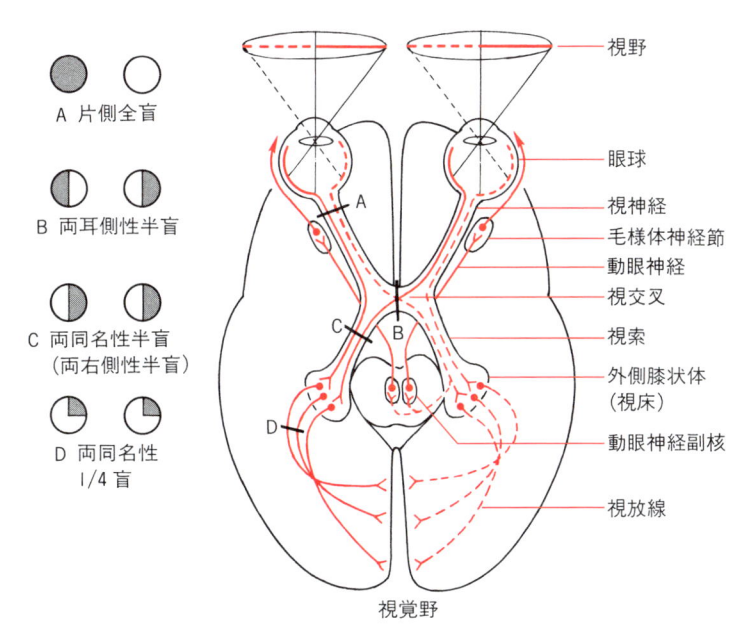

図 6・17　視覚伝導路と視覚路の切断症状，および対光反射路

右大脳半球の視覚野に入る（図 6・17）．

　視神経の一部の線維は中脳の上丘の動眼神経核（副核）へ向かう．この核から出る**副交感神経**は，毛様体神経節でニューロンを交代し，**瞳孔括約筋**と**毛様体筋**に至る．この経路は対光反射（瞳孔反射）の経路である．片側の眼球に光が入ると，両側の瞳孔が収縮する．

4）聴 覚 路

　内耳の**蝸牛**にあるラセン神経節から起こる蝸牛神経は，橋の蝸牛神経核に入る．ここから出る線維は大部分交叉して下丘核などの中継核を経たあと，視床の**内側膝状体**に終わる．内側膝状体からの線維は，側頭葉上面の横側頭回にある聴覚野に至る（図 6・18）．

5）平衡覚の伝導路

　内耳の前庭器官からの平衡覚は，前庭神経節から起こる前庭神経を通り，橋と延髄にある前庭神経核に入る．前庭神経核からの線維は小脳，脊髄，および眼筋の運動核に至る．この経路は眼球，項筋，体幹筋を反射的に共同して働かすためのものであり，頭の保持や運動の際の平衡の維持をつかさどる（図 6・12 参照）．めまい感は，前庭神経核から視床を経由して，大脳皮質体性感覚野に至る経路により伝わる．

6）味 覚 路

　舌の前 2/3（舌尖，舌体）の味覚は**顔面神経**を経て，舌の後ろ 1/3（舌根）の味覚は**舌咽神経**を経て，延髄の核（孤束核）に入る．この核から出る線維は視床に達する．視床からの線維は，大脳皮質の中心後回の下端部に終わる．

7）嗅 覚 路

　鼻腔の嗅粘膜（嗅上皮）より出る嗅神経は，嗅球に至る．嗅球からの神経線維は，側頭葉内側面の前方部にある嗅皮質に終わる（図 7・15 参照）．

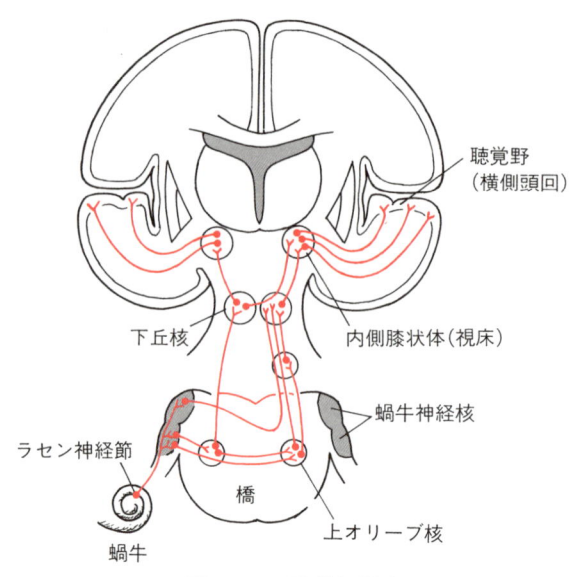

図 6・18　聴覚伝導路

c．下行性伝導路（運動性伝導路）

下行性伝導路は，上位脳の運動性指令を下位の脳幹や脊髄の運動ニューロンに伝える伝導路である．

1）錐 体 路

錐体路は**随意運動**の伝導路であり，延髄の錐体を通ることから名づけられた．**大脳皮質運動野**のニューロンの軸索は，集団をなして**大脳髄質（放線冠）→内包→中脳の大脳脚→橋腹側部→延髄の錐体**と順次下行する．延髄下端に達した軸索の大部分は，反対側に交叉（**錐体交叉**）したあと，脊髄側索を下行して脊髄前角のα運動ニューロンに至る（**外側皮質脊髄路**）．一部の軸索はそのまま同側の脊髄前索を下行して，順次反対側に交叉して前角に達する（**前皮質脊髄路**）．外側皮質脊髄路は，脊髄神経を介して体肢の骨格筋を支配し，前皮質脊髄路は体幹筋を支配する（図6・19，20）．また，錐体路が中脳，橋，延髄を通る間に，両側または反対側の脳神経運動核に軸索を送る経路を**皮質核路**という．皮質核路は，脳神経を介して咀嚼筋，表情筋，咽頭筋（嚥下），声帯筋（発声），僧帽筋と胸鎖乳突筋，舌筋を支配する．顔面上部表情筋を支配する顔面神経核ニューロンは両側の大脳皮質に由来する皮質核路からの支配を受けるが，下部表情筋は反対側からだけである．したがって内包出血のような片側の皮質核路の障害では，前額部の筋は麻痺しない（図6・21）．

2）錐体路以外の下行性伝導路（いわゆる「錐体外路」）

中脳の**赤核**，**上丘（視蓋）**，橋や延髄の**網様体**，延髄の**前庭神経核**から，脊髄側索や前索を通って下行する運動性の伝導路が存在する（**赤核脊髄路，視蓋脊髄路，網様体脊髄路，前庭脊髄路**）．これらの経路は，身体の平衡を保つために自動的に起こる姿勢制御，歩行運動，および円滑な随意運動の遂行に重要な役割を果たしている．

臨床的に「**錐体外路症状**」という語が用いられるが，これは**大脳基底核**の障害によりおこる，振戦を含む不随意運動や筋緊張の異常などの特徴的な運動障害のことをいう．錐体外路症状とい

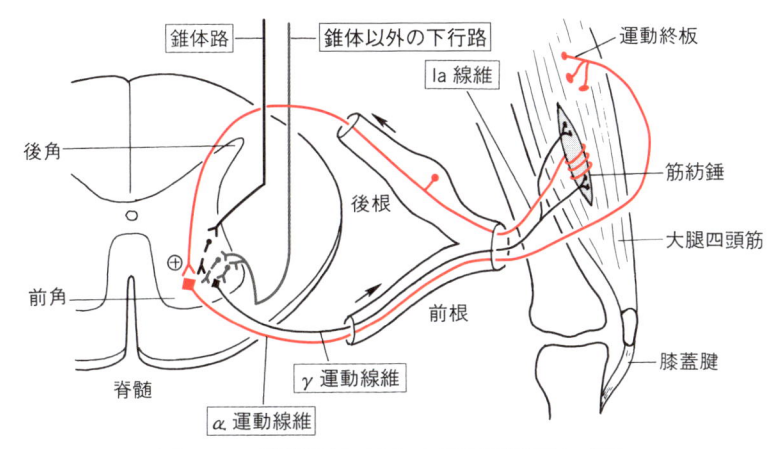

図 6・19　脊髄反射（赤）と下行性伝導路（黒）

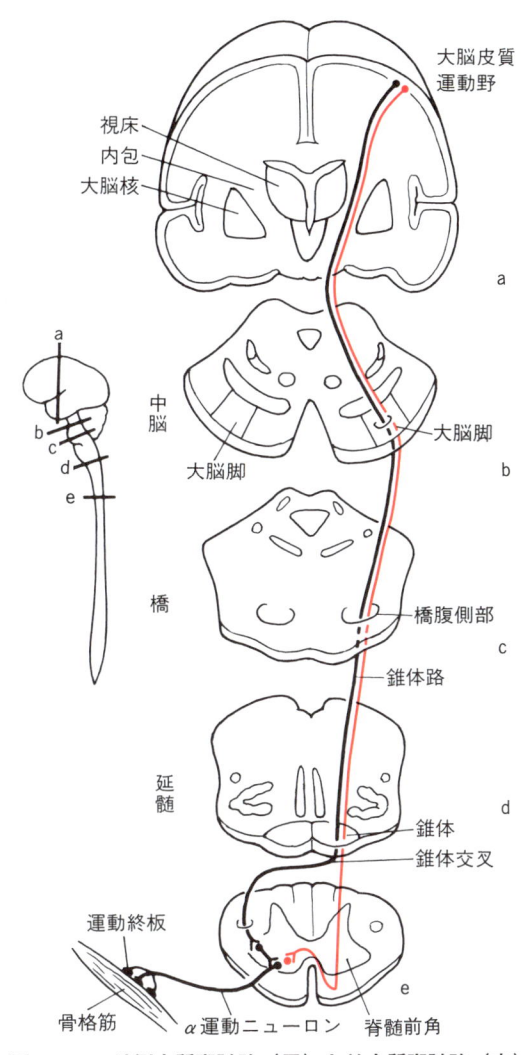

図 6・20　外側皮質脊髄路（黒）と前皮質脊髄路（赤）

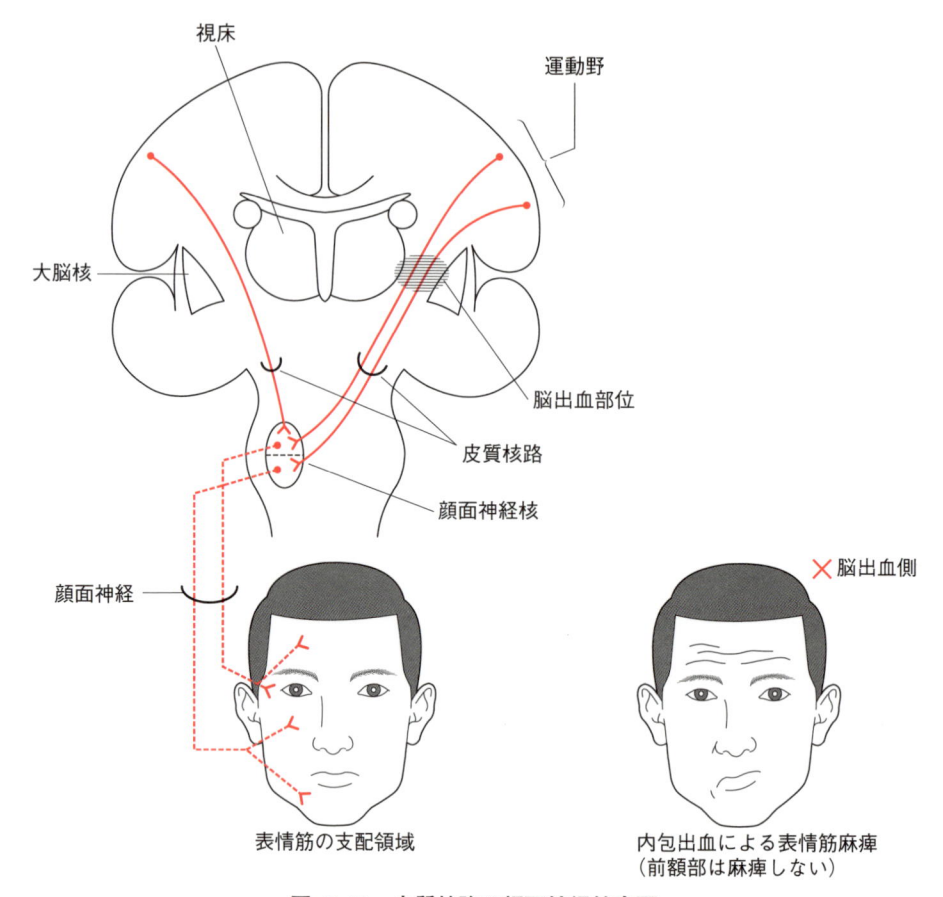

図 6・21　皮質核路の顔面神経核支配

う言葉は，赤核脊髄路や網様体脊髄路などを介する多シナプス性下行路の最高中枢が大脳基底核であると信じられていたために，錐体路症状に対する言葉として名づけられた．しかし，実際には大脳基底核からの出力線維は視床を介して大脳皮質に向かい錐体路を経て作用するために，以前に考えられていたような，錐体路は随意運動，錐体外路は不随意運動という考えは不適切である．したがって，解剖学・生理学的な背景で錐体脊外路という言葉を用いるとすれば，単に錐体路以外の脊髄下行路として赤核脊髄路，視蓋脊髄路，前庭脊髄路，網様体脊髄路が挙げられるが，臨床で用いられる錐体外路という言葉が有していた大脳基底核との関連は薄れてしまい，用語としての混乱も多い．このために，錐体外路という言葉を使用することをやめようという意見がある．

D　末梢神経

末梢神経は，**脳脊髄神経系**（体性神経系）と**自律神経系**（内臓神経系）に分けられる．

脳・脊髄神経系は，脳に出入りする 12 対の脳神経と，脊髄に出入りする 31 対の脊髄神経からなる．脳・脊髄神経系は中枢神経と末梢組織を一つのニューロンで結ぶ．すなわち運動性（遠心

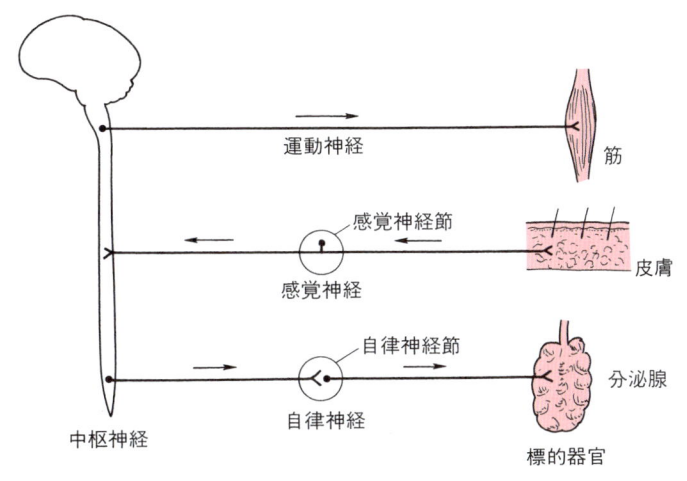

図 6・22　末梢神経の構成

性）神経は中枢神経内の細胞体から出た軸索であり，直接に骨格筋に到達している．感覚性（求心性）神経の細胞体は，脳・脊髄神経節（脳神経節と脊髄神経節，すなわち感覚神経節）にある．この細胞は 2 本ある神経突起のうち 1 本を末梢へ送り，感覚情報を受容する．そしてもう 1 本の神経突起は中枢神経系に向かい，感覚情報を中枢に伝える（図 6・22）．

　自律神経系は交感神経系と副交感神経系に分けられる．自律神経系は，中枢神経と末梢の効果器（平滑筋，心筋，腺）を二つのニューロンで結んでいる．この二つのニューロンが交代するところを自律神経節（交感神経節，副交感神経節）とよぶ（図 6・22）．また自律神経系は，しばしば脳・脊髄神経のなかに混在する．

1　脳　神　経

　脳神経は，脳に出入りする 12 対の神経の総称である．これらは前方から後方に向かい順に，Ⅰ～Ⅻ の番号がつけられている（図 6・23）．
　脳神経は運動性線維，感覚性線維，および副交感性線維を含む．脳神経には，感覚性線維のみから構成される**感覚神経**（Ⅰ，Ⅱ，Ⅷ），運動性線維のみから構成される**運動神経**（Ⅳ，Ⅵ，Ⅺ，Ⅻ），およびそれらに加えて副交感性線維を含む神経（Ⅲ，Ⅶ，Ⅸ，Ⅹ）がある．
　運動線維は脳幹の脳神経核にある神経細胞から起こり末梢の効果器を支配する．この神経核を**起始核**（運動核）とよぶ．副交感性線維も脳幹に起始核をもつ．それに対し感覚線維は，末梢の脳神経節の神経細胞から起こり脳幹の脳神経核に接続する．この中枢側の神経突起が終止する神経核を**終止核**（感覚核）とよぶ．末梢側の神経突起は，感覚受容器に分布する．感覚神経のなかで第Ⅰ脳神経の嗅神経，第Ⅱ脳神経の視神経，第Ⅷ脳神経の内耳神経は，鼻，眼，耳という特殊な感覚受容器からの情報を伝達する．

a．嗅神経（Ⅰ：感覚）

　嗅覚を伝達する神経である．鼻腔天蓋の嗅粘膜にある嗅細胞の軸索から構成される．嗅神経（約 20 対）は篩骨篩板の小孔を通って頭蓋腔に入り，嗅球に連絡する．

240　6 神経系

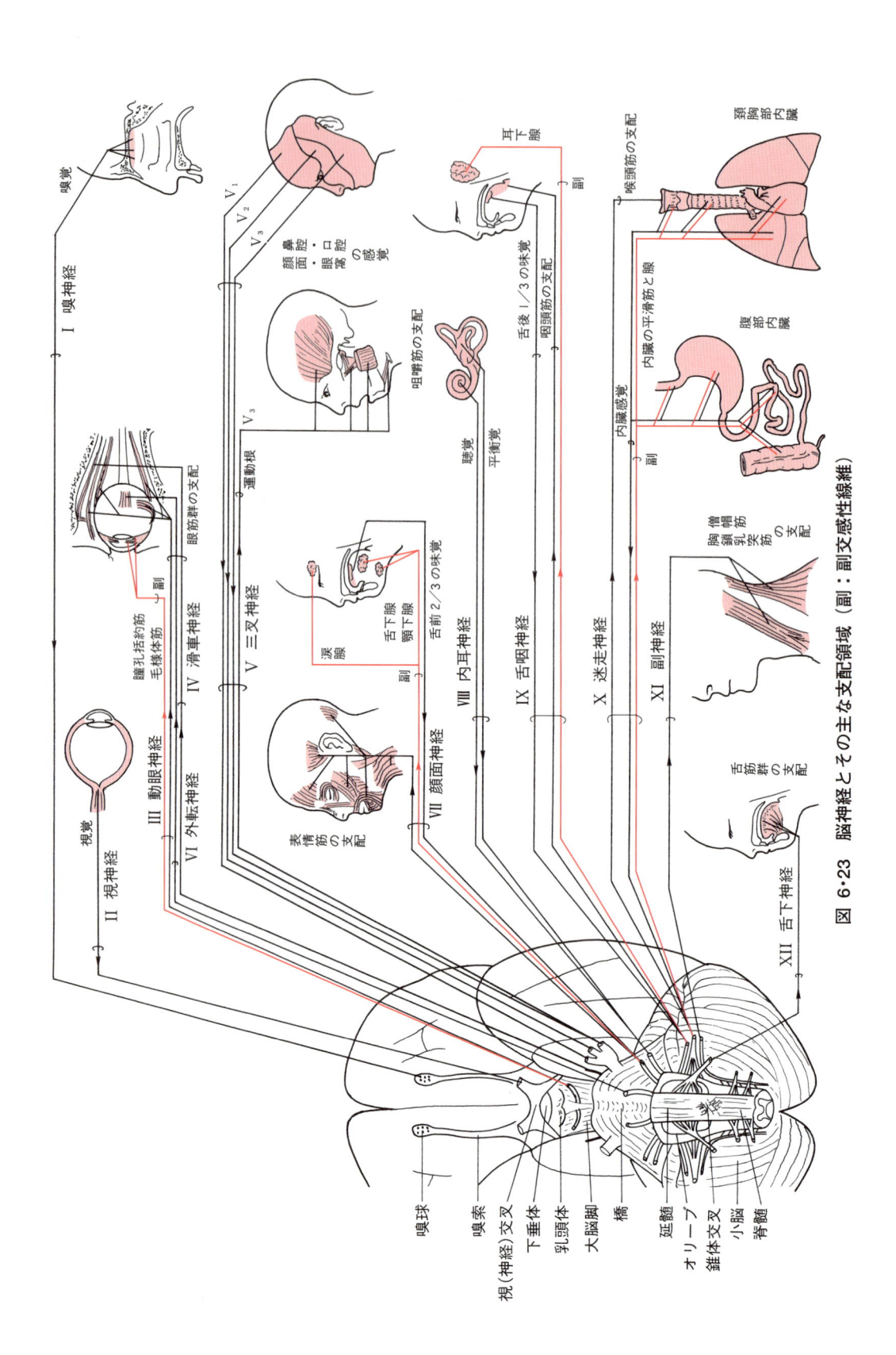

図 6・23　脳神経とその主な支配領域（副：副交感性線維）

b．視神経（Ⅱ：感覚）

　視覚を伝達する神経である．網膜にある視神経細胞の軸索から構成される．眼球後極から出て，眼窩から視神経管を通って頭蓋腔に入る．左右の**視神経**は下垂体の上前方で交わり**視交叉**を形成する．視交叉は，左右の網膜からの神経線維を内側の半分だけ交叉させ，外側の神経線維は交叉させない．そのため半交叉ともよばれる．交叉後は**視索**とよばれ視床（外側膝状体）に連絡する．

c．動眼神経（Ⅲ：運動，副交感）

　眼筋を支配する運動線維と，眼球内の平滑筋を支配する副交感性線維を含む．大脳脚の間から脳を出て，上眼窩裂を通過して眼窩に入る．**運動線維**は眼球運動にかかわる四つの筋（上直筋，内側直筋，下直筋，下斜筋）と，上眼瞼を挙上させる上眼瞼挙筋を支配する．**副交感性線維**は毛様体神経節でニューロンを交代して眼球内に進入し，瞳孔括約筋と毛様体筋に分布する（図6・24）．

d．滑車神経（Ⅳ：運動）

　上斜筋を支配する．下丘の背・下方から脳を出て大脳脚の外方を回り前方に向かう．上眼窩裂を通過して眼窩に入り，上斜筋に分布する（図6・24）．

e．三叉神経（Ⅴ：感覚，運動）

　前頭部と顔面に広く分布する多数の感覚線維と少量の運動線維を含む．橋の外側部より脳を出る．**感覚線維**は脳を出てまもなく，三叉神経節とよばれる感覚性の神経節をつくる．この三叉神経節より末梢側で眼神経（V_1），上顎神経（V_2），下顎神経（V_3）の3枝が分枝する（図6・25）．**眼神経**は，上眼窩裂を通過して眼窩に入る．眼球の各部と前頭部の皮膚へ分布する．また一部の枝が眼窩から鼻腔へ入り，鼻腔粘膜へ分布する．**上顎神経**は正円孔を通って翼口蓋窩へ入り，上歯列弓の歯髄，上顎部と頬部の皮膚，鼻腔粘膜，硬口蓋の粘膜などに分布する．**下顎神経**は卵円孔を通って側頭下窩に出る．側頭部から下顎部に至る皮膚，頬粘膜，舌，下歯列弓の歯髄などに分布する．**運動線維**（運動根）は下顎神経に含まれ，咀嚼筋（咬筋，側頭筋，外側翼突筋，内側翼突筋）と舌骨上筋群の一部を支配する．

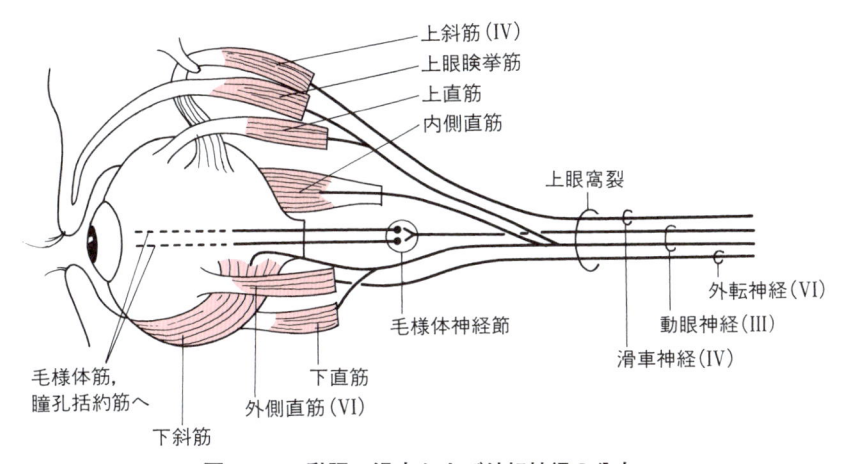

図6・24　動眼，滑車および外転神経の分布

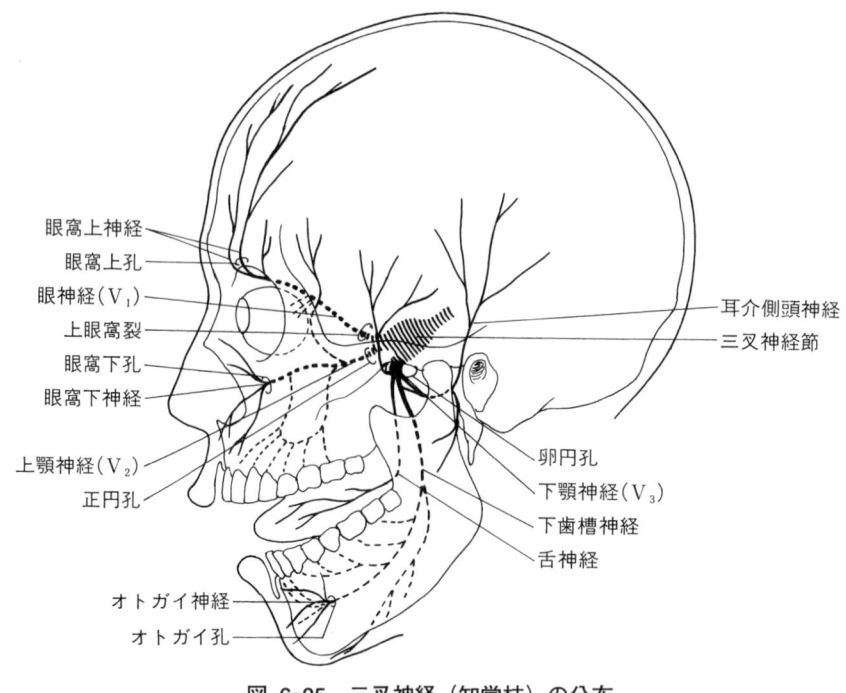

図 6・25 三叉神経（知覚枝）の分布

f．外転神経（Ⅵ：運動）

外側直筋を支配する．橋と延髄の移行部から脳を出る．上眼窩裂を通過して眼窩に入り，外側直筋に分布する（図 6・24）．

g．顔面神経（Ⅶ：感覚，運動，副交感）

表情筋を支配する運動線維，味覚を伝える感覚線維，唾液腺・涙腺を支配する副交感性線維を含む（図 6・26, 27）．橋下端の外側部から脳を出る．内耳神経とともに内耳孔を通って内耳道に入る．内耳道底で内耳神経と分かれ，ついで顔面神経管へ入る．橋から出るところでは，味覚線維と副交感性線維は運動線維から独立した束をなしているため，中間神経とよばれる．**運動線維**は顔面神経管を通って茎乳突孔より頭蓋の外に出る．茎乳突孔を出ると耳下腺のなかで網状の耳下腺神経叢を形成する．すべての表情筋と舌骨上筋群の一部に分布してこれを支配する．

味覚を伝える神経細胞は顔面神経管内の膝神経節にある．この神経節から出た末梢枝は副交感性線維とともに走行し，舌へ分布する下顎神経（V_3）の枝（舌神経）へ混入して舌の前 2/3（舌尖，舌体）の味蕾に分布する．

副交感性線維は二つの経路をもつ．一つは味覚線維に伴行し，舌神経を経由して顎下神経節へ入る．そこでニューロンを交代して顎下腺と舌下腺へ枝を送り，これを支配する．第二の経路は膝神経節のところで分枝して，翼口蓋神経節へ入る．ここでニューロンを交代して涙腺，口蓋腺，鼻腔の粘膜腺へ枝を送りこれを支配する．

h．内耳神経（Ⅷ：感覚）

内耳より平衡覚と聴覚を伝える神経である．橋と延髄の境で顔面神経の外側より脳を出る．顔面神経とともに内耳道へ入り，内耳道底で**前庭神経**と**蝸牛神経**に分かれる．**前庭神経**は，途中で

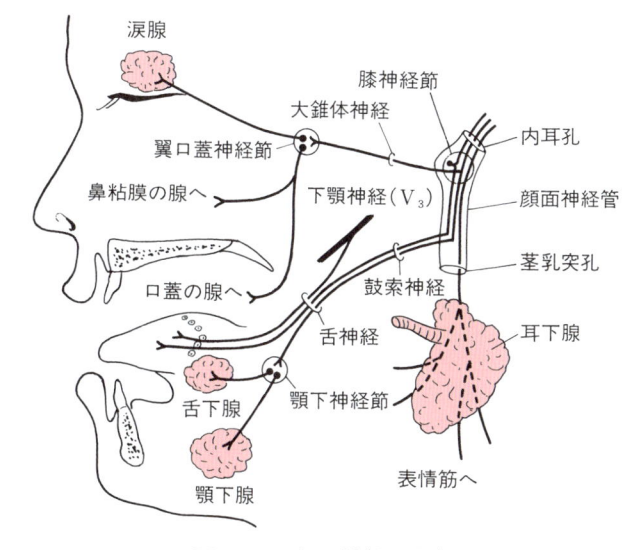

図 6・26 顔面神経の分布

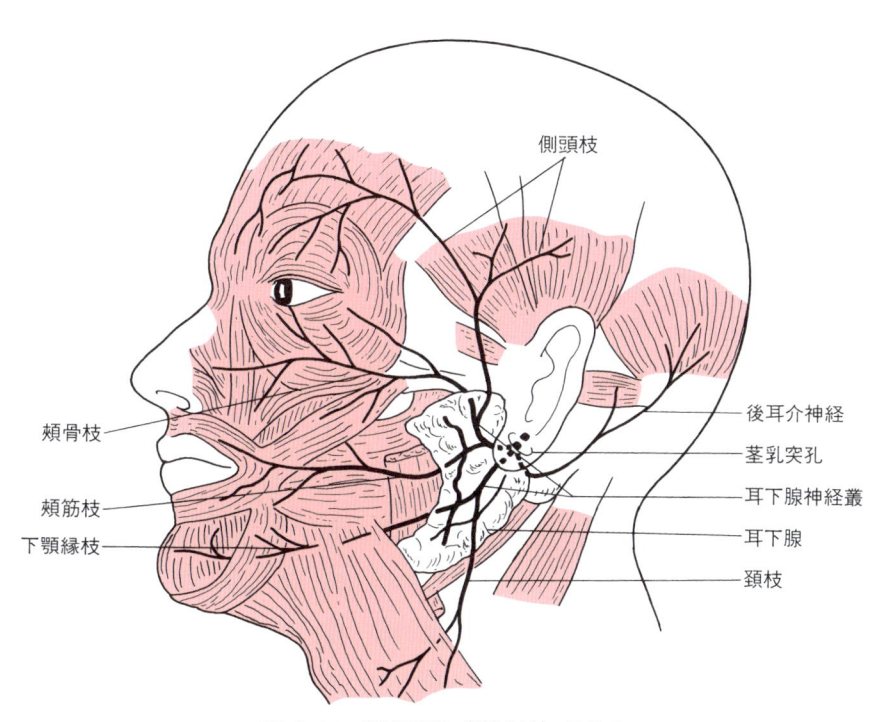

図 6・27 顔面神経（運動枝）の分布

感覚性の前庭神経節をつくる．その末梢枝は前庭と半規管に分布して平衡覚を伝える．**蝸牛神経**は蝸牛軸のなかで感覚性のラセン神経節をつくる．その末梢枝はラセン器に分布して聴覚を伝える（図 6・23）．

i. 舌咽神経（Ⅸ：感覚，運動，副交感）

　味覚と咽頭の感覚を伝える感覚線維，咽頭筋を支配する運動線維，耳下腺を支配する副交感性線維を含む（図 6・28）．延髄の外側でオリーブの後方から脳を出る．頸静脈孔を通過して頭蓋の

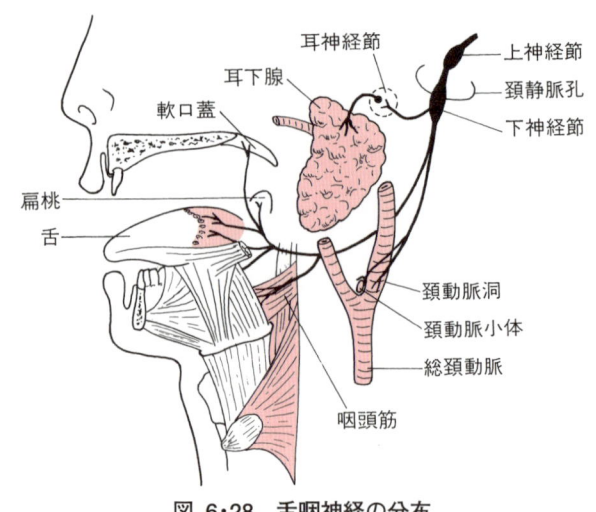

図 6・28 舌咽神経の分布

外に出る．頸静脈孔のなかおよび下で感覚性の上・下神経節をつくる．**味覚・感覚線維**は舌の後ろ1/3（舌根）と咽頭の一部に分布し，味覚と感覚を伝える．一部の感覚神経は，頸動脈小体と頸動脈洞に分布する．頸動脈小体はCO_2の増加とO_2の減少に反応する化学受容器であり，頸動脈洞は血圧の上昇に反応する圧受容器である．ここに分布する神経は血圧調節にかかわる．**運動線維**は嚥下にかかわる咽頭筋を支配する．**副交感性線維**は下神経節から前方へ向かい，鼓室を通過して卵円孔の内側に位置する耳神経節へ達する．ここでニューロンを代え耳下腺に分布する．

j．迷走神経（X：感覚，運動，副交感）

迷走神経は頸，胸，腹部の内臓に広く分布し，それらの機能をコントロールする重要な神経である（図6・29）．感覚線維，副交感性線維と喉頭筋を支配する運動線維を含む．延髄から出て，頸静脈孔を通過して頭蓋の外へ出る．その後，総頸動脈と内頸静脈の間を下行して右側では鎖骨下動脈の前を，左側では大動脈弓の前を通って胸腔に入る．両側とも気管支の後ろを経て食道に伴行する．食道下部では右側の枝は食道の後面を，左側の枝は前面を走る．これらは食道周囲で神経叢を形成する．その後，食道とともに横隔膜をつらぬいて腹腔に入り腹部内臓へ分布する．

迷走神経は以上の走行中に，頸胸部では咽頭，喉頭，肺，気管，心臓，食道などへ分布する．腹部では胃から結腸前半部までの消化管，肝臓，膵臓，脾臓，腎臓など，骨盤内臓を除くすべての内臓に分布する．**感覚線維**は頸静脈孔のなかと下で上・下神経節をつくり，喉頭以下の内臓からの感覚情報を伝える．頸動脈小体，大動脈弓に分布する枝は舌咽神経とともに血圧の調節にかかわる．**運動線維**は喉頭筋を支配する．これらの発声にかかわる枝は胸腔上部で迷走神経の主枝より枝分かれする．この枝は**反回神経**とよばれ，右側では鎖骨下動脈を，左側では大動脈弓を前下方から後方に回り込み，食道と気管の間を上行して喉頭筋に分布する．**副交感性線維**は迷走神経の大半を占め，交感神経と拮抗して各臓器の平滑筋，心筋の運動や分泌腺の調節にかかわる．

k．副神経（XI：運動）

胸鎖乳突筋と僧帽筋を支配する．延髄から出る延髄根と，第1～5頸髄から出る脊髄根が束となって，頸静脈孔を通って頭蓋腔外に出る．延髄根は迷走神経に合流する．脊髄根は胸鎖乳突筋

図 6·29　迷走神経の分布

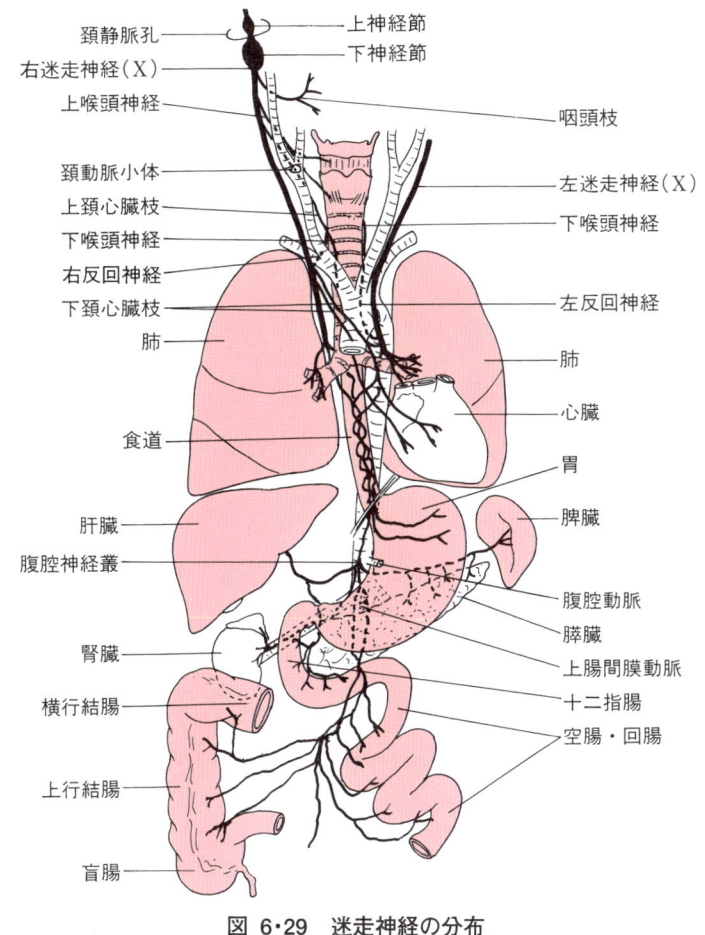

と僧帽筋に分布する．この両筋は副神経と頚神経の二重支配を受けている（図 6·23）．

I．舌下神経（XII：運動）

舌筋を支配する．延髄の錐体とオリーブの間から出る．後頭骨の舌下神経管を通過して，頭蓋の外に出て舌筋に分布する（図 6·23）．

2　脊髄神経

脊髄神経は脊髄と末梢組織を連絡する神経の総称で，31 対ある．これらの神経はすべて椎間孔より出入りし，その椎骨の高さによって以下のように分類される．

頚神経 8 対（第 1〜8 頚神経，C_1〜C_8）
胸神経 12 対（第 1〜12 胸神経，T_1〜T_{12}）
腰神経 5 対（第 1〜5 腰神経，L_1〜L_5）
仙骨神経 5 対（第 1〜5 仙骨神経，S_1〜S_5）
尾骨神経 1 対（尾骨神経，Co）

胸神経以下では，椎骨の下から同番号の脊髄神経が出る．しかし頚椎では後頭骨と第 1 頚椎の間から第 1 頚神経が，第 7 頚椎の下から第 8 頚神経が出るため，頚椎の数（7 個）より頚神経の

図 6・30　脊髄神経の前枝と後枝

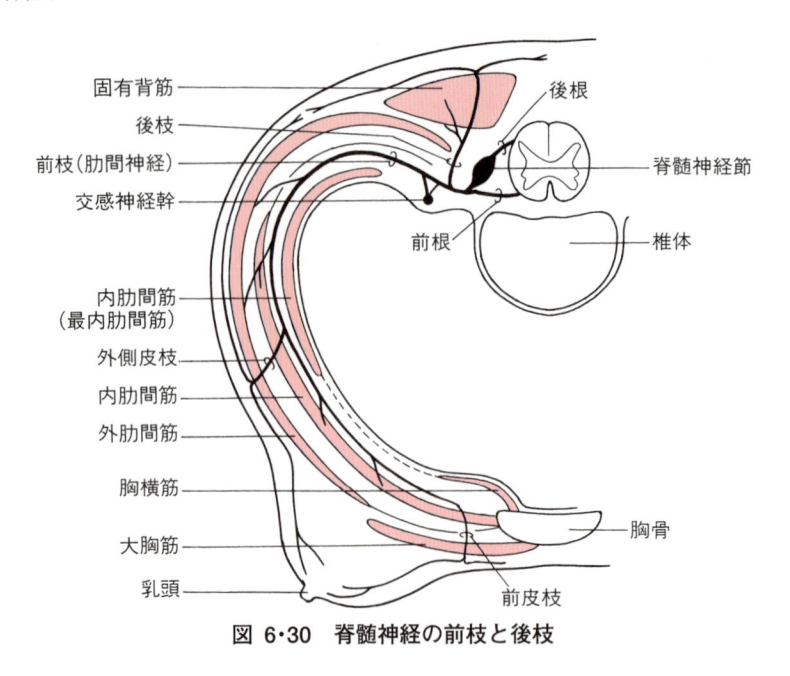

数（8対）が多くなる．

　脊髄神経は前根と後根が椎間孔のところで合流して形成される．**前根**は脊髄の前角と側角にある神経細胞の軸索により構成される．**後根**は脊髄神経節にある感覚神経細胞から起こる神経突起から構成される．すなわち前根は遠心性線維，後根は求心性線維に区別される（ベル・マジャンディーの法則）．前根と後根の両方の成分を含む脊髄神経はすべて混合神経である．脊髄神経は脊柱管の外で前枝と後枝に分かれる．**前枝**は体幹の前壁と側壁，および上肢・下肢の筋と皮膚に分布する．**後枝**は一般に前枝より細く分布領域も狭い．おもに脊柱起立筋などの固有背筋と背部の皮膚へ分布する（図 6・30）．

　各脊髄神経は，発生の早い時期には体幹を上から下へ分節的に支配する．後枝の支配領域は成人でも分節的である．しかし前枝の支配領域では，上肢と下肢の発達に伴い筋群の移動が起こる．そのために，前枝の一部はお互いに吻合して神経叢（そう），すなわち**頚神経叢，腕神経叢，腰神経叢，仙骨神経叢，陰部神経叢**を形成するようになる．胸部では神経叢は形成されないので分節的支配構造を保っている．

a．脊髄神経後枝

　頚神経後枝は，おもに後頚部の筋と皮膚に分布する．第2頚神経は例外的に後枝のほうが前枝より発達し，後頭部の皮膚に広く分布する（大後頭神経）．胸神経〜尾骨神経後枝は，肋骨挙筋・固有背筋群とそれに相当する領域の皮膚，および仙骨・尾骨部の皮膚に分布する．

b．頚 神 経 叢

　頚神経叢は**第1〜4頚神経**（C_1〜C_4）の前枝が吻合してつくられる（**図 6・31**）．皮膚に分布する皮枝と，骨格筋に分布する筋枝とに分けられる．**皮枝**は小後頭神経，大耳介神経，頚横神経，鎖骨上神経があり，頚部から肩に至る皮膚に分布する．これらの皮枝は胸鎖乳突筋の後縁のほぼ中点から皮下に現れる．この点を神経点とよぶ．**筋枝**は，頚神経ワナとよばれるループを形成し

図 6・31 頸神経叢

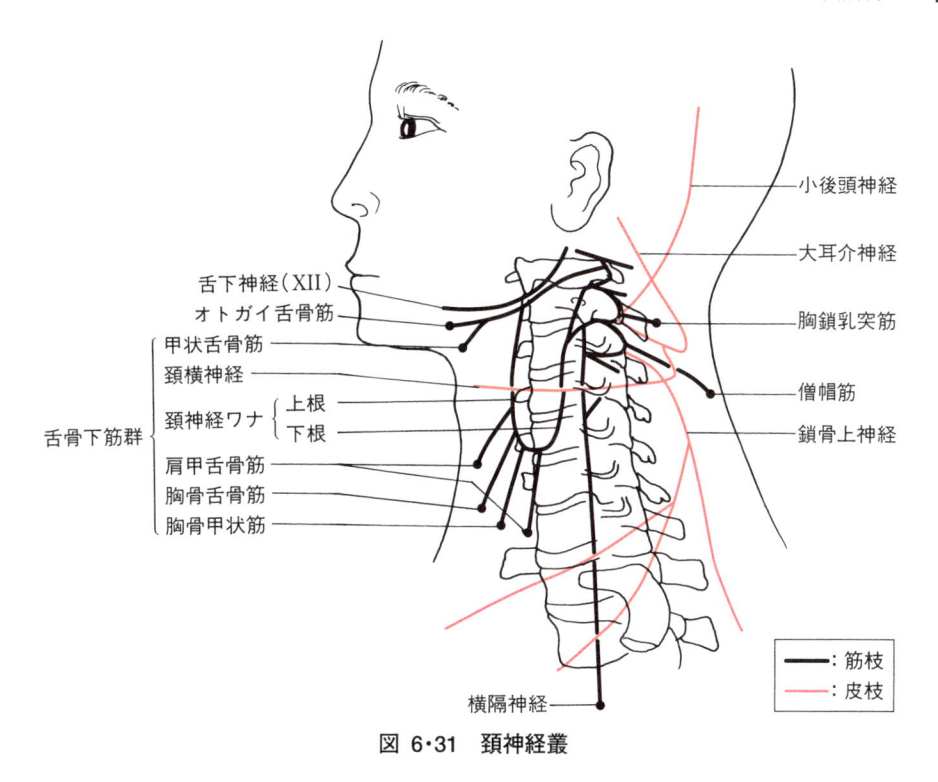

て舌骨下筋群(胸骨甲状筋,甲状舌骨筋,胸骨舌骨筋,肩甲舌骨筋)とオトガイ舌骨筋へ分布する.ただし,第1頸神経(C_1)は舌下神経を通って甲状舌骨筋とオトガイ舌骨筋に至る.さらにC_3〜C_5から出る横隔神経は前斜角筋の前面に沿って降り,鎖骨下動・静脈の間を通ったあと,心膜と胸膜との間を下行して横隔膜に達しこれを支配する.そのほか頸神経からは胸鎖乳突筋,僧帽筋,椎前筋群,斜角筋群などへ分布する筋枝が出る.

c. 腕 神 経 叢

腕神経叢は**第5頸神経〜第1胸神経(C_5〜T_1)**の前枝によってつくられる(**図6・32**).C_5とC_6の前枝は合流して上神経幹を,C_7の前枝は中神経幹を,C_8とT_1の前枝は下神経幹を形成する.各神経幹は前斜角筋と中斜角筋の間(斜角筋隙)より出て,それぞれ浅層と深層に分かれる.上神経幹と中神経幹の浅層は合して外側神経束を,下神経幹の浅層は内側神経束を形成する.深層は3本が合して後神経束を形成する.

腕神経叢は鎖骨上部と鎖骨下部に分けられ,鎖骨上部からは上肢帯へ分布する枝が出る.鎖骨下部からは,上肢帯の一部と自由上肢へ分布する枝が出る.

1)鎖骨上部の枝

①**肩甲背神経**(C_5):菱形筋と肩甲挙筋を支配する.

②**長胸神経**(C_5〜C_7):前鋸筋を支配する.

③**鎖骨下筋神経**(C_5):鎖骨下筋を支配する.

④**肩甲上神経**(C_5〜C_6):肩甲切痕を通って肩甲骨の背面へ向かい,棘上筋,棘下筋を支配する.

⑤**肩甲下神経**(C_5〜C_7):肩甲下筋と大円筋を支配する.

図 6・32 腕神経叢

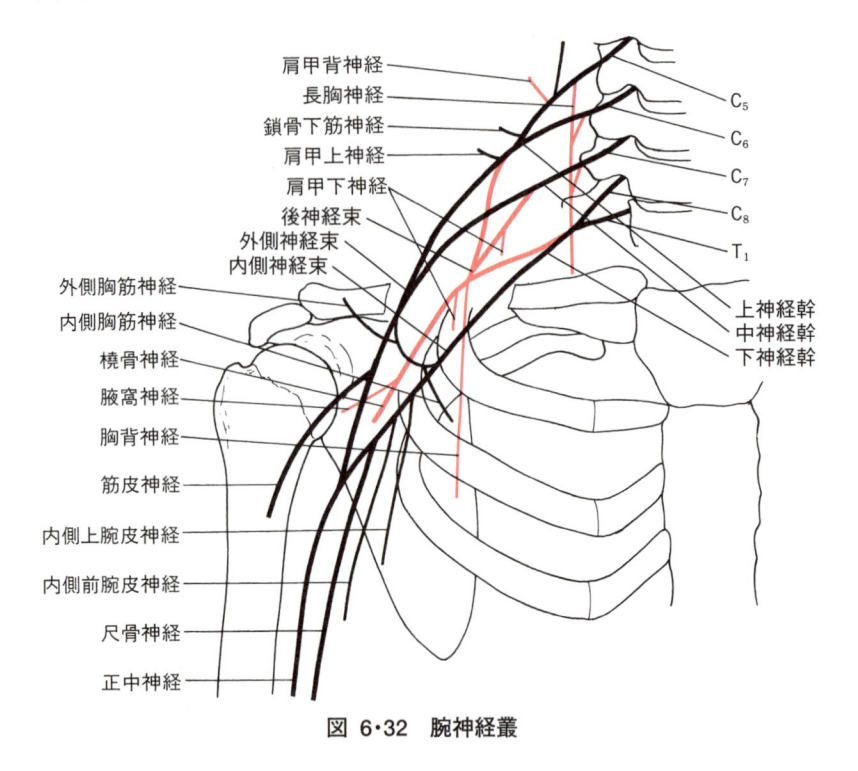

⑥**胸背神経**（C_5〜C_8）：広背筋を支配する．

⑦**筋枝**：斜角筋を支配する．

2）鎖骨下部の枝

①**内側胸筋神経**（C_8〜T_1）：大胸筋，小胸筋を支配する．

②**外側胸筋神経**（C_5〜C_7）：大胸筋，小胸筋を支配する．

③**筋皮神経**（C_5〜C_7）：腋窩で烏口腕筋をつらぬき，上腕二頭筋と上腕筋の間を通過して上腕の外側に出る（図6・33）．筋枝は上腕の屈筋群（烏口腕筋，上腕二頭筋，上腕筋）を支配する．皮枝は肘関節の近くで皮下に出て，前腕外側の皮膚に分布する（外側前腕皮神経）．

④**内側上腕皮神経**（C_8〜T_1）：上腕内側の皮膚に分布する．この神経は第2，第3肋間神経の外側皮枝と交通して肋間上腕神経を形成する．

⑤**内側前腕皮神経**（C_8〜T_1）：前腕内側の皮膚に分布する．

⑥**正中神経**（C_5〜T_1）：上腕動脈に伴行して肘窩を経由し，さらに前腕の浅指屈筋と深指屈筋の間を下行する（図6・34）．手根では屈筋腱とともに手根管のなかを通って手掌に至る．筋枝は前腕の屈筋群（円回内筋，橈側手根屈筋，長掌筋，浅指屈筋，深指屈筋の橈側，長母指屈筋，方形回内筋），母指球の筋（短母指外転筋，短母指屈筋の浅頭，母指対立筋），および橈側の虫様筋（第1，第2虫様筋）を支配する．皮枝は，第4指を境として橈側側の手掌と指の皮膚へ分布する．

　正中神経の障害では母指球筋の麻痺と萎縮が起きる．母指は伸展した状態で対立ができなくなる．このような手の状態を猿手とよぶ．

⑦**尺骨神経**（C_7〜T_1）：上腕を上腕動脈，正中神経とともに下行する（図6・35）．上腕の下端

図 6・33　筋皮神経

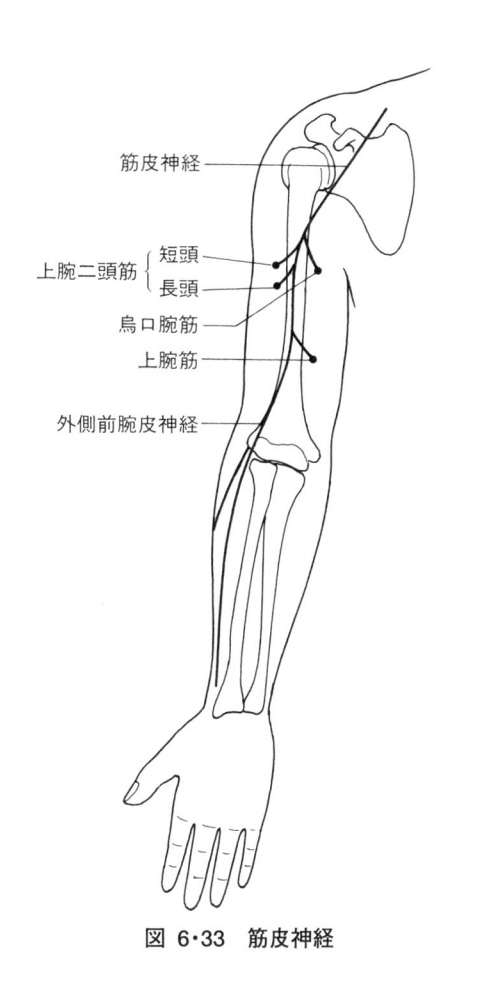

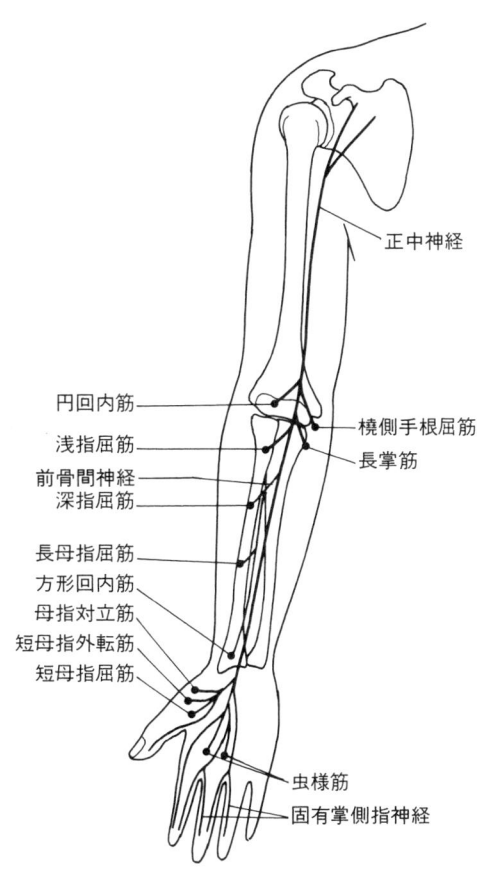

図 6・34　正中神経

で背側に回り，上腕骨の尺骨神経溝を通ってふたたび前腕の前面に出る．その後，尺側手根屈筋に沿ってくだり，豆状骨の外側で手掌に至る．尺骨神経溝では，尺骨神経は皮膚の直下を通るため触れることができる．筋枝は前腕屈筋の一部（深指屈筋の尺側，尺側手根屈筋），小指球の筋（短掌筋，小指外転筋，短小指屈筋，小指対立筋），母指球の筋（短母指屈筋の深頭，母指内転筋），中手筋（尺側にある第3，第4虫様筋，背側骨間筋，掌側骨間筋）を支配する．皮枝は，手掌と手背の尺側側に分布する．

　尺骨神経の障害では小指球筋，骨間筋，尺側の虫様筋が麻痺・萎縮する．そのため指の内転・外転ができなくなる．さらに第4指と第5指の基節は，伸展した状態で中節・末節が屈曲する．このような状態を鷲手とよぶ．

⑧**橈骨神経**（C_5〜T_1）：上腕骨の背面にある橈骨神経溝を上腕深動脈とともに通って，肘関節の外側で浅枝と深枝に分かれる（**図 6・36**）．浅枝は皮枝からなる．橈骨動脈に沿って下行するが，前腕の下1/3部で後方に向かい，手背の皮下に出る．深枝は筋枝からなり，骨間膜背側面に沿って手根背側に達する．筋枝は上腕の伸筋（上腕三頭筋，肘筋），前腕の伸筋（腕橈骨筋，長橈側手根伸筋，短橈側手根伸筋，指伸筋，小指伸筋，尺側手根伸筋，回外筋，長母指外転筋，短母指伸筋，長母指伸筋，示指伸筋）を支配する．

　皮枝は上腕内側と背側の皮膚（後上腕皮神経），上腕外側下半の皮膚（下外側上腕皮神経），

図 6・35　尺骨神経

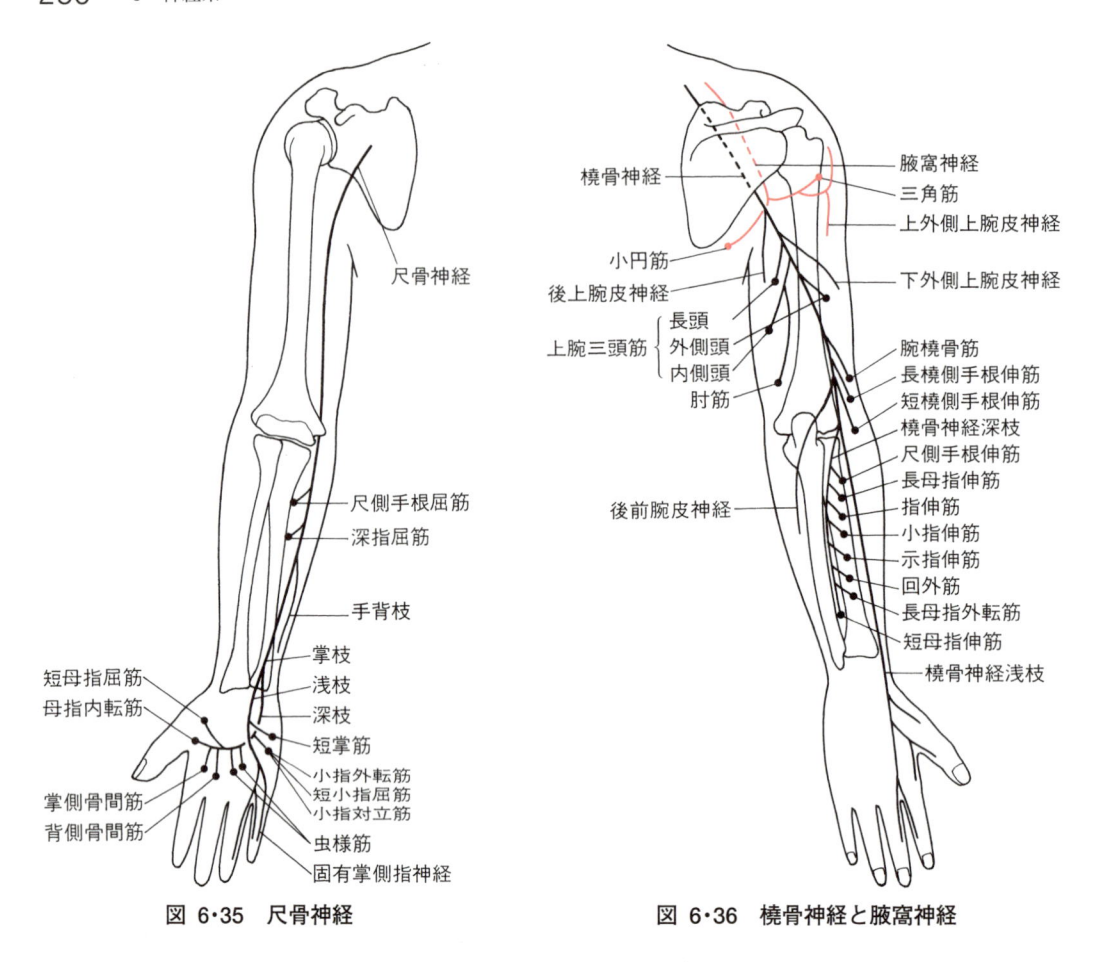

図 6・36　橈骨神経と腋窩神経

前腕背側の皮膚（後前腕皮神経），末節背面を除く手背の橈側半の皮膚（浅枝）に分布する．

橈骨神経の障害では，上腕・前腕での伸展が不能となる．手が弛緩して下垂し，手根で屈曲する．この状態を下垂手とよぶ．

⑨**腋窩神経**（C_5〜C_7）：後神経束から出て，後上腕回旋動脈とともに上腕骨の後面に回る（**図 6・36**）．筋枝は小円筋と三角筋を支配する．皮枝は上腕の外側および背側の皮膚（上外側上腕皮神経）へ分布する．

d. 胸　神　経

胸神経の前枝は肋間神経とよばれる．この神経は肋間隙の肋骨下面にある肋骨溝に沿って，内肋間筋のなかを走行する．第 12 胸神経の前枝は第 12 肋骨下縁に沿って走行するので，肋下神経とよばれる．胸神経のうち第 1 胸神経は腕神経叢の，第 12 胸神経は腰神経叢の形成にあずかる．しかしそれ以外の胸神経の前枝は，神経叢を形成しないで体節的分布支配を保持している．

上位肋間神経（第 1〜6 肋間神経）は肋骨溝に沿って前方へ進み，胸骨縁まで達する．下位肋間神経（第 7〜12 肋間神経）は前下方へ進み，内腹斜筋と腹横筋の間を通って白線まで達する．このように胸神経は，胸部のみならず腹部の皮膚にも分布している．乳頭には第 4〜5 肋間神経が，臍には第 10 肋間神経が分布する．筋枝は後鋸筋，肋間筋，肋下筋，胸横筋，前腹筋（腹直筋，錐体筋），側腹筋（外腹斜筋，内腹斜筋，腹横筋）を支配する．皮枝は前鋸筋の起始縁で外側

皮枝が，胸骨縁で前皮枝が肋間筋をつらぬいて皮下に出て皮膚に分布する（図6・30，41）．

e．腰神経叢

腰神経叢は**第12胸神経～第4腰神経**（T_{12}～L_4）の前枝で構成される（図6・37）．これから出る筋枝は腹筋，大腿の内側面，前面の筋を支配する．皮枝は外陰部，鼡径部，大腿の前面，内側面および下腿の内側面に分布する．腰神経叢は腰椎肋骨突起と大腰筋との間に位置する．腰神経叢から出るおもな枝は以下のとおりである．

①**腸骨下腹神経**（T_{12}～L_1）：筋枝は，側腹筋（外腹斜筋，内腹斜筋，腹横筋）を支配する．皮枝は骨盤部の外側面および下腹部の皮膚に分布する．

②**腸骨鼡径神経**（L_1）：筋枝は側腹筋（内腹斜筋，腹横筋）を支配する．皮枝は陰嚢または陰唇の皮膚に分布する．

③**陰部大腿神経**（L_1～L_2）：大腿枝と陰部枝の2枝に分かれる．大腿枝は大腿前面の上端中央部の皮膚に分布する．陰部枝は男性では精索に沿って下行し，陰嚢に分布する．また筋枝は精巣挙筋を支配する．女性では子宮円索に沿って陰唇に分布する．

④**外側大腿皮神経**（L_2～L_3）：上前腸骨棘の内側で鼡径靱帯の下をくぐり，大腿外側面の皮膚に

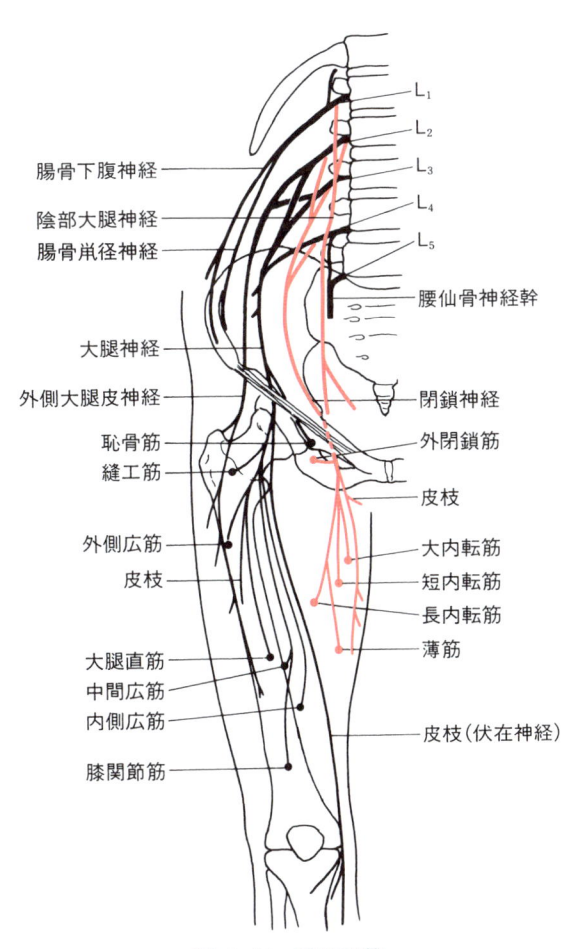

図 6・37　腰神経叢

分布する.

⑤ **閉鎖神経**（$L_2 \sim L_4$）：閉鎖動脈とともに閉鎖管を通ったあと，筋枝は大腿内転筋群（外閉鎖筋，薄筋，長内転筋，短内転筋，大内転筋）を支配する．皮枝は大腿内側面の皮膚に分布する．

⑥ **大腿神経**（$L_1 \sim L_4$）：腰神経叢のなかでもっとも大きな神経である．鼡径靱帯の下の筋裂孔を通って大腿動脈に沿って下行する．筋枝は骨盤腔内で腸腰筋への枝を出す．骨盤から出たあとは恥骨筋，縫工筋，大腿四頭筋，膝関節筋を支配する．皮枝はおもに大腿前面の皮膚へ分布する．伏在神経とよばれるもっとも大きな皮枝は膝関節の内側で皮下に出る．さらに下行して下腿と足背の内側面に分布する．

f．仙骨神経叢

前枝は前仙骨孔を通って脊柱管を出る．仙骨神経叢は**第4腰神経〜第3仙骨神経（$L_4 \sim S_3$）**の前枝により構成される（**図6・38**）．腰神経叢とは腰仙骨神経幹で連絡する．仙骨神経叢からの枝は大腿前面，内側面（腰神経叢の支配域）以外の下肢に分布する．外寛骨筋（梨状筋，内閉鎖筋，双子筋，大腿方形筋）を支配する筋枝のほか，以下の枝が出る．

① **上殿神経**（$L_4 \sim S_1$）：上殿動静脈とともに大坐骨孔を通って，梨状筋の上（梨状筋上孔）から

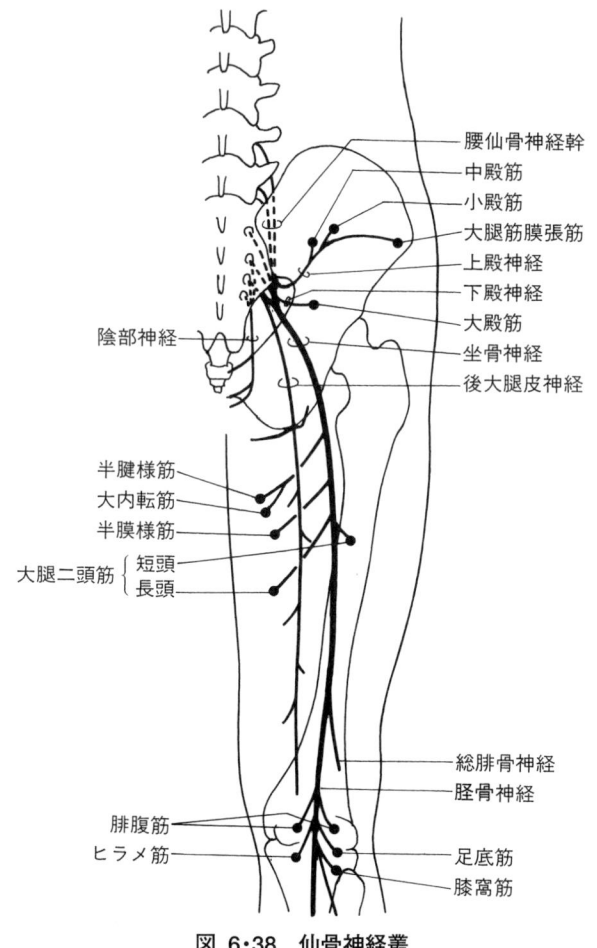

図 6・38 仙骨神経叢

出る．中殿筋，小殿筋，大腿筋膜張筋を支配する．

②**下殿神経**（$L_5〜S_2$）：下殿動静脈とともに大坐骨孔を通って，梨状筋の下（梨状筋下孔）から出る．大殿筋を支配する．

③**後大腿皮神経**（$S_1〜S_3$）：下殿神経とともに梨状筋下孔を通る．大殿筋の下縁から皮下に現れる．大腿および膝関節後面の皮膚に分布する．そのほか，殿部と会陰へ分布する枝も出す．

④**坐骨神経**（$L_4〜S_3$）：人体のなかでもっとも大きな末梢神経である．梨状筋下孔から大腿後方に出る．梨状筋下孔から出るところは，上後腸骨棘と坐骨結節を結んだ線のほぼ中央に相当する．その後，坐骨結節と大転子の中間点のやや内側寄りを通過して，大腿二頭筋長頭と大内転筋の間を垂直に下行する．大腿屈筋群（大腿二頭筋，半腱様筋，半膜様筋）と大内転筋の一部を支配する．膝窩の上方で外側の総腓骨神経と内側の脛骨神経に枝分かれする．

　ⓐ**総腓骨神経**：膝窩で外側腓腹皮神経を分枝したあと，腓骨頭を回って浅および深腓骨神経に分かれる（図 6・39）．

　　外側腓腹皮神経：下腿の外側面の皮膚に分布する．

　　浅腓骨神経：下腿外側の腓骨筋群（長腓骨筋，短腓骨筋）に枝を与えたあと，下腿の下方

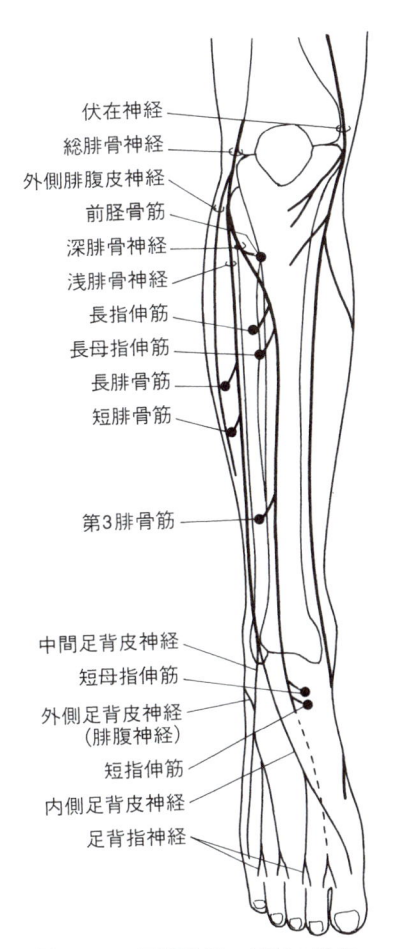

図 6・39　下腿前面・足背の神経

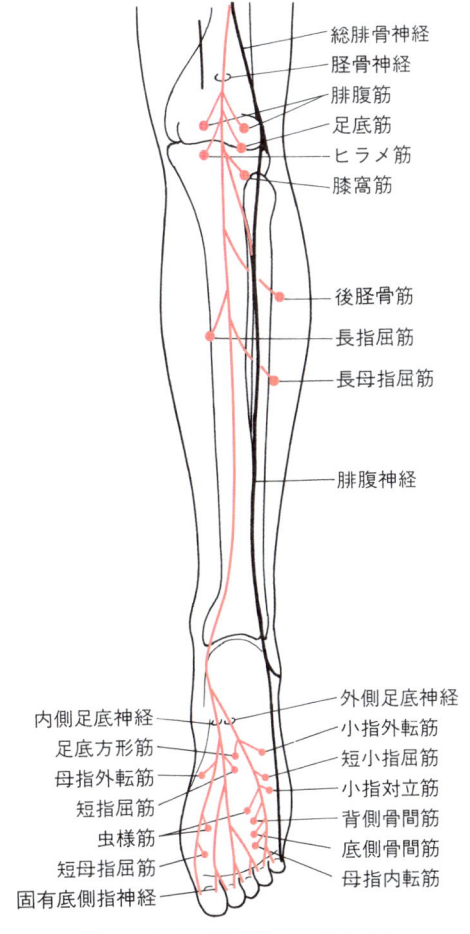

図 6・40　下腿後面・足底の神経

から皮下に出て，足背の皮膚に分布する（内側足背皮神経，中間足背皮神経）．

深腓骨神経：前脛骨動脈とともに下腿深部を下行する．下腿の伸筋群（前脛骨筋，長指伸筋，長母指伸筋，第3腓骨筋），足背の伸筋群（短母指伸筋，短指伸筋）に分布する．皮枝は母指の背外側面と第2指の背内側面に分布する．

ⓑ **脛骨神経**：下腿を膝窩動静脈および後脛骨動脈に沿って下行する（図 6・40）．下腿の屈筋群（腓腹筋，ヒラメ筋，足底筋，膝窩筋，後脛骨筋，長指屈筋，長母指屈筋）を支配したあと，内果の後ろで，内側足底神経と外側足底神経に分かれる．

内側足底神経：母指外転筋，短母指屈筋，短指屈筋と第1虫様筋を支配する．皮枝は固有底側指神経として，足底の内側の皮膚に分布する．

外側足底神経：足底方形筋，小指外転筋，短小指屈筋，小指対立筋，底側骨間筋，背側骨間筋，第2～4虫様筋，母指内転筋を支配する．皮枝は足底の外側の皮膚に分布する．

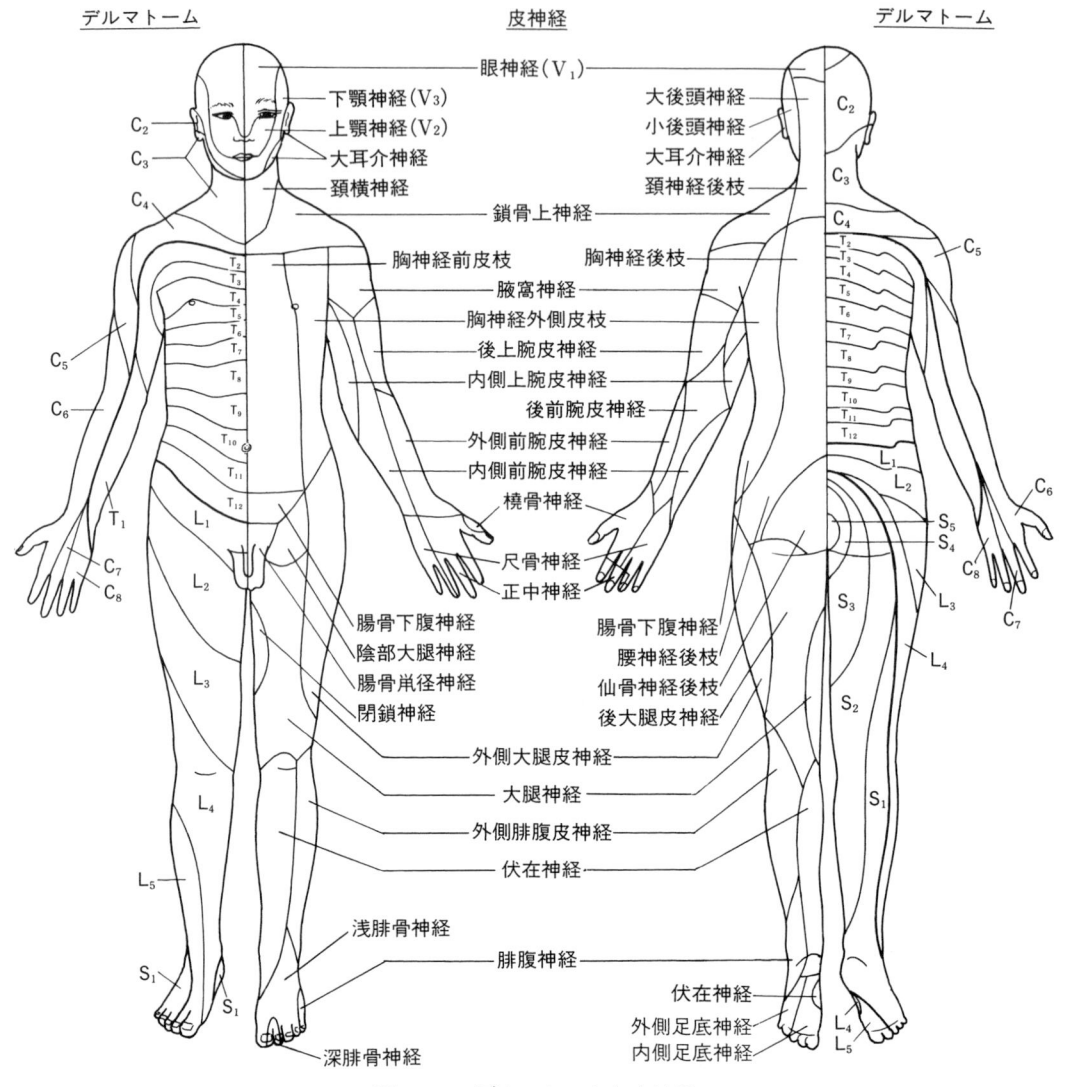

図 6・41 デルマトームと皮神経

腓腹神経：脛骨神経と総腓骨神経の枝が交通したもので，足背および足底の外側縁に沿って皮膚に分布する．

g．陰部神経叢

陰部神経叢は**第 2〜4 仙骨神経（S_2〜S_4）**の前枝により構成され，枝には陰部神経がある．

①**陰部神経（S_2〜S_4）**：大坐骨孔を出たあと，小坐骨孔を通って坐骨直腸窩に入り 3 枝に分かれる．

　ⓐ**下直腸神経**：肛門周囲の皮膚と外肛門括約筋に分布する．

　ⓑ**会陰神経**：会陰の皮膚，陰嚢または陰唇と尿道括約筋などの筋に分布する．

　ⓒ**陰茎（陰核）背神経**：陰茎または陰核亀頭，包皮などに分布する．

h．尾骨神経

尾骨付近の皮膚に分布する．

i．デルマトーム

皮膚の感覚神経の分布領域をデルマトーム（皮節）とよぶ．隣り合ったデルマトームは互いに

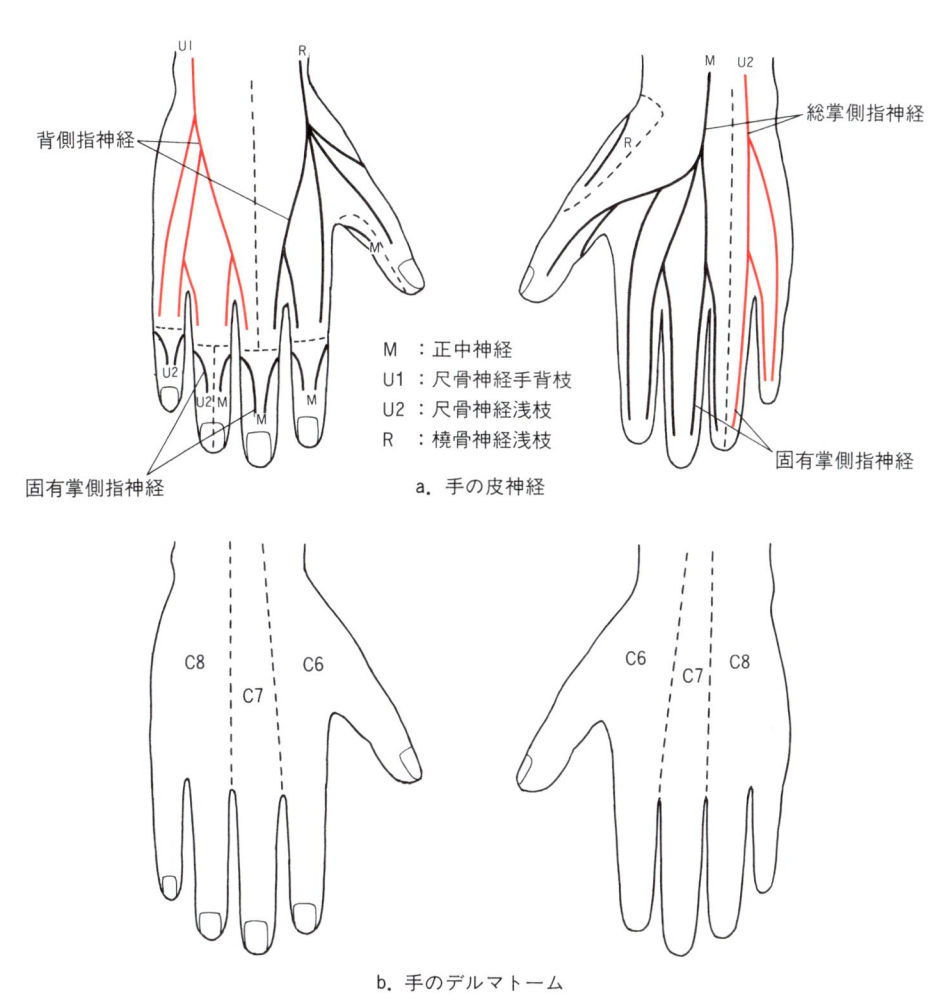

M ：正中神経
U1：尺骨神経手背枝
U2：尺骨神経浅枝
R ：橈骨神経浅枝

a．手の皮神経

b．手のデルマトーム

図 6・42　手の皮神経とデルマトーム

重複しているため，1本の神経根が傷害されても相当する領域の感覚脱落は目だたない．隣り合った神経根が傷害されたとき，デルマトームに対応した領域の感覚異常が生じる．このような皮膚の感覚異常の分布から，脊髄神経の損傷部位を推測することができるため，デルマトームの理解は診断上有力な手がかりとなる（図6・41, 42）．

3 自律神経系

自律神経系は平滑筋，心筋，腺を支配し，循環，呼吸，消化，分泌，代謝，体温維持，排泄，生殖などの機能を調節する．体性神経系が大脳皮質の意識的・随意的な支配を受けるのに対して，自律神経系は意識的な支配を受けない．このために**不随意神経系**，または植物神経系ともよばれる．

もともと自律神経系は純粋に遠心性（運動性）神経系として定義されていた．ここではその定義に従って遠心（運動）路のみを自律神経系として取り扱う．しかし実際には，内臓，血管などからの内臓求心性（感覚性）神経線維が脳・脊髄に入ってきており，内臓の活動は，局所的な単純な反射をはじめとして複数の反射経路の協調によって制御されている．

自律神経系は**交感神経系**と**副交感神経系**に分けられる．両者とも2個のニューロン連鎖からなりたっている．すなわち，第一のニューロン（**節前ニューロン**という）の細胞体は中枢神経系にあり，その神経線維（**節前線維**という）は末梢にある自律神経節に到達する．**自律神経節**において，節前線維は次のニューロン（**節後ニューロン**）とシナプス接続を行い，節後ニューロンの神経線維（**節後線維**）は末梢の標的器官（平滑筋，心筋，腺）に至る（図6・43）．

交感神経系と副交感神経系では次の点が異なっている．

① **節前ニューロンの存在部位**：交感神経系では胸髄と上部腰髄であり，副交感神経系では脳幹（中脳，橋，延髄）と仙髄である．

② **自律神経節の位置**：交感神経節は効果器から離れたところにあり，副交感神経節は効果器の近くか効果器内にある．したがって，交感神経系の節前線維は短く，節後線維は長い．副交感神経系の節前線維は長く，節後線維は短い．

③ **化学伝達物質**：両神経系の節前線維の化学伝達物質はアセチルコリンである．しかし，節後線維の化学伝達物質は，交感神経系はノルアドレナリンであり，副交感神経系はアセチルコリンである．

④ **拮抗支配**：多くの効果器（内臓など）は交感神経と副交感神経で二重に支配されている．このような場合には，効果器に対する両者の作用は相反的であり，これを拮抗支配とよぶ．一般に交感神経の作用は興奮状態を，副交感神経の作用は休止状態を考えると理解しやすい．

a．交感神経系

交感神経系の節前ニューロンの細胞体は**第1胸髄から第2腰髄の側角**にある．節前線維は**前根**を通り脊髄神経に入るが，ただちにそこから離れて白交通枝を通って交感神経幹の幹神経節に達する．**交感神経幹**は脊柱の両側に並び，20余個の分節状のふくらみである**幹神経節**（椎傍神経節）と，それらを連絡する線維束からなる．幹神経節は，およそ頸部で3個（上・中・下頸神経節），胸部で10〜12個，腰部で4個，骨盤部で4個ある．このうち下頸神経節はしばしば第1胸

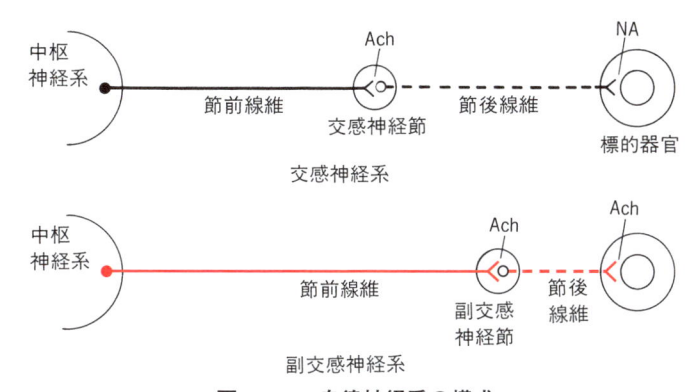

図 6・43　自律神経系の構成
Ach：アセチルコリン，NA：ノルアドレナリン

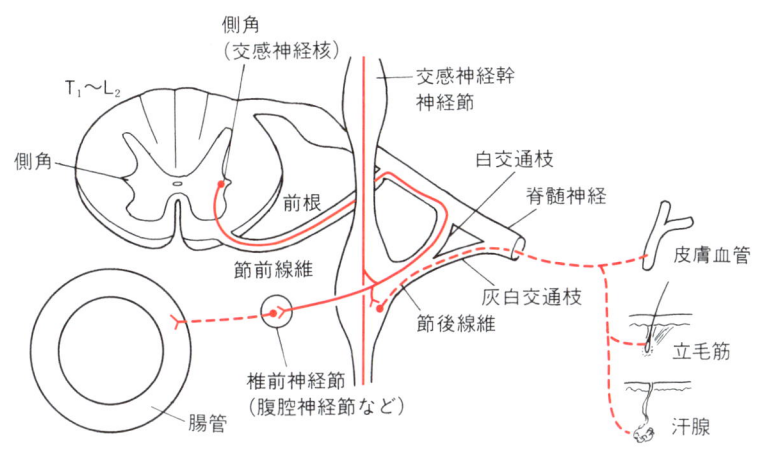

図 6・44　交感神経の節前線維と節後線維の走行

神経節と融合し，星状神経節とよばれる．

　節前線維は交感神経幹に達したあとに，幹神経節中で節後ニューロンとシナプス連絡を行う場合と，たんに交感神経幹を通過するだけの場合がある．交感神経の走行は，節前と節後線維の経路により次の3種類に分けられる（**図 6・44**）．

　1）**節前線維は幹神経節でニューロンを交代し，独立した節後線維が末梢に至る**．このような経路をとる交感神経は，頭頸部と胸部内臓を支配する．**胸髄上部**（T_1〜T_5）からの節前線維は，**上・中・下の3対の頸神経節**に入り，節後線維は内頸動脈などにからまりながら眼球の平滑筋，涙腺，唾液腺を支配する．また各頸神経節からは心臓神経が起こり，心臓に達する．肺と食道へは上位胸部の幹神経節からの節後線維が入る．

　2）**節前線維は幹神経節でニューロンを交代するが，節後線維は灰白交通枝を通りふたたび脊髄神経に合流し，脊髄神経とともに末梢に分布する**．節後線維は皮膚の汗腺，立毛筋，血管を支配する．

　3）**節前線維は交感神経幹を通過して腹腔および骨盤腔に達したあとに交感神経節をつくり，節後線維となり内臓を支配する**：胸髄下部（T_5〜T_{12}）からの節前線維は，**大内臓神経と小内臓神

図 6・45 自律神経系

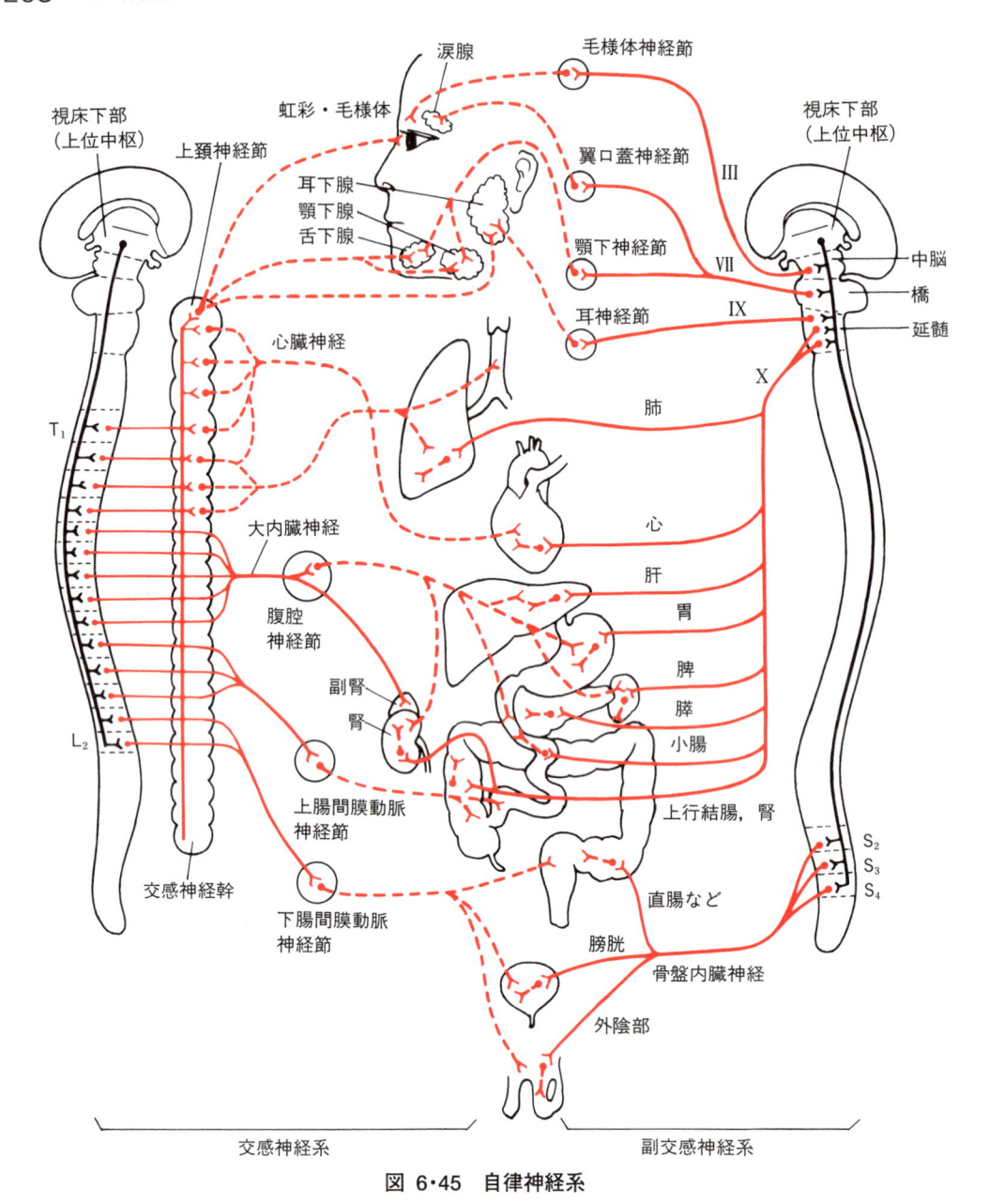

経として横隔膜をつらぬいて腹腔に達し，そこにある神経節（**腹腔神経節**，上腸間膜動脈神経節）で節後線維となり，腹部内臓（胃，小腸，結腸前半，肝，膵，脾，腎）に入る．例外として，副腎髄質には節前線維そのものが入る．

おもに**腰髄**（$L_1 \sim L_2$）からの節前線維は，下腸間膜動脈神経節および骨盤内臓の近くの神経節でニューロンを交代し，節後線維は下行結腸から直腸，膀胱，生殖器に至る（**図 6・45**）．

b．副交感神経系

副交感神経系の節前ニューロンは，**脳幹**（**中脳，橋，延髄**）と**仙髄**（$S_2 \sim S_4$）の二つの離れた部位にある．したがって，節前線維は4種の脳神経と仙骨神経に含まれて末梢に至り，効果器の

近傍または内部にある副交感神経節でニューロンを交代し，短い節後線維となり標的器官を支配する．

①**動眼神経**：眼筋の運動神経である動眼神経には少量の副交感神経が含まれる．この副交感神経は中脳の**動眼神経副核**（エディンガー・ウエストファール核）から起こり，眼窩内部の毛様体神経節でニューロンを交代する．節後線維は眼球の**毛様体筋**と**瞳孔括約筋**を支配する．

②**顔面神経**：顔面神経の副交感神経成分は，橋にある小さな神経核（上唾液核）から起こり，大錐体神経から翼口蓋神経節または鼓索神経と舌神経を通り顎下神経節に入る．前者から出た節後線維は**涙腺**に，後者から出た節後線維は**顎下腺**と**舌下腺**に分布する．

③**舌咽神経**：舌咽神経の副交感神経成分は，延髄の小さな神経核（下唾液核）から起こり，舌咽神経から小錐体神経を通り耳神経節に至る．節後線維は**耳下腺**に分布する．

④**迷走神経**：迷走神経のおもな成分は副交感神経であり，延髄にある神経核（疑核と迷走神経背側核）から起こる．節前線維は**胸部内臓**（心臓，肺，食道など），**腹部内臓**（胃，小腸，結腸前半，肝，膵，脾，腎など）に至り，これらの臓器の近くまたは内部で節後ニューロンと交代し分布する．なお，胃腸管壁内には**マイスナー粘膜下神経叢**と**アウエルバッハ筋層間神経叢**があり，副交感神経と交感神経の節前線維の二重支配を受ける．これらの神経叢は腸管の蠕動運動に関与する．

⑤**仙骨神経に含まれる副交感神経**：第2〜4仙髄の側角から出て**骨盤内臓神経**をつくる．節後線維は下行結腸，直腸，膀胱，生殖器に分布し，排便，排尿，勃起を起こす（**図6・45**）．

c．関 連 痛

内臓の痛みは，しばしば内臓の痛みではなく特定の皮膚の部位の痛みとして知覚される．このような痛みを**関連痛**という．たとえば心臓の痛みは，胸部と左腕の内側皮膚の痛みとして知覚される．この機序はよくわかってないが，皮膚感覚と内臓感覚が，脊髄後角の同じ痛覚伝導路（脊髄視床路）のニューロンに収束するという仮説がある（**図6・46**）．

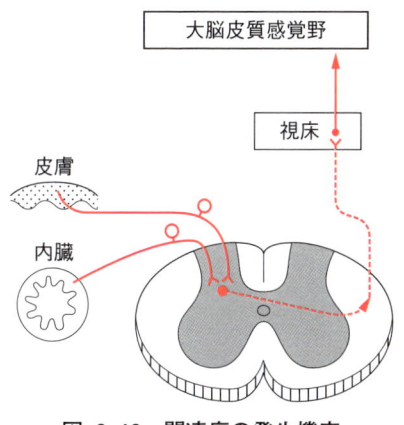

図 6・46　関連痛の発生機序

7 感 覚 器

A 外 皮

　外皮とは体表をおおう皮膚，およびその付属器官（毛，爪などの角質器と汗腺などの皮膚腺）の総称である．

1 皮　　膚

　①**構造**：**皮膚**は表面から**表皮**，**真皮**そして**皮下組織**からなる（**図7・1**）．付属器には表皮の角質器である毛と爪，**皮膚腺**である**脂腺**，**小汗腺**（エックリン汗腺），**大汗腺**（アポクリン汗腺），**乳腺**がある．
　②**働き**：皮膚は身体の機械的な保護と体温調節を行っている．内部に触覚，圧覚，痛覚，温度覚の受容器を含み，感覚器としても働く．

a．表　　皮

　表皮は**重層扁平上皮**からなる．表層から角質層，淡明層，顆粒層，有棘層，基底層（有棘層と基底層を合わせて胚芽層という）に分かれる（**図7・2**）．

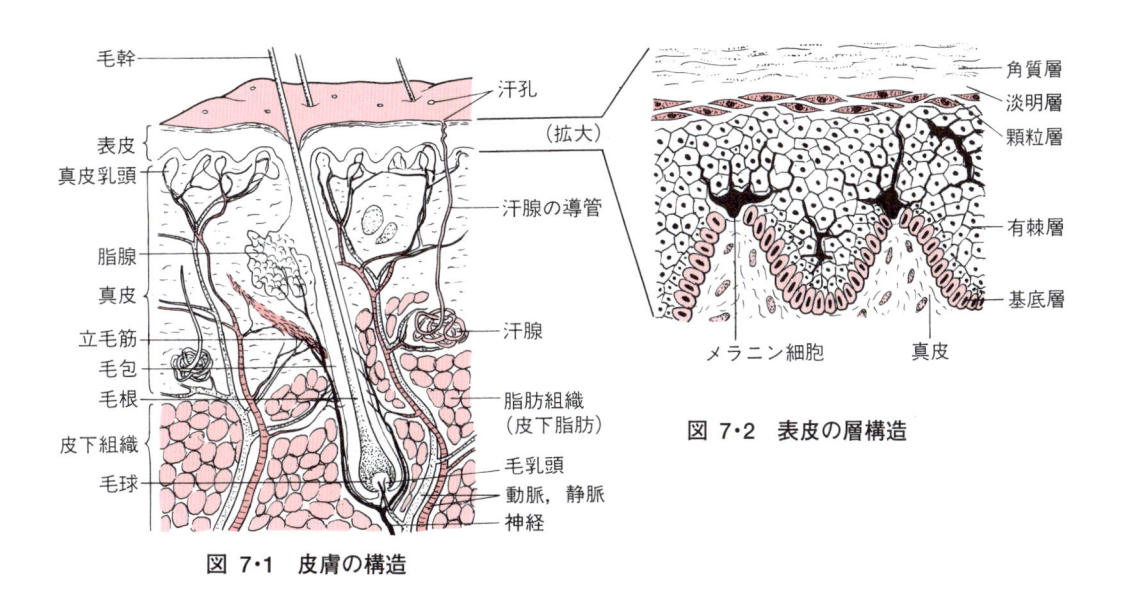

図7・1　皮膚の構造

図7・2　表皮の層構造

図 7・3　皮膚の感覚受容器

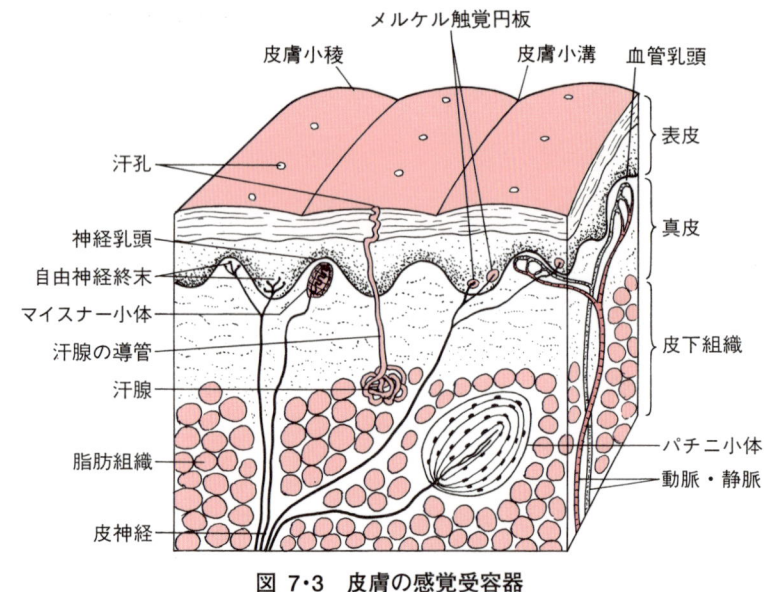

　表皮の細胞は胚芽層で増殖し，順次表層へ移動し扁平化する．この間に細胞は**ケラチン**という蛋白質を内部に沈着（**角化**）する．ケラチンが細胞全体を占めるようになると，かたい鱗片状になって最表層より剝離する．この表皮の角化の特別な形が毛や爪である．

　基底層の近くには**メラニン産生細胞**があり，メラニン色素を産生する（図 7・2）．メラニン色素の量により皮膚や毛の色は決まる．

　表皮の下層には感覚終末装置をもたない**自由神経終末**が分布する（図 7・3）．自由神経終末は痛覚と温度覚に関係する．触覚と圧覚に関係する**メルケル触覚円板**も分布する．なお，皮膚を軽く触れたときに感じる触覚と皮膚を圧迫したときに感じる圧覚は，いずれも皮膚の変形によって起こる感覚であり，質的に共通している．

b．真　　　皮

　表皮の下にある強靱な結合組織層である．表皮との接触面は平坦でなく，乳頭状に突出する（**真皮乳頭**）．真皮乳頭の配列は皮膚表面に凹凸を生み，手掌や足底では指紋として認められる．

　真皮乳頭には毛細血管（血管乳頭）あるいは神経（神経乳頭）が入り込む．神経は**マイスナー小体**（図 7・3）とよばれる特殊な感覚受容体のなかに終わる．これは結合組織性の被膜に囲まれた楕円形の感覚受容器である．触覚と圧覚を感知する．

c．皮 下 組 織

　脂肪組織に富む疎性な結合組織である．そのため皮膚は下層の筋，骨に対して自由に動く．眼瞼，耳介，陰茎，陰囊の皮膚では脂肪組織は少ない．

　皮下組織中には感覚終末装置である**パチニ小体**（図 7・3）がある．これはタマネギのようになっていて，結合組織性細胞が層状に感覚神経線維を取り囲む．触覚・圧覚および振動覚に関係する．

d．皮膚に付属する角質器
1）毛

多量の**ケラチン**を含んだ角化細胞からなる角質器である（図7・1）．部位に応じて一定方向に向かう毛流を形成する．毛の皮膚に埋まっている部分を**毛根**，露出している部分を**毛幹**，毛根の下端の膨大した部分を**毛球**という．毛根は表皮の落ち込みによってできる**毛包**で包まれる．毛細血管や神経は毛球に入り込み，**毛乳頭**をつくる．毛球の部分の細胞が分裂増殖することにより毛は伸びる．その速度は1日約0.2 mmである．毛を構成する細胞に含まれるメラニン色素顆粒の量により，毛の色は決まる．

毛包の上外側部には**脂腺**がある．その分泌物は皮脂で，毛に艶を与える．毛包の下部には**立毛筋**が付着する．立毛筋は平滑筋で，交感神経の支配を受ける．その収縮によって毛根は垂直にたち，皮膚の表面に鳥肌がたつ．

2）爪

指先の背面にある板状の角質器である（図8・27参照）．角質化した本体は，露出している**爪体**と皮膚に埋もれた**爪根**からなる．表面からみると，爪体の基部は，血管がみえないため白い（半月）．爪の下の皮膚面は**爪床**とよばれ，胚芽層からなる．爪根部の爪床から爪は新生される．

e．皮 膚 腺

皮膚には脂腺，汗腺，乳腺などの腺が付属する．いずれも表皮が真皮や皮下組織に落ち込んでできたものである．

1）脂 腺

通常は毛包に付属し，毛のはえていない手掌，足底にはない．しかし毛と関係のない皮膚に開く独立脂腺（口唇，肛門，乳輪，陰茎，亀頭）がある．

2）汗 腺

細長い管状腺である．真皮あるいは皮下組織に毛球状の分泌部がある（図7・1）．そこからの導管は皮膚の表面に向かい上行し，皮膚の高まり部に開口する（汗孔）．汗は**小汗腺**の分泌物で，水

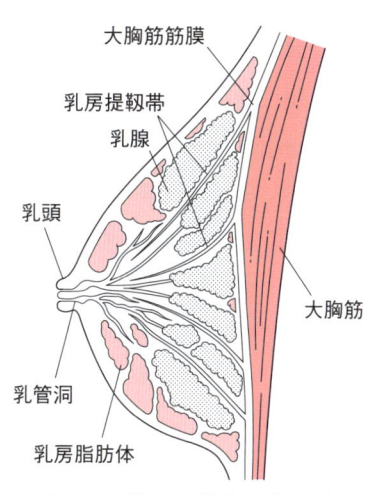

図7・4 乳房の構造（縦断面）

と電解質からなる．発汗は体温の調節に重要な役割を果たす．

外耳道，腋窩，乳輪，陰部，肛門周囲には**大汗腺**が開口する．**大汗腺**は，腺細胞質の一部が滴状にちぎれて分泌物となる．特殊な色や臭いをもつことが多い．"わきが"は腋窩の**大汗腺**の分泌物が細菌感染を受けて生じる．

3）乳房と乳腺

乳房は胸部前面にある1対の半球状の皮膚の高まりである．内部は脂肪組織と**乳腺**からなる（**図 7・4**）．乳腺は結合組織束の**乳房提靱帯**により10数個の**乳腺葉**に分けられる．それぞれの腺葉からは1本の乳管が乳管洞を経て**乳頭**に開口する．乳頭はその周囲の乳輪とともにメラニン色素に富み，茶褐色をしている．乳腺の分泌細胞は，蛋白質の乳汁成分（カゼイン）や脂肪などを含む．

思春期になると，卵巣よりエストロジェンが分泌され乳腺（乳管）が発達する．出産後に，下垂体よりプロラクチンが分泌される．プロラクチンは乳腺に作用して乳汁産生を起こす．また，乳頭への吸引刺激によって下垂体後葉から血中にオキシトシンが放出される．オキシトシンは乳腺平滑筋を収縮し，乳汁を排出する．乳腺は内胸動脈，外側胸動脈，胸肩峰動脈から多くの血管を受け，またリンパ管も豊富である．

2 筋，腱，関節の感覚神経

身体内部にある筋，腱，関節には感覚受容器がある．姿勢や関節の曲がり具合のような身体各部の相対的位置関係を検出する．このような感覚を**深部感覚（知覚）**という．

a．筋

骨格筋には**運動線維**と**感覚線維**が分布する（**図 7・5**）．運動線維（α**運動線維**）は，筋線維上の

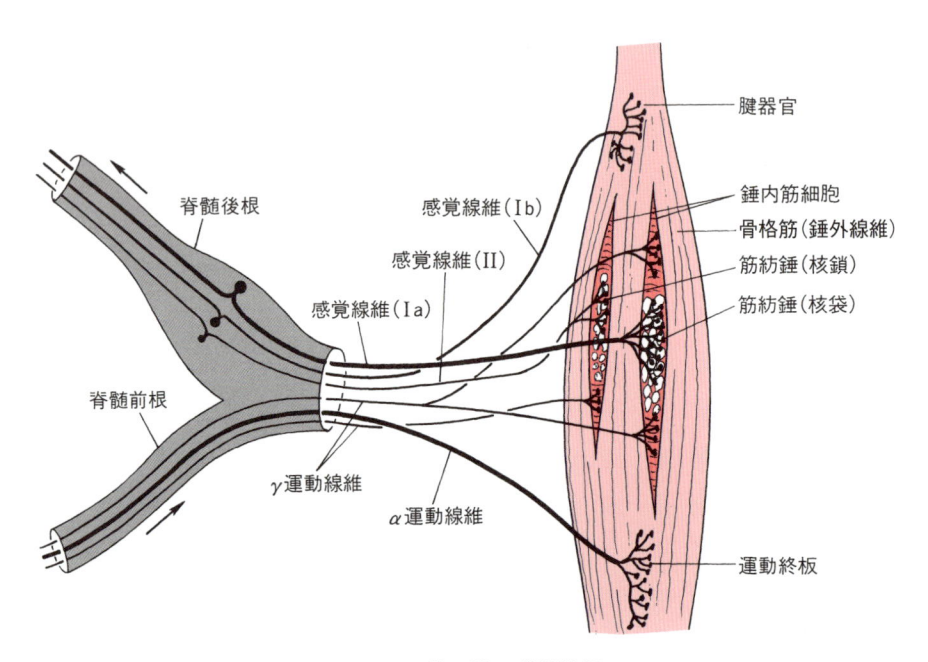

図 7・5 筋・腱の感覚神経

運動終板（神経筋接合）に中枢からの命令を伝える．運動終板をもつ筋線維（錘外線維）に平行に**筋紡錘**という感覚装置がある．**筋紡錘**は結合組織性の被膜に包まれた骨格筋性の細く短い筋線維を含む（錘内筋細胞）．その中央部には，筋の伸縮を検出する2種類の感覚線維（ⅠaとⅡ線維）が分布する．また辺縁部には細い運動線維（γ運動線維）が終止する．

筋紡錘は骨格筋の緊張を制御する．筋の伸長は錘内筋細胞を伸長して感覚線維を刺激する．感覚線維の興奮は脊髄内の運動神経細胞に伝えられ，その興奮はα運動線維を経て錘外線維の収縮を引き起こす．その結果，伸長した骨格筋は瞬時に収縮する．γ運動線維は錘内線維自体に適度の収縮を与えて，筋紡錘の感度を調節する．

b. 腱

筋と腱の移行部には**腱器官**があり，感覚線維（Ⅰb線維）が分布する．腱器官は骨格筋の張力を検知する．筋に過度の張力がかかるとその情報は脊髄に送られ，α運動神経細胞による筋の収縮を抑える．

c. 関　節

滑膜に**パチニ小体**が分布する．関節の動きを検出していると考えられている．

B　視　覚　器

外界の光景を写し取る装置を視覚器という．視覚器は光学装置としての眼球と，その保護や運動に必要な副眼器（眼筋，眼瞼，涙器など）からなる．

1　眼　　球

a. 眼球の構造

眼球は頭蓋の眼窩内の前半部にあり，脂肪組織に埋まっている径2.5 cmほどの球形器官である（図7・6）．眼球の前端と後端を結ぶ線を**眼球軸**といい，物体視をする際の光軸である**視線**より内側寄りにある．眼球の外壁は外側から**線維膜**，**血管膜**，**内膜**（広義の網膜）の3層からなる．内部には前方より**虹彩**，**水晶体**，**硝子体**がある．虹彩は水晶体と角膜間の腔隙を**前眼房**と**後眼房**に分ける．

1）線　維　膜

強靱結合組織で，前部の透明な**角膜**と，後部の乳白色の**強膜**に分かれる．眼球の前部約1/6のところで両組織は移行する．角膜は層構造をしており，外表から**角膜上皮**，角膜の厚さの大部分を占める**角膜固有質**，**角膜内皮**からなる．

角膜上皮は血管を欠くため，その酸素供給は大気に直接依存する．角膜上皮には自由神経終末が分布し，痛覚が敏感である．強膜は前方では白目として認められ，角膜上皮から移行する眼球結膜（図7・7）におおわれる．角膜と強膜の移行部には強膜静脈洞がある．眼球の後端部では視神経が出ていくため，強膜は視神経を包む硬膜鞘に移行する．

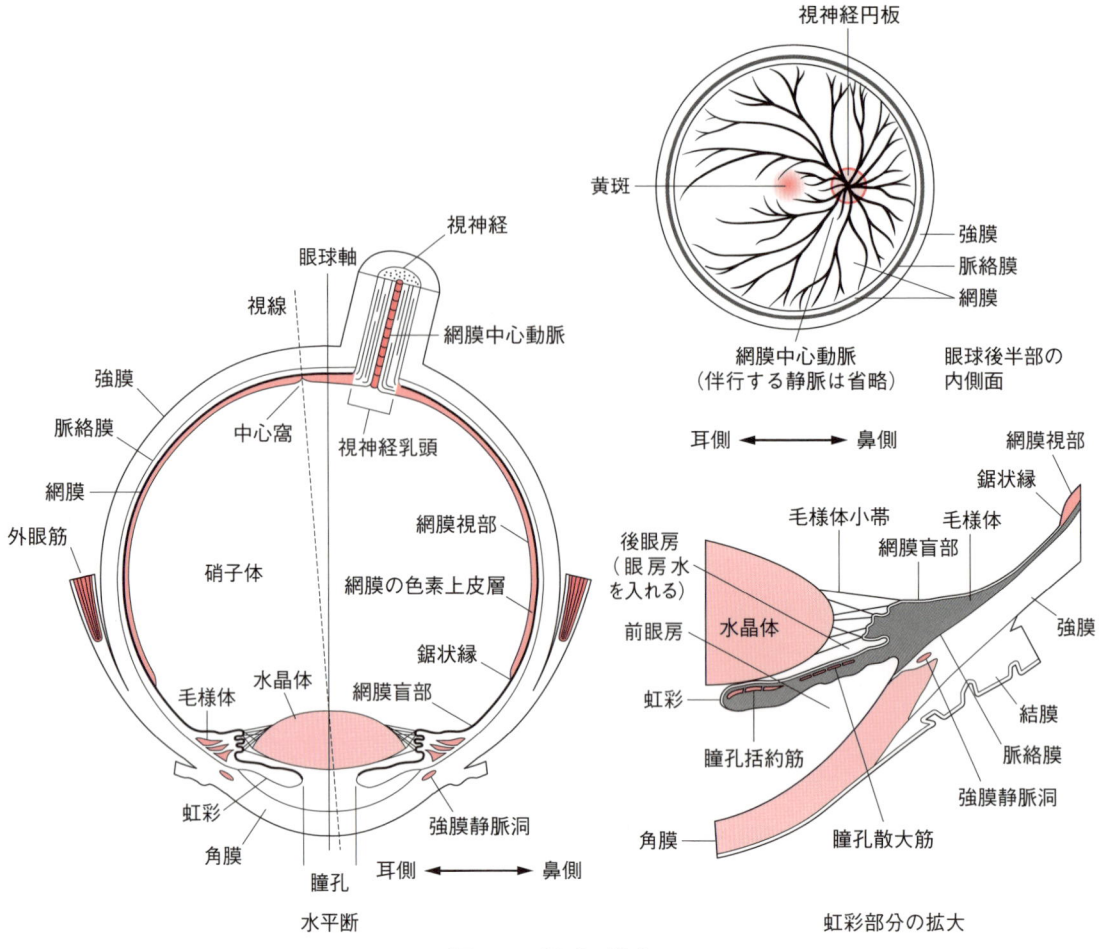

図 7・6　眼球の構造

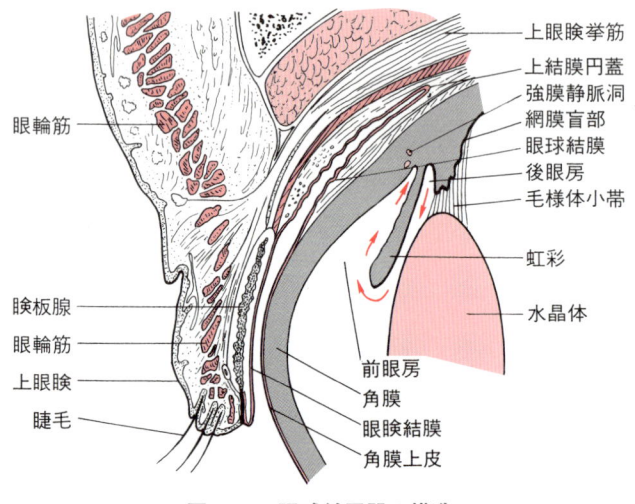

図 7・7　眼球付属器の構造

2）血管膜

線維膜の内側面にある血管と色素細胞に富む層である．ブドウの皮のように暗褐色にみえるのでブドウ膜ともいう．前方から**虹彩，毛様体，脈絡膜**の三部に分かれる（図7・6）．

①**虹彩**は水晶体の前面をおおう．その内側縁は輪状で，中心の孔を**瞳孔**という．虹彩は平滑筋を含む．瞳孔を囲むように輪状に走る**瞳孔括約筋**と，放射状に走る**瞳孔散大筋**がある．眼球に入射する光量が多い場合には，副交感神経の働きで瞳孔括約筋が収縮し，瞳孔は縮瞳する．逆に交感神経が働くと瞳孔散大筋が収縮し散瞳する．これを**瞳孔反射**という．虹彩は血管と色素細胞に富む．これらの量は眼の色を決めている．

②虹彩の後方には**毛様体**があり，水晶体を輪状に取り囲む．その内側縁からは水晶体の外側縁に付着する**毛様体小帯**（図7・7）が起こる．毛様体は平滑筋（毛様体筋）を含む．その収縮は毛様体小帯を弛緩させ，水晶体の厚さを増し，近距離視をできるようにする．

③脈絡膜は血管膜の大部分を占め，血管とメラニン産生細胞に富む疎性結合組織である．内側では網膜に接し，そこには毛細血管が豊富である．

3）内　膜

脳の直接の突出部であり，血管膜の内面をおおう層である．虹彩と毛様体の内面をおおう部分は色素細胞のみを含み，光を感じる受容体細胞を含まない．これを**網膜盲部**（図7・6）という．**鋸状縁**より後方で脈絡膜の内面をおおう網膜は**網膜視部**とよばれる．網膜色素上皮層と光を感受する網膜神経層からなる（下の光受容器と網膜の項参照）．

4）水　晶　体

カメラの凸レンズに相当する透明な円板である（図7・6）．細長い細胞塊からなる．外側の上皮細胞には毛様体小帯が付着する．**水晶体は白内障**では白濁する．

5）硝　子　体

水晶体と網膜の間にある無色透明のゼリー状の物質である（図7・6）．細胞をわずかに含むが，99%は水である．

6）眼　房

水晶体の前方の腔隙で，虹彩により**前眼房**と**後眼房**とに分けられる（図7・7）．両眼房は虹彩と水晶体のすきまを通し連絡する．眼房は**眼房水**で満たされている．眼房水は毛様体で産生され，眼房内を循環して**強膜静脈洞**から**眼静脈**に吸収される．**緑内障**は，眼房水の産生過剰や強膜静脈洞の吸収障害により，眼内圧が亢進して起こる．

b．光受容器と網膜

1）網膜（神経層）

光を検知する受容体細胞（視細胞）と，その情報を中継する細胞，さらに中枢へ送り出す細胞からなる（図7・8）．これらは層をなし，外側から順に**視細胞層，双極細胞層，視神経細胞層**を構成する．光はこの順序とは逆方向，すなわち硝子体側から層をつらぬいたあとに，視細胞で検知される．したがって，神経興奮は光の進行方向とは逆に外側から硝子体側へ向かう．視神経細胞に至ると，その神経線維である視神経を伝わり眼球を去る．

視細胞には2種類の細胞がある．**杆状体**と**錐状体**である．杆状体は薄暗い状況で働き，明暗の

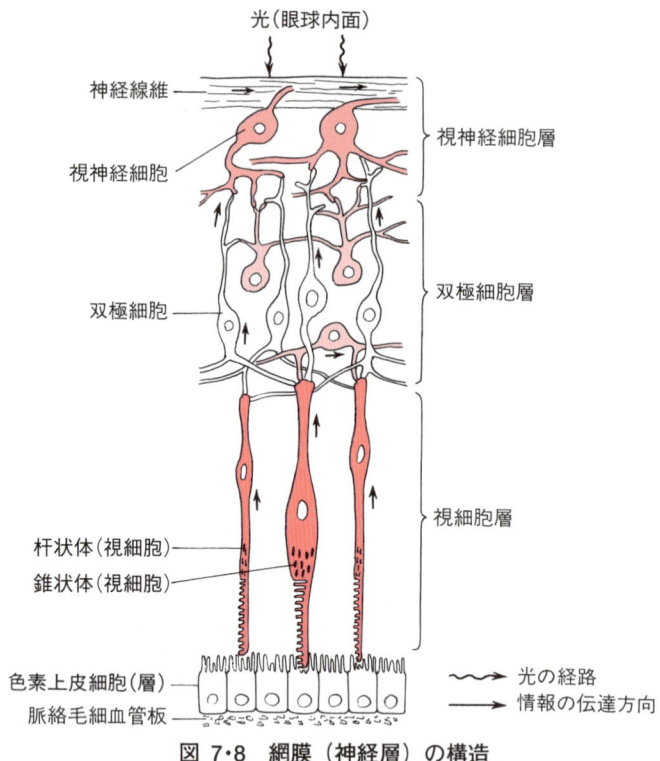

図 7・8 網膜（神経層）の構造

識別に優れる．錐状体は明るい環境で働き，色に感受性がある．網膜の部位によりそれらの分布密度は異なる．

網膜（神経層）の外側には**色素上皮細胞層**がある（図 7・8）．この層は光の散乱を防ぐとともに，視細胞の機能維持に役立っている．

網膜の内面を眼底といい，眼底鏡を用い角膜，硝子体を通し外部から検査することができる．眼球の後極のやや外側に黄褐色をした円形の**黄斑**（直径約 2 mm）がみえる（図 7・6）．黄斑の中心部はややくぼみ，中心窩という．錐状体の分布密度が高く，もっとも視力のするどいところである．

中心窩の 4～5 mm ほど内側（鼻側）には，白色円形の斑（直径約 1.5 mm）がみえる．視神経が網膜全域から集まり眼球を出ていく部位である．**視神経円板**あるいは**視神経乳頭**という．視神経が眼球壁をつらぬくため視細胞と色素上皮細胞はなく，視覚の盲点となる．

網膜には**網膜中心動脈と静脈**が分布する（図 7・6）．これらは視神経をつらぬき，視神経円板の中央から出て放散する．動脈と静脈の形態を直接観察できる唯一の部位である．

c．視 覚 路

網膜の視神経細胞の軸索突起は集合して**視神経**となり，**視交叉**で半交叉したあとに**視索**となる〔伝導路の項（p. 234～235）参照〕．なお一部の視神経細胞は視交叉上核に直接投射して概日リズムの形成に与る．

2 眼球付属器（副眼器）

a. 眼　瞼

　眼球の前面をおおう皮膚のヒダである（図7・7）．露出面は皮膚，裏面は**眼瞼結膜**でおおわれる．内部は**瞼板**という硬い結合組織であり，脂腺（**瞼板腺**）を含む．睫毛の生え際よりさらに眼球寄りに腺は開口している．ここに炎症が起こると"ものもらい"（**麦粒腫**）となる．

　眼瞼の裏面と眼球前部の強膜は**結膜**でおおわれ，それぞれ**眼瞼結膜**，**眼球結膜**とよばれる．両結膜は眼瞼の奥で反転して連続する．この部位を**結膜円蓋**という．

b. 涙　器

　眼球の上外側で眼窩の天井面との間には，**涙腺**がある．その開口部は上結膜円蓋の耳側寄りのところに開く（図7・9）．涙は眼球前面をうるおし，まばたきにより鼻側寄りに送られる．上下眼瞼の鼻側縁には小孔（**涙点**）がある．涙はここから**涙小管**に入り，**涙囊**に留まり，**鼻涙管**を経て，鼻腔の**下鼻道**に達する．

c. 眼　筋

　眼窩内にある横紋筋で，眼球を動かす．**上直筋，下直筋，内側直筋，外側直筋，下斜筋，上斜筋**を区別する（図7・10）．上眼瞼に停止する**上眼瞼挙筋**を含めて外眼筋ともよばれる．このうち4直筋は，眼窩の後方で視神経を取り巻く輪状の腱（**総腱輪**）から起こる．眼窩内を放射状にまっすぐ前方へ向かい，それぞれの名称が示すように眼球の上面，下面，内側面，外側面に終わる．上斜筋は総腱輪の近傍から起こり，内側寄りに前方へ向かい，眼窩縁にある滑車により反転し，眼球上面に終わる．下斜筋は眼窩下縁の内側寄りに起こり，眼球の下を通りその外側面に終わる．

　上直筋，下直筋，内側直筋，外側直筋の収縮は，それぞれ上方，下方，内（鼻）側方，外（耳）側方に眼球を回転する．上斜筋は外側下方に，下斜筋は外側上方に眼球を回転する．なお，左右眼球は協調して同一方向に向く．これは脳内の神経伝導路の働きによるものである．

　眼筋のうち外側直筋が脳神経の**外転神経**，上斜筋が**滑車神経**支配であるが，他の眼筋は**動眼神経**支配である．

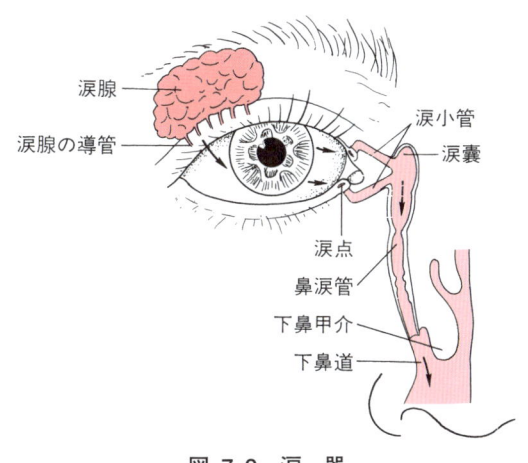

図7・9　涙　器

図 7・10 外眼筋

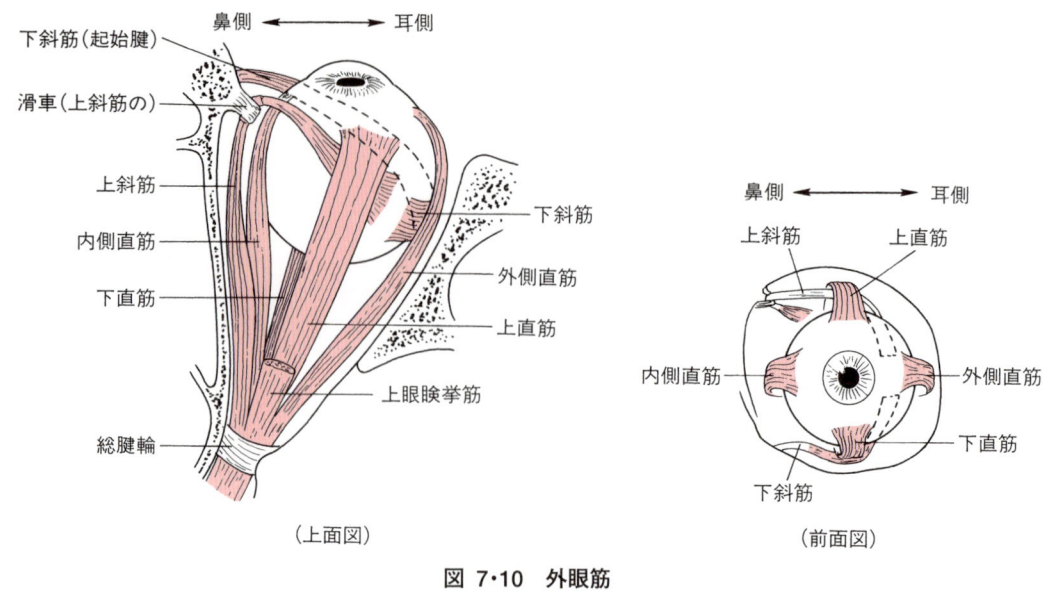

C 聴覚器および平衡器

音波を感知する聴覚器は外耳，中耳，内耳からなる．内耳はまた身体の位置や運動を感知する平衡器を含む．これらはまとめて**平衡聴覚器**とよばれる．身体の動きや空気の振動はリンパの流れになり，この動きは有毛細胞の毛の曲がりとして検出される．

1 外　　耳

耳介と**外耳道**からなる．耳介は集音器として働き，なかに耳介軟骨を含む．外耳道は外界につらなる長さ 2.5 cm ほどの管で，鼓膜に音を伝える伝音器である（図 7・11）．耳介の皮膚のつづきが管の内腔をおおう．皮膚には耳垢の成分を分泌する**耳道腺**があり，うぶ毛が密生する．外耳道の外壁の外側 1/3 は軟骨，内側 2/3 は側頭骨である．

2 中　　耳

鼓膜，**耳小骨**とそれを入れる**鼓室**，**耳管**からなり，耳管で咽頭と連絡する（図 7・11）．

a．鼓　　膜

外耳道と鼓室をへだてる径約 10 mm，厚さ約 0.1 mm の円形の薄膜である．鼓膜の外耳道側は皮膚，鼓室側は粘膜におおわれる．鼓膜面は前外側下方を向く．空気の振動を最初に検出する部位である．

b．鼓　　室

鼓膜の奥にある腔所である．鼓室は耳管により咽頭と連絡する．内側では内耳に接し，内耳に通じる**前庭窓**と**蝸牛窓**が開孔する（図 7・13）．

鼓室内には**ツチ骨**，**キヌタ骨**，**アブミ骨**の 3 個の耳小骨がある．ツチ骨は鼓膜に直接付着する．

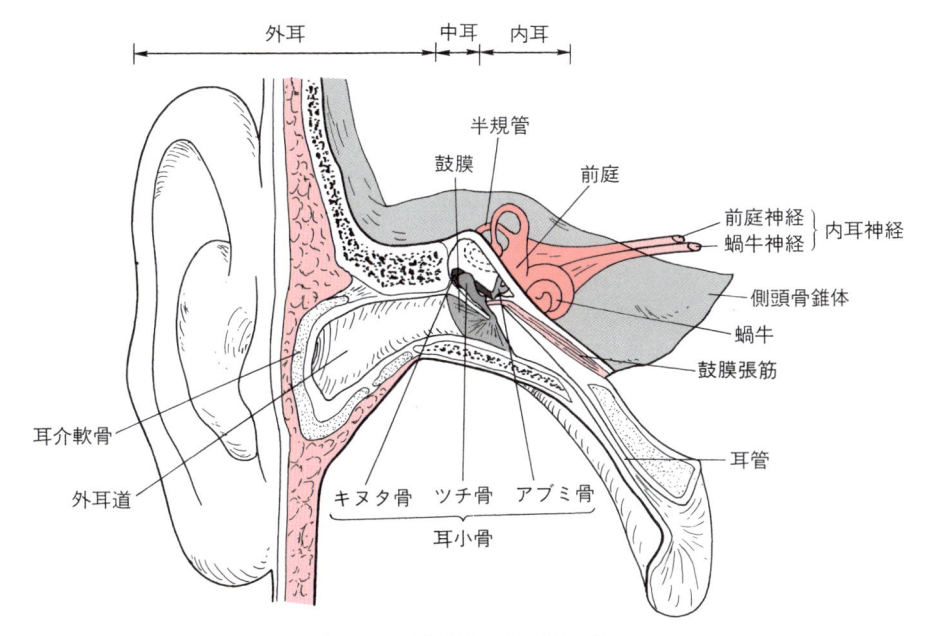

図 7・11 聴覚器, 平衡器の構造

アブミ骨はその底部が前庭窓におさまっている．鼓膜の振動はツチ骨，キヌタ骨，アブミ骨の順に伝わり，前庭窓を介して内耳**蝸牛**のリンパの動きに変えられる．

ツチ骨には**鼓膜張筋**が，アブミ骨には**アブミ骨筋**が付着する．鼓膜の張り具合を調節し，突然の強い音から耳を守る．

c. 耳　管

長さ約 30 mm の粘膜におおわれた管である．鼓室側で耳管鼓室口，咽頭側で**耳管咽頭口**に開く．耳管は鼓室内の空気圧を外気の圧力と等しくするのに役立つ．

3　内　耳

内耳は側頭骨錐体のなかにある．**骨迷路**は錐体内部にある複雑な骨の腔所で，前方より**蝸牛**，**前庭**，**半規管**からなる．骨迷路のなかには**膜迷路**とよばれる袋があり，なかに内リンパを入れる．また，骨迷路と膜迷路の間には外リンパが流れる．

a. 蝸　牛

前庭の前方にあるカタツムリの殻に似た骨腔である（図 7・11）．中心軸のまわりを約 2 と 2/3 回転する．なかにほぼ同じ形の**膜迷路**を含む．これは上皮性のしきりにより 3 階建ての部屋に分けられる（図 7・12）．最上階は**前庭階**で，前庭窓につらなる．最下階は**鼓室階**で，蝸牛窓につらなる．両階は蝸牛の頂（蝸牛頂）で連絡し，外リンパで満たされる．**蝸牛管**は前庭階と鼓室階にはさまれていて，内リンパで満たされる．蝸牛管の内部には**コルチ器**という感覚装置があり，基底板の上に乗っている（図 7・12）．この装置は感覚上皮である**有毛細胞**を含む．

鼓膜，耳小骨を経て前庭窓に伝えられた音波は，外リンパの動きとして前庭階のなかを蝸牛頂へ向かう．その後蝸牛頂の連絡路を経由し鼓室階を下行し，蝸牛窓で消失する．このリンパの動

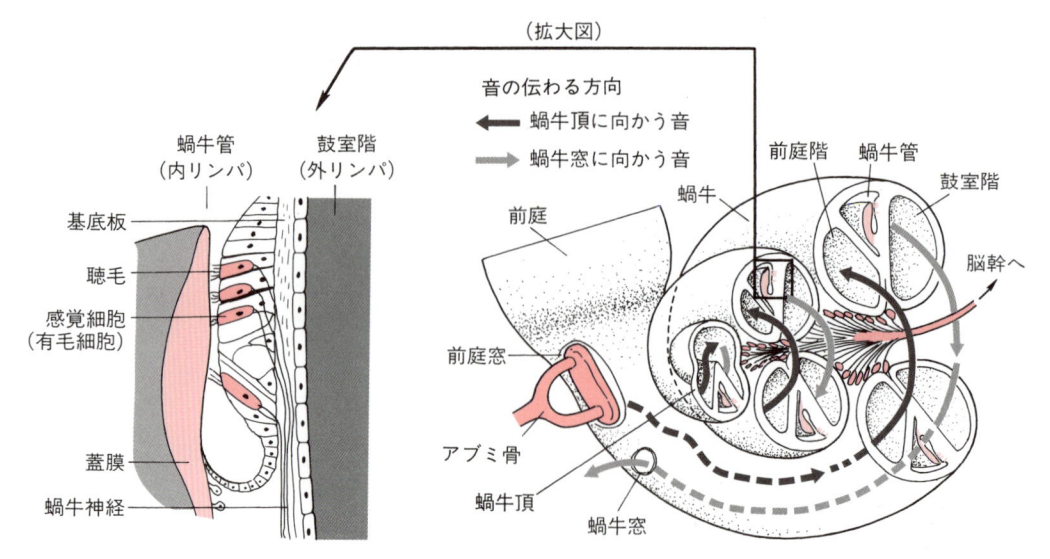

図 7・12 コルチ器（左）と蝸牛（右）の構造の模式図

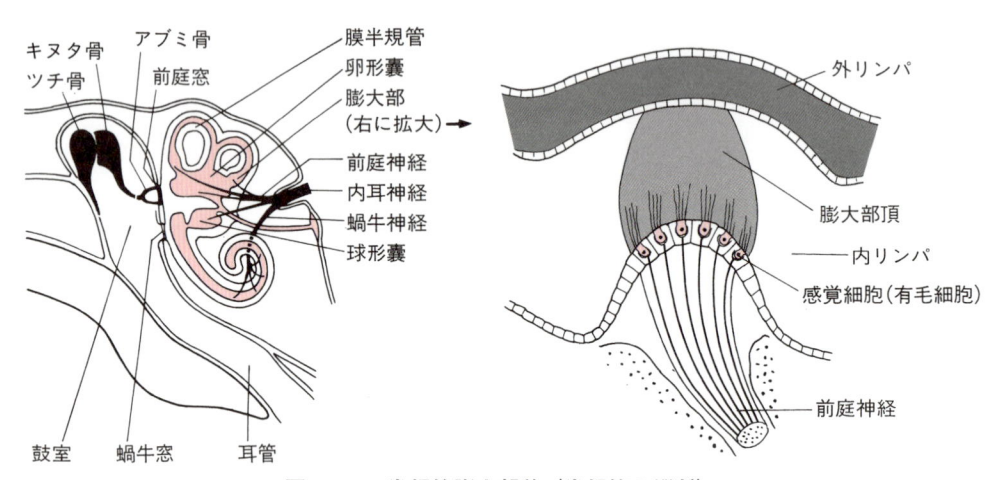

図 7・13 半規管膨大部稜（半規管の縦断）

きは，基底板を振動させ有毛細胞の毛（**聴毛**）を動かす（図 7・12）．蝸牛の基部は高い周波数を検知し，蝸牛頂に向かい徐々に低い周波数を検知する．

b. 前　庭

鼓室のすぐ内側にある骨洞で，鼓室との間に前庭窓が開く（図 7・13）．**球形嚢**と**卵形嚢**の 2 個の膜迷路をおさめる．嚢の一部は**平衡斑**という感覚上皮になっていて，**有毛細胞**を含む．有毛細胞の毛は，**平衡砂**を含むゼリー状の物質のなかに埋まっている．頭を傾けると平衡砂がずれて有毛細胞の毛が曲がり，頭が重力に対してどちらを向いているかなどを検知する．

c. 半規管

U 字状に走る 3 本の骨管で，前庭につらなる（図 7・11）．それぞれの管を含む平面は互いに直交する．内部に前・後・外側の 3 個の膜半規管を入れる．U 字状の膜半規管の一端は，卵形嚢につらなるところでふくらみ（**膨大部**）をつくる．そこには感覚上皮である**有毛細胞**があり，膨大

部稜をつくる（図7・13）．内リンパの動きで有毛細胞の毛は曲げられ，回転（角速度）を感知する．

4 平衡覚路と聴覚路および平衡覚中枢と聴覚中枢

卵形嚢，球形嚢，膜半規管にある有毛細胞の興奮は，**前庭神経**を伝わり中枢へ向かう．蝸牛管にある有毛細胞の興奮は，**蝸牛神経**を伝わり中枢へ向かう．両神経はまとめて**内耳神経**という〔伝導路の項（p.235）参照〕．

D 味 覚 器

1 味 蕾

蕾に形の似た紡錘状の**味覚器**である．感覚細胞である**味細胞**と，その間を埋める支持細胞からつくられる（図7・14）．舌の**有郭乳頭**，**葉状乳頭**，**茸状乳頭**の上皮組織や咽頭の粘膜にある．直径40～80μmである．味蕾の先端は味孔を通し口腔に開く．味孔には味細胞の先端の**感覚毛**が入り込み，味刺激物質を検知する．

2 味覚神経

味覚神経線維が味細胞の基部に分布する．舌の領域により支配神経は異なる．舌の前2/3は**顔面神経**の枝の鼓索神経，後1/3は**舌咽神経**，喉頭蓋は**迷走神経**である〔伝導路の項（p.235）参照〕．

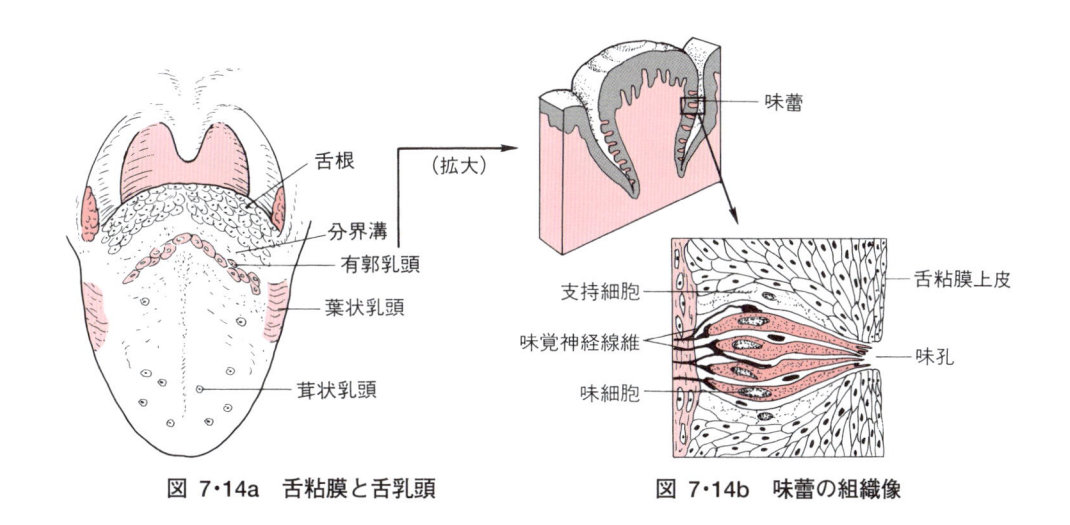

図7・14a 舌粘膜と舌乳頭

図7・14b 味蕾の組織像

E 嗅覚器

1 嗅粘膜（嗅上皮）

鼻腔の天井部の上皮は**嗅粘膜**という．嗅粘膜では感覚細胞（嗅細胞）が支持細胞の間にはさまれている（**図7・15**）．嗅細胞は先端に感覚毛（**嗅毛**）をもつ．嗅毛は粘膜をおおう粘液内に入り込み，匂い物質を検知する．また嗅細胞の基底部からは嗅神経が出て，篩骨の**篩板**をつらぬいて**嗅球**へ至る．

2 嗅球，嗅索

嗅神経は**嗅球**内の神経細胞にシナプス接合し興奮を伝える．この神経細胞の軸索は**嗅索**としてまとまって嗅球を去り，大脳半球の側頭葉の内側面にある嗅皮質に至る．

3 嗅覚中枢

嗅覚中枢（嗅覚野・嗅皮質）は，側頭葉内側面の前方部にある．

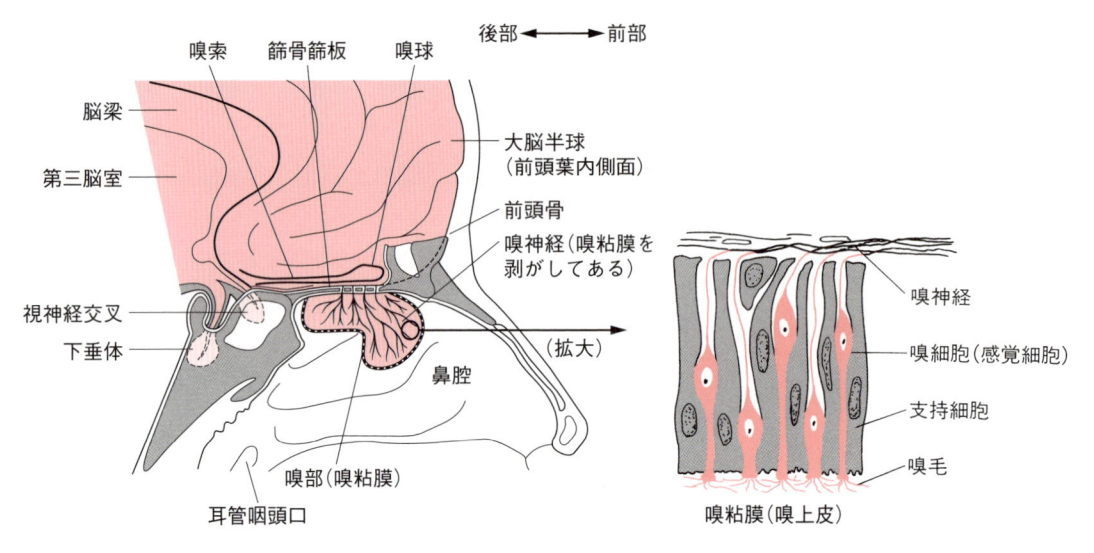

図 7・15　鼻腔の矢状断（左，鼻中隔は除去）と嗅粘膜の拡大図（右）

8 体表解剖

体表解剖学は，①**生体観察**（皮膚の上から生きている人体を観察し，骨，筋，内臓などの位置・形態についての知識をえるもの）と，②**生体計測**（人体各部の長さや重さを計測し，数量化するもの）に分けられる．

A 体表区分

1 区　　分

人体解剖学概説の項（p.17～18）参照．

2 細 区 分

人体解剖学概説の項（p.18～20）参照．

3 人体の区分線

人体解剖学概説の項（p.20）参照．

B 骨 格 系

ここでは体表から触察できる骨の隆起，突起や溝，切痕について説明する．

1 頭　　部

頭部の前面（図8・1）では，**眉弓**（眉毛のある部に相当する．女性よりも男性でより隆起している．ヒトでは発達が悪く，チンパンジーやゴリラなどの類人猿ではひさしのようにつき出ているので，一目でそれとわかる）を触れる．眼窩上縁，眼窩下縁を指で触れていくと，**眼窩**の輪郭をたどることができる．眼窩上縁内側よりの**眼窩上切痕**（ここを眼窩上神経が出てきて，前頭部の皮膚に分布する）を触察できる．鼻の先端部の**鼻軟骨**をつまむと軟らかいので，左右にゆらすことができる．

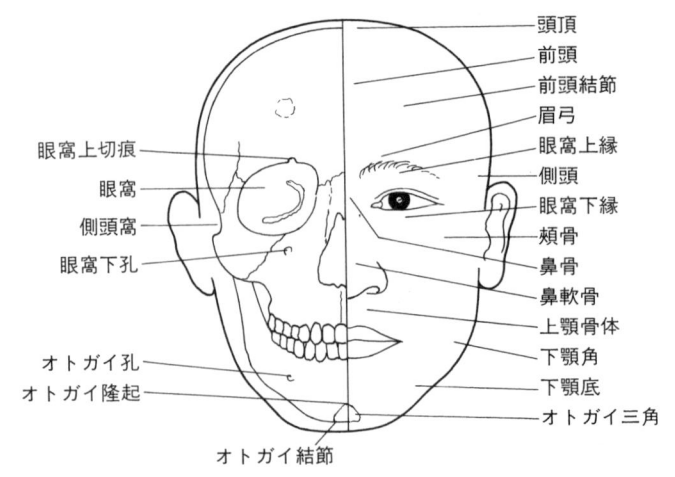

図 8・1 頭部, 顔面の骨格とその体表への投影

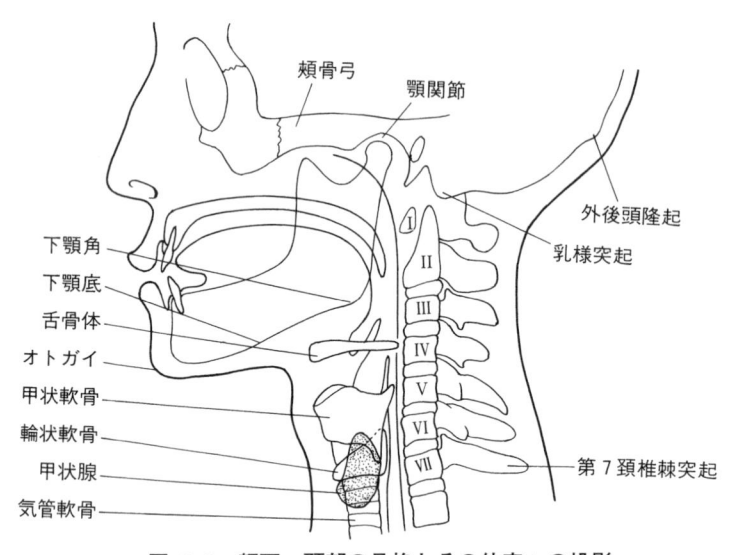

図 8・2 顔面, 頸部の骨格とその体表への投影

　頬骨弓を後方にたどり，外耳孔の前に指をあてて口を開け閉めすると，下顎頭の移動から**顎関節**の位置を推測できる．

　下顎底から下顎枝の移行部の**下顎角**のでっぱりと，下顎正中部のでっぱりである**オトガイ三角**（ヒトに特有の形態で，サル類ではけっして存在しない）を触れることができる．後頭部では，後頭正中のでっぱりである**外後頭隆起**（後頭骨）と，耳介の下端のすぐ後ろにある丸いでっぱりである**乳様突起**（側頭骨）を触れる．

2 頸　　部

　頸部（図 8・2）で，オトガイから下顎底正中部に沿って指を奥のほうにそのまますべらせていくと，**舌骨体**に触れる．さらに指をさげると，舌骨体からすこし下方で**甲状軟骨**の前上縁に達す

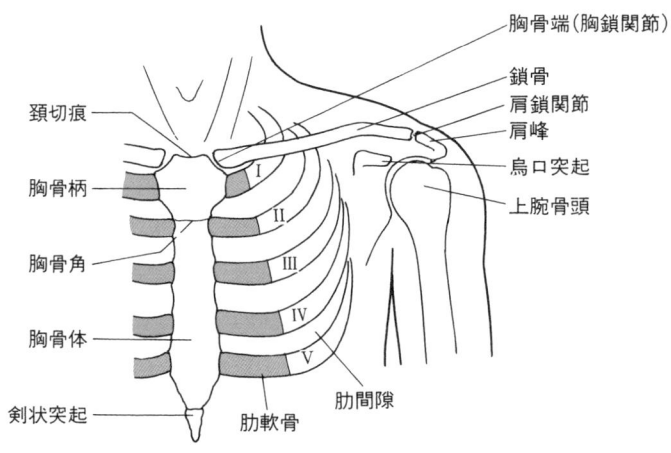

図 8·3a 胸部，上腕の骨格とその体表への投影

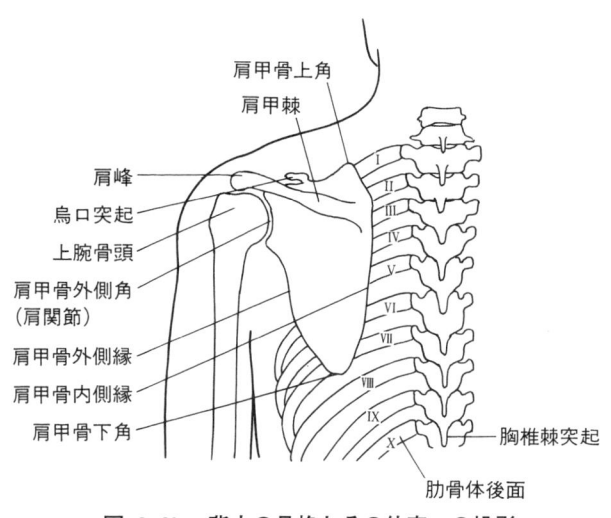

図 8·3b 背中の骨格とその体表への投影

る．**頸窩**（胸骨上縁のくぼみ）では**気管軟骨**を触知できる．**輪状軟骨**と気管軟骨の上部の前面から外側面にかけて**甲状腺**がある．

3 胸　　部

　胸部（**図 8·3a**）では，鎖骨を内側方にたどると**胸骨端**のふくらみに達する（ここで胸骨柄と**胸鎖関節**をつくる）．肺の上端（**肺尖**）は鎖骨の上約 2 cm の高さに位置する．正中部では胸骨に触れる．胸骨柄と胸骨体の結合部（胸骨柄結合）の水平の突出を**胸骨角**といい，肥満体の人でも容易に触知できる．この胸骨角の高さ（胸骨角平面）で気管は左右の気管支に分岐し，また心臓の左心室から出た上行大動脈は左後方に弯曲し，大動脈弓に移行する．胸骨角には第 2 肋軟骨がつく．したがって胸骨角を外方にたどって触れる肋骨は第 2 肋骨である．左右の**肋骨弓**が合したところ（胸骨下角）の正中部を指で少し圧迫すると，**剣状突起**を触知できる．上下の肋骨の間のすき間を**肋間隙**といい，とくに外側胸部で確認できる．

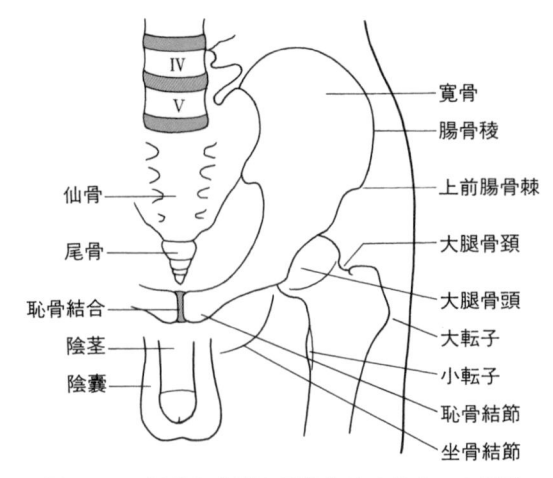

図 8・4a　骨盤と大腿の骨格とその体表への投影

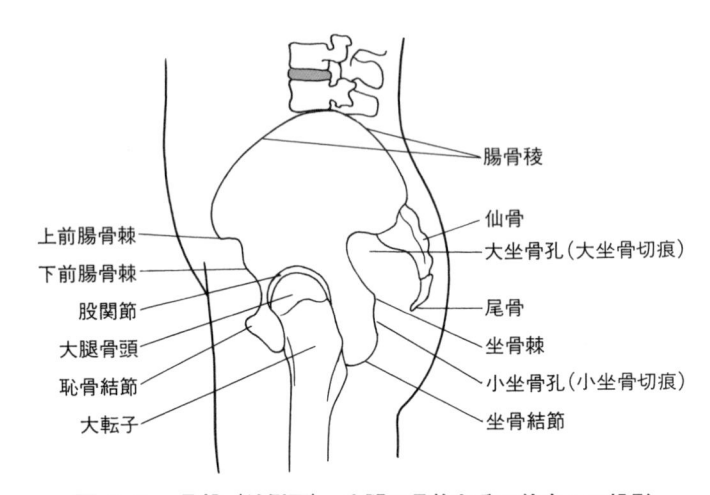

図 8・4b　骨盤（外側面），大腿の骨格とその体表への投影

4　腹　　部

　腹は，便宜上，剣状突起の上端を通る線，左右の肋骨弓の最低線を横に結ぶ線，および左右の上前腸骨棘を結ぶ線により，上・中・下腹部の三つの領域に分けられる．**上前腸骨棘**は大腿のつけ根のやや上外側にある突出である．また，恥丘を指で圧迫すると**恥骨結合**に触れる（図 8・4a）．

5　背　　部

　頭を前屈させると，後方に突出する**第 7 頚椎（隆椎）**の棘突起を触れる．これは椎骨の棘突起をかぞえる目安となる．**肩甲骨**は第 2～7 肋骨の高さにある．その内側縁は，胸椎棘突起から約 5 cm のところに位置する．肩甲棘は，内側では第 3 胸椎のレベルにある．左右の腸骨稜の最高点を結んだ線を**ヤコビー線**とよび，第 4 腰椎の棘突起を通る．これを基準として腰椎穿刺を行う（図 8・2，3b，4a，4b）．

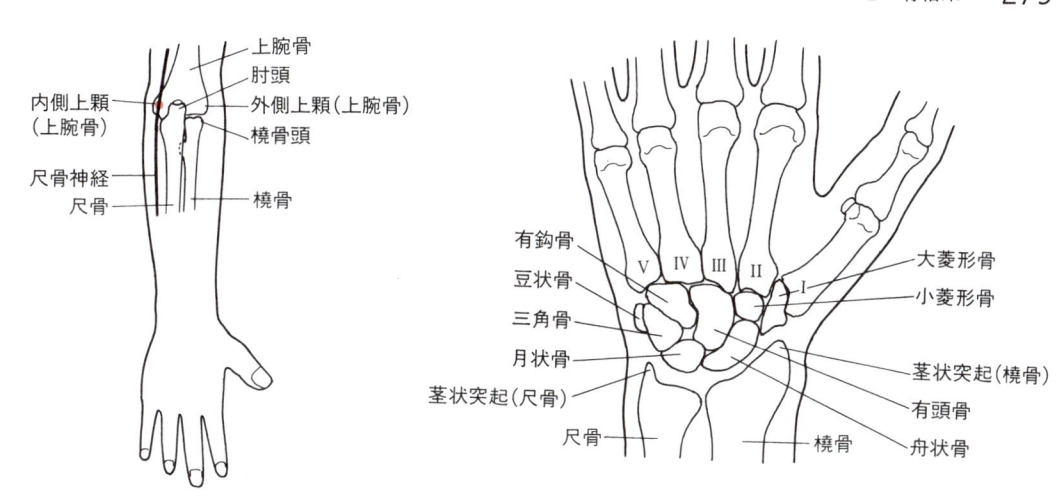

図 8・5a　肘部の骨格と，尺骨神経の圧痛点（●）とその体表への投影

図 8・5b　前腕，手の骨格とその体表への投影

6　上　　肢

　上腕の上部には大結節が触知される．上腕の下部（**図 8・5a**）では上腕骨の**内側上顆**，**外側上顆**の突出をはっきり触れる．肘の後ろで尺骨の**肘頭**の大きなでっぱりがわかる．手背側で前腕と手の境（**図 8・5b**）では，小指側（尺側）に**尺骨の茎状突起**の丸いふくらみと母指側（橈側）に**橈骨の茎状突起**の鈍いでっぱりを触れる（これは手首を尺側に曲げるとよくわかる）．手掌側の手首の尺側で，尺側手根屈筋のつく**豆状骨**の小さなふくらみに触れることができる．

7　下　　肢

　坐骨結節は肛門の約 4 cm 外側の殿部下面にあり，尾骨の先端は肛門のすぐ後ろにある．腹部と大腿上部の外側面で，腸骨稜の最高点と大転子を触知できる．正常では股関節を 45°屈曲したときに，上前腸骨棘と坐骨結節を結んだ線（ローゼル・ネラトンの線）上に大転子の上端が位置する．膝部で大腿骨の**内側上顆**，**外側上顆**と脛骨の**内側顆**，**外側顆**の鈍なでっぱりを触れる．また，**膝蓋骨**の輪郭をたどることができる（図 8・6）．膝蓋骨のすぐ下の下腿前面では**脛骨粗面**（膝蓋靱帯がつく）を触れる．そこより外側にたどると，膝窩のすぐ外側に**腓骨頭**のでっぱりを触れる．下腿で**脛骨体の前縁**（ここを打つと激しい痛みを感じるので，弁慶の泣き所ともいう），足首の内・外側で脛骨と腓骨の**内果**（ウチクルブシ）と**外果**（ソトクルブシ）の丸い高まりを触れる．足の後ろで**踵骨隆起**の大きなふくらみがわかる．ここに**アキレス腱**（踵骨腱）が付着する（図 8・19 参照）．

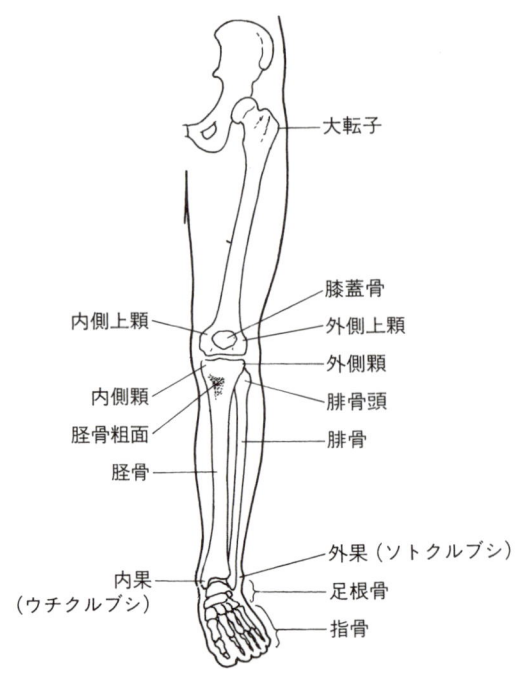

図 8・6　下肢の骨格とその体表への投影

C　筋　系

体表から確認または推定できるおもな筋について，体表写真で説明する．

1　顔面，側頸部（図 8・7）

下顎角より上方に**咬筋**下部のふくらみがわかる．そして上・下顎の歯を強く咬み合わせるとその前縁，後縁もよくわかり，指で触知できる．両側の口角を下外方に引くと側頸部で**広頸筋**がすだれ状にうき出る．**胸鎖乳突筋**の前縁と後縁，および鎖骨頭と胸骨頭がわかる．頸の後下方（肩甲上部）に**僧帽筋**上部のふくらみがみえる．鎖骨と胸鎖乳突筋後縁の間には大きなくぼみ（**大鎖骨上窩**）がわかる．

2　頸部前面（図 8・8）

胸鎖乳突筋の胸骨頭と，あまりはっきりしないが**舌骨下筋群**（胸骨舌骨筋，胸骨甲状筋，甲状舌骨筋）のふくらみが正中両側に位置する．また下顎底に沿って，下顎角からオトガイにかけて**顎二腹筋**の前腹のふくらみがわかる．下顎底と舌骨体の間には口腔底をつくる**顎舌骨筋**がある．

3　胸部前面（図 8・9）

大胸筋の鎖骨部，胸肋部，腹部からの筋が扇のかなめ状に外側に集束し，また上腕上部の外側

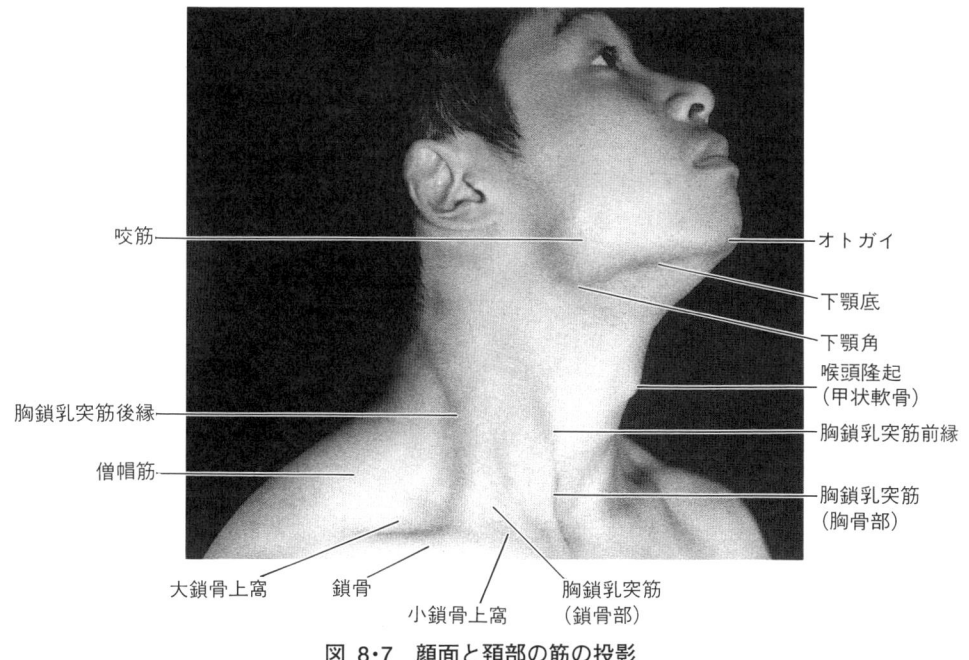

図 8・7　顔面と頚部の筋の投影

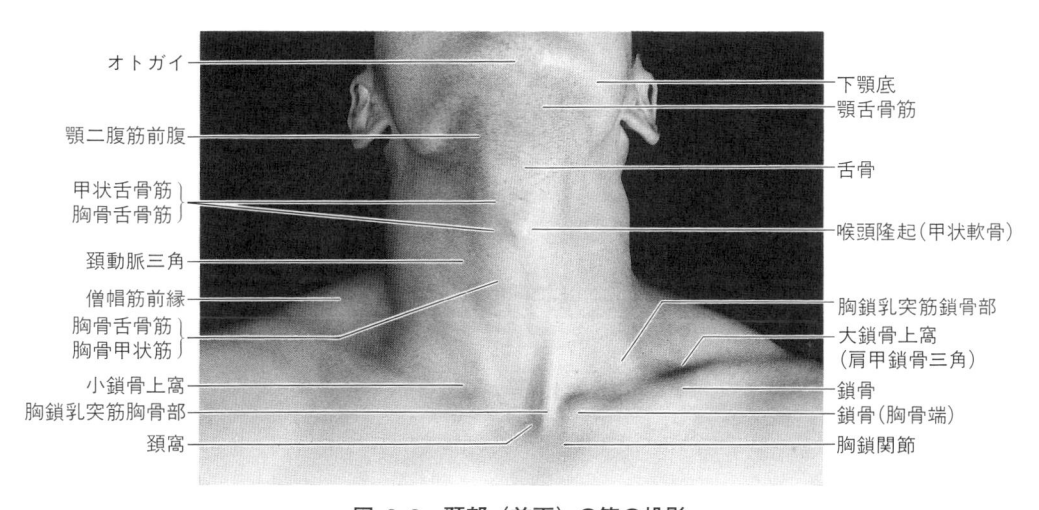

図 8・8　頚部（前面）の筋の投影

部には三角筋が盛りあがっているのがはっきりわかる．大胸筋の上縁と三角筋の前縁との境には，**三角筋胸筋溝（胸鎖三角）**がある．橈側皮静脈が上行する三角筋胸筋溝の上端部に**鎖骨下窩（モーレンハイム窩）**がある．大胸筋の外側下縁が**腋窩**の前縁をつくり，後縁は広背筋がつくる．胸部外側面で，**前鋸筋**の筋束が後上方に向かっている．さらに後方には**広背筋**の前縁のふくらみがわかる．

4　腹部前面（図 8・10）

胸壁上外方から腹部前面下方に向かって，**外腹斜筋**の筋束がみえる．上腹部から下腹部の前面

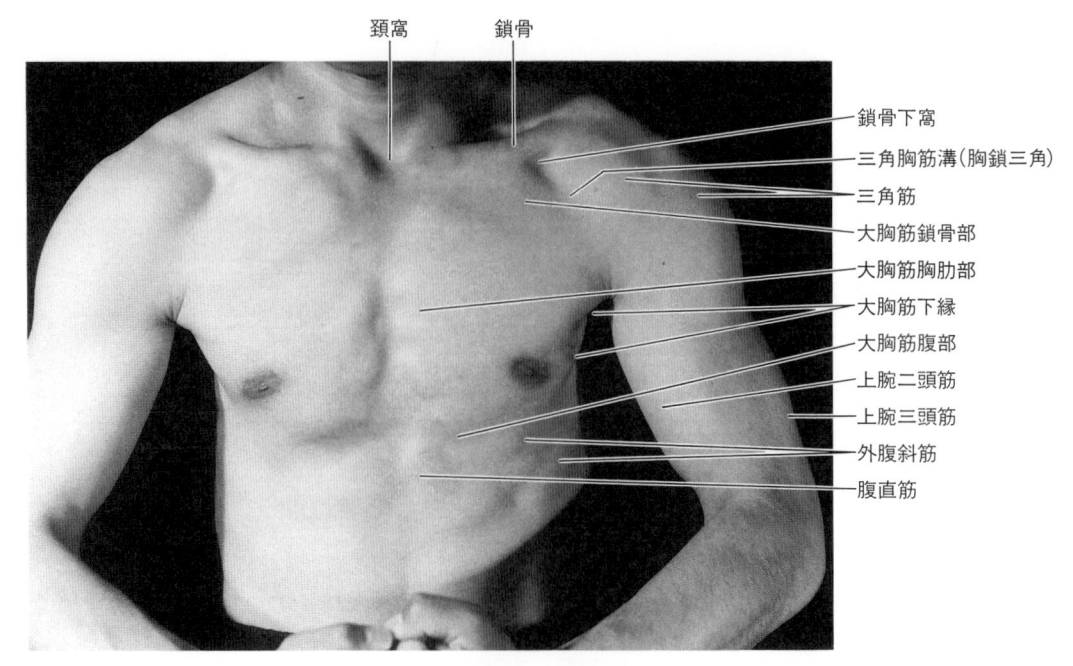

図 8・9　胸部と上腕の筋の投影

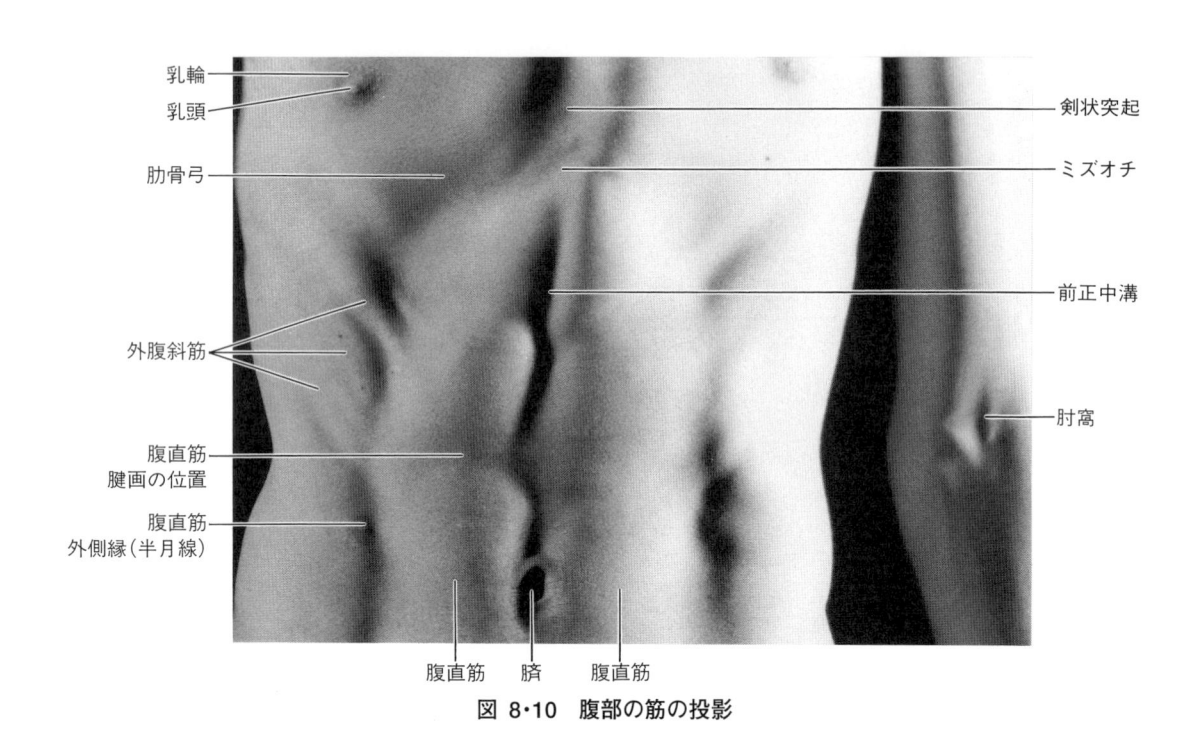

図 8・10　腹部の筋の投影

には**腹直筋**の高まりがよくわかる．またその**腱画**がみられる．腹直筋の外側縁が半月線として上下に明瞭になっている．腹部の正中には，**白線**の位置に相当して**前正中溝**がみえる．

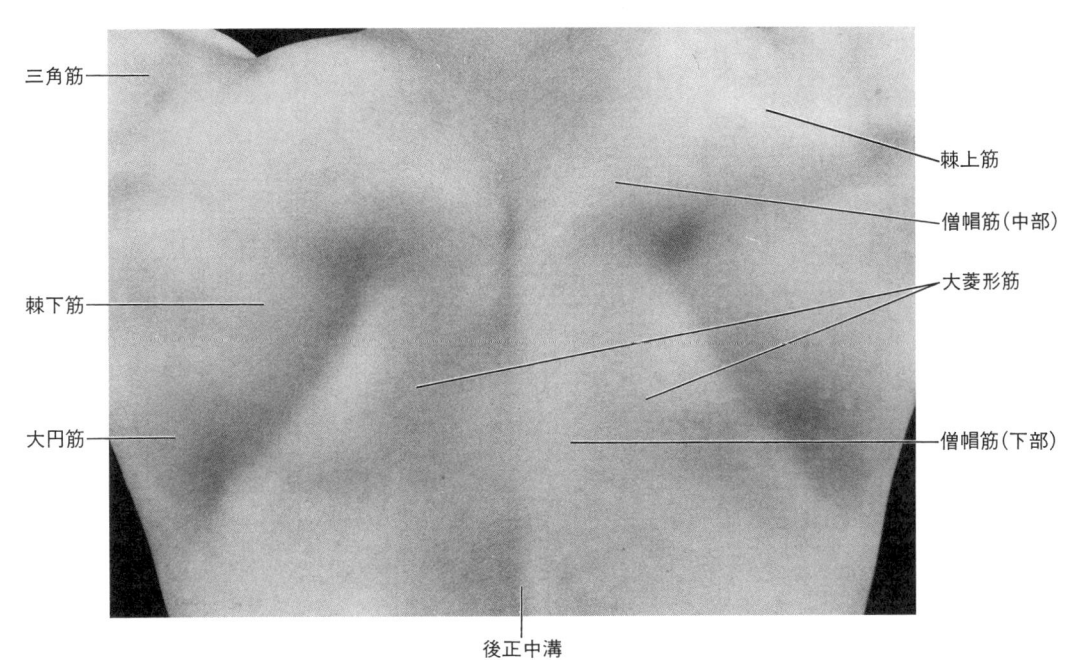

図 8·11　背中の筋の投影

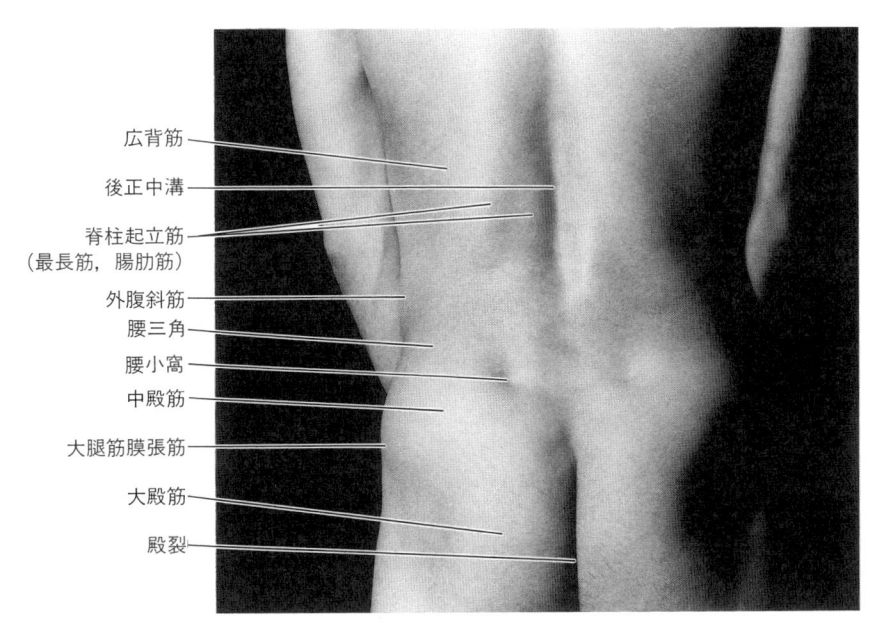

図 8·12　背中と殿部の筋の投影

5　背（図 8·11, 12）

　肩甲間部（肩甲骨内側縁と脊柱傍線との間）に**僧帽筋**の中・下部のふくらみがみえる．脊柱部

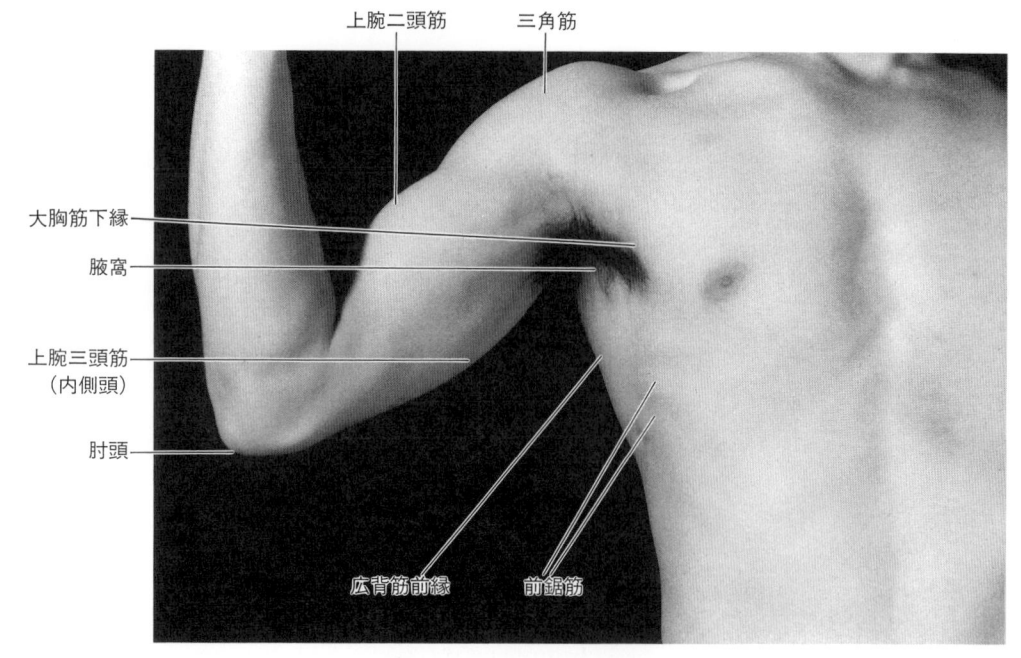

図 8・13 上腕の筋の投影

には，後正中溝の両側に**脊柱起立筋**のふくらみが上下にみえる．側胸部と腰部に**広背筋**のふくらみが，後下方から前上方に向かっている．腰部下方に広背筋の下縁，外腹斜筋の後下縁，腸骨稜によってできる三角形の隙（**腰三角**）がある．腰三角のすこし下内側に上後腸骨棘と，皮膚が固く結合するためにできる皮膚のくぼみの**腰小窩**（ここが上後腸骨棘の位置に相当する）がみえている．

6 上腕 （図 8・9, 13）

前面（屈側）に，**上腕二頭筋**の収縮による力瘤（ちからこぶ）を，肘関節を屈曲することでつくることができる．後面（伸側）に**上腕三頭筋**のふくらみがある．

7 前腕 （図 8・14）

前面（屈側）では，まん中に**長掌筋**の腱がよくわかる．そのほか**橈側手根屈筋**と**尺側手根屈筋**の腱が比較的よくみえる．

8 手背 （図 8・15）

母指を外転（開く）すると**長母指伸筋，短母指伸筋，長母指外転筋**の腱がよくわかる．また長母指伸筋と短母指伸筋の腱の間に，**タバチエール**（嗅ぎたばこ入れ）というくぼみができる．

9 大腿部 （図 8・16）

前側（伸側）には**大腿四頭筋**のふくらみがみえる．内側下部には**半膜様筋**の下部がわかる（図

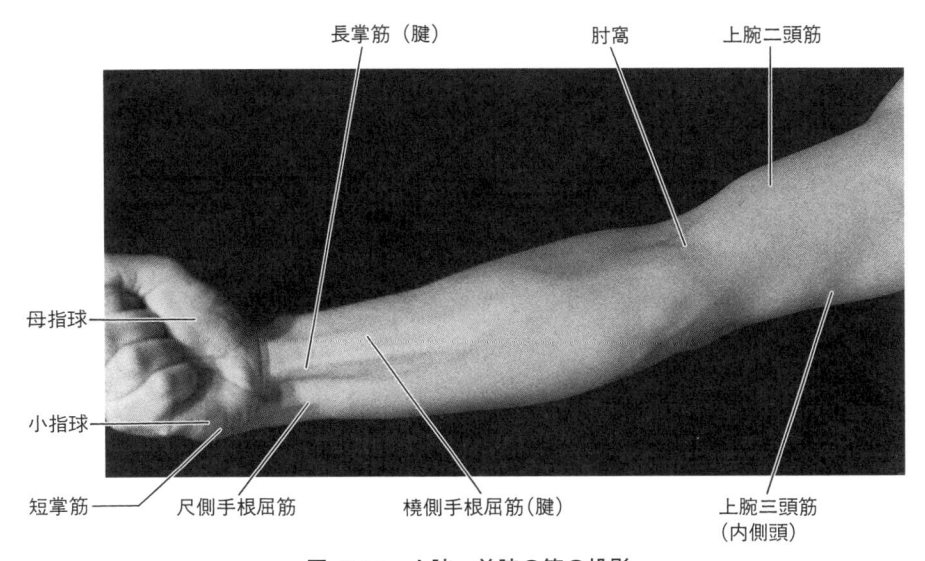

図 8・14 上腕，前腕の筋の投影

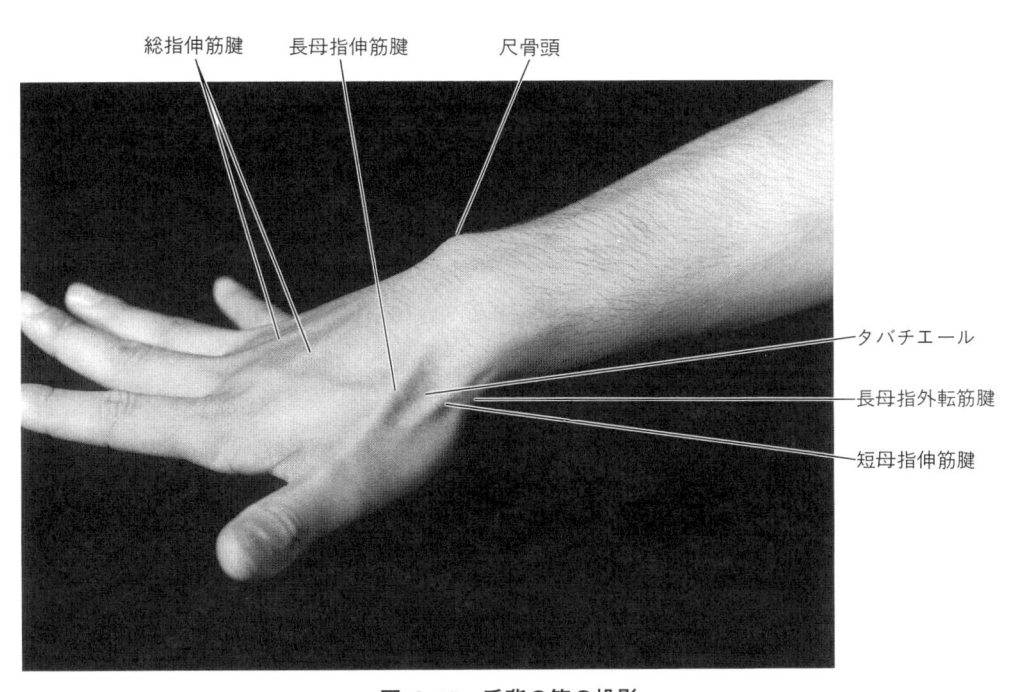

図 8・15 手背の筋の投影

8・16)．後大腿部（屈側）内側に**大内転筋**のふくらみがある．後大腿の中央に**大腿二頭筋**によるふくらみがみえる．膝窩の上外側に大腿二頭筋腱，上内側に半腱・半膜様筋腱，下外側に腓腹筋の外側頭，下内側に腓腹筋の内側頭が区別できる．

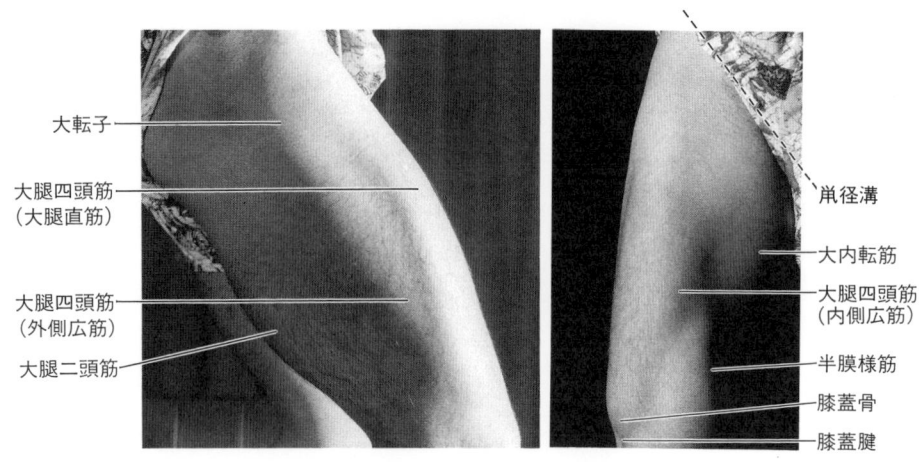

図 8・16 大腿（側面，前面）の筋の投影

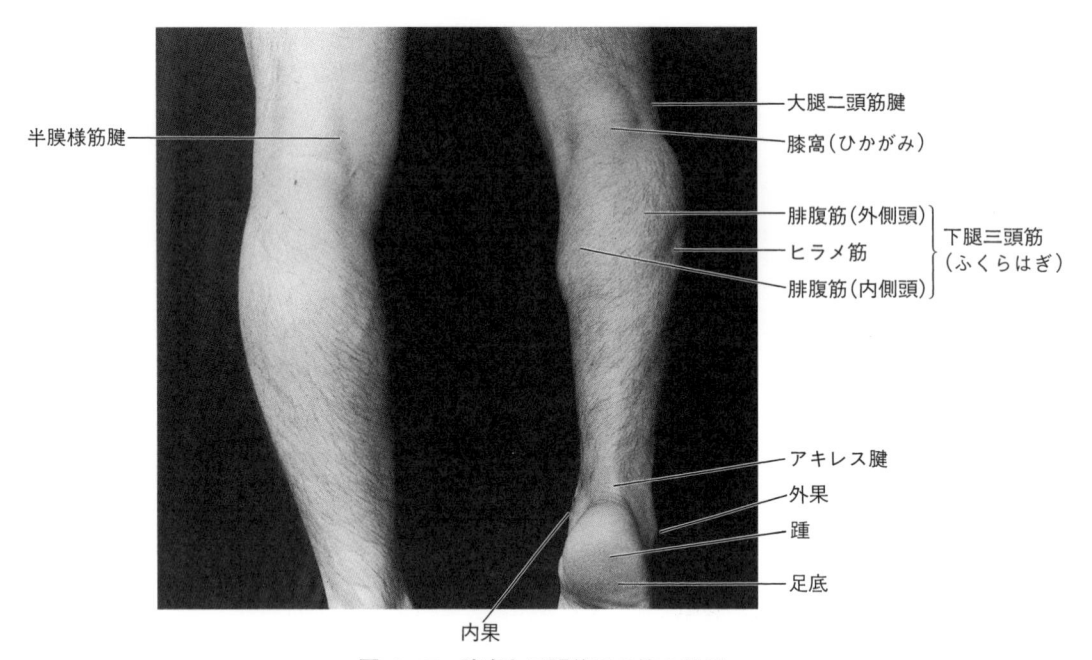

図 8・17 膝窩と下腿後面の筋の投影

10 後下腿部（図 8・17〜19）

　ここでは，**下腿三頭筋**の大きなふくらみ（ふくらはぎ）がわかる．下腿下部で，太い**アキレス腱**が踵骨についているのがわかる．

11 筋肉注射部位

　殿筋の注射部位で問題となるのは，坐骨神経と下殿動・静脈を損傷することである．そこで，殿部を4等分（上外側，上内側，下外側，下内側）し，上外側の1/4に注射する．

　三角筋に注射する場合は，腋窩神経，橈骨神経，および後上腕回旋動・静脈の走向に注意しな

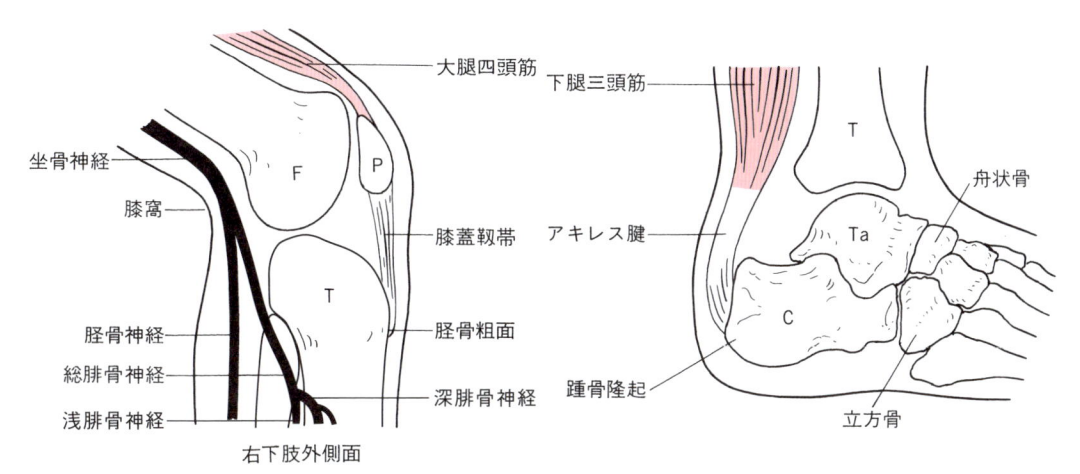

図 8・18　膝部の骨格と坐骨神経，総腓骨神経の投影
F：大腿骨，T：脛骨，P：膝蓋骨

図 8・19　足根部の骨格とその投影
T：脛骨，C：踵骨，Ta：距骨

くてはならない．そのため，三角筋部のできるだけ前上方（肩峰から3横指下のやや前方，三角筋前半部）にするのが安全である．なお，三角筋の下部の後内側（停止に近いところ）は，橈骨神経が後内側上方から前外側下方に向けて通るので注射の禁忌部位である．

D　脈管系

1　拍動の触れる動脈

動脈の大部分は身体の深部を走行するが，一部の動脈は比較的浅層を走行する．これらの動脈は心臓の鼓動に応じた拍動（脈拍）を触れることができる．体表から拍動の触れやすい動脈とその部位は次のとおりである（図中○印）．各動脈の走行については，動脈の項（p.133～145）参照．

a．頭部（図 8・20a）

①顔面動脈：下顎角の前方約2cmから下顎底の上前方約2～3cmまで

②浅側頭動脈：外耳孔の前上部（コメカミの部），外耳孔と下顎頭の間

③後頭動脈：外後頭隆起の約1～2横指外側（後頭動脈溝）

b．頸部（図 8・20b）

①総頸動脈：頸動脈三角（顎二腹筋後腹，肩甲舌骨筋上腹，胸鎖乳突筋前縁で囲まれる部分），および小鎖骨上窩（胸鎖乳突筋の胸骨頭と鎖骨頭および鎖骨との間）

②鎖骨下動脈：大鎖骨上窩（胸鎖乳突筋鎖骨頭，肩甲舌骨筋下腹，鎖骨で囲まれる部分）内で，鎖骨前凸部（内側1/3の点）より約1cm上方

c．上肢（図 8・21，22）

①腋窩動脈：腋窩

②上腕動脈：内側二頭筋溝（上腕二頭筋内側縁と上腕三頭筋との間），および肘窩．血圧測定時

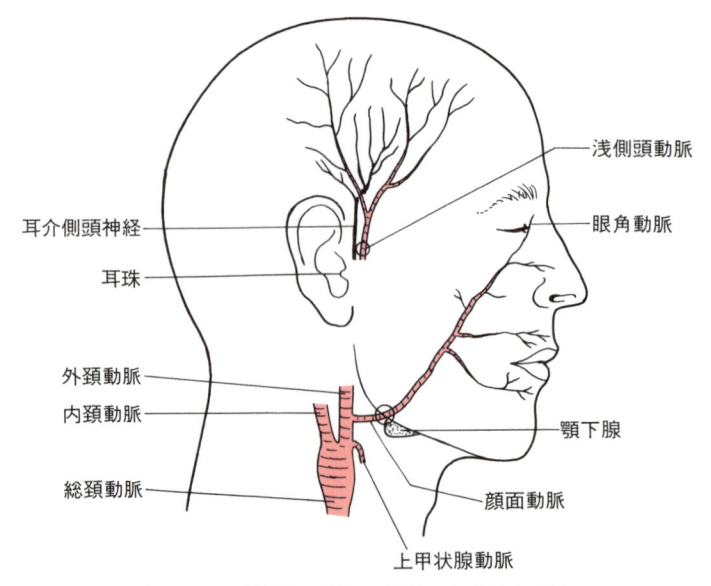

図 8・20a　頸部，顔面の動脈の拍動触知部位

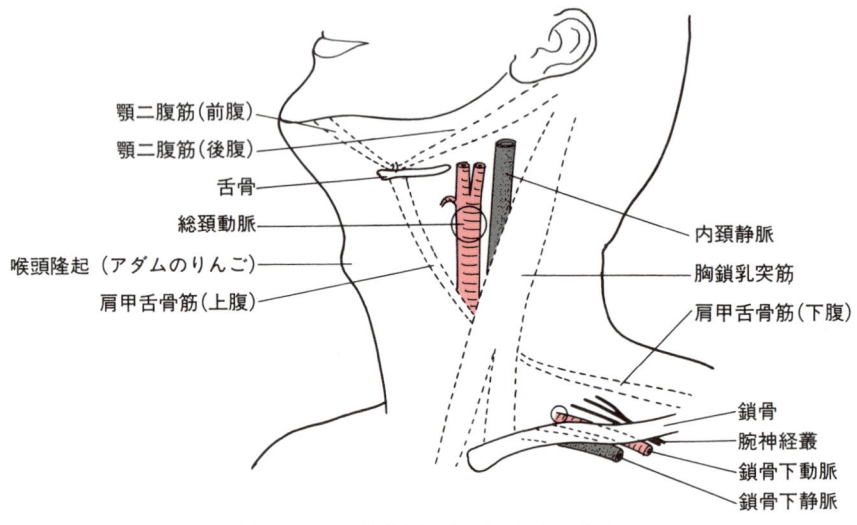

図 8・20b　頸部の動脈の拍動触知部位

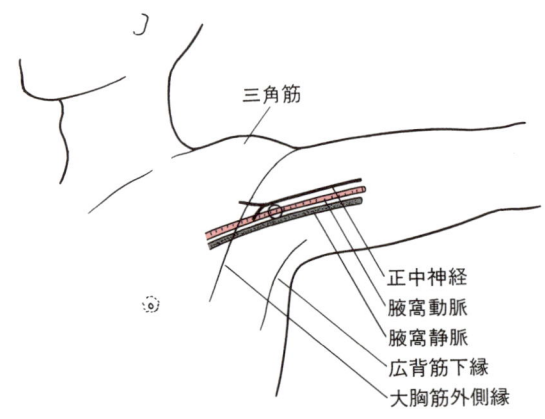

図 8・21　腋窩の動脈の拍動触知部位

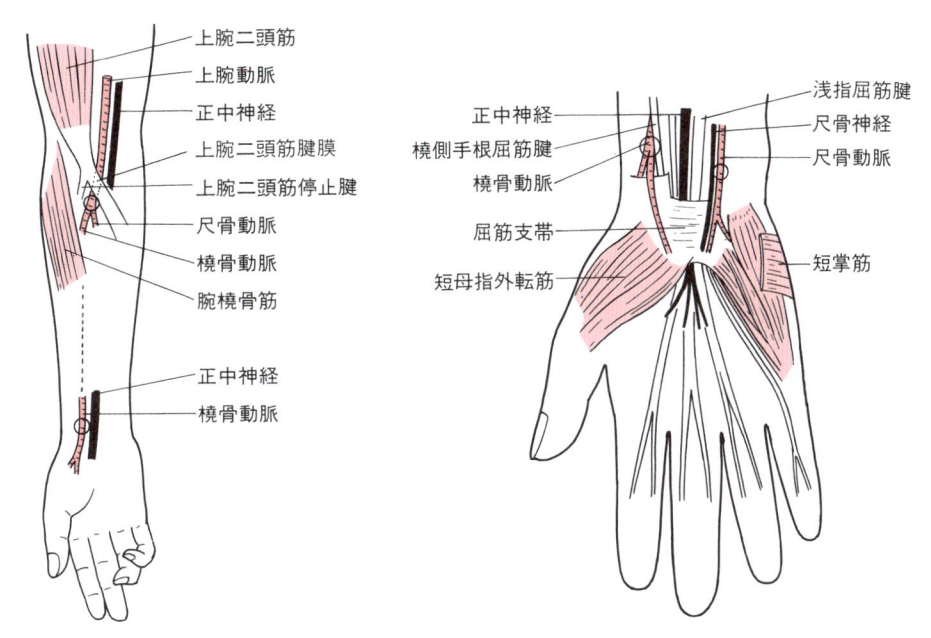

図 8・22　前腕と手根部における動脈の拍動触知部位

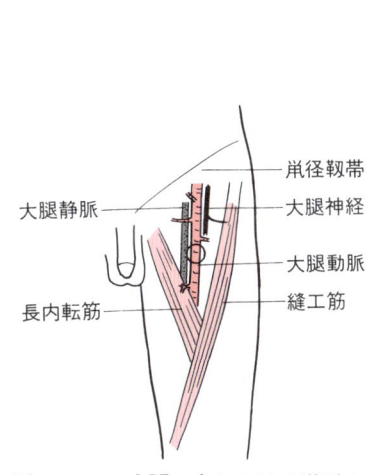

図 8・23a　大腿三角における動脈の拍動触知部位

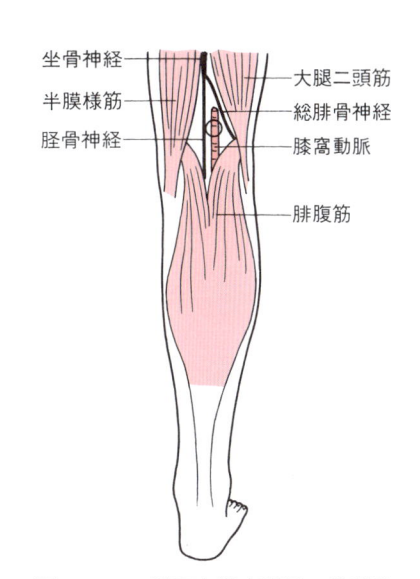

図 8・23b　膝窩と膝窩動脈の拍動触知部位

の聴診は肘窩動脈音を聴取する．
③橈骨動脈：橈骨下端外側部のすぐ内側で橈側手根屈筋腱と腕橈骨筋腱の間．この部位で脈拍を測定する．
④尺骨動脈：手関節のやや上方で，尺側手根屈筋腱と浅指屈筋腱との間

d．下肢（図8・23a，b，24）
①大腿動脈：大腿三角（鼠径靱帯，縫工筋，長内転筋で囲まれる部分）内で，鼠径靱帯から

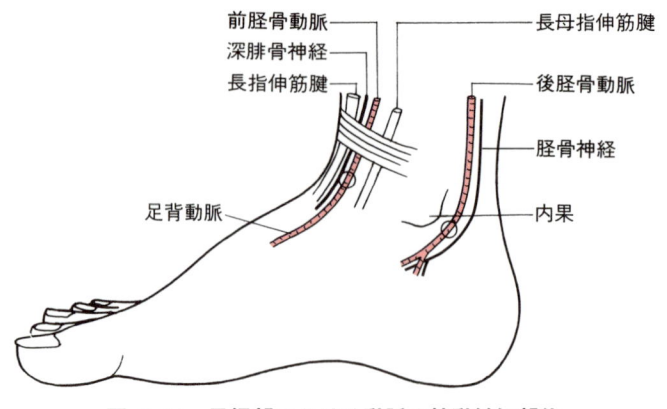

図 8・24　足根部における動脈の拍動触知部位

2〜3 cm 下方までの位置で拍動を触れる．
②膝窩動脈：膝窩
③後脛骨動脈：内果の後下方約 2 cm
④足背動脈：足背の足関節部前方で，長母指伸筋腱と長指伸筋腱との間

e．心尖拍動（図 3・5 参照）

左乳頭線（鎖骨中線）と第 5 肋間隙との交点より約 1 横指内側の部位である．

2　静脈注射および点滴部位

全身の皮下には静脈網がよく発達し，皮静脈とよばれる．これらの皮静脈の走行は個人差が多い．皮静脈の近位点を止血することにより，その皮静脈の根の走行および弁が観察される．皮下組織の少ない体肢の主要皮静脈は，静脈内注射および点滴に利用される．おもに用いられるのは肘部にある①**橈側皮静脈**，②**尺側皮静脈**，この両者をつなぐ③**肘正中皮静脈**，これにそそぐ④**前腕正中皮静脈**である．肘部への穿針が行いづらいときは，手背の静脈網または足背の静脈網が用いられる（図 3・23）．

E　神経系

ここでは，圧痛点と神経麻痺の好発部位について述べる．

1　三叉神経（図 6・23，8・1 参照）

三叉神経痛では，三叉神経の枝が皮下に出てくる部位に圧痛点がみられる．
1）眼窩上神経（眼神経の枝）の圧痛点は，眼窩上切痕（眼窩上孔）にある．
2）眼窩下神経（上顎神経の枝）の圧痛点は，眼窩下孔（眼窩下縁より下方 0.5〜0.8 cm，正中線より外側 2.5〜3.0 cm の部位）にある．
3）オトガイ神経（下顎神経の枝）の圧痛点は，オトガイ孔の部位にある．

図 8・25　手根管（横断）

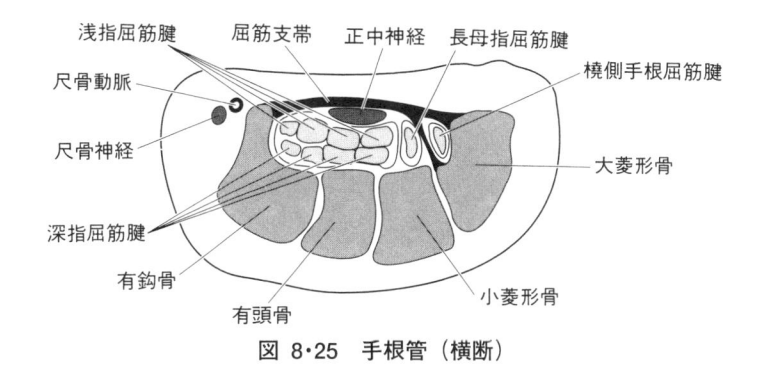

2　大後頭神経（図 8・2 参照）

大後頭神経痛の圧痛点は，外後頭隆起より 2.5 cm 外側にある．

3　尺骨神経

尺骨神経は，肘関節付近において上腕骨の内側上顆の後面（尺骨神経溝）を下行し，さらに尺側手根屈筋の二頭間を通る（図 8・5a）．ここに，圧痛点が出現する．また，ここを指で圧迫すると，第 4，第 5 指から尺側の手の皮膚にしびれを感じる．この部における尺骨神経の障害により尺骨神経麻痺の症状がみられるとき，これを肘部管症候群という．尺骨神経が麻痺すると小指球が萎縮し，こぶしをつくることができずわし手になる．

4　坐骨神経

坐骨神経痛の場合，坐骨結節と大転子を結んだ線の中点に圧痛点がある．股関節を屈曲すると坐骨神経が引き伸ばされて痛みが増強し，股関節を伸展すると逆に痛みは軽減する．

5　総腓骨神経（図 8・18 参照）

総腓骨神経は，下腿の腓骨頭の直下を下腿前面に向かって下行する．坐骨神経痛の場合，ここに圧痛点が出現することがある．また，長時間正座をしていると，この部位で総腓骨神経が圧迫されて麻痺し，足背がしびれて感覚がなくなり，立ちあがろうとすると足は底屈（足底が後ろに向く）した状態となり，歩けなくなる．

6　手根管症候群（図 8・25）

正中神経は手根部で，手根骨の隆起（内側は豆状骨と有鈎骨鈎，外側は舟状骨結節と大菱形骨結節からなる）の間にできる溝（手根溝）をおおう屈筋支帯でできるすき間（手根管）を，前腕の屈筋群の腱と一緒に通る．この部において正中神経が圧迫され，第 1〜3 指のしびれ，痛み，感覚麻痺などが生ずることを**手根管症候群**という．正中神経が麻痺すると母指の対立運動ができなくなり，また母指球は萎縮し，特徴的な猿手になる．

7 斜角筋症候群

外側頸三角で前斜角筋，中斜角筋，および第1肋骨でつくられるすき間（**斜角筋隙**）を，鎖骨下動脈と腕神経叢が外側下方に向かって出てくる（**図2・14**参照）．この部において，腕神経叢や鎖骨下動脈が圧迫されると，頸，上肢の疼痛，感覚異常，運動障害などが起こる．これを斜角筋症候群という．

F 目，耳，鼻，口

1 眉毛，目（図8・26）

眉の位置はほぼ眼窩上縁にあり，表情筋の運動に伴い顔貌が変化する．**眼瞼**は眼球の前面を上下（**上・下眼瞼**）からおおう．両眼瞼の間を眼瞼裂とよび，その両側に**内眼角**，**外眼角**をつくる．眼瞼の前縁には**睫毛**（まつげ）が生えている．上眼瞼の上方には眼瞼縁と平行する**上眼瞼溝**がある．上眼瞼溝がはっきりしている場合を二重瞼（ふたえまぶた）といい，はっきりしない場合を一重瞼（ひとえまぶた）という．

眼球などの構造については，感覚器の項（p.265～269）参照．

2 耳（図8・26）

顔面の後方にある**耳介**を通常，耳とよぶ．耳介の大部分は軟骨（**耳介軟骨**）からなり，弾力性（弾性軟骨）をもつ．これは集音のための形状保持（骨では骨折を起こす）のためである．耳介の下端は**耳垂**とよび軟骨を欠き，脂肪組織に富む．耳介の後方の上下に弯曲する部位を**耳輪**とよぶ．耳輪の上端は下方に弯曲して**耳輪脚**となる．耳輪の後上方への小突出を**耳介結節**（ダーウィン結節）とよぶ．耳輪より内方の弯曲した上下の高まりを**対輪**とよび，対輪の上方は二股に分かれ**対輪脚**となる．対輪脚の間のくぼみが**三角窩**である．

外耳孔の前にある鋭い突出を**耳珠**とよぶ．耳珠は対輪の下端にある小突起の**対珠**との間に，**珠間切痕**とよぶ切れ込みをつくる．外耳孔と対輪の間の深いくぼみを**耳甲介**とよぶ．外耳道の開口部付近には耳毛が生える．鼓膜は外耳道が弯曲するため，直接的には観察できない．

3 鼻（図8・26）

外鼻は顔面の中央やや上部に位置し，鼻骨，鼻軟骨，鼻筋より構成される．**鼻根**，**鼻背**（鼻梁），**鼻尖**，**鼻翼**（鼻の下方のふくらんだ部分）に区分される．鼻背の上1/3は鼻骨からなるが，下2/3は鼻中隔軟骨からなる．下部が軟骨からなるのは，耳介と同様に弾力性の保持のためである．鼻翼の皮下には鼻筋があり，鼻翼を動かすことができる．鼻の下端に左右の外鼻孔があり，鼻腔に続く．この開口部付近（鼻尖まで）を鼻前庭とよび，鼻毛が生える．

鼻腔については，呼吸器の項（p.177～179）参照．

図 8・26 顔面（目，耳，鼻，口）

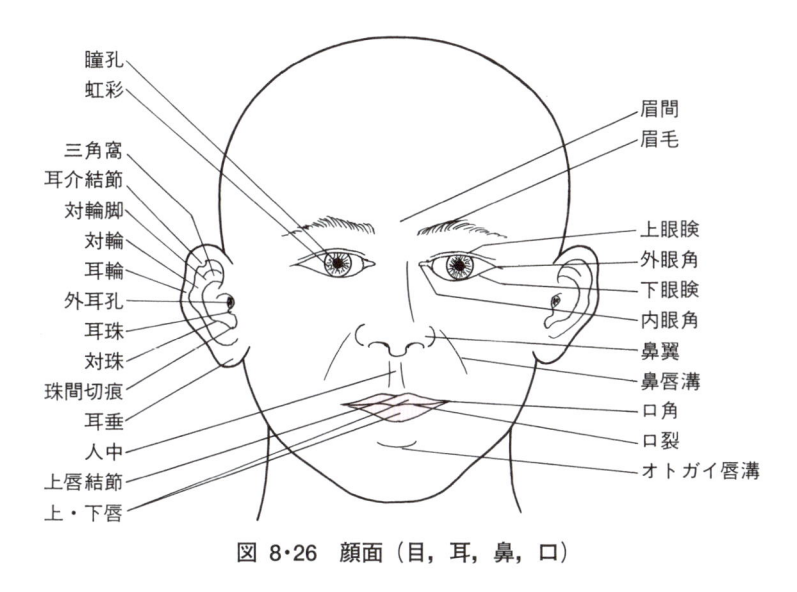

4 口（図 8・26）

口腔は，上・下**口唇**により外界に接する．上・下口唇は**口裂**を形成し，口裂の外側端を**口角**とよぶ．口角において，上・下口唇が合する部位を**唇交連**とよぶ．

上口唇の正中部を縦に走る溝を**人中**とよび，この溝により上唇は不完全に二分され，上唇の正中部に上唇結節とよぶ突出をつくる．人中の左右外側の鼻翼の根本から外側下方にくだる八の字形の溝を**鼻唇溝**とよぶ．鼻唇溝は加齢とともに深い溝となる．オトガイを取り巻くような1本の弯曲した溝を**オトガイ唇溝**とよぶ．成人男性では口唇の周囲の皮膚に**鬚毛**が生ずる．

口腔内は消化器の項（p.159〜163）参照．

G 外 皮

外皮は身体の表面をおおう皮膚（表皮，真皮，皮下組織）と，皮膚に付属する毛，爪，皮膚腺からなる．組織学的な構造などの詳細は，感覚器の項（p.261〜265）参照．

1 皮 膚

皮膚の厚さ（皮下組織を除く）は部位により異なり，背中，足底，手掌，頭部で厚く，腹部，上・下肢，陰嚢，陰茎では薄い．皮膚の色調は，表皮および真皮におけるメラニン色素の量などにより決まる．

全身の皮膚にはヒダがみられる．手掌，足底にみられるものを**皮膚紋理**とよび，**指紋**，**掌紋**，**足紋**がある．

1）**指紋**は個人差が顕著であり，終生変わることもなく，個人識別によく用いられる．指紋は

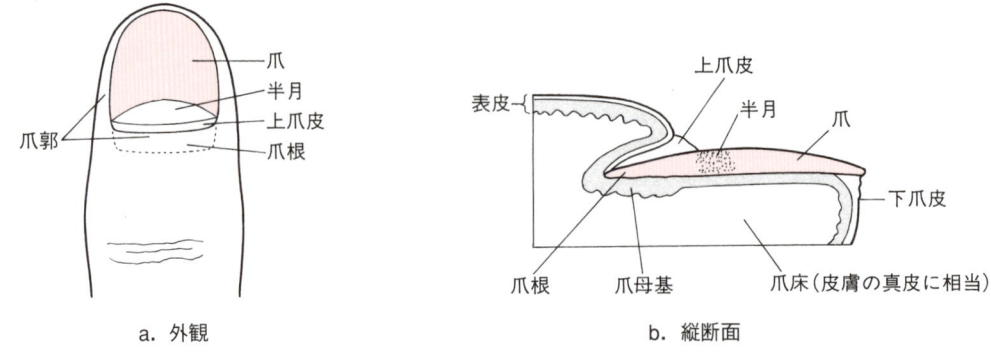

図 8・27 爪とその縦断面

弓状紋，蹄状紋，渦状紋，変体紋に区分される．
2) **掌紋**は手掌面に存在し，これまた個人差がみられ，犯罪捜査，手相占いなどに応用される．
3) **足紋**は変異が少ない．

真皮の線維方向は特定の部位においては一定であるので，皮膚が急速に伸展されると真皮に裂け目を生じる．これを**線条**とよび，①**妊娠線条**，②**肥満線条**，③**成長線条**などがある．

2 毛

毛は表皮が角化変形してできたものであり，口唇，手掌，足底，陰茎亀頭，小陰唇などを除くほとんど全身の皮膚にある．**生毛**（うぶげ，**軟毛**）と**期毛**（**終毛**，**硬毛**）に分けられる．期毛の中で，短毛で強靭なものを**剛毛**とよび，**眉毛**（まゆげ），**睫毛**（まつげ），**耳毛**（みみげ），**鼻毛**（はなげ）などがある．一方，**頭毛**（かみのけ）などのように長いものを**長毛**とよぶ．また，第二次性徴期に性ホルモンの影響を受ける**腋毛**（わきげ），**鬚毛**（ひげ），**陰毛**（かくしげ）などは**性毛**とよばれる．

毛は皮膚表面に対し斜めに生え，この傾斜の方向は部位によって一定であるため**毛流**をつくる．この顕著な例はつむじである．

3 爪

爪は指尖にある角質器である．皮膚に埋もれた**爪根**と露出している**爪体**からなる．爪体の基部には白い半月がある．爪母基（爪根部の爪床）から爪は新生される（**図 8・27**）．

4 乳房

乳腺とこれに付属する**乳頭**，**乳輪**およびこれらを包む脂肪組織，皮膚を**乳房**とよぶ．女性では第二次性徴期以降大きくなり，特有のふくらみをつくる．乳房のふくらみは個人差があるが，一般に椀状または円錐状をなし，上下に第 2 肋軟骨位から第 7 肋軟骨位まで，内外側には胸骨外縁から腋窩の前まで広がる．左右はほぼ対称的である．乳房の中央にはピンクから黒褐色の**乳輪**と，円錐状に突起する**乳頭**がある．乳房内には脂肪組織に包まれた約 20 葉ほどの**乳腺葉**がある．乳房の大きさは脂肪組織の量に比例するが，妊娠後期から授乳期にかけては乳腺の発達により 1

カップ分大きくなる．乳腺の発生は，**乳腺堤**として腋窩から鼠径部にかけての隆起線として認められるが，大部分はすぐ消失し，胸部のみが残存する．乳腺堤の痕跡は，まれに**副乳**（ときには小さな乳房を形成することもあるが，多くはホクロ様で，腋窩部と正常乳房間に多く存在する）や**迷入乳腺**（乳頭をもたない．腋窩に認められることが多い）として認められることもある．男性の乳房は小さな乳頭，乳輪を有するのみである．ホルモン異常により男性の乳腺が大きくなることがある．これを**女性化乳房**という〔感覚器の項（p.264）参照〕．

H 生体計測

　生体計測とは，計測器で身体の各部位の長さ，角度，幅，厚さ，重さなどを客観的に数字で表し，男女差，年齢差，人種差などについて比較検討するために行われる．生体計測の方法は，一般にマルチン氏の人類学教科書に基づいて行われているが，本書では上肢・下肢の計測については，整形外科学で用いられている計測法を記す．

1 身　　長

　身長計で計測する．身長は個人差が大きい．身長が極端に高いものを巨人症，低いものを低身長症とよぶ．

2 体　　重

　体重計で測定する．標準体重と比較して，肥満または"るいそう"（やせすぎ）を判定する．

3 胸　　囲

　乳頭の直上と肩甲骨下角の直下を通る水平線で，吸気と呼気の中間時に計測する．乳房の発達した女性では，乳頭よりやや上のところを用いる．

4 腹　　囲

　第12肋骨先端と腸骨稜の中間を通る水平線で，もっとも細い部を測る．

5 上肢の計測

　上肢を完全伸展・回外位で計測する．
　①**上肢長**：肩峰外側端→橈骨茎状突起
　②**上腕長**：肩峰外側端→上腕骨外側上顆
　③**前腕長**：上腕骨外側上顆→橈骨茎状突起
　④**手長**：橈骨茎状突起→中指先端
　⑤**上腕周径**：上腕中央部で，上腕二頭筋筋腹の最大隆起部で測る．
　⑥**前腕周径**：前腕最大膨隆部の周径を測る．

6 下肢の計測

背臥位で骨盤を水平に保ち，両下肢は平行伸展位で計測する．

①**下肢長（棘果長）**：上前腸骨棘→内果

②**下肢長（転子果長）**：大腿骨大転子→外果

③**大腿長**：大転子→膝関節外側裂隙

④**下腿長**：膝関節外側裂隙→外果

⑤**足長**：踵後端→足（母指）先端

⑥**大腿周径**：膝関節外側裂隙より，成人では 10 cm 上，小児では 5 cm 上の部で計測する．

⑦**下腿周径**：下腿部でもっとも太い部の周径（最大周径）を測る．

9 映像解剖

　現在，臨床で生体内部の診断に用いるイメージング法には，X線を用いる方法，放射性同位元素（RI）より放射されるγ線を用いる方法，超音波を用いる方法，核磁気共鳴（NMR）現象を用いる方法などがある．

　一般に生体内部の様子を外部から目で見ることはできない．それは可視光が，人間の皮膚や臓器を透過しないからである．もしかりにそれらがガラスやプラスチックのように光を透過する物質でできていたら，生体内部の診断は著しく容易になるであろう．生体内部の様子を外部から観察するためには，生体を透過する媒体が必要となる．その考え方に基づいて診断に利用されているのが **X線**，**γ線**，**超音波**そして**磁場**である．

　ここではX線および磁場を利用した画像診断装置の原理を簡単に説明し，それぞれの像を呈示する．さらに，サーモグラフィについても説明を加える．

A　診断用X線

　診断用X線は 0.1〜0.5 Å（1 Å＝$1/10^{10}$m）という非常に短い波長をもつ電磁波の一種で，それ自体は可視できない．しかし，その特性として写真用フィルムを感光させる**写真作用**と，蛍光物質にあたると蛍光を発する**蛍光作用**を有する．この特性によって内部構造を可視することが可能となる．X線が人体を透過することは前述したが，その透過X線量は人体内部の構造物によって異なる．X線像をつくり出す濃度，すなわち黒さのことを**黒化度**（density）といい，フィルムに達するX線量に比例する（表 9・1）．人体各組織内でのX線の吸収が少なく，よく透過する物質をX線透過性物質といい，フィルム上他の組織より黒く表現される．逆にX線不透過性物質は，他の組織より白く表現される．すなわち，お互いのコントラストによって生体内部の構造を把握

表 9・1　人体各組織の黒化度

Air density	空気（肺，腸管中）
Fat density	脂肪
Water and soft tissue density	結合組織，筋肉，血液，軟骨
Metalic density	骨，石灰沈着，重金属

しようという，いわば X 線による影絵である．

1 単純 X 線検査法

　造影剤や特殊な撮影装置を使用しないで行う X 線撮影を総称して，単純撮影とよぶ．
　X 線透過性の差，すなわち人体の各構造物による X 線の減弱度の差のみによってつくられた，濃淡の違う白黒画像である．胸部，腹部，骨などは単純撮影のもっとも代表的な対象であり，これのみで決定的な診断情報が得られることも少なくなく，経済的見地からも優れた検査法である

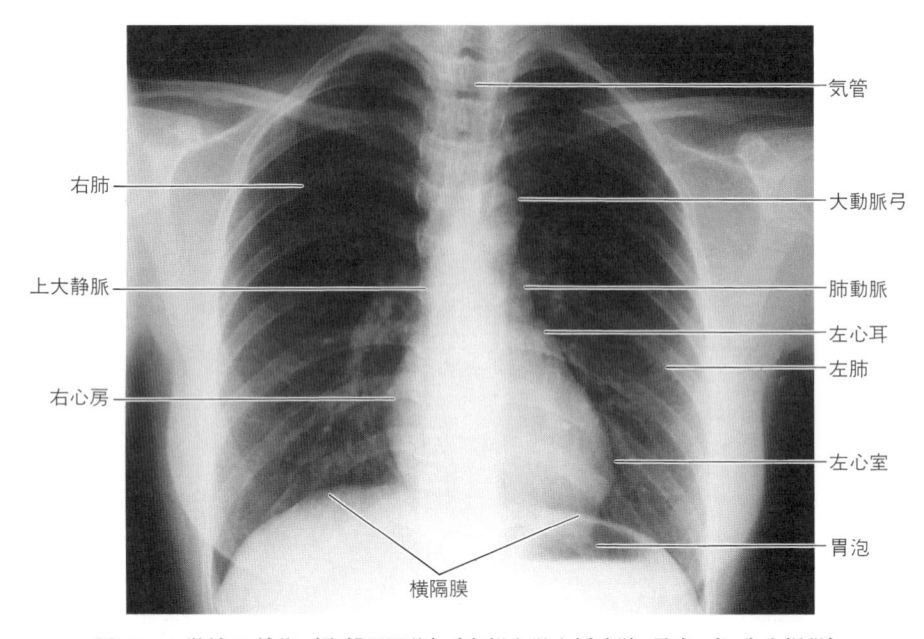

図 9・1　単純 X 線像（胸部正面像）〔東邦大学大橋病院　桑島　章　先生提供〕

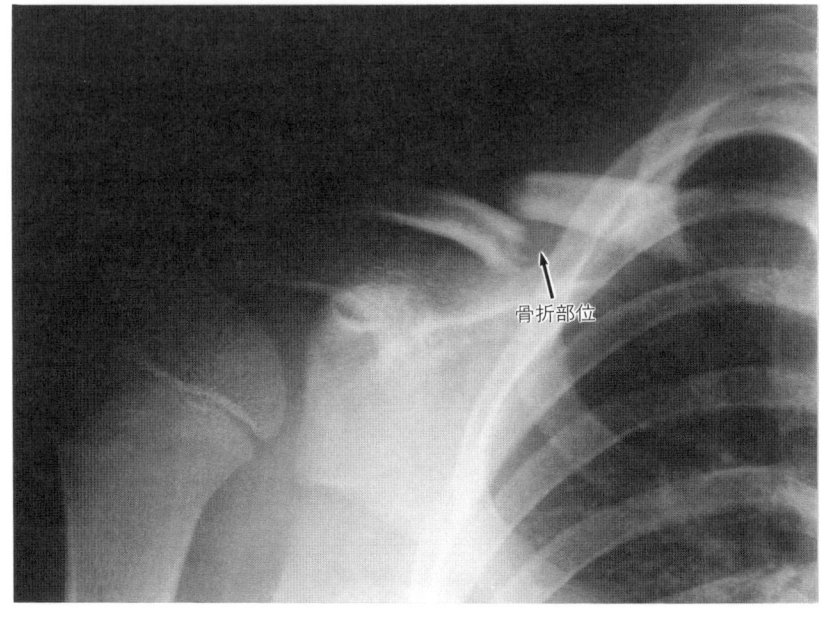

図 9・2　単純 X 線像（鎖骨骨折）〔東邦大学大橋病院　桑島　章　先生提供〕

(図9・1, 2). しかし，各構造物が重なり合う場合，あるいは隣り合う構造間であまりコントラストがつかないときには，以下に述べる断層撮影法，あるいは造影検査法を併用する必要がある．

2 断層撮影法

被写体の任意の深さでの断面を撮影する方法を断層撮影法という．それにより，不必要な陰影との重なりを少なくすることができる．

3 造影撮影法

異なった臓器，組織間のX線吸収差が少なくて単純撮影では十分な像をつくることができない

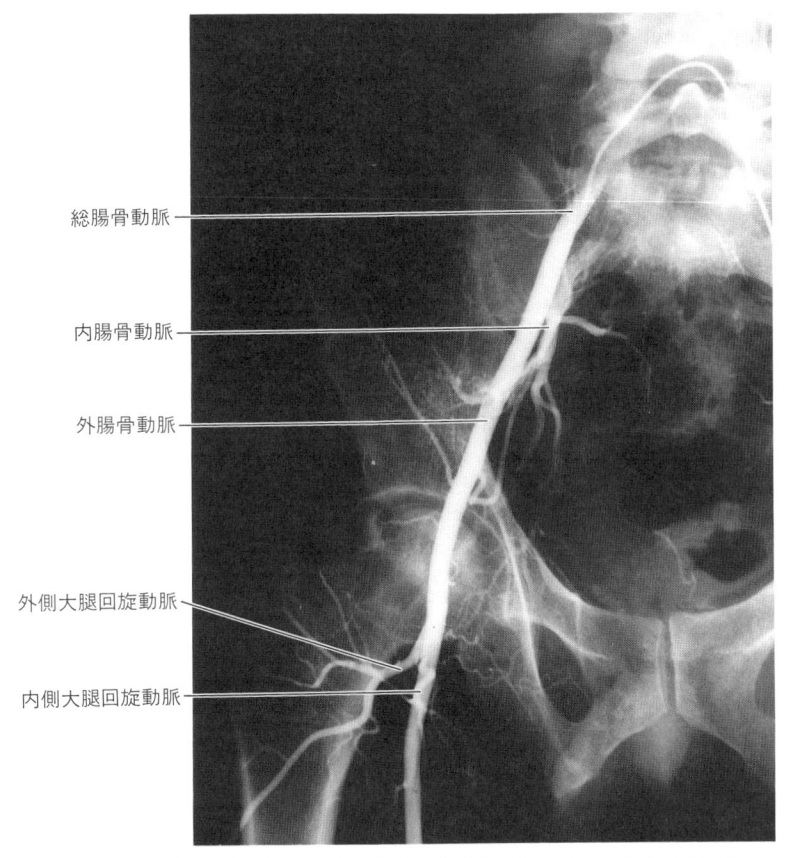

図 9・3　骨盤動脈造影正面像〔東邦大学大橋病院　桑島　章　先生提供〕

表 9・2　造影剤の種類

1．陽性造影剤				
消化管造影剤	——硫酸バリウム	リンパ系造影剤	┐	
胆道系造影剤		子宮卵管造影剤	├—油性ヨウ素製剤
経口用	——ヨウ素製剤	脊髄腔造影剤	┘	
経静脈用	┐	気管支造影剤	——水溶または油性懸濁ヨウ素製剤
泌尿器用造影剤	├—水溶性ヨウ素	2．陰性造影剤		
心血管用造影剤	│　製剤	酸素，炭酸ガス，空気		
脊髄腔造影剤	┘	3．二重造影検査		
		消化管，膀胱，関節腔		

とき，強調するために投与する物質を造影剤といい，造影剤を用いて行うX線検査を造影撮影法という（図9・3）．造影剤にはX線吸収が高く写真上白く写るもの（**陽性造影剤**）と，逆に低く写真上黒く写るもの（**陰性造影剤**）があり，検査目的によりそれぞれを使い分け，あるいは併用して（二重造影検査）使用する（表9・2）．

4 X線透視検査

X線撮影検査がフィルムに記録された静止画像を得るのが目的なのに対して，X線透視検査はX線の蛍光作用を利用した方法で，X線を蛍光物質に当てて可視光線を発生させ，それをテレビモニターなどの光学機器で観察する方法である．その像はX線照射しているかぎり連続した観察ができ，消化管の蠕動や心臓の拍動などの動態観察や，消化管撮影や血管撮影時など撮影位置を決めるときに利用される．

B CTスキャン

生体の横断面において，多方向からX線を照射して各部位でのX線透過率を測定し，そのデジタル値として算出する．すべての測定値をもとに，コンピュータによって横断面内の小区分でのX線減弱係数（CT値）を計算し，そのCT値をもとに画像を再構成する方法である（図9・4, 5）．CT値はその基準を空気が－1,000，水が0，緻密骨組織が1,000とし，これに対する比率で表す（図9・6）．

従来のX線検査ではフィルムにおける黒化度の差によって識別していたために，軟部組織など

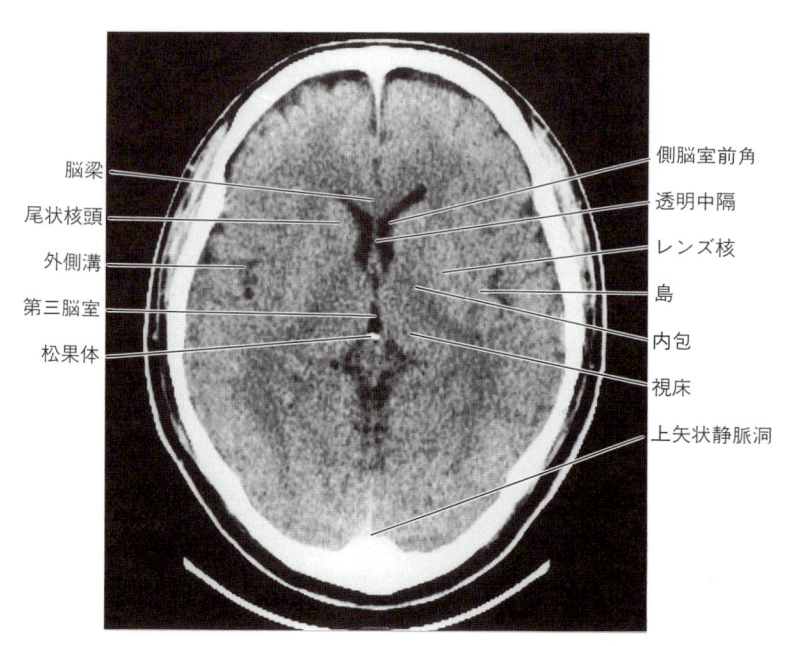

図 9・4　脳CT像〔東邦大学大橋病院　桑島　章　先生提供〕

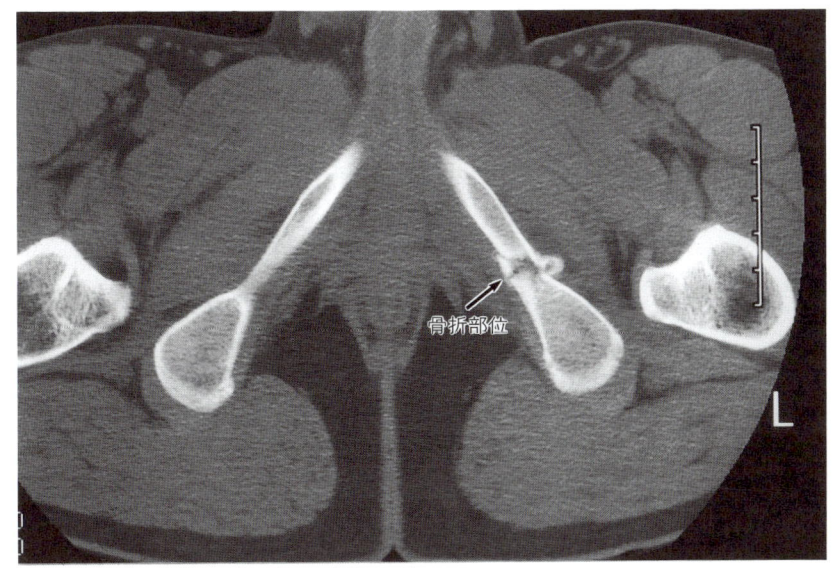

図9・5 CT像（左坐骨骨折）〔東邦大学大橋病院 桑島 章 先生提供〕

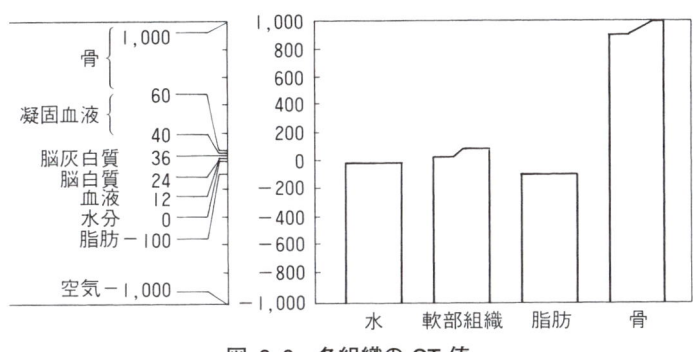

図9・6 各組織のCT値

のX線吸収差の少ない組織間での識別が困難であった．それに対し，各画素でのCT値を個別に算出することによりその識別能は飛躍的に進歩した．また，最近ではヘリカルスキャン（ラセンCT）で連続的なデータを得ることが可能となり，横断面以外の断面像や三次元画像も再構成することができるようになった．

C 磁気共鳴画像診断法（MRI）

　核磁気共鳴現象（NMR現象）とは，原子核が磁場内で特定周波数の電磁波（ラジオ波）と共鳴し，そこで吸収したエネルギーを電磁波として放出する現象である．普通，画像化の対象としているものは生体内に豊富に存在し，かつ測定感度の高い水素の原子核中の陽子（プロトン）である（図9・7〜10）．

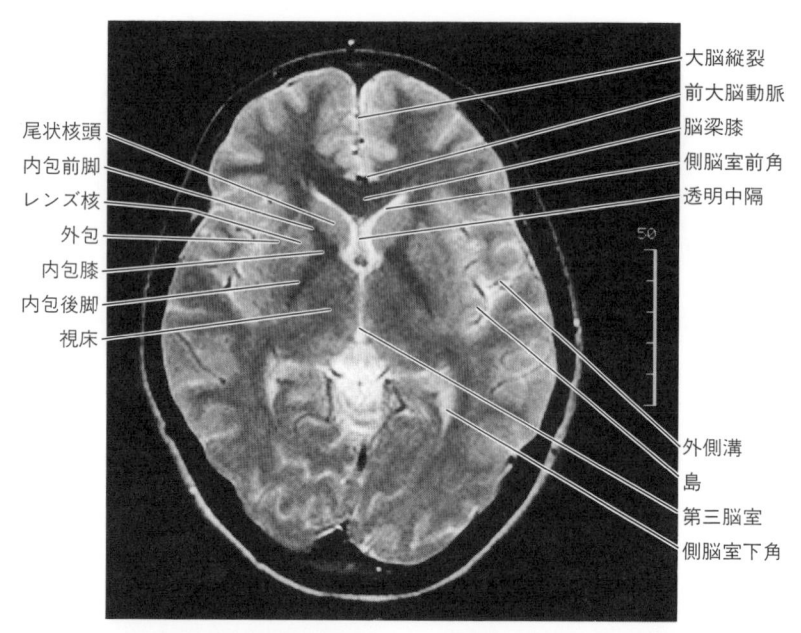

図 9・7　脳 MRI 横断像〔東邦大学大橋病院　桑島　章　先生提供〕

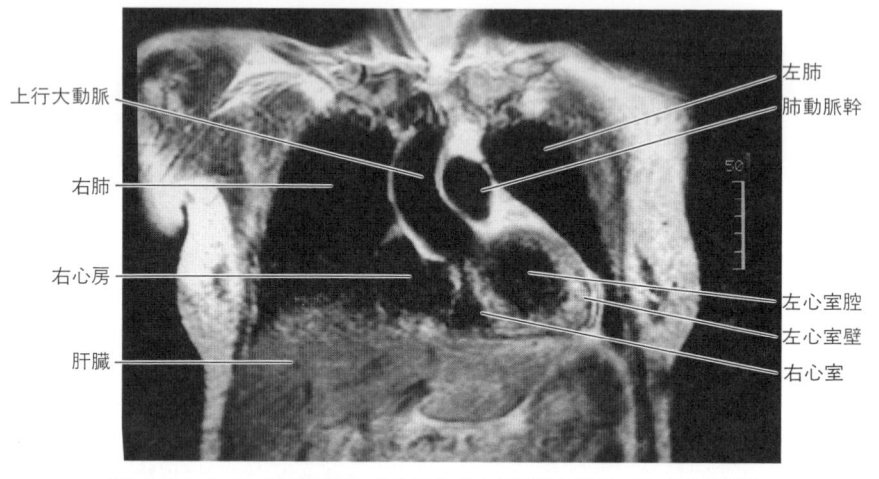

(ラベル：尾状核頭、内包前脚、レンズ核、外包、内包膝、内包後脚、視床、大脳縦裂、前大脳動脈、脳梁膝、側脳室前角、透明中隔、外側溝、島、第三脳室、側脳室下角)

図 9・8　心 MRI 冠状断像〔東邦大学大橋病院　桑島　章　先生提供〕

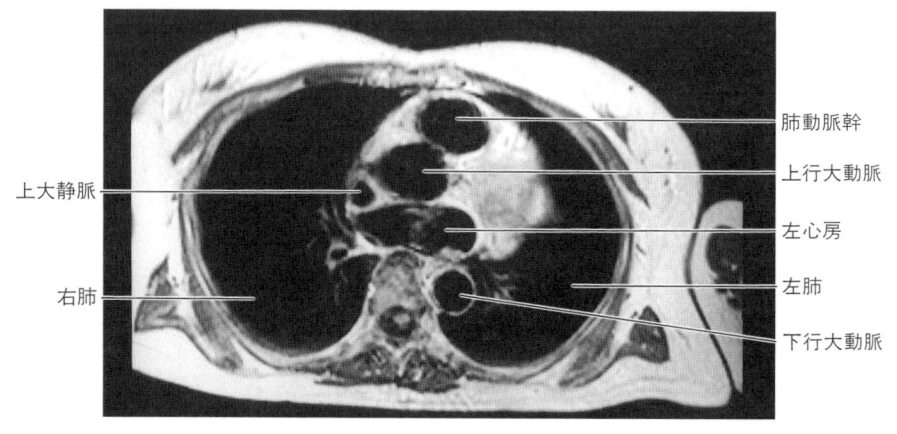

(ラベル：上行大動脈、右肺、右心房、肝臓、左肺、肺動脈幹、左心室腔、左心室壁、右心室)

図 9・9　心 MRI 横断像〔東邦大学大橋病院　桑島　章　先生提供〕

(ラベル：上大静脈、右肺、肺動脈幹、上行大動脈、左心房、左肺、下行大動脈)

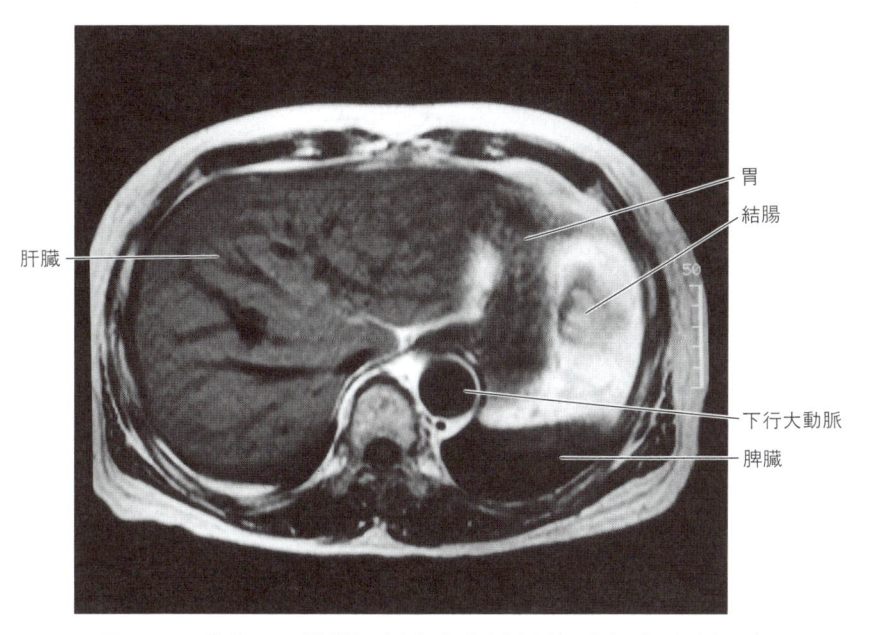

図 9・10 腹部 MRI 横断像〔東邦大学大橋病院 桑島 章 先生提供〕

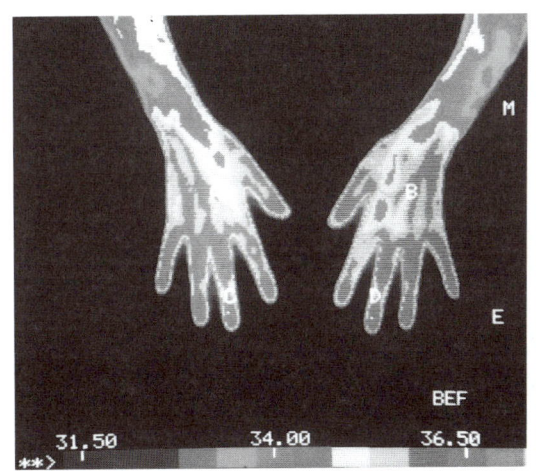

図 9・11a 健常女性の手部サーモグラフィ
末梢側（指先部）が中枢側より高温であり，健常者によくみられる温度分布像を示している
〔筑波技術大学 坂井友実先生提供〕

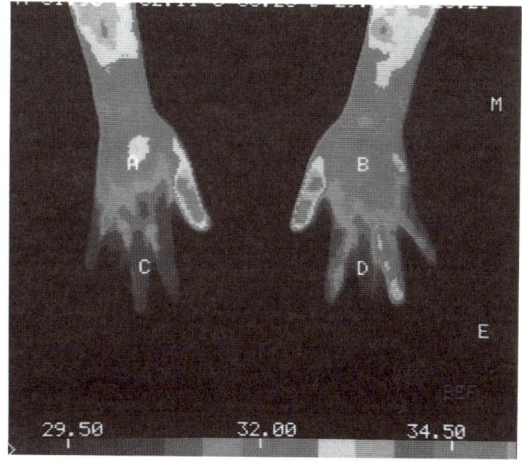

図 9・11b レイノー現象を示す全身性エリテマトーデス罹患女性のサーモグラフィ
手指皮膚温の低温像が顕著であり，末梢側が中枢側に比べ低温であり，健常者とは逆のパターンを呈している

D サーモグラフィ

　温度をもつ物体は，つねに赤外線などの電磁波を放出している．その放出の強さはその温度に比例する．人体の皮膚温は 37°C 付近であり，その表面から放出される電磁波は波長 $10\,\mu m$ を中

心とした比較的弱い赤外線である．この赤外線の強度をインジウム・アンチモン，水銀・カドミウム・テルルなどをトランスデューサーに用いた赤外線検出器によって測定し，走査することにより，人体表面の温度すなわち皮膚温を体表面画像として表示することができる．これをサーモグラフィという．医用のサーモグラフィ装置は，赤外線信号を 0.05〜0.1℃の温度分解能で計測し，ごく短い走査時間で映像化するものである．

皮膚温は局所の血流や熱発生の状態を反映するため，臨床への応用としては末梢循環不全，血管腫，静脈瘤，表在性腫瘍（甲状腺，乳腺など），炎症そして痛み，温冷，機械的刺激に対する皮膚温度の反応やその経過を観察するのに適している（**図 9・11a，b**）．

また赤外線よりも波長の長いマイクロ波を検出することにより，体表面から深さ数 cm の組織の温度測定が可能となり，これをマイクロ波サーモグラフィという．

索 引

- 欧文索引，和文索引の順とした．
- 和文索引はカタカナ，ひらがな，漢字の順に，漢字は字画数順に配列した．

ACTH 209
ADH 210
ATP 7
CTスキャン 300
DNA 4
　——の遺伝暗号 4
　——の二重らせん 4
　——の複製 5
FSH 209
GH 209
LH 209
LHサージ 205
LTH 209
MP関節 46
MRI 301
mRNA 5
PRL 209
RNA 5
rRNA 5
S状結腸 170
　——動脈 142
S状静脈洞 145
tRNA 5
TSH 209
VP 210
X線 297
X線透視検査 300
Y軟骨 47

ア

アウエルバッハ筋層間神経叢 158
アキレス腱 118, 286
　——反射 233
アダムのリンゴ 180
アデノイド 179
アデノシン三リン酸 7
アドレナリン 214
アブミ骨 270
　——筋 271
アポクリン分泌 9
アミン系ホルモン 207

アランチウス管 152
頭 17, 18
鞍関節 28

イ

インスリン 214
胃 165
胃腺 166
胃底 166
一次絨毛 205
一次卵胞 197
一次弯曲 32
一軸性関節 26
咽頭 163, 179
咽頭喉頭部 164
咽頭口部 164
咽頭鼻部 163
咽頭扁桃 164
陰核 203
陰核背神経 255
陰茎 196
陰茎海綿体 196
陰茎亀頭 196
陰茎根 196
陰茎体 196
陰茎背神経 255
陰嚢 197
陰部神経 255
　——叢 255
陰部大腿神経 251

ウ

ウィリスの動脈輪 137
ウェルニッケ中枢 224
右胃静脈 149
右結腸動脈 141
烏口肩峰靱帯 44
烏口鎖骨靱帯 42
烏口上腕靱帯 44
烏口突起 37
烏口腕筋 96

内がえし 74
運動神経 217, 239
運動性言語野 224
運動単位 76
運動野 224

エ

エクリン分泌 9
エストロジェン 205, 215
エディンガー・ウエストファール核 259
会陰 19, 203
会陰神経 255
永久歯 161
栄養管 23
栄養孔 23
腋窩 281
腋窩静脈 145
腋窩神経 250
腋窩線 20
腋窩動脈 138
円回内筋 97
円錐靱帯 42
　——結節 37
延髄 228
延髄網様体 229
遠位 2
遠位曲尿細管 188
遠心性神経 217

オ

オキシトシン 210
オッディの括約筋 167
オトガイ 64
　——棘 64
　——孔 64
　——三角 276
　——唇溝 293
オリーブ核 229
黄色骨髄 23
黄色靱帯 32

黄体　198
黄体形成ホルモン　205, 209
黄体ホルモン　198
黄斑　268
横隔神経　84
横隔膜　83
横行結腸　170
横静脈洞　145
横線　32
横足弓　55
横足根関節　57
横突間筋　91
横突起　28
横突棘筋　91
横突肋骨窩　31
横紋筋　70

カ

カウパー腺　196
カルシトニン　212
カロー三角　174
カントリー線　172
下横隔静脈　147
下横隔動脈　142
下顎窩　62, 70
下顎頚　63
下顎孔　64
下顎骨　63
下顎枝　63
下顎神経　241
下顎体　63
下顎頭　63, 70
下関節突起　28
下関節面　31
下丘　227
下行結腸　170
下甲状腺動脈　138
下行大動脈　133
下項線　67
下後腸骨棘　48
下肢　17, 20
下肢骨　46
下肢帯　46
下肢長　296
下唇下制筋　77
下垂体　207
　　――窩　65
　　――前葉　208
　　――門脈系　210
下膵十二指腸動脈　141
下制　75

下前腸骨棘　48
下腿骨間膜　52
下腿三頭筋　118, 286
下腿周径　296
下大静脈　147
下腿長　296
下腸間膜静脈　149
下腸間膜動脈　142
下直腸神経　255
下椎切痕　28
下殿神経　253
下殿動脈　143
下橈尺関節　45
下鼻甲介　62
下腹壁動脈　138, 143
下膀胱動脈　142
下肋骨窩　31
化学伝達物質　256
仮肋　36
窩　25
蝸牛　62, 271
蝸牛管　271
蝸牛神経　242
顆　24
顆間隆起　52
顆状関節　28
介在層板　22
回外　73
回外筋　101
回結腸動脈　142
回旋筋腱板　44, 95
回腸　167
回腸動脈　141
回内　73
回盲部　169
回盲弁　169
灰白質　220
海綿質　23
海綿静脈洞　145
開口運動　79
解体新書　1
解剖頚　38
外陰部　202
外果　53, 279
外果窩　53
外果関節面　53
外寛骨筋　109
外頚静脈　145
外頚動脈　135
外結合線　50
外後頭隆起　61, 67
外肛門括約筋　171

外耳　270
外耳孔　68
外耳道　270
外旋　74
外側　2
外側顆間結節　52
外側環軸関節　33
外側胸筋神経　248
外側胸動脈　138
外側広筋　113
外側縦足弓　55
外側上顆　40
外側仙骨稜　32
外側側副靱帯　45, 57
外側大腿皮神経　251
外側半月　56
外側皮質脊髄路　236
外側翼突筋　78
外腸骨静脈　150
外腸骨動脈　143
外転　73
外転神経　228, 242
外頭蓋底　66
外尿道口　192
外胚葉　16
外反　74
外鼻　177
外腹斜筋　86, 281
外肋間筋　83
顔　19
角化　262
角膜　265
角膜反射　233
核　3, 220
顎下三角　81
顎下腺　160
顎関節　70, 276
顎静脈　145
顎舌骨筋　280
顎動脈　135
括約　75
滑液　26
滑液鞘　75
滑液包　75
滑車神経　227, 241
滑車切痕　41
滑膜　26
汗腺　263
肝円索　152, 172
肝鎌状間膜　171
肝管　172
肝静脈　148, 173

肝小葉　172
肝臓　171
冠状溝　127
冠状静脈洞　131
冠状動脈　131, 133
冠状縫合　60
間脳　226
間膜　175
寛骨　47
寛骨臼　48
　——横靱帯　55
　——窩　48
　——切痕　48
幹神経節　256
感覚神経　217, 239, 264
　——節　220
感覚性言語野　224
管　25
関節　25
関節円板　26
関節窩　25
関節環状面　40, 41
関節腔　26
関節上腕靱帯　44
関節唇　26, 44
関節頭　25
関節軟骨　25
関節半月　26
関節包　26
関連痛　259
環軸関節　33
環椎　29
環椎横靱帯　33
環椎後頭関節　33, 67
含気骨　21
岩様部　61
眼窩　67
眼窩上切痕　275
眼球　265
眼球結膜　269
眼球軸　265
眼筋　269
眼瞼　269
眼瞼結膜　269
眼神経　241
眼動脈　137
眼房　267
眼輪筋　76
顔面筋　76
顔面静脈　145
顔面神経　228, 242, 259
　——麻痺　78

顔面動脈　135

キ

キース・フラック結節　130
キヌタ骨　270
気管　181
気管支　182
　——動脈　139
気管軟骨　277
奇静脈　147
起始　71
起始核　239
基節骨　42, 54
基礎（環状）層板　22
亀頭　196
稀突起膠細胞　220
機能的終動脈　125
偽単極性神経細胞　220
拮抗筋　75
拮抗支配　256
弓状線　48
弓状動脈　190
臼状関節　28
臼磨運動　70
求心性神経　217
球関節　28
嗅覚器　274
嗅覚中枢　274
嗅覚野　224
嗅覚路　235
嗅球　274
嗅細胞　178
嗅索　274
嗅神経　239
嗅粘膜　274
巨人症　295
挙睾筋反射　233
挙上　75
距骨　54
距骨下関節　57
距骨滑車　54
距骨関節面　54
距骨後突起　54
距踵舟関節　57
距腿関節　57
協力筋　75
狭骨盤　50
胸囲　295
胸郭　33
胸管　154
胸腔　33

胸肩峰動脈　138
胸骨　34
胸骨角　20, 35, 277
胸骨関節面　37
胸骨線　20
胸骨体　35
胸骨端　37, 277
胸骨柄　34
胸鎖関節　42
胸鎖三角　281
胸鎖乳突筋　79, 280
胸式呼吸　83
胸神経　250
胸髄　230
胸腺　156
胸大動脈　133, 139
胸椎　31
胸背神経　248
胸膜　185
胸肋関節　36
強膜　265
頬筋　78
頬骨　63
頬骨弓　68
頬骨筋　77
頬骨突起　63
橋　228
局所解剖学　2
棘　24
棘下筋　94
棘間筋　91
棘間径　50
棘間靱帯　32
棘孔　61, 66
棘上筋　92
棘上靱帯　32
棘突起　28
近位　2
近位曲尿細管　188
筋滑車　76
筋三角　81
筋支帯　75
筋組織　13
筋肉注射部位　286
筋皮神経　248
筋紡錘　265
筋膜　75
筋裂孔　108

ク

クモ膜　222

クモ膜下腔　221, 222
クモ膜顆粒　222
　――小窩　65
クロマチン　5
グラーフ卵胞　198
グリア細胞　220
グリソン鞘　173
グルカゴン　214
区域気管支　183
空腸　167
空腸動脈　141
口　159, 293
屈曲　73
屈筋支帯　97
頸　17, 19

ケ

ケラチン　262, 263
ゲロータ筋膜　187
毛　263, 294
外科頸　39
系統解剖学　2
茎乳突孔　67
脛骨　52
脛骨粗面　52
脛骨体　52
脛腓関節　57
脛腓靱帯結合　57
脛骨神経　254
頸横動脈　138
頸静脈孔　66
頸神経叢　246
頸髄　230
頸切痕　34
頸体角　50
頸椎　28
頸動脈溝　66
頸動脈三角　81
頸膨大　230
鶏冠　62
血液　10
血液空気関門　185
血管周囲線維鞘　173
血管壁　125
血管膜　267
血管裂孔　108
血漿　13
血小板　12
結合組織性骨化　24
結節　24
結節間溝　39

結腸　170
結腸ヒモ　170
結膜円蓋　269
楔舟関節　57
月経　205
月経黄体　198
月状面　48
肩関節　42
肩甲下窩　37
肩甲下筋　95
肩甲下神経　247
肩甲下動脈　138
肩甲挙筋　89
肩甲棘　37
肩甲頸　37
肩甲骨　37, 278
肩甲上神経　247
肩甲上動脈　138
肩甲切痕　37
肩甲線　20
肩甲背神経　247
肩鎖関節　42
肩鎖靱帯　42
肩峰　37
肩峰下包　92
肩峰関節面　37
肩峰端　37
剣状突起　35, 277
腱画　86
腱器官　265
腱索　128
腱鞘　75
腱中心　84
顕微解剖学　2
瞼板　269
原始卵胞　197
減数分裂　14

コ

コドン　4
コルチ器　271
ゴルジ装置　7
呼吸運動　84
呼吸器　177
固有掌側指動脈　139
固有卵巣索　197
股関節　55
鼓索神経　163
鼓室　62, 270
鼓室階　271
鼓室部　61

鼓膜　270
鼓膜張筋　271
口蓋　159
口蓋骨　63
口蓋突起　63
口蓋扁桃　160
口角下制筋　77
口角挙筋　77
口腔　159
口輪筋　77
口裂　159
孔　25
広頸筋　79, 280
広背筋　89
甲状頸動脈　138
甲状腺　211
甲状腺刺激ホルモン　209
甲状軟骨　180, 276
交感神経幹　256
交感神経系　256
交連線維　225
好塩基球　12
好酸球　12
好中球　12
抗利尿ホルモン　210
肛門　204
肛門挙筋　201
肛門三角　203
岬角　32
後顆間区　52
後角　232
後弓　28
後胸鎖靱帯　42
後距腓靱帯　57
後脛骨筋　118
後脛骨静脈　150
後脛骨動脈　144
後根　231, 246
後索核　229
後索路　234
後枝　246
後十字靱帯　57
後縦靱帯　32
後仙骨孔　32
後側頭泉門　69
後大腿皮神経　253
後大脳動脈　138
後頭顆　61
後頭蓋窩　66
後頭下筋群　91
後頭筋　76
後頭骨　61

後頭葉　224
後頭鱗　61
後鼻孔　67
後腹膜器官　176
虹彩　267
咬筋　78
咬筋粗面　64
梗塞　125
鈎状突起　41
鈎突窩　40
喉頭　180
喉頭蓋軟骨　181
喉頭室　181
喉頭前庭　181
喉頭軟骨　180
硬膜　221
硬膜静脈洞　145, 221
項靱帯　32
溝　25
黒化度　297
黒質　227
骨格筋　13, 70
骨口蓋　66
骨質　22
骨髄　23
骨組織　22
骨端軟骨　24
骨半規管　62
骨盤　49
骨盤下口　49
骨盤腔　49
骨盤計測　49
骨盤上口　49
骨膜　23, 24
骨迷路　271
根　220

サ

サーモグラフィ　303
サイロキシン　211
サイログロブリン　211
左胃静脈　149
左胃動脈　141
左結腸動脈　142
嗄声　181
鎖骨　37
鎖骨下窩　281
鎖骨下筋　82
　　──神経　247
鎖骨下静脈　145
　　──溝　36

鎖骨下動脈　133, 137
　　──溝　36
鎖骨間靱帯　42
鎖骨切痕　34
鎖骨中線　20
坐骨　48
坐骨棘　48
坐骨結節　48
坐骨枝　48
坐骨神経　253, 291
坐骨体　48
坐骨大腿靱帯　56
細胞　3
細胞間接着装置　9
細胞質　6
細胞周期　8
細胞膜　3
最上胸動脈　138
最上肋間動脈　138
最内肋間筋　83
臍静脈　152
臍線　20
臍動脈　142, 150
臍傍静脈　149
載距突起　54
杯細胞　168
三角筋　92, 286
三角筋下包　92
三角筋胸筋溝　92, 281
三角筋粗面　39
三叉神経　228, 241, 290
　　──視床路　233
三次絨毛　205
三尖弁　129
産科結合線　50
散大　75

シ

シナプス　219
シャーピー線維　23
シュワン細胞　220
ショパール関節　57
子宮　200
子宮円索　200
子宮広間膜　177, 200
子宮動脈　143
子宮内膜　201
支持組織　10
支配神経　76
四丘体　227
矢状　2

矢状縫合　60
糸球体傍細胞　190
糸状乳頭　162
指骨　42, 54
指節間関節　46, 59
指紋　293
脂腺　263
視覚性言語中枢　224
視覚野　224, 234
視覚路　234
視交叉　234
視細胞　267
視索　234
視床　227
視床下部　227
　　──下垂体系　210
　　──漏斗系　210
視神経　241, 268
視神経円板　268
視神経管　65
視神経乳頭　268
歯槽突起　63
歯突起　31
歯突起窩　29
篩骨　62
篩骨洞　62, 179
篩骨蜂巣　62, 179
篩骨迷路　62
篩板　62
示指伸筋　102
耳介　270
耳介結節　292
耳下腺　160
耳管　271
耳管扁桃　164
耳状面　32, 48
耳道腺　270
自由下肢骨　46
自由上肢骨　37
自律神経系　217, 238, 256
自律神経節　256
茸状乳頭　162
磁気共鳴画像診断法　301
色素上皮細胞層　268
軸索　219
軸椎　31
舌　161
室間溝　127
室間孔　221
膝横靱帯　57
膝蓋下滑膜ヒダ　57
膝蓋下脂肪体　57

膝蓋腱反射 233
膝蓋骨 51
膝蓋骨尖 51
膝蓋骨底 51
膝蓋上包 57
膝蓋靭帯 57
膝蓋前皮下包 57
膝蓋面 50
膝窩筋 118
膝窩静脈 150
膝窩動脈 144
膝関節 56
実質 158
実質性臓器 158
車軸関節 28
射精管 192, 195
斜角筋群 80
斜角筋隙 81
斜角筋症候群 81, 292
斜台 66
尺骨 41
尺骨静脈 147
尺骨神経 248, 291
尺骨切痕 41
尺骨粗面 41
尺骨頭 41
尺骨動脈 139
尺側手根屈筋 98, 284
尺側手根伸筋 101
手根管 97
　――症候群 291
手根間関節 45
手根関節面 41
手根骨 42
手根中央関節 45
手根中手関節 46
手長 295
主力筋 75
種子骨 42, 76
受精 14
受容体 207
樹状突起 218
舟状骨 54
　――関節面 54
終止核 239
終動脈 125
終脳 224
皺眉筋 76
十二指腸 167, 174
　――提筋 167
絨毛膜無毛部 205
絨毛膜有毛部 205

縦隔 186
縦足弓 54
女性化乳房 295
鋤骨 63
小陰唇 203
小円筋 95
小汗腺 263
小胸筋 82
小結節 38
小結節稜 38
小口蓋孔 66
小骨盤 49
小坐骨切痕 48
小指外転筋 105, 122
小指球筋 105, 122
小指伸筋 101
小指対立筋 106, 122
小循環 133
小泉門 69
小唾液腺 160
小腸 167
小殿筋 110
小転子 50
小脳 229
小脳回 230
小脳溝 230
小脳テント 221
小脳半球 229
小伏在静脈 150
小胞体 7
小葉間動脈 190
小翼 61
小菱形筋 89
松果体 210
消化器 157
笑筋 77
掌側骨間筋 106
掌側中手動脈 139
掌紋 294
硝子体 267
睫毛 292
漿膜性心膜 133
　――臓側板 130
踵骨 54
踵骨腱 118
踵骨隆起 54, 279
踵足 118
踵腓靭帯 57
踵立方関節 57
上顎骨 63
上顎神経 241
上顎体 63

上顎洞 63, 179
上眼窩裂 61, 65
上関節突起 28
上関節面 29
上丘 227
上後腸骨棘 48
上行頚動脈 138
上行結腸 170
上甲状腺動脈 135
上項線 67
上行大動脈 133
上肢 17, 20
上肢骨 36
上矢状静脈洞 145
上肢帯 37
上肢長 295
上唇挙筋 77
上前腸骨棘 48, 278
上大静脈 145
上腸間膜静脈 149
上腸間膜動脈 141
上直腸動脈 142
上椎切痕 28
上殿神経 252
上殿動脈 143
上橈尺関節 44
上皮小体 212
上皮組織 9
上鼻甲介 62
上腹壁動脈 138
上肋骨窩 31
上腕回旋動脈 139
上腕筋 96
上腕骨 38
上腕骨顆 40
上腕骨滑車 40
上腕骨小頭 40
上腕骨体 39
上腕骨頭 38
上腕三頭筋 97, 284
上腕周径 295
上腕静脈 147
上腕深動脈 139
上腕長 295
上腕動脈 139
上腕二頭筋 96, 284
常染色体 14
静脈 124
静脈角 154
静脈管索 152
静脈注射部位 290
静脈洞交会 145

静脈弁　126
食道　164
食道動脈　139
食道裂孔　84
心外膜　130
心筋　14
心筋層　130
心室中隔　127
心尖　127
心尖拍動　290
心臓　123, 127
心臓神経叢　132
心底　127
心電図　131
心内膜　130
心房中隔　127
心膜　132
心脈管系　123
伸筋支帯　97, 102
伸展　73
身長　295
神経系　217
神経膠細胞　220
神経細胞　218
神経節　220
神経線維　220
真結合線　50
真皮　262
真肋　36
深頚動脈　138
深指屈筋　98
深掌動脈弓　139
腎盂　188
腎区域　190
腎上体　212
腎静脈　148, 190
腎錐体　188
腎臓　186
腎洞　188
腎動脈　142
腎乳頭　188
腎杯　188
腎盤　188
腎門　187
腎葉　188
靱帯　26
靱帯結合　25

ス

スカルパ三角　113
ステロイド系ホルモン　207

水晶体　267
水平　2
垂直　2
膵臓　174, 214
膵島　175, 214
錐体　66
錐体外路　236
　　──症状　236
錐体筋　86
錐体交叉　229, 236
錐体静脈洞　145
錐体路　236
髄核　32
髄鞘　220
髄膜　221

セ

セルトリ細胞　194
背　19
正円孔　61, 66
正中　2
正中環軸関節　33
正中神経　248
正中線　20
正中仙骨稜　32
正中面　2
生殖器　192
生殖細胞　14
生体観察　275
生体計測　275
生体時計　210
成熟卵胞　198
成長ホルモン　209
声帯ヒダ　181
声門下腔　181
声門裂　181
性染色体　14
精嚢　195
精管　195
精管動脈　143
精管膨大部　195
精丘　192, 195
精索　195
精子　14
精上皮　194
精巣　193, 215
精巣下降　193
精巣挙筋　88
精巣上体　193
　　──管　195
精巣静脈　148

精巣小葉　194
精巣動脈　142
精巣網　194
精巣輸出管　194
赤核　227
赤色骨髄　23
赤体　198
脊髄　230
脊髄視床路　233
脊髄神経　245
脊柱　28
脊柱管　28
脊柱起立筋　91, 284
切痕　25
切歯管　66
切歯孔　66
赤血球　11
節後線維　256
節後ニューロン　256
節前線維　256
節前ニューロン　256
舌咽神経　228, 243, 259
舌下神経　228, 245
舌下腺　160
舌骨　64
舌骨下筋群　79
舌骨上筋群　79
舌骨体　64, 276
舌動脈　135
舌乳頭　162
仙骨　31
仙骨管　32
仙骨神経　259
　　──叢　252
仙骨尖　32
仙骨底　32
仙髄　230
尖足　118
浅指屈筋　98
浅掌動脈弓　139
浅側頭静脈　145
浅側頭動脈　135
浅鼡径輪　88
染色質　5
染色体　5
腺性下垂体　208
線維性心膜　133
線維軟骨結合　25
線維膜　26, 265
線維輪　32
線条　294
線条体　226

前顆間区　52
前角　232
前弓　28
前距腓靱帯　57
前鋸筋　82
前胸鎖靱帯　42
前脛骨筋　115
前脛骨静脈　150
前脛骨動脈　144
前頚三角　81
前根　231, 246
前枝　246
前斜角筋結節　36
前十字靱帯　57
前縦靱帯　32
前正中溝　282
前仙骨孔　32
前側頭泉門　69
前大脳動脈　137
前庭　62, 272
前庭階　271
前庭球　203
前庭神経　242
前頭　2
前頭蓋窩　65
前頭筋　76
前頭結節　65
前頭骨　62
前頭洞　179
前頭突起　63
前頭葉　224
前頭鱗　62
前皮質脊髄路　236
前立腺　195
前立腺管　196
前腕骨間膜　41
前腕周径　295
前腕長　295

ソ

ソマトスタチン　214
咀嚼筋　78
鼡径管　88
鼡径靱帯　86
粗面　24
双子筋　110
僧帽筋　88, 283
僧帽弁　129
総肝管　172, 174
総肝動脈　141
総頚動脈　133, 135
総骨間動脈　139
総指伸筋　101
総掌側指動脈　139
総胆管　174
総腸骨静脈　150
総腸骨動脈　142
総腓骨神経　253, 291
造影撮影法　299
足根間関節　57
足根骨　53
足根中足関節　59
足長　296
足底筋　118
足底動脈　144
足底方形筋　122
足背動脈　144
足紋　294
側角　232
側頭筋　78
側頭骨　61
側頭線　68
側頭葉　224
側脳室　221
側副循環路　124
外がえし　74

タ

タバチエール　102, 284
ダーウィン結節　292
ダグラス窩　177
多極性神経細胞　219
多軸性関節　26
多頭筋　70
唾液腺　160
楕円関節　28
体幹　17
体重　295
体循環　124, 133
体性感覚野　224
体表解剖学　2, 275
対角結合線　50
対光反射　233
胎児循環　150
胎盤　205
大陰唇　203
大円筋　95
大汗腺　264
大胸筋　81, 280
大結節　38
大結節稜　38
大口蓋孔　66
大後頭孔　61, 66
大後頭神経　291
大骨盤　49
大鎖骨上窩　280
大坐骨切痕　48
大十二指腸乳頭　167
大循環　133
大静脈孔　84, 147
大前庭腺　203
大泉門　69
大唾液腺　160
大腿管　108
大腿筋膜張筋　110
大腿骨　50
大腿骨頚　50
大腿骨体　50
大腿骨頭　50
　　――窩　50
　　――靱帯　56
大腿三角　113
大腿四頭筋　112, 284
大腿周径　296
大腿静脈　150
大腿神経　252
大腿深動脈　144
大腿長　296
大腿直筋　113
大腿動脈　144
大腿二頭筋　113, 285
大腿方形筋　111
大腸　169
大殿筋　109
大転子　50
大動脈　133
大動脈弓　133
大動脈弁　129
大動脈裂孔　84, 140
大内転筋　285
大脳回　224
大脳核　226
大脳鎌　221
大脳基底核　226
大脳脚　228
大脳溝　224
大脳縦裂　224
大脳髄質　225
大脳動脈輪　137
大脳白質　225
大脳半球　224
大脳皮質　224
大脳辺縁系　225
大伏在静脈　150

索引 313

大腰筋　107
大翼　61
大菱形筋　89
第三脳室　221
第3腓骨筋　116
第7頚椎　278
第四脳室　221
脱落膜　205
単関節　26
単球　12
単純X線検査法　298
胆汁　173
胆嚢　173
胆嚢窩　172
胆嚢管　174
短骨　21
短指屈筋　122
短指伸筋　119
短掌筋　105
短小指屈筋　106, 122
短腓骨筋　116
短母指外転筋　103
短母指屈筋　105, 122
短母指伸筋　101, 119, 284
断層撮影法　299

チ

恥丘　202
恥骨　48
恥骨下枝　48
恥骨結合　49, 278
恥骨結節　49
恥骨櫛　49
恥骨上枝　48
恥骨体　48
恥骨大腿靱帯　56
緻密質　22
痔核　171
腟　201
腟円蓋　201
腟前庭　203
中間広筋　113
中間仙骨稜　32
中腔性臓器　158
中結腸動脈　141
中硬膜動脈　135
中耳　270
中手筋　106
中手骨　42
中手指節関節　46
中心管　221

中心小体　8
中枢神経系　217
中節骨　42, 54
中足筋　122
中足骨　54
中足指節関節　59
中大脳動脈　137
中直腸動脈　143
中殿筋　110
中頭蓋窩　65
中脳　227
中脳水道　221
中胚葉　16
中鼻甲介　62
虫垂炎　170
虫部　229
虫様筋　106, 122
肘関節　44
肘筋　97
肘頭　41, 279
肘頭窩　40
肘部管症候群　291
長胸神経　247
長骨　21
長指屈筋　118
長指伸筋　116
長掌筋　98, 284
長腓骨筋　116
長母指外転筋　101, 284
長母指屈筋　100, 118
長母指伸筋　101, 116, 284
腸骨　48
腸骨窩　48
腸骨下腹神経　251
腸骨筋　107
腸骨鼠径神経　251
腸骨粗面　48
腸骨体　48
腸骨大腿靱帯　55
腸骨翼　48
腸骨稜　48
腸骨稜上線　20
腸絨毛　168
腸腰筋　107
蝶形骨　61
蝶形骨洞　61, 179
蝶番関節　28
聴覚野　224
聴覚路　235
聴診三角　89
直静脈洞　145
直腸　170

直腸子宮窩　177
直腸膀胱窩　177
直尿細管　188

ツ

ツチ骨　270
椎間円板　32
椎間関節　33
椎間孔　28
椎弓　28
椎孔　28
椎骨　28
椎骨動脈　137
椎前筋群　80
椎体　28
土踏まず　55
爪　263, 294

テ

テストステロン　194
テニス肘　102
テント切痕　227
ディッセ腔　173
デオキシリボ核酸　4
デルマトーム　255
低身長症　295
底側骨間筋　122
釘植　25
停止　71
点滴部位　290
転移RNA　5
転子窩　50
転子間線　50
転子間稜　50
転写　6
伝導路　233
伝令RNA　5
殿筋　286
殿筋粗面　50
殿筋面　48
電解質コルチコイド　213

ト

トライツ靱帯　167
トリヨードサイロニン　211
トルコ鞍　61, 65
ドイツ水平線　68
投射線維　225
糖質コルチコイド　213

糖尿病　215
頭蓋　59
頭蓋冠　64
頭蓋泉門　69
頭蓋底　65
頭関節　33
頭頂結節　65
頭頂骨　62
頭頂葉　224
橈骨　40
橈骨窩　40
橈骨頚　40
橈骨手根関節　45
橈骨静脈　147
橈骨神経　249
―――溝　40
橈骨切痕　41
橈骨粗面　41
橈骨頭　40
橈骨動脈　139
橈骨輪状靱帯　45
橈側手根屈筋　98, 284
橈側手根伸筋　100
橈側小窩　102
洞房結節　130
洞様毛細血管　173
動眼神経　227, 241, 259
―――副核　259
動静脈吻合　125
動脈　124
動脈叢　125
動脈弁　129
動脈網　125
特殊心筋　130
突起　24

ナ

内陰部動脈　143
内果　52, 279
内果関節面　52
内寛骨筋　107
内胸動脈　138
内頚静脈　145
内頚動脈　135
内肛門括約筋　171
内耳　271
内耳孔　62, 66
内耳神経　228, 242, 273
内耳道　62
内旋　74
内側　2

内側顆間結節　52
内側胸筋神経　248
内側広筋　113
内側（三角）靱帯　57
内側縦足弓　55
内側上顆　40
内側上腕皮神経　248
内側前腕皮神経　248
内側側副靱帯　44, 57
内側半月　56
内側毛帯　229, 234
内側翼突筋　78
内腸骨動脈　142
内転　73
内転筋結節　51
内尿道口　191
内胚葉　15
内反　74
内腹斜筋　88
内分泌系　207
内閉鎖筋　110
内包　226
内肋間筋　83
軟骨結合　25
軟骨質　23
軟骨小板　26
軟骨性骨化　24
軟膜　223

ニ

ニッスル小体　218
ニューロン　218
二次絨毛　205
二次卵胞　198
二次弯曲　32
二軸性関節　26
二尖弁　129
二腹筋窩　64
肉眼解剖学　1
乳歯　160
乳腺　264
乳腺刺激ホルモン　209
乳頭　264
乳頭筋　128
乳頭孔　190
乳頭線　20
乳頭突起　31
乳突切痕　67
乳突蜂巣　62
乳ビ槽　154
乳房　264, 294

乳房提靱帯　264
尿管口　191
尿生殖三角　203
尿道　192
尿道海綿体　192, 196
尿道括約筋　192
尿道球　196
尿道球腺　196
妊娠黄体　199

ネ

ネフロン　188
粘膜下組織　158
粘膜筋板　158
粘膜固有層　158
粘膜上皮　158

ノ

ノルアドレナリン　214
のどぼとけ　180
脳　223
脳幹　220
脳幹網様体　227
脳出血動脈　137
脳神経　239
脳脊髄神経系　217, 238
脳底動脈　137
脳頭蓋　61
脳ヘルニア　227
脳梁　225

ハ

ハッサル小体　156
ハバース管　22
ハバース層板　22
ハムストリング　113
バウヒン弁　169
バセドウ病　212
バゾプレッシン　210
バルトリン腺　203
パイエル板　168
パチニ小体　262, 265
パネート細胞　168
パラトルモン　212
破骨細胞　24
破裂孔　66
歯　160
背側骨間筋　107, 122
背側指動脈　139

索引

背側手根動脈網　139
背側中手動脈　139
肺　182
肺胸膜　185
肺区域　183
肺循環　124, 133
肺尖　182
肺底　182
肺動脈弁　129
肺胞　182
肺胞上皮細胞　184
肺胞中隔　184
排卵　198
白質　220
白体　198
白血球　12
拍動の触れる動脈　287
麦粒腫　269
発生学　2
鼻　292
腹　17, 19
反回神経　244
反射弓　233
反射中枢　233
反射路　233
半関節　28
半規管　272
半奇静脈　147
半月弁　128
半月裂孔　62
半腱様筋　113
半膜様筋　113, 284
伴行静脈　125
板状筋　90

ヒ

ヒス束　131
ヒラメ筋　118
皮下組織　262
皮質　220
皮質核路　236
皮静脈　147
皮膚　261
皮膚腺　263
皮膚紋理　293
披裂軟骨　181
泌尿器　186
脾静脈　148
脾臓　155
脾動脈　141
腓骨　53

腓骨関節面　52
腓骨切痕　52
腓骨体　53
腓骨頭　53
　　──関節面　53
　　──尖　53
腓腹筋　118
尾骨　32
尾骨角　32
尾骨神経　255
尾状核　226
尾髄　230
眉弓　275
眉毛下制筋　76
鼻筋　76
鼻腔　67, 177
鼻骨　63
鼻根筋　76
鼻中隔　67
鼻道　67
鼻涙管　269
表皮　261
標的器官　207
病理解剖学　2

フ

フォルクマン管　23
ブドウ膜　267
ブローカ中枢　224
プルキンエ線維　131
プロジェステロン
　　　　　　198, 205, 215
プロラクチン　209
ふくらはぎ　286
不随意神経系　256
浮腫　152
浮遊肋　36
副交感神経系　258
副甲状腺　212
副腎　212
副神経　228, 244
副腎静脈　148
副腎髄質　214
副腎皮質　213
　　──刺激ホルモン　209
副突起　31
副乳　295
副鼻腔　68, 179
副鼻腔炎　179
腹囲　295
腹横筋　88

腹腔動脈　140
腹式呼吸　84
腹大動脈　133, 140
腹直筋　86, 282
腹直筋鞘　86
腹膜　175
腹膜腔　175
腹膜後器官　176
腹膜垂　170
複関節　26
吻合　124
噴門　165
分界線　49

ヘ

ヘンレのワナ　188
ベル・マジャンディーの法則
　　　　　　　　　231
ペプチド系ホルモン　207
平滑筋　14
平衡覚の伝導路　235
平衡砂　272
平衡聴覚器　270
平衡斑　272
平面関節　28
閉鎖管　48
閉鎖孔　48
閉鎖神経　252
閉鎖動脈　143
閉鎖膜　48
扁平骨　21

ホ

ホルモン　207
ホロクリン分泌　9
ボーマン嚢　188
ボタロー管　152
母指外転筋　121
母指球筋　103, 121
母指対立筋　105
母指内転筋　105, 122
方形回内筋　100
包皮　196
縫工筋　112
縫合　25
房室結節　131
房室口　127
房室束　131
房室弁　129
膀胱　191

膀胱括約筋　191
膀胱三角　191
膀胱子宮窩　177
翻訳　6

マ

マイクロ波サーモグラフィ　304
マイスナー粘膜下神経叢　158
マイスナー小体　262
マック・バーニー点　170
マルピギー小体　188
膜迷路　271
末梢神経　238
末梢神経系　217
末節骨　42, 54

ミ

ミエリン鞘　220
ミズオチ　35
ミトコンドリア　7
味覚器　273
味覚神経　273
味覚野　224
味覚路　235
味蕾　162, 273
右リンパ本幹　154
耳　292
脈絡叢　221
脈絡膜　267

ム

むくみ　152
無髄線維　220
胸　17, 19

メ

メラトニン　210
メラニン産生細胞　262
メルケル触覚円板　262
迷走神経　228, 244, 259

モ

モーレンハイム窩　281
ものもらい　269
毛細血管　124
盲腸　169

網膜　267
網様体　228
門脈　148

ヤ

ヤコビー線　20, 278

ユ

有郭乳頭　163
有糸分裂　8
有髄線維　220
幽門括約筋　166
幽門部　166
遊走腎　187

ヨ

葉間動脈　190
葉状乳頭　163
腰三角　89, 284
腰小窩　284
腰静脈　148
腰神経叢　251
腰髄　230
腰椎　31
腰動脈　142
腰方形筋　88
腰膨大　230
翼口蓋窩　69
翼状突起　61
翼状ヒダ　57
翼突窩　61
翼突筋窩　64
翼突筋粗面　64

ラ

ライディッヒ細胞　194
ラセン関節　28
ラムダ〔状〕縫合　60
ランゲルハンス島　175, 214
ランツ点　170
ランビエの絞輪　220
卵円窩　152
卵円孔　61, 66, 152
卵管　199
卵管采　199
卵子　14
卵祖細胞　197
卵巣　197, 215

卵巣間膜　197
卵巣采　199
卵巣周期　199
卵巣静脈　148
卵巣提索　197
卵巣動脈　142
卵巣門　197
卵母細胞　197
卵胞刺激ホルモン　205, 209
卵胞閉鎖　198

リ

リーベルキューン腺　168
リスフラン関節　59
リソソーム　7
リボソーム　6
　　――RNA　5
リンパ　13, 152
リンパ咽頭輪　164
リンパ球　12, 152
リンパ系　123, 152
リンパ節　154
リンパ本幹　153
梨状筋　110
立毛筋　263
隆起　24
隆椎　20, 28, 278
菱形筋　89
菱形靱帯　42
　　――線　37
稜　25
緑内障　267
輪状軟骨　180
鱗状縫合　60
鱗部　61

ル

ルテイン細胞　198
涙骨　62
涙小管　269
涙腺　269
涙点　269
涙嚢　269
類洞　173
類洞周囲隙　173

レ

レセプター　207
レニン　190

レンズ核　226
裂　25
連合線維　225

ロ

ローゼル・ネラトンの線　279
濾胞　211
濾胞傍細胞　211
肋横突関節　36
肋頚動脈　138
肋硬骨　35
肋鎖靱帯　42
　　——圧痕　37
肋椎関節　36

肋軟骨　35
肋間隙　277
肋間神経　250
肋間動脈　139
肋骨　35
肋骨窩　31
肋骨角　36
肋骨下線　20
肋骨頚　36
肋骨結節　36
　　　——関節面　36
肋骨溝　36
肋骨切痕　35
肋骨体　36
肋骨頭　36

肋骨頭関節　36
　　——面　36
肋骨突起　31
肋骨面　37

ワ

ワルダイエルの咽頭輪　164
腕尺関節　44
腕神経叢　247
腕橈関節　44
腕橈骨筋　100
腕頭静脈　145
腕頭動脈　133

【編者略歴】

岸　清（きし　きよし）

- 1940 年　東京に生まれる
- 1965 年　東京医科歯科大学医学部卒業
- 1974 年　東京医科歯科大学医学部助教授（第1解剖学）
- 1987 年　東邦大学医学部教授（第1解剖学）
- 2005 年　東邦大学名誉教授

石塚　寛（いしづか　ひろし）

- 1933 年　東京に生まれる
- 1958 年　千葉大学文理学部卒業
- 1964 年　日本歯科大学講師
- 1976 年　東邦大学医学部講師
- 1978 年　徳島大学歯学部講師
- 1980 年　徳島大学歯学部助教授
- 1993 年　徳島大学歯学部教授（第2口腔解剖学）
- 1999 年　徳島大学名誉教授
- 2003 年　学校法人浪越学園日本指圧専門学校校長

解剖学　第2版　　　　　ISBN978-4-263-24155-4

- 1995 年 3 月 30 日　第1版第 1 刷発行
- 2006 年 12 月 20 日　第1版第15 刷発行
- 2008 年 3 月 20 日　第2版第 1 刷発行
- 2025 年 1 月 10 日　第2版第19 刷発行

監　修　公益社団法人
　　　　全国柔道整復学校協会

編　者　岸　　　清
　　　　石　塚　　寛

発行者　白　石　泰　夫

発行所　医歯薬出版株式会社

〒113-8612　東京都文京区本駒込 1-7-10
TEL.（03）5395―7641（編集）・7616（販売）
FAX.（03）5395―7624（編集）・8563（販売）
https://www.ishiyaku.co.jp/
郵便振替番号 00190-5-13816

乱丁・落丁の際はお取り替えいたします　　　印刷・三報社印刷／製本・明光社

© Ishiyaku Publishers, Inc., 1995, 2008. Printed in Japan

本書の複製権・翻訳権・翻案権・上映権・譲渡権・貸与権・公衆送信権（送信可能化権を含む）・口述権は，医歯薬出版(株)が保有します．

本書を無断で複製する行為（コピー，スキャン，デジタルデータ化など）は，「私的使用のための複製」などの著作権法上の限られた例外を除き禁じられています．また私的使用に該当する場合であっても，請負業者等の第三者に依頼し上記の行為を行うことは違法となります．

JCOPY　＜出版者著作権管理機構　委託出版物＞

本書をコピーやスキャン等により複製される場合は，そのつど事前に出版者著作権管理機構（電話 03-5244-5088，FAX 03-5244-5089，e-mail：info@jcopy.or.jp）の許諾を得てください．